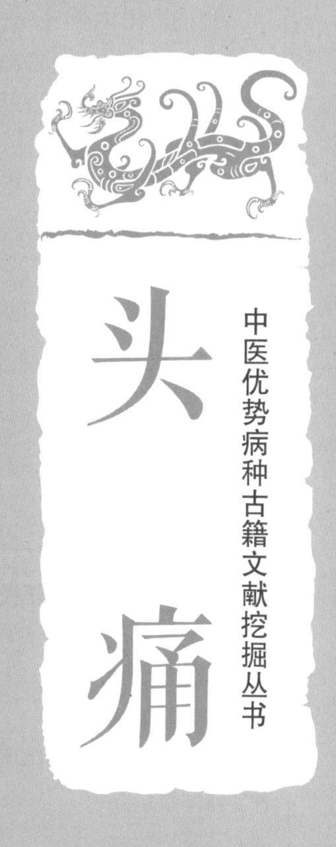

主编　田丙坤

全国百佳图书出版单位
中国中医药出版社
·北　京·

图书在版编目（CIP）数据

头痛 / 田丙坤主编 . -- 北京 : 中国中医药出版社 , 2024. 11. --（中医优势病种古籍文献挖掘丛书）.
ISBN 978-7-5132-8995-5

Ⅰ . R277.710.41

中国国家版本馆 CIP 数据核字第 20248LT927 号

中国中医药出版社出版
北京经济技术开发区科创十三街 31 号院二区 8 号楼
邮政编码　100176
传真　010－64405721
河北品睿印刷有限公司印刷
各地新华书店经销

开本 787 × 1092　1/16　印张 28.5　字数 688 千字
2024 年 11 月第 1 版　2024 年 11 月第 1 次印刷
书号　ISBN 978－7－5132－8995－5

定价　128.00 元
网址　www.cptcm.com

服 务 热 线　010-64405510
购 书 热 线　010-89535836
维 权 打 假　010-64405753

微信服务号　zgzyycbs
微商城网址　https://kdt.im/LIdUGr
官 方 微 博　http://e.weibo.com/cptcm
天猫旗舰店网址　https://zgzyycbs.tmall.com

如有印装质量问题请与本社出版部联系（010－64405510）

《头痛》编委会

主　编　田丙坤

编　委　张　慧　张惜燕　李绍林　廖成荣

前　言

中医药古籍承载着数千年来积累的理论知识和临床经验，赓续着中医药学的血脉，是中医药传承创新发展的源头活水。加强中医药古籍保护、研究与利用，对于传承学术精华、促进原始创新、弘扬中华优秀传统文化具有重要意义。

党和国家高度重视中医药事业发展，大力支持开展中医药古籍普查、整理和研究。习近平总书记强调，要加强古典医籍精华的梳理和挖掘。国家中医药管理局深入学习贯彻习近平总书记有关重要指示精神，将中医药古籍工作摆在中医药传承创新发展的重要位置，系统谋划和实施了一系列中医药古籍抢救保护、整理研究和出版利用重大项目。2010 年，启动“中医药古籍保护与利用能力建设项目”，历时八载，整理出版中医药古籍 417 种，编纂集成《中国古医籍整理丛书》。2018 年，会同文化和旅游部组织实施《中华医藏》编纂项目，保存、传承、整理和利用 2289 种传世医籍，为中医药事业踵事增华。

开展面向中医药优势病种的中医药古籍文献专题挖掘、整理和出版，是中医药事业发展和中医临床诊疗水平提升的重大需求。2020 年，国家中医药管理局设立中医药古籍文献传承专项，以国家重大疾病防治需求为出发点，结合已开展的中医临床研究成果，选择 40 个中医优势病种作为研究对象，建立中医药古籍文献专家与重点病种临床专家双牵头的工作机制，进行系统的专题挖掘整理，结集为《中医优势病种古籍文献挖掘丛书》出版。

此次整理出版以疾病为中心，从中医药古籍入手，在全面搜集整理与归类总结的基础上，撷取精华，条分缕析，列为病名源流、病因病机、证治条辨、治则治法、方药纵横、外治集萃、预防调护、医案医话等篇章。通过全面系统的文献爬梳、归纳总结和学术研究，探究不同地域、不同时期疾病名称的演变过程及差异，审视古代医家对该病病因的认识及病机理论的发展，拓展某一疾病的中医证型辨证要点和治疗方法，探讨古代医家的治疗原则和具体治法的应用要点，梳理历代医家治疗该病的常用方剂和药物，总结归纳辨证与治疗的规律性认识，为深入理解疾病本质提供更多视角，为中医临床诊疗提供文献支持。另外，还收集了与此疾病相关的针灸、推拿、贴敷、膏摩等外治方法，以及预防措施和调养经验，丰富了疾病治疗手段，为治未病提供参考。

本丛书是对 40 个中医优势病种古籍文献的全面梳理和系统结集，也是中医药学术史和与疾病斗争史的一次系统回顾。通过对某一病种的中医药古籍文本从源到流进行系统梳理，不仅可以溯源疾病认知，明晰疾病的学术流变，也可以为中医临床提供优势病种全面、完整的古代文献资

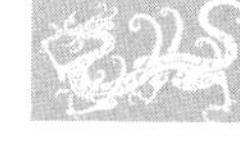

料，开拓临证治疗思路，提高临床疗效。同时，在全面总结历代医家理论和经验的基础上，深入探索证治规律、用药思辨，为创立新说提供有力支持与佐证，进而推动中医理论的进步与发展，促进中医药学术传承精华、守正创新。

中医药古籍文献传承工作项目管理办公室

二〇二四年七月

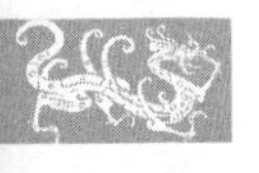

编写说明

中医药学是中华民族文化宝库中的瑰宝，是中华民族文化基因的重要组成部分。其历经两千多年的发展，薪火相传，历久弥新，为中华民族的生生不息和人类文明的不断进步做出了重要贡献。

中医典籍是众多医家智慧的结晶，蕴含了丰富的医学理论和临证经验。在中医学术的传承中，中医典籍发挥着不可替代的关键作用。只有熟读经典，继承前人的宝贵学术成果，才能创新发展。王永炎院士曾提出中医成才的途径是“读经典，做临床，跟名师”，其中读经典是放在首位的，由此可见中医典籍的重要性。然而，因为时代变迁，语言与思维均有古今之别，这令现代的人们研读中医典籍有一定困难。为了便于医者学习及使用，国家中医药管理局开展了中医药古籍文献传承专项计划。本书作为面向临床的25个中医优势病种古籍文献挖掘出版项目之一，按照“辨章学术，考镜源流”的传统文献研究方法，在全面搜集、整理古今中医文献的基础上，对头痛的病名进行源流考证，辨析病因病机，探讨证治沿革，综括历代治法，汇集历代方药，荟萃医案医话，并对头痛的的针灸外治及预防调护进行了梳理总结。本书资料翔实，又结合现代临床实际，集学术性、资料性、实用性于一体，可为各级中医药临床、科研、教学工作者提供参考。

1. 古籍文献搜集

利用《中国医籍考》《中国中医古籍总目》《中国医籍大辞典》《中国医籍通考》及馆藏书目等，尽可能选择内容完整、错误较少、校刻精当的本子做底本，首选人民卫生出版社、中医古籍出版社、中国中医药出版社等国家级出版社的精校本。结合《中华医典》第五版搜集头痛文献，进行筛选，并经过进一步校对，形成头痛古籍文献底本。

2. 本书类目设置

全书根据内容设病名源流，病因病机，证治条辨，治则治法，方药纵横，针灸外治，医案医话，调摄养护及其他杂录。为体现本套丛书“文献挖掘”之特色，每个类目下有编者的“评述”，结合古今研究成果，表述客观，言语精炼。精选原文，按时代编次，注明来源，以明源流沿革，最后加以评述。为便于查阅，书后附有参考书目和方剂索引。

3. 内容分工

本书的编写采取主编负责、编委分工的形式，由田丙坤担任主编，负责针灸外治、调摄养护、其他杂录部分及全书统稿，张慧负责方药纵横部分，张惜燕负责证治条辨和治则治法部分，李绍林负责病名源流和病因病机部分，廖成荣负责医案医话部分。研究生丁芳芳、刘晓蕾参加了文献校对及书名索引编辑等工作。张登本教授、邢玉瑞教授在编写过程给予了热情指导，在此致以真诚的感谢！

衷心地希望本书的出版能为传承经典，提高临床能力，为中医人才队伍的培养和成长，为祖国的健康事业发挥积极的推动作用。由于中医古籍文献流传久远、浩如瀚海，虽然我们很努力，但难免有所疏漏，不妥之处，敬请读者提出宝贵意见。

编　者

2024 年 7 月于秦都

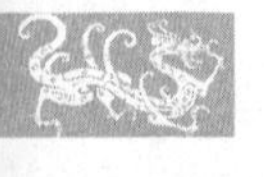

目录

第一章

病名源流

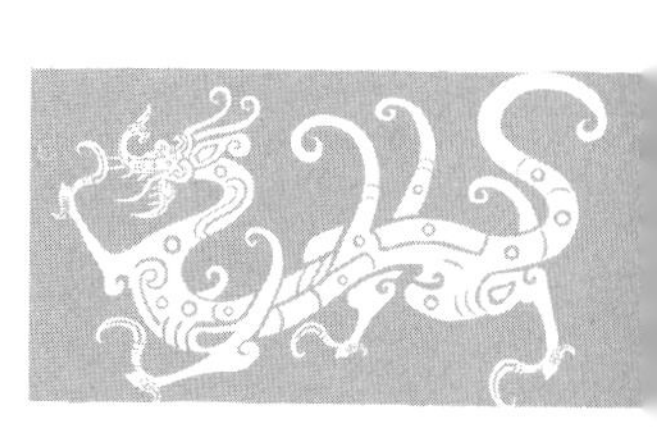

原文精选

一、秦汉

1. 头痛

《阴阳十一脉灸经甲本》

是动则病，肿，头痛，□□□□脊痛，腰似折，髀不可以运……是巨阳脉主治。其所产病：头痛，耳聋，项痛……为十二病。

2. 首风

《素问·风论》

新沐中风，则为首风。

3. 脑风

《素问·风论》

风气循风府而上，则为脑风。

4. 真头痛

《灵枢·厥病》

真头痛，头痛甚，脑尽痛，手足寒至节，死不治。

5. 偏头痛

《灵枢·厥病》

头半寒痛，先取手少阳、阳明，后取足少阳、阳明。

6. 六经头痛

（1）太阳头痛

《灵枢·厥病》

厥头痛，项先痛，腰脊为应。

《灵枢·经脉》

膀胱足太阳之脉……是动则病冲头痛，目似脱，项似拔，脊痛，腰似折。

《素问·缪刺论》

邪客于足太阳之络，令人头项肩痛。

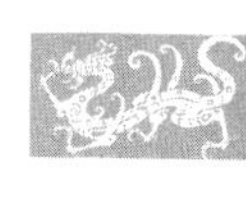

《素问·著至教论》

三阳独至者，是三阳并至，并至如风雨，上为巅疾，下为漏病。

（2）阳明头痛

《灵枢·厥病》

厥头痛，面若肿起而烦心，取之足阳明、太阴。

《素问·腹中论》

病热者，阳脉也，以三阳之动也。人迎一盛少阳，二盛太阳，三盛阳明，入阴也。夫阳入于阴，故病在头与腹，乃䐜胀而头痛也。

（3）少阳头痛

《灵枢·厥病》

厥头痛，头痛甚，耳前后脉涌有热。

《灵枢·经脉》

胆足少阳之脉……是动则病，口苦，善太息，心胁痛，不能转侧，甚则面微有尘，体无膏泽，足外反热，是为阳厥。是主骨所生病者，头痛，颔痛，目锐眦痛。

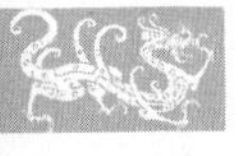

（4）太阴头痛

《灵枢·厥病》

厥头痛，意善忘，按之不得。

（5）少阴头痛

《灵枢·厥病》

厥头痛，贞贞头重而痛。

《素问·五脏生成》

是以头痛巅疾，下虚上实，过在足少阴、巨阳，甚则入肾。

《素问·五脏生成》：心烦头痛，病在鬲中，过在手巨阳、少阴。

（6）厥阴头痛

《灵枢·厥病》

厥头痛，头脉痛，心悲善泣，视头动脉反盛者。

《素问·脏气法时论》

肝病者，两胁下痛引少腹，令人善怒，虚则目䀮䀮无所见，耳无所闻，善恐，如人将捕之，取其经，厥阴与少阳，气逆，则头痛，耳聋不聪颊肿。

《华佗神方·四二九六·华佗治雷头风神方》

本症因头痛而起核块，或头中如雷之鸣，盖为邪风所客，风动则有声也。

二、隋唐

《诸病源候论·卷之二·风病诸候下·四十一·头面风候》

诊其脉，寸口阴阳表里互相乘。如风在首，久不瘥，则风入脑，变为头眩。

《养生方》云：饱食仰卧，久成气病头风。

又云：饱食沐发，作头风。

又云：夏不用露面卧，露下堕面上，令面皮厚，喜成癣。一云：作面风。

又云：人常须日已没食讫，食讫，即更不须饮酒，终天不干呕，诸热食腻物，不饮冷醋浆，喜失声失咽。热食枕手卧，久成头风目涩。

《诸病源候论·卷之二十·痰饮病诸候·膈痰风厥头痛候》

膈痰者，谓痰水在于胸膈之上，又犯大寒，使阳气不行，令痰水结聚不散，而阴气逆上，上与风痰相结，上冲于头，即令头痛。或数岁不已，久连脑痛，故云膈痰风厥头痛。若手足寒冷至节，即死。

《外台秘要·卷第八·痰厥头痛方八首》

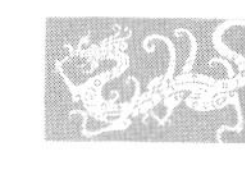

《千金》疗卒头痛如破，非中冷又非中风，其病是胸膈中痰，厥气上冲所致，名为厥头痛，吐之则瘥方。

《备急》葛氏主卒头痛如破，非中冷又非中风，是胸膈中痰，厥气上冲所致，名厥头痛，吐即瘥疗方。

《外台秘要·卷第十五·头风及头痛方一十首》

《病源》头面风者，是体虚，阳经脉为风所乘也。诸阳经脉上走于头面，运动劳役，阳气发泄，腠理开而受风，谓之首风。病状头面多汗，恶风，病甚则头痛。又新沐中风，则为首风。又新沐头未干，不可以卧，使头重身热，反得风则烦闷。

《外台秘要·卷第三十八·石发热风头痛心烦寒热方三首》

论曰：五行五脏，皆互相生，肝虽处中，而为脏首，位在甲乙，怀养怀仁，故应春而王也。为心之母，余脏循而次生焉。心为王，主身神毅而无纤不察。四脏为四鄙，四鄙有扰，王必怀忧；四脏和平，则王有悦。悦则营卫不错，忧则经络患生。心不受邪，所病者为忧乐能致也。肺为风府，施于太穹，为呼吸之门，气息之道也。诸脏紊乱，气息皆形，谁能出不由户耳？若热风盛，心忧即头痛，若过忧即心烦，热盛必寒，寒盛必热，倚伏之道，足可明焉。皆由风狂邪热之谓也。但平风热，抑狂邪，营卫自然通泰也。

《银海精微·卷下·患眼头痛》

问曰：人之患眼，偏正头痛者何也？答曰：风毒甚也。头风在右者属痰属热，用苍术、半夏，热用酒制黄芩；在左属风及血虚，风用荆芥、薄荷，血虚者用芎、归、芍药、酒制黄柏，此三症看而用之有验。

三、宋（北宋、南宋）

《太平圣惠方·卷第十一·治伤寒头痛诸方》

夫伤寒头痛者，是外中风邪，上注脑中。三阳之脉，受于风寒，伏留不去。则流传于心肺，故使上焦壅滞。心烦鼻塞，壮热头痛也。

《太平圣惠方·卷第十五·治时气头痛诸方》

夫时气三阳受病，犹在于表。邪毒之气，攻注于外。循于风府，而入于脑。故令壮热头痛，胸膈壅滞，其脉浮数者。可发汗及吐，即愈也。

《太平圣惠方·卷第二十·治风头痛诸方》

夫风头痛者，凡人体虚，外伤风邪，流入阳经，行于六腑，或腠理开张，风毒疼注于风府。故心膈烦热，头面虚汗。上焦壅滞，故令头重疼痛也。

《太平圣惠方·卷第五十一·治痰厥头痛诸方》

同《病源》膈痰风厥头痛候。

治头痛如破，非中风冷所得，是胸膈中痰厥气上冲，名为痰厥头痛。

《普济本事方·卷第二·头痛头晕方》

玉真丸

治肾气不足，气逆上行，头痛不可忍，谓之肾厥，其脉举之则弦，按之石坚。

《妇人大全良方·卷之四·妇人血风头痛方论第五》

若头痛筋挛，骨重少气，哕噫腹满，时惊，不嗜卧，咳嗽烦冤，其脉举之则弦，按之石坚。由肾气不足而内著，其气逆而上行，谓之肾厥头痛，宜玉真丸与硫黄丸。

若头痛连齿，时发时止，连年不已，此由风寒中于骨髓，留而不去。脑为髓海，故头痛、齿亦痛，谓之厥逆头痛。

《类编朱氏集验医方·卷之十·妇人门》

芎归汤，治妇人头晕痛，诸脉平和，惟肝脉独弱，预见崩疾来，此血虚头晕。

《针灸资生经·第六》

素问论头痛，本于大寒内至骨髓。则头风者，亦本于风寒入脑髓耶？

《本事》云：下虚者，肾虚也，肾厥则头痛。宜玉真丸。上虚者，肝虚也，肝厥则头晕，宜钩藤散。

四、金元

《儒门事亲·卷四·头痛不止三十七》

夫头痛不止，乃三阳之受病也。三阳者，各分部分：头与项痛者，是足太阳膀胱之经也；攒竹痛，俗呼为眉棱痛者是也；额角上痛，俗呼为偏头痛者，是少阳经也；如痛久不已，则令人丧目。以三阳受病，皆胸膈有宿痰之致然也。

《内外伤辨惑论·卷上·辨头痛》

内证头痛，有时而作，有时而止；外证头痛，常常有之，直须传入里实方罢。此又内外证之不同者也。

《素问病机气宜保命集·卷下·大头论第三十（雷头风附）》

夫治雷头者，诸药不效，为与证不相对也。大头者，震卦主之，震仰盂，故予制药内加荷叶，谓象其震之形，其色又青，乃述类象形也。

《此事难知·卷上·太阳六传·太阳证·太阳头痛》

太阳膀胱脉浮紧直至寸口，所以头痛者，头与寸口俱高之分也。兼厥阴与督脉会于巅，逆太阳之经上而不得下，故壅滞为头痛于上也。左手浮弦，胸中痛也；沉弦，背愈痛。右手浮弦者亦然。头痛者，木也，最高之分惟风可到，风则温也，治以辛凉，秋克春之意，故头痛皆以风药治之者，总其体之常也，然各有三阴三阳之异焉。

五、明

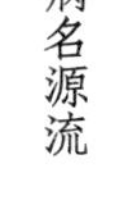

《绛雪丹书·产后下卷·产后指节头痛》

凡产后虚劳，指节头疼痛，汗不止，猪肾参芪汤。

《绛雪丹书·附录·又明产后二十九症医方·竹叶汤》

产后中风，痉病发热，面正赤喘而头痛。出《金匮》。

《普济方·卷四十五·头门·风头痛（附论）》

夫风头痛之病，由风邪客于阳经，循风府而上至于头脑，令人头重疼痛，心膈烦热，上焦壅滞，头面虚汗。诊其脉，左手寸口浮紧者是也。

《古今医统大全·卷之二十三·内伤门·病机·辨头痛》

内伤头痛，有时而作，有时而止。外伤头痛，常常有之，直须传里方罢。

《古今医统大全·卷之五十三·头痛门·病机·头痛病多属三阳之经》

张子和云：头痛不止，乃三阳受病也。三阳分部分，头与项痛者，足太阳经也，攒竹痛，俗呼为眉骨痛是也。额角上痛，俗呼为偏头痛，足少阳经也。如痛久不已，则令人散目，以三阳之经受病，皆胸膈有宿痰之致然也，先以茶调散吐之，吐讫，可服川芎、薄荷辛凉之药清上，故脉书云：寸脉急，为头痛是也。

《古今医统大全·卷之五十三·头痛门·病机·头痛属外感伤寒者多》

《活人书》云：头痛者，阳证也，太阳证头痛，发热恶寒，无汗麻黄汤，有汗桂枝汤，若已发汗未发汗，头痛如破者，连须葱白汤，不止者，葛根葱白汤。阳明证头痛，不恶寒反恶热，胃实也，调胃承气汤。少阳头痛，小柴胡汤。太阴、少阴并无头痛，仲景只有厥阴证，吴茱萸汤。

《明医指掌·卷六·头痛证一·眉眶痛 附》

【论】如太阳头痛者，恶风寒，脉浮紧，痛在巅顶两额角。少阳头痛者，往来寒热，脉弦，痛连耳根。阳明头痛者，发热自汗，脉浮长大，痛连目眦、颊、齿。太阴头痛者，必有痰，体重，或腹痛，脉沉，头重。少阴头痛者，足寒气逆，为寒厥，脉沉细。厥阴头痛者，吐痰沫，厥冷，脉浮缓，痛引目系。此六经头痛，多挟外邪也。

血虚头痛者，自鱼尾上攻头痛也。气虚头痛者，耳鸣，九窍不利。肠胃之所生湿热头痛者，心烦重痛，病有膈中，过在手太阳、少阴。寒湿头痛者，气上而不下，头痛巅疾，下虚上实，过在手少阴、巨阳，甚则入肾。偏头痛者，头半寒痛，先取手少阳、阳明，后取足少阳、阳明。厥头痛者，所犯大寒至骨髓，髓以脑为主，脑逆，故头痛齿亦痛。真头痛者，痛甚入连于脑，手足寒至节，旦发夕死，夕发旦死也。

丹溪云：头痛多主于痰，甚者火，多有可吐者，有可下者。又若眉眶痛者，属风热与痰。有肝虚而痛者，才见光明，则眶痛甚。有眉棱骨痛者，眼不可开，昼静夜剧，属痰。凡此之类，种种不同，视其所挟，究其所因，定其经络，参以脉理，而施以补、泻、宣、通、汗、利之法，斯无一偏之弊也。

六、清

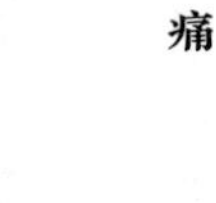

《张氏医通·卷五·诸痛门·头痛》

（头风　雷头风　眉棱风痛　真头痛　头重　头摇　颈项强痛　天白蚁）

【按】头者，天之象，阳之分也。六腑清阳之气，五脏精华之血，皆朝会于高巅。天气所发，六淫之邪，人气所变，五贼之运，皆能犯上而为灾害。或蔽覆其清明，或坠遏其经隧，与正气相搏，郁而成热，则脉满而痛，若邪气稽留，亦脉满而痛，是皆为实也。若寒湿所侵，虽正气衰微，不与相搏而成热，然邪袭于外，则血凝而脉缩，收引小络而痛，得温则痛减，是为虚也。因风而痛者，抽掣恶风，或汗自出；因暑而痛者，或有汗，或无汗，皆恶热而耳前与额胀痛；因湿而痛者，头必重，遇阴天尤甚；因痰饮而痛者，亦昏重而痛，愦愦欲吐；因寒而痛者，绌急恶寒；因气虚而痛者，遇劳则甚，其脉大；因血虚而痛者，痛连鱼尾，善惊惕，其脉芤，或沉数。头痛自有多因，而古方每用风药者，盖高巅之上，惟风可到，味之薄者，阴中之阳，自地升天者也。在风、寒、湿者，固为正用，即虚与热者，亦假引经耳。

薛立斋云：按头痛除风寒外，多主于痰。痛甚者，乃风毒上攻。有血虚者，有气虚者，有诸经气滞者，有六气外伤，有劳役内伤，有可吐者，有可下者，当分虚实寒热兼变而治之。

头风　薛立斋云：偏正头风，久而不愈，乃挟痰涎风火，郁遏经络，气血壅滞，甚则目昏紧小，二便秘涩，宜砭其血以开郁解表，逍遥散。

偏头风者，其人平素先有湿痰，加以邪风袭之，久而郁热为火，总属少阳厥阴二经。有左痛忽移于右，右痛忽移于左者，风火击动其痰湿之气，所以互换也。痛久不已，令人丧目，目者肝之窍，肝风内动，则害空窍也。盖木邪亢盛，则生风生火，鼓动胸中之痰积，皆随火上逆为患耳……

雷头风　头痛而起核块者，雷头风也。或头中如雷之鸣，为风客所致，清震汤，肿块宜刺出血。

眉棱骨痛　此证多属阳明风热，有虚实二途。虚而痛者，见光明即发，选奇汤加归、芍，实则眼不可开，昼静夜剧……

头重　湿热上攻，所以头重。

头摇　头摇有二证：风火相煽，卒然头摇，项背强痛，少阳经证也……里实腹痛，不大便而头摇者，阳明府证也……

颈项强痛　邪客于三阳则痛，寒搏则筋急……风搏则筋弛……然多有挟痰，难以回顾者，乃痰客太阳……

天白蚁　头内如虫蛀响者，名天白蚁。多属于火，亦有因痰湿在上者。

《幼科指南·头痛门》

总括

小儿头痛之证不一，当分在表在里之别。如在里者，属内热熏蒸也；在表者，外感寒风也。如风寒外闭，法宜疏散之；内热熏蒸，以清解攻之。

风寒头痛

风寒头痛者，乃属太阳经受邪也。其候上及巅顶，下连额角之旁，不时作痛，恶寒无汗身体发热。

内热头痛

内热头痛者，属阳明胃经。因小儿肥甘无节，胃火上炎，故发时鼻干目痛，上至头，下至齿颊，疼痛无有定时。

《彤园医书（小儿科）·卷之三·头痛门》

风寒头痛

乃因太阳膀胱经感受风寒，其脉浮缓，恶寒发热，上及巅顶，下连额角，不时疼痛，法宜取汗……

内热头痛

此病在阳明胃经，因小儿肥甘无节，胃火上炎，故鼻干目痛，上至头脑，下连齿颊，痛无定时，主以加味茶调散。

《目经大成·卷之二·八十一证·大小雷头风四》

雷风人暴患，壮热且憎寒，头脑浑如烙，睛珠酷似钻，气粗痰上易，火秘便通难，怠忽过时刻，天医费往还。

此症不论偏正头风，但憎寒壮热，状如伤寒，头目疙瘩，肿痛极，不能忍耐者是。或挟痰而来，两耳若雷鸣风动，轰轰作声，故曰雷头风。风起目随病，既而身如被杖，二便秘结，曰大雷头风。头风作，大便先润后燥，小便先清长后赤涩，身热徐退不痛，曰小雷头风。大者害速，小者稍缓，二三日目即损坏，神医莫能为治。

目坏而痛不少歇，命其危矣。《难经》曰头痛有厥、有真。厥者，逆也；真者，无他杂也。面肿头重，按之不得，项先痛，腰脊为应耳。前后脉涌有热。此风寒伏手三阳，留而不去，壅逆

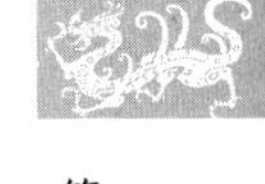

作病，头为阳首，发为厥痛。若再传入脑户，则手足必寒，爪甲必青，死不治。

七、中华民国

《感症宝筏·卷之二上·太阳经证·太阳本病述古·头痛》

头痛虽属三阳，惟太阳独多，故头痛专主表。太阳头痛，必兼恶寒发热（太阳头痛，必连项强），表解自除。阳明头痛，在额前、目、鼻等处（阳明表证）……少阳头痛，在头角、耳根，脉弦数，口苦是也。

《通俗内科学·神经系病·偏头痛（半头风）》

（原因）本病多发于十五岁以上之妇女，为神经衰弱，便秘，贫血，萎黄病，悲哀愤怒，脏躁，月经异常，疟疾等。

《新订痘疹济世真诠·呕吐泻泄论·头痛论》

此有邪气与真气相搏，壅遏毒气，上干清道者，故毒热上腾，与风热郁闭，皆能为患。如头面痘出稠密，身体壮热，二便不利，痘晕紫赤，滞暗闷乱，昏痛烦躁，口渴者，毒火上蒸也，大连翘饮加减主之。如风热郁闭，清解散。

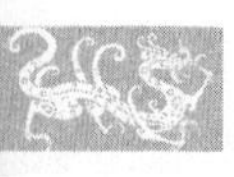

有痘晕淡红灰白而痛，此元阳不足，真气散失之证，以头为阳之首也，急重投芪、附、参、茸。

评述

头痛的病名有很多，有“头痛”“首风”“脑风”“厥逆”“偏头痛”“厥头痛”“真头痛”“雷头风”等，从病名的涵义上看，有以病因命名者，如“首风”“脑风”；有以病位命名者，如“偏头痛”；有以病机命名者，如“厥逆”“厥头痛”“真头痛”；有以症状命名者，如“雷头风”。

1. 头痛

头痛病名最早见于《阴阳十一脉灸经》，《五十二病方·阴阳十一脉灸经甲本》在叙述巨阳脉是动病和其所产病时，提到了头痛病名：“是动则病，肿，头痛，□□□□脊痛，腰似折，髀不可以运……是巨阳脉主治。其所产病：头痛，耳聋，项痛……为十二病。”头痛作为太阳经经气不利出现的十二种症状之一。其后，《黄帝内经》中也多次提到，如《素问·五脏生成》：“是以头痛巅疾，下虚上实，过在足少阴、巨阳，甚则入肾。”《素问·方盛衰论》：“气上不下，头痛巅疾。”《素问·平人气象论》：“寸口之脉中手短者，曰头痛。”均提示脏腑经络气机逆乱可导致头痛发生。

2. 头风

头风首见于《诸病源候论·头面风候》。对于头风，一般有两种认识：其一，外感风邪，上攻于头，造成的头部不适，其中包括头痛、眩晕、口眼歪斜、头痒多屑等多种症候；其二，依照病情轻重、病位深浅、病史远近而将头痛分为头痛与头风两类，如明代方隅《医林绳墨》中提到的“浅而近者，名曰头痛；深而远者，名曰头风”。头风一类内涵多种病机：痛在一侧者名偏头风；两太阳连脑痛者名夹脑风；又如痰厥头痛、肾厥头痛、湿热头痛等，多有经久不愈者，亦属头风。另外，需鉴别的是，历代文献中还提到以头皮白屑瘙痒为主症的头风。如《太平圣惠方·卷第四十一·治头风白屑诸方》曰：“夫头风白屑，由人体虚，诸阳经脉，为风邪所乘。”其下就有“治头风白屑，久久不瘥，时时瘙痒方”。

3. 首风

“首风”一般指沐浴或者运动出汗，阳气发散腠理开泄之际，外感风邪，使得风邪客于头部，发为头痛。症见头痛恶风、头面多汗，或眩晕，或偏头痛。“首风”一词首见于《素问·风论》，隋代巢元方《诸病源候论》中讲：“头面风者，是体虚，诸阳经脉为风所乘也。诸阳经脉，上走于头面，运动劳役，阳气发泄，腠理开而受风，谓之首风。病状，头面多汗，恶风，病甚则头痛。又，新沐中风，则为首风。”明确首风的病因病机。

4. 脑风

“脑风”是指风寒之邪客于太阳经，由风府穴入侵脑户之中，造成的头痛，其症见项背怯寒，令人日夜头痛不止。“脑风”一词首见于《素问·风论》，在明代李中梓《医宗必读》中明确病因病机：“太阳受风，则脑痛而为脑风也。”清代沈金鳌《杂病源流犀烛》认为，脑风是风邪攻于上焦，邪气上熏，令人头痛，如原文：“亦有风邪但攻于上焦，而邪气上熏，令人日夜头痛不止者。”

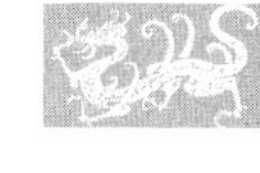

5. 厥逆头痛

“厥逆头痛”首见于《素问·奇病论》中，《世医得效方》中又称“脑逆头痛”。本病多由寒邪侵袭，中于骨髓，肾主骨生髓，脑为髓之海，外感寒邪之后，逆少阴经气而发为头痛，因此与肾厥头痛也有一定的关系。其症见久病头痛不愈，伴见齿痛，因其属肾，亦有兼见腰痛者。在《医门棒喝三集·灵素节注类编·头痛论》中有这样的论述，“大寒深入骨髓，脑为髓海，邪气上逆至脑，其病深，故头痛数岁不已；齿为骨之余，其根属肾，故齿亦痛，此因寒邪而肾气厥逆也。后贤制玉真丸方，治肾厥头痛，内有硫黄，以去骨髓之寒邪”，将寒邪厥逆头痛与肾厥头痛进行了联系论述。

6. 厥头痛

“厥”乃逆乱之意，“厥头痛”是指六经之气厥逆上犯，也有医家将厥逆头痛与厥头痛相联系。厥头痛在《灵枢·厥病》中有详细论述，依六经辨证，各有症状，如原文：“厥头痛，面若肿起而烦心，取之足阳明、太阴。厥头痛，头脉痛，心悲善泣，视头动脉反盛者，刺尽去血，后调足厥阴。厥头痛，贞贞头重而痛，泻头上五行，先取手少阴，后取足少阴。厥头痛，意善忘，按之不得，取头面左右动脉，后取足太阴。厥头痛，项先痛，腰脊为应，先取天柱，后取足太阳。厥头痛，头痛甚，耳前后脉涌有热，泻出其血，后取足少阳。”清代张志聪《侣山堂类辩·头痛论》载：“夫但知三阳之脉，上循于头，而为头痛，不知厥阴与督脉会于巅，而少阴之骨髓通于脑也。止知风寒火热在头，而为头痛，又不知足六经之证，上逆于头，而为厥头痛也。足六经之气，能厥逆于头，而为头痛，又当知寒邪入脑，亦能传于厥阴、少阴，而为阴证也。真头病者，头痛甚，脑尽痛，手足寒至节，死不治。”

7. 真头痛

“真头痛”指客邪人脑的头痛危证，与现代急性脑部感染性疾病相类似，其症见突发性剧烈头痛、痛连脑户、手足逆冷上至肘膝关节、恶心呕吐等。首见于《灵枢·厥病》:“真头痛，头痛甚，脑尽痛，手足寒至节，死不治”，与厥头痛相鉴别，即厥头痛可治而真头痛不可治。清代冯兆张《冯氏锦囊秘录》中对真头痛的症状进行了详细的分析:“盖四肢为诸阳之本，痛尽脑而寒至节，则元阳亏败，气血虚极，阴邪真中髓海于泥丸宫中，非药所能愈，盖其根先绝也。”

8. 偏头痛

偏头痛又名“头偏痛”“偏头风”。偏头痛一般以偏于一侧的定期发作的顽固性头痛、伴随恶心呕吐或眼睛牵扯痛等症状为主要特征。在《灵枢·厥病》中记载:“头半寒痛，先取手少阳、阳明，后取足少阳、阳明。”《灵枢经》认为，偏头痛多是由风寒侵袭，使得一侧寒凝血瘀，血络不通，致使头痛。之后唐代孙思邈《银海精微·卷下·患眼头痛》载述，偏头痛主要是感受风毒邪气，并将偏头痛依照痛处左右分为风、血虚、热、痰饮四大类，并给予相应药物治疗。原文云:“问曰：人之患眼，偏正头痛者何也？答曰：风毒甚也。头风在右者属痰属热，用苍术、半夏，热用酒制黄芩；在左属风及血虚，风用荆芥、薄荷，血虚者用芎、归、芍药、酒制黄柏，此三症看而用之有验。”元代朱丹溪则认为偏头痛主要是因为内有痰饮，如《丹溪心法》载:“属痰者多，有热、有风、有血虚。”

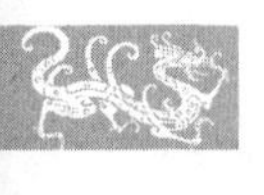

9. 雷头风

雷头风有两种释义。其一是指以头痛如雷鸣，面部起核块为主要表现的疾病。此种雷头风在汉代《华佗神方》中首次出现，认为本病常因外感风邪所致。如文中表述:“盖为邪风所客，风动则有声也。”但明代王肯堂的《证治准绳》，认为素体痰热，热极生风，风火相扇于上，壅于气道，是雷头风的成因，如其中原文:“因痰火者，痰生热，热生风故也。痰火上升，壅于气道，兼乎风化，则自然有声，轻如蝉鸣，重如雷声，故名雷头风也。”依据病势缓急又分为“大雷头风”“小雷头风”。大雷头风病势急剧，症见头痛倏忽而来，疼痛难忍，身热目痛，大便秘结。小雷头风病势稍缓，症见头痛初起较轻，随后加重，大便先润后燥，小便先清后涩。其二是雷头风内障，一种以目珠胀痛，头痛如劈，痛极难忍，自觉头中轰轰雷鸣，头眩恶心，视力急剧下降，甚至不见三光为主要表现的疾病，于明朝《秘传眼科龙木论》中有详细记载。本病的病因病机多为感受外邪，风火夹痰，毒风上冲，攻入眼睛，年久则令人失明。

第二章

病因病机

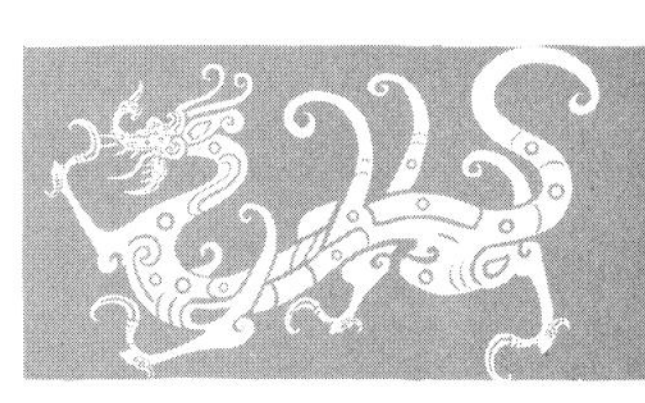

原文精选

一、秦汉

《黄帝内经》（论外感头痛）

《素问·骨空论》：风从外入，令人振寒，汗出，头痛，身重，恶寒。

《素问·奇病论》：当有所犯大寒，内至骨髓，髓者以脑为主，脑逆故令头痛，齿亦痛。

《素问·生气通天论》：因于湿，首如裹。

《灵枢·厥病》：头痛不可刺者，大痹为恶。

《黄帝内经》（论内伤头痛）

《素问·刺热》

肝热病者……其逆则头痛员员，脉引冲头也。

心热病者……热争则卒心痛，烦闷善呕，头痛，面赤无汗。

肺热病者……热争则喘咳，痛走胸膺背，不得太息，头痛不堪，汗出而寒。

肾热病者……其逆则项痛员员澹澹然。

脾热病者，先头重颊痛。

《灵枢·厥病》：头痛不可取于腧者，有所击堕，恶血在于内。

《素问·通评虚实论》：头痛耳鸣，九窍不利，肠胃之所生也。

《华佗神方·四二九七·华佗治湿热头痛神方》

本症因湿与热合，交蒸互郁，其气上行，与清阳之气相搏，则作痛也。

二、隋唐

《诸病源候论·卷之二·风病诸候下·四十一·头面风候》

诊其脉，寸口阴阳表里互相乘。如风在首，久不瘥，则风入脑，变为头眩。

……

《养生方》云：饱食仰卧，久成气病头风。

又云：饱食沐发，作头风。

又云：夏不用露面卧，露下堕面上，令面皮厚，喜成癣。一云：作面风。

又云：人常须日已没食讫，食讫，即更不须饮酒，终天不干呕，诸热食腻物，不饮冷醋浆，喜失声失咽。热食枕手卧，久成头风目涩。

《诸病源候论·卷之二十·痰饮病诸候·膈痰风厥头痛候》

膈痰者，谓痰水在于胸膈之上，又犯大寒，使阳气不行，令痰水结聚不散，而阴气逆上，上与风痰相结，上冲于头，即令头痛。或数岁不已，久连脑痛，故云膈痰风厥头痛。若手足寒冷至节，即死。

《外台秘要·卷第三十八·石发热风头痛心烦寒热方三首》

论曰：五行五脏，皆互相生，肝虽处中，而为脏首，位在甲乙，怀养怀仁，故应春而王也。为心之母，余脏循而次生焉。心为王，主身神毅而无纤不察。四脏为四鄙，四鄙有扰，王必怀忧；四脏和平，则王有悦。悦则营卫不错，忧则经络患生。心不受邪，所病者为忧乐能致也。肺为风府，施于太穹，为呼吸之门，气息之道也。诸脏紊乱，气息皆形，谁能出不由户耳？若热风盛，心忧即头痛，若过忧即心烦，热盛必寒，寒盛必热，倚伏之道，足可明焉。皆由风狂邪热之谓也。但平风热，抑狂邪，营卫自然通泰也。

三、宋（北宋、南宋）

《太平圣惠方·卷第十一·治伤寒头痛诸方》

夫伤寒头痛者，是外中风邪，上注脑中。三阳之脉，受于风寒，伏留不去。则流传于心肺，故使上焦壅滞。心烦鼻塞，壮热头痛也。

《太平圣惠方·卷第十五·治时气头痛诸方》

夫时气三阳受病，犹在于表。邪毒之气，攻注于外。循于风府，而入于脑。故令壮热头痛，胸膈壅滞，其脉浮数者。可发汗及吐，即愈也。

《太平圣惠方·卷第二十·治风头痛诸方》

夫风头痛者，凡人体虚，外伤风邪，流入阳经，行于六腑，或腠理开张，风毒疼注于风府。

《太平圣惠方·卷第二十二·治头风目眩诸方》

夫头风目眩者，由血气虚，风邪入脑，而牵引目系故也。五脏六腑之精气，皆上注于目。

《太平圣惠方·卷第三十二·治眼眉骨及头疼痛诸方》

夫肝胆充实，腑脏壅滞，风邪毒气，伏留于心胸，不能宣泄。而又脾肺久积风热，上卫肝膈，攻头目，故令眼眉骨及头疼痛也。

《太平圣惠方·卷第四十头部论·治头痛诸方》

夫诸阳之脉，皆上行于头面。若人气血俱虚，风邪伤于阳经，入于脑中，则令头痛也。又有而冲故云入连在脑，则痛不可忍。其真头痛不可疗也，余皆是风热痰厥头痛者矣。

《太平圣惠方·卷第四十头部论·治头偏痛诸方》

夫头偏痛者，由人气血俱虚，客风入于诸阳之经，偏伤于脑中故也。又有因新沐之后，露卧当风，或读学用心，牵劳细视，经络虚损，风邪入于肝，而引目系急，故令头偏痛也。

《太平圣惠方·卷第六十九·治妇人风眩头疼诸方》

夫妇人风眩，是体虚受风，风入于脑也，诸脏腑之精，皆上注于目，其血气与脉，并上属于脑，循脉引于目系。目系急故令眩也，其眩不止。风邪甚者，变为癫疾也。

《太平圣惠方·卷第三十八·治乳石发动头痛寒热诸方》

夫服乳石之人，将息过温。荣卫痞塞，石气在于脏腑，不得宣通，致心肺有热。热毒之气上攻于头，则令头痛也。因其荣卫壅滞，气血不和，阴阳二气，更相乘克。阳胜则热，阴胜则寒，阴阳不等，虚实相并，则生寒热疾也。

《太平圣惠方·卷第四十·治头痛诸方》

夫诸阳之脉，皆上行于头面。若人气血俱虚，风邪伤于阳经，入于脑中，则令头痛也。又有手三阳之脉受风寒，伏留而不去者，名厥头痛。厥者逆也，言其脉厥逆而不顺行，逆壅而冲于头故也。又有入连在脑，痛甚手足冷者，名真头痛。由风寒之气，循风府而入于脑，故云入连在脑，则痛不可忍。其真头痛不可疗也，余皆是风热痰厥头痛者矣。

《太平圣惠方·卷第四十五·治脚气痰壅头痛诸方》

夫风毒气盛，阴阳痞隔，则气脉闭塞，津液不通。水饮停在胸中，而结成痰也。其候，胸胁胀满，身体疼重，多唾，呕逆心烦，风痰相引，上冲于头，则令头痛也。

《太平圣惠方·卷第七十八·治产后头痛诸方》

夫人头者，是诸阳之会也。凡产后五脏皆虚，胃气由弱饮食不充，谷气尚乏，则令虚热。阳气不守，上凑于头，阳实阴虚，则令头痛也。

《圣济总录·卷第二十四·伤寒头痛》

论曰：伤寒头痛者，邪气循阳脉上攻于头也。是以伤寒、伤风、温病、热病、风温病，皆有头痛证者，盖头痛皆阳证也。故太阳头痛，必发热恶寒。阳明头痛，不恶寒，反恶热。少阳头痛，脉弦细而发热，至于三阴脉，从足至胸，皆不至头，惟厥阴脉挟胃，属肝，络胆，循喉咙，上颃颡，连目出额，故仲景止有厥阴头痛一证，治以吴茱萸汤者是也。

《圣济总录·卷第六十四·膈痰风厥头痛》

论曰膈痰风厥头痛者，谓膈上有痰，气不下行，复感风寒，风痰相结，其气厥逆。上攻于头，故令头痛也，亦有数岁不已。连脑痛者。盖风寒在于骨髓也。

《圣济总录·卷第八十三·脚气痰壅头痛》

论曰风湿毒气，留滞经络，则阴阳不得升降，气脉闭塞，津液凝滞，停饮结聚，是为痰壅，风痰相引，上冲头目，故又头痛。宜治脚气，兼以消风除痰之剂。

《圣济总录·卷第一百八·眼眉骨及头痛·风毒上攻头痛》

论曰：目病先头痛，牵连眉骨，攻冲睛瞳者，盖阳经壅热，风毒上攻头脑，下连目系，致生赤脉，心烦懊闷，呕逆怔忪，头面熻热，神志不宁，痛久不已，或见飞花，渐致昏暗，及生翳障也。

《圣济总录·卷第一百六十二·产后头痛》

论曰：头者，诸阳所聚，产后气血虚损，风邪客搏阳经，注于脑络，不得疏通，故为头痛也。

《普济本事方·卷第二·头痛头晕方》

肾厥

治肾气不足，气逆上行，头痛不可忍，谓之肾厥，其脉举之则弦，按之石坚。

风寒头痛

治风寒客于头中，偏痛无时，久之牵引两目，遂致失明。

《妇人大全良方·卷之四·妇人血风头痛方论第五》

许叔微云：妇人患头风者，十居其半。每发必掉眩，如在车船上。盖因血虚、肝有风邪袭之尔。

若头痛筋挛，骨重少气，哕噫腹满，时惊，不嗜卧，咳嗽烦冤，其脉举之则弦，按之石坚。由肾气不足而内著，其气逆而上行，谓之肾厥头痛，宜玉真丸与硫黄丸。

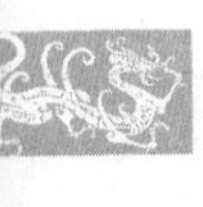

若头痛连齿，时发时止，连年不已，此由风寒中于骨髓，留而不去。脑为髓海，故头痛、齿亦痛，谓之厥逆头痛。

《妇人大全良方·卷之二十二·产后头痛方论第二·产后头痛》

夫人头者，诸阳之会也。凡产后五脏皆虚，胃气亏弱，饮食不充，谷气尚乏，则令虚热；阳气不守，上凑于头，阳实阴虚，则令头痛也。又有产后败血头痛，不可不知，黑龙丹言之甚详。

《仁斋直指方论（附补遗）·卷之十九·头风》

附：东垣头痛论

《金匮真言论》云：东风生于春，病在肝，俞在颈项，故春气者，病在头。又诸阳会于头面，如足太阳膀胱之脉，起于目内眦，上额交巅，上入络脑，还出别下项，病冲头痛。又足少阳胆之脉，起于目锐眦，上抵头角，病则头角额痛。夫风从上受之，风寒伤上，邪从外入，客于经络，令人振寒头痛，身重恶寒，治在风池、风府，调其阴阳，不足则补，有余则泻，汗之则愈，此伤寒头痛也。头痛耳鸣，九窍不利者，肠胃之所生，乃气虚头痛也。心烦头痛者，病在膈中，过在手太阳少阴，乃湿热头痛也。如气上不下，头痛癫疾者，下虚上实也，过在足少阴太阳，甚则入肾，寒湿头痛也。如头半边痛者，先取手少阳阳明，后取足少阳阳明，此偏头痛也。有真头痛者，甚则脑尽痛，手足寒至节，死不治。有厥逆头痛者，所犯大寒，内至骨髓，髓者以脑为主，脑逆，故令头痛，齿亦痛。凡头痛皆以风药治之者，总其大体而言之也。高巅之上，惟风可到，故味之薄者，阴中之阳，乃自地升天者也。然亦有三阴三阳之异。

《严氏济生方·头面门·头痛论治》

论曰：夫头者，上配于天，诸阳脉之所聚。凡头痛者，血气俱虚，风、寒、暑、湿之邪伤于阳经，伏留不去者，名曰厥头痛。盖厥者，逆也，逆壅而冲于头也。痛引脑巅，甚而手足冷者，名曰真头痛，非药之能愈。又有风热痰厥，气虚肾厥。新沐之后，露卧当风，皆令人头痛。

《三因极一病证方论·卷之十六·头痛证治》

头者，诸阳之会，上丹产于泥丸宫，百神所集。凡头痛者，乃足太阳受病，上连风府眉角而痛者，皆可药愈。或上穿风府，陷入于泥丸宫而痛者，是为真头疼，不可以药愈，夕发旦死，旦发夕死，责在根气先绝也。原其所因，有中风、寒、暑、湿而疼者，有气、血、食、饮、厥而疼者，有五脏气、郁、厥而疼者。治之之法，当先审其三因，三因既明，则所施无不切中。

《医说·卷九·妇人·产妇头疼寒热》

有妇人方产一两日，间头疼发热或发寒热者何也？其说有三：一则作奶，二则败血不行，三则伤风。先以手按奶子，奶痛者是作奶也，宜服顺气散及栝蒌末之类以通其奶，更以温汤洗之，奶通则无事。奶若不痛即问败血行不行。如败血不行，即是血作也。急服行血药如黑神散、没药、当归之类。奶既不痛，败血自行，而乃身热头疼或发寒热是伤风也，依伤寒法随症治之（《医余》）。

四、金元

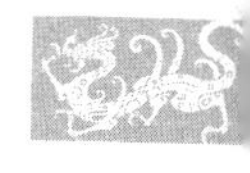

《黄帝素问宣明论方·卷二·诸证门》

脑风证（主风气）

风气循风府而上，则为脑风，项背怯寒，脑户极冷，以此为病，神圣散主之。治脑风，邪气留饮不散，项背怯寒，头疼不可忍者。

《黄帝素问宣明论方·卷二·诸证门》

厥逆头痛证（主肾，出《素问·奇病论》）

肾虚犯大寒，头痛，齿亦痛，痛之甚，数岁不已者是也。

《伤寒明理论·卷上·头痛》

伤寒头痛，何以明之？头痛谓邪气外在经络，上攻于头所致也。《难经》曰：三阳经受风寒，伏留而不去，则名厥头痛，言三阳之经上于头尔。然伤寒头痛者，太阳专主也，何者？以太阳之经起于目内眦，上额交巅，上入络脑，《经》所谓太阳受病者，头项痛，腰脊强；又曰七日病衰，头痛少愈。虽然，阳明少阳亦有头痛，不若太阳之专主也。盖太阳为病属表，而头痛专为主表证，虽有风寒之不同，必待发散而后已。太阳病，头痛发热，身疼腰痛，骨节疼痛，恶风无汗而喘者，伤寒也，麻黄汤主之；太阳病，头痛发热，汗出恶风者，中风也，桂枝汤主之。虽有伤寒六七日不大便，头痛有热者，而与调胃承气汤下之者。又云：若小便清者，知热不在里，仍在表也，当与桂枝汤。以头痛未去，虽不大便六七日，其小便清者，犹为在表，是知头痛属乎表者明矣。头痛一切属三阳经也，而阴病亦有头痛乎？太阴少阴二经之脉，皆上至颈胸中而还，不上循头，则多头痛之证。惟厥阴之脉，循喉咙之后，上入颃颡，连目系，上出额，与督脉会于巅，病亦有头痛。《经》曰：干呕吐涎沫者，吴茱萸汤主之者是矣。夫头者，精明之府也，神明居之，小小邪气作为头痛者，必曰发散而可也；其或痛甚，入连于脑，而手足寒者，又为真病，岂能发散而已哉？呜呼！头痛为外疾，犹有不可治者，又矧脏腑之疾乎！

《兰室秘藏·卷中·头痛门·头痛论》

金匮真言论云：东风生于春，病在肝，俞在颈项。故春气者病在头。又诸阳会于头面，如足太阳膀胱之脉，起于目内眦，上额交颠，上入络脑，还出别下项，病冲头痛。又足少阳胆之脉，起于目锐眦，上抵头角，病则头角额痛。夫风从上受之，风寒伤上，邪从外入，客于经络，令人振寒头痛，身重恶寒，治在风池、风府，调其阴阳，不足则补，有余则泻，汗之则愈，此伤寒头痛也。头痛耳鸣，九窍不利者，肠胃之所生，乃气虚头痛也。心烦头痛者，病在膈中，过在手巨阳、少阴，乃湿热头痛也。如气上不下，头痛癫疾者，下虚上实也，过在足少阴、巨阳，甚则入肾，寒湿头痛也。如头半边痛者，先取手少阳、阳明，后取足少阳、阳明，此偏头痛也。有真头痛者，甚则脑尽痛，手足寒至节，死不治。有厥逆头痛者，所犯大寒，内至骨髓，髓者，以脑为主，脑逆故令头痛，齿亦痛。

《儒门事亲·卷四·头痛不止三十七》

夫头痛不止，乃三阳之受病也。三阳者，各分部分：头与项痛者，是足太阳膀胱之经也；攒竹痛，俗呼为眉棱痛者是也；额角上痛，俗呼为偏头痛者，是少阳经也；如痛久不已，则令人丧目。以三阳受病，皆胸膈有宿痰之致然也。

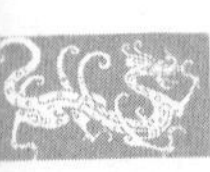

《素问病机气宜保命集·卷下·大头论第三十（雷头风附）》

夫治雷头者，诸药不效，为与证不相对也。大头者，震卦主之，震仰盂，故予制药内加荷叶，谓象其震之形，其色又青，乃述类象形也。

《此事难知·卷上·太阳六传·太阳证·太阳头痛》

太阳膀胱脉浮紧直至寸口，所以头痛者，头与寸口俱高之分也。兼厥阴与督脉会于巅，逆太阳之经上而不得下，故壅滞为头痛于上也。左手浮弦，胸中痛也；沉弦，背愈痛。右手浮弦者亦然。头痛者，木也，最高之分惟风可到，风则温也，治以辛凉，秋克春之意，故头痛皆以风药治之者，总其体之常也，然各有三阴三阳之异焉。

五、明

《明医指掌·卷六·头风证二》

夫头风，即首风也。孙思邈云：新沐浴竟取风，为首风。经云：首风之状，头面多汗，恶寒，当先风一日则病甚，头痛不可以出内，至其风日则病稍愈。又云：头风者，本于风寒入于脑髓也。盖头者，为诸阳之会，其人素有痰火，风寒客之，则热郁而闷痛，故妇人多患此者，为无巾帻以御风寒故也，有偏、有正。丹溪云：头风属痰者多，有热、有风、有血虚。在左属风与血虚；在右属痰与热。善治者，究此病情，全在活法，出入加减，无不奏效也。

《类经·十五卷·疾病类》

三十六　厥逆头痛　五有余二，不足者死《素问·奇病论》

帝曰：人有病头痛以数岁不已，此安得之？名为何病？（头痛不当数岁，故怪而为问。）岐伯曰：当有所犯大寒，内至骨髓，髓者以脑为主，脑逆故令头痛，齿亦痛，病名曰厥逆。帝曰：善。髓以脑为主，诸髓皆属于脑也，故大寒至髓，则上入头脑而为痛。其邪深，故数岁不已。髓为骨之充，故头痛齿亦痛。是因邪逆于上，故名曰厥逆。

《类经·二十一卷·针刺类》

四十三　刺头痛《灵枢·厥病》

厥头痛，面若肿起而烦心，取之足阳明、太阴。厥，逆也。邪逆于经，上干头脑而为痛者，曰厥头痛也。下仿此。足阳明之脉上行于面，其悍气上冲头者，循眼系入络脑，足太阴支者注心中，故以头痛而兼面肿烦心者，当取足之阳明、太阴也。厥头痛，头脉痛，心悲善泣，视头动脉反盛者，刺尽去血，后调足厥阴。头脉痛者，痛在皮肉血脉之间也。心悲善泣者，气逆在肝也。故当先视头脉之动而盛者，刺去其血以泄其邪，然后取足厥阴肝经而调补之，以肝脉会于巅也。厥头痛，贞贞头重而痛，泻头上五行、行五，先取手少阴，后取足少阴。贞贞，坚固貌，其痛不移也。头上五行、行五，即前篇热病五十九俞之穴，所以散诸阳之热逆也。先取手少阴心经，泻南方以去火也。后取足少阴肾经，补北方以壮水也。厥头痛，意善忘，按之不得，取头面左右动脉，后取足太阴。脾藏意，意伤则善忘。阳邪在头而无定所，则按之不得。故当先取头面左右动脉以泄其邪，后取足太阴经以补脾气也。厥头痛，项先痛，腰脊为应，先取天柱，后取足太阳。项先痛，腰脊为应，皆足太阳经也。故当先取天柱，后及本经之下腧。厥头痛，头痛甚，耳前后脉涌有热，泻出其血，后取足少阳。耳之前后，足少阳经也。其脉涌而热者，当泻出热血，仍取本经之穴。有热，一本云有动脉。真头痛，头痛甚，脑尽痛，手足寒至节，死不治。头痛有二：上文言厥头痛者可治，此言真头痛者不可治。盖头为诸阳之会，四肢为诸阳之本，若头痛甚而遍尽于脑、手足寒至节者，以元阳败竭，阴邪直中髓海，故最为凶兆。头痛不可取于腧者，有所击堕，恶血在于内，若肉伤痛未已，可则刺，不可远取也。头痛因于击堕者，多以恶血在脉络之内，故伤痛未已，若可刺者，但当刺去其痛处之血，不可远取荥腧，徒伤正气，盖此非大经之病也。头痛不可刺者，大痹为恶，日作者，可令少愈，不可已。痹之甚者，谓之大痹。其证则风寒湿三气杂至，合成恶患，令人头痛，不可刺也。若日作者，则犹有间止，故刺之可令少愈，终亦不能全已也。头半寒痛，先取手少阳、阳明，后取足少阳、阳明。头半寒痛者，偏头冷痛也。手足少阳阳明之脉，皆循耳上行头角，故当先取手经以去其标，后取足经以去其本也。

《普济方·卷四十五·头门》

偏正头痛（附论）

夫头圆象天，故居人身之上，为诸阳之会。头疼之疾，非止一端。如痛引脑巅，陷至泥丸宫者，是为真头痛，旦发夕死，夕发旦死，非药物之可疗。今人之体气虚弱者，或为风寒之气所侵，邪正相搏，伏留不散，发为偏正头疼，其脉多浮紧者是也。

风头痛（附论）

夫风头痛之病，由风邪客于阳经，循风府而上至于头脑，令人头重疼痛，心膈烦热，上焦壅滞，头面虚汗。诊其脉，左手寸口浮紧者是也。

《普济方·卷四十七·头门》

膈痰风厥头痛（附论）

夫膈痰风厥头痛者，谓膈上有痰，气不下行，复感风寒，痰相结，其气厥逆，上攻于头，故令头痛也。亦有数岁不已，连脑痛者。盖风寒在于骨髓也，故云膈痰风厥头痛。其脉伏而时见，若手足寒冷，至节则死。夫厥逆头痛者，头痛齿亦痛，数岁不已是也。盖脑为髓海系于头，齿为骨余属于肾，因犯大寒，寒气内著骨髓，髓以脑为主，脑逆故令头痛，齿亦痛也。

厥头痛

治卒头痛如破，非中冷又非中风，是胸膈中痰厥气上冲所致，名厥头痛，吐即差方。

大芎辛汤出如宜方　治气虚痰饮，肾气诸厥头痛，及头晕举头似屋宇旋转，如在舟中。此有虚风痰三证。

《普济方·卷八十四·眼目门·眼眉骨及头痛》

夫目病先头痛，牵连眉骨，攻冲睛瞳者，盖阳经壅热风，上攻头脑，下连目系，生致赤脉，心烦懊闷，呕逆怔忪，头面熻热，神志不宁，痛久不已。或见飞花，渐至昏暗，久生翳障也。

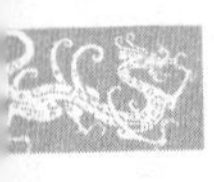

《普济方·卷一百三十六·伤寒门·伤寒头痛（附论）》

夫伤寒头痛者，邪气循阳脉上攻于头也。是以伤寒、伤风、温病、热病、风温病，皆有头痛证者。盖头痛皆阳证也，故太阳头痛，必发热恶寒。阳明头痛，不恶寒，反恶热。少阳头痛，脉弦细而发热。至于三阴脉从足至胸，皆不至头。惟厥阴脉挟胃，属肝，络胆，循喉咙，上颃颡，连目出额。故仲景只有厥阴头痛一证，治以吴茱萸汤者是也。又伤寒头痛，谓邪气外在经络，上攻于头所致也。难经曰：三阳经受风寒，伏留而不去，则名厥头痛。言三阳之经上于头尔。然伤寒头痛者，太阳专主也。何者？以太阳之经起于目内眦，上额交巅，上入络脑，经所谓太阳受病者。头项痛，腰脊强。又曰：七日病衰，头痛少愈。虽然阳明、少阳亦有头痛，不若太阳之专主也。盖太阳为病属表，而头痛专为主表证。虽有风寒之不同，必待发散而后已。太阳病，头痛发热，身疼腰痛，骨节疼痛，恶风无汗而喘者，伤寒也，麻黄汤主之。太阳病，头痛发热，汗出恶风者，中风也，桂枝汤主之。虽有伤寒六七日，不大便，头痛有热者，而与调胃承气汤下之者。又云：若小便清者，知热不在里，仍在表也，当与桂枝汤。以头痛未去，虽不大便六七日，其小便清者，犹为在表。是知头痛属乎表者明矣，头痛一切属三阳经也。而阴病亦有头痛乎，太阴、少阴二经之脉，皆上至颈胸中而还。不上循头则无头痛之证。惟厥阴之脉，循喉咙之后，上入颃颡，连目系，上出额，与督脉会于巅。病亦有头痛。经曰：干呕吐涎沫者，吴茱萸汤主之者是矣。

夫头者，精明之府也，神明居之，小小邪气，作为头痛者，必曰发散而可也。其或痛甚，入连于脑，而手足寒者，又为真痛，岂能发散而已哉？呜呼！头痛为外疾，犹有不可治者，又矧脏腑之疾乎。又伤寒头痛者，是外中风邪，上注脑中。三阳之脉受于风寒，伏留不去，则流传于心肺。故使上焦壅滞，心烦鼻塞，壮热头痛也。

又头痛属三阳，阳明、少阳皆有之，而太阳则专主是也。太阳专主头痛，则头痛之属表证者居多，阳明、少阳又次而轻耳。以阴经络上不至头，故无头痛。惟厥阴循喉咙之后，上连目系顶巅，有头痛，干呕吐涎，可用吴茱萸汤。一证却无身热，亦与阴症不同也。虽然太阴、少阴，其经从足至胸，并无头痛，是固然耳。然风温病在少阴，湿温病在太阴，而头反痛，至于阴毒亦然，是又某病，则又有某证，脉络相通，不可拘也。

若夫头痛剧甚，入连于脑，手足俱寒，此则真痛，神丹在手，其能救乎。诸头疼无热，如圣饼，用生姜葱白煎汤下。

头疼脉数，发热恶寒，而身不痛，左手脉平和，此名食积也，伤食亦令人头痛。脉数发热，但验左手人迎脉平和，身不疼痛者是也。甲乙经云：人迎盛紧，伤于寒；气口盛紧，伤于食。左手关前一分者，人迎之位也。右手关前一分者，气口之位也。盖人迎主外，气口主中，以此别之。伤食之证，由脾胃伏热，因食不消，发热似伤寒，却身不疼痛，此为异耳。若膈实呕吐者，食在上脘，宜吐之。若心腹满痛者，宜下之。

《普济方·卷一百四十八·时气门·时气头痛（附论）》

夫时气三阳受病，犹在于表。邪毒之气，攻注于外，循于风府而入于脑，故令壮热头痛，胸膈壅滞，其脉浮数者。可发汗及吐，即愈也。

《普济方·卷一百五十二·热病门·热病头痛（附论）》

夫热病三阳受病，犹在于表。邪毒之气，攻注于外，循于风府而入于脑，故令壮热头痛，胸膈壅滞，其脉浮数者。可汗及吐之即愈也。

《普济方·卷二百四十四·脚气门·脚气痰壅头痛（附论）》

夫风毒脚气盛，阴阳否隔，则气脉闭塞，津液不通，水饮停在胸中，而结成痰也。其候，胸腹胀满，身体疼重多唾呕逆。心火风痰相引上冲于头，则令头痛。治之宜兼以消风除痰之剂。

《普济方·卷二百六十一·乳石门·乳石发寒热头痛（附论）》

夫五行五脏，皆互相主。肝虽处中，而为脏首，位在甲乙，惠养怀仁，故应春而王也，为心之母。余脏循而次生焉。心为王主身，神毅而无纤不察。四脏为四鄙，四鄙有扰，王必怀忧。四脏和平，则王有悦。悦则荣卫不错，忧则经络患生。心不受邪，所病者为忧药能致也。肺为风府，施于太穹，为呼吸之门，气息之道也。诸脏紊乱，气息皆形，谁能出不由户耳。若热风盛心忧则头痛，若过忧则心烦，热盛必寒，寒盛必热，倚伏之道，足可明焉。皆由风狂邪热之谓也。但平风热抑狂邪，荣卫自然通泰也。若乳石发动寒热头痛者，以石热壅积，将适失度，阴阳之气不得和平也。盖阳病发热，阴病发寒。一于热则偏于阳，一于寒则偏于阴。时寒时热，则荣卫交争，阴阳相胜。若伤寒诸疟之状是也。且服乳石之人，将息过温，荣卫壅滞，气血不和，阴阳二气，更相乘克。阳胜则热，阴胜则寒，阴阳不等，虚实相并，则生寒热疾。因其荣卫否塞，石气在于脏腑，不得宣通，致心肺有热毒之气，上攻于头，则令头痛也。

《普济方·卷三百十七·妇人诸疾门·风眩头痛（附论）》

夫妇人风眩是体虚受风，风入于脑也。诸脏腑之精，皆上注于目。其血气与脉并上属于脑，循脉引于目系。目系急，故令眩也。其眩不止，风邪甚者，变为癫疾也。凡妇人患头风者，十居

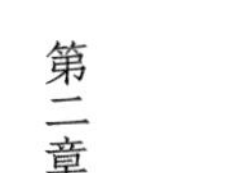

其半，每发必掉眩，如在车上。盖因血虚，肝有风邪袭之尔。素问云，徇蒙招尤，目冥耳聋，上虚下实，过在足少阳厥阴，甚则归肝，盖谓此也。

《奇效良方·卷之二十四·头痛头风大头风门（附论）》

头痛为病，《灵枢》云：厥头痛取足六经，手少阴真头痛，其脑尽痛，手足寒至节，死不治。《难经》曰：手三阳之脉，受风寒伏留而不去，则名厥头痛。入连在脑者，名真头痛。《内经》云：寸口脉中短者，曰头痛。《脉经》云：阳弦则头痛。又云：寸口脉浮，中风发热头痛，脉紧头痛，是伤寒。脉紧上寸口者，风头痛。《脉诀》云：头痛短涩应须死，浮滑风痰皆易除。《内经》云：东风生于春，病在肝俞，在头项，故春气者，病在头。又诸阳会于头面，如足太阳膀胱之脉，起于目内眦，上頞交巅，上入络脑，还出别下项，病冲头痛。又足少阳胆之脉，起于目锐眦，上抵头角，病在头角额痛。夫风从上受之，风寒伤上，邪从外入，客于经络，令人振寒头痛，身重恶寒，治在风池风府，调其阴阳，不足则补，有余汗之则愈，此伤寒头痛也。头痛耳鸣，九窍不利者，肠胃之所生，乃气虚头痛也。心烦头痛者，痞在膈中，过在手巨阳少阴，乃湿热头痛也。如气上而不下，头痛巅疾者，下虚上实也。过在足少阴巨阳，甚则入肾，寒湿头痛也。如头半寒痛者，先取手少阳阳明，后取足少阳阳明，此偏头痛也。有真头痛者，甚则入连于脑。手足寒至节者，旦发夕死，夕发旦死。有厥逆头痛者，所犯大寒，内至骨髓，髓者以脑为至，脑逆故令头痛，齿亦痛。东垣云：凡头痛皆以风药治之者，终其大体而言之也。高巅之上，惟风可用，缓药之薄者，阴中之阳，乃自地升天者也。

《医方选要·卷之五·头痛门》

夫头者，诸阳之会，其圆象天，故居人身之上。若头痛不止，乃三阳受病也。《难经》云：手三阳之脉，受风寒，伏留而不去，名厥头痛。如痛引脑巅，陷至泥丸宫者，名真头痛。其真头痛者，旦发夕死，夕发旦死，不可治也。盖头居其上，当风寒之冲，一有间隙，则若头、若脑、若耳、若鼻，风邪乘虚皆得而入之矣。体虚之人，或为风寒之气所侵，邪正相搏，伏而不散，发为偏正头疼，其脉多浮紧。又有胸膈停痰，厥而头痛。盖厥者，逆也，逆壅而冲于头也。痰厥之脉，时伏时见。亦有肾虚而气厥，并新沐之后，当风露卧，皆能令人头痛。当究其所因，因风邪则驱散之，痰厥则温利之，肾虚则补暖之。

又有头风之证与头痛无异，但有新久去留之分耳。浅而近者，名头痛，其痛卒然而至，易于解散速安也。深而远者，名头风，其痛作止不常，愈后触感复发也。此头痛、头风深浅之不同也。其脉短涩者，难治；浮滑者，易治。若细分六经用药之法，以明湿热、寒湿之证，东垣论之详矣，兹不复论。

《伤寒证治准绳·卷二·太阳病·头痛》

伤寒头痛，虽属三阳，惟太阳经独多。盖太阳为病属表，而头痛专为主表。虽有伤寒六七日，头痛，不大便，有热而与承气汤下之者，却云若小便清者，知热不在里，仍在表，是知头痛属表明矣。太阴少阴二经之脉，从足至胸而还，不上循头，故无头痛。惟厥阴脉，循喉咙之后，上连目系，与督脉会于巅。亦有头痛，干呕吐涎沫，吴茱萸汤一证，却无身热，亦与阳证不同

也。然风温病在少阴，湿温病在太阴而头反痛，至于阴毒亦然，是又不可拘拘为者。内因头痛作止有时，外因头痛常常有之，直须传入里方罢。

《伤寒六书·伤寒家秘的本卷之二·头痛》

头痛者，寒邪入足太阳经，上攻于头，此表证也。头痛，脉浮紧，无汗恶寒，可发汗。头痛，脉浮缓，有汗恶寒，宜解肌，照前时令用药。阳明病，不恶寒反恶热，五六日不大便，胃实燥渴，热气上攻于头目，脉实者，调胃承气下之。少阳头痛者，小柴胡和之。湿家鼻塞头痛者，瓜蒂散搐鼻，黄水出即愈。痰涎头痛，胸满寒热者，瓜蒂散吐之。厥阴干呕吐涎沫，头痛者，吴茱萸汤主之。三阳虽有头疼，不若太阳专主也。三阴无头痛，惟厥阴有头痛者，是脉系络于顶巅也。若痛连于胸，手足俱青，为真头痛，必死矣。

《伤寒六书·伤寒明理续论卷之六·头痛》

大凡头痛属三阳，乃邪气上攻也。太阳专主头痛，阳明、少阳亦有之。三阴络上不过头，惟厥阴循喉咙之后，上连目，系顶巅，故有头痛干呕，吐涎沫之证，却无身热，亦与阳证不同。虽然，风湿在少阴，湿温在太阴，其经从足走至胸中而还，及头痛过于阴毒，是又不可拘也。若两感于寒，太阳、少阴俱病，则头痛口干，烦满而渴，与夫头痛极甚，又连于胸，手足寒者，则为真头痛，不可治矣。

《刘纯医学全书·伤寒治例·头痛》

太阳证居多。三阳经受风寒伏留而不去，则名厥头痛。痛甚而手足寒者，为黄病。头顶痛属太阳经，头角痛属少阳，额痛及鼻属阳明。

《症因脉治·卷一·头痛论·外感头痛》

【外感头痛之症】初起不因内伤，忽尔头额作痛，沿门多病，大小传染，此外感岁运之气，所谓天行症也。若起居不谨，睡卧当风，冲寒冒雪，不因传染而病头痛，此外感六淫之邪，所谓人自感冒症也。若恶寒发热，头项巅脑发际作痛，太阳症也。咳唠烦心痞满，额前作痛，阳明症也。时寒时热，鬓边作痛，少阳症也。心疼烦闷头痛，痛连胲骨，少阴症也。干呕吐涎沫，痛在巅顶，厥阴症也。若头旋发热，有汗者，风痛也。恶寒发热，无汗者，寒痛也。夏令头痛，发热汗多口渴者，暑痛也。头重而痛，天阴则发，湿痛也。口干唇裂，烦躁便闭，燥痛也。暴厥昏倒，烦热不卧，火邪痛也。

【外感头痛之因】少阳之政，风胜乃摇，候乃大温，病头痛。又云阳明之复，咳唠烦心，病在膈中，头乃痛。太阳之胜，热反上行，头项脑户中痛。太阳之复，心痛痞满，头痛。太阴之政，腰脊头顶痛。又云太阴在泉，湿淫所胜，病冲头痛，目似脱，项似拔，此皆岁运之加临，人在气交中，潜受其气，搏于经络之中，则成天行头痛之症矣。若不因天行司政之气，自觉起居不慎，坐卧当风，风寒暑湿，入于经络，则成自感六淫之头痛也。

《症因脉治·卷一·头痛论·内伤头痛》

【内伤头痛之症】或在半边，或在两边；或痛二三日，或痛七八日，甚则数日之外；痛止仍如平人，偶一触犯，则痛立至。如气怯神衰，遇劳即痛，痛连鱼尾，此气虚痛也。五心烦热，时常牵引刺痛，此血虚痛也。口渴唇焦，二便赤涩，此积热痛也。恶心呕吐，此痰饮痛也。恼怒即发，痛引胁下，此肝火攻冲痛也。以上皆内伤之症也。

【内伤头痛之因】或元气虚寒，遇劳即发；或血分不足，阴火攻冲；或积热不得外泄；或积痰留饮；或食滞中焦；或七情恼怒，肝胆火郁，皆能上冲头痛，而成内伤头痛之症也。

《医方集宜·卷之五·头痛门（附眉棱痛）》

病源

风寒痰厥肾虚血气虚。夫诸阳脉会于头面，故风寒之邪从外而入，客于经络，令人振寒头痛，亦有七情不顺，胸膈停痰，厥而头痛，厥者逆也，逆壅而冲于头也。肾虚头痛由体虚之人禀赋素弱，相火妄动嗜欲无时，以致精滑盗汗，此下虚而上实，也有妇人新产之后，大伤气血，亦令头痛。至于真头痛者，甚则脑尽痛，手足寒至节者死，又有头疯一症与头痛无异，但新旧浅深之不同耳，盖诸痛不一，当究其所因而治之。

形证

仲景云：头痛，颈项强急，恶寒身重，此伤寒头痛也。内经云：头痛耳鸣，九窍不利，肠胃之所生，乃气虚头痛也。丹溪云：头痛多主于痰，头眩目不明，身体沉重，兀兀欲吐，此痰厥头痛也。戴云：人之头面独居于上，惟风邪乘虚而入，与正气相搏，伏留不散发，为偏正头疼。

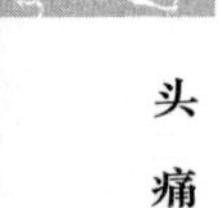

《寿世保元·卷六·头痛》

夫头者，诸阳所聚之处也，诸阴至颈而还，惟足厥阴有络，上头至颠顶。其脉浮紧弦长洪大者，属风热痰火而致也。其脉微弱虚濡者，属气血两虚。必丹田竭而髓海空虚，为难治也。其有真头痛者，脉无神而脑中劈痛，其心神烦乱，为真头痛也，旦发夕死，夕发旦死。盖头痛暴起者，如鼻塞发热恶寒，乃感冒所致也。其曰头痛者，有虚，有火，有痰厥。

《古今医统大全·卷之十三·伤寒门（上）·证候·头痛》

（太阴少阴有身热而无头痛，盖二经皆不上头故也。厥阴有头痛而无身热，若身热而又头痛，属阳经也。）

伤寒头痛属三阳，乃邪气上攻也。太阳专主头痛，阳明少阳亦有之。三阴无头痛，太阴少阴二经至胸而还，惟厥阴循喉咙上络于颃颡，会于巅，故有头痛。伤寒头痛，太阳经居多，头角痛属少阳，头额痛及鼻属阳明，头顶痛属厥阴经。厥阴头痛甚而手足寒者，为黄病。若两感于寒，太阳与少阳俱病，则头痛口苦干，烦满而渴，与夫头痛热甚入连于脑，手足寒者，则为真头痛矣。

《古今医统大全·卷之二十三·内伤门·病机·辨头痛》

内伤头痛，有时而作，有时而止。外伤头痛，常常有之，直须传里方罢。

《古今医统大全·卷之五十三·头痛门·病机·头痛叙论》

《难经》曰：手三阳之脉受风寒，伏留而不去，则厥头痛。入连在脑者，名真头痛。

严氏论云：气血俱虚，风、寒、暑、湿之气所侵，传于阳经，伏留不去，名厥头痛。盖厥者，逆也，逆壅而冲于头也。痛引脑颠，陷至泥丸宫者，名真头痛，非药之能愈，夕发旦死，旦发夕死。

《古今医统大全·卷之五十三·头痛门·病机·头痛病多属三阳之经》

张子和云：头痛不止，乃三阳受病也。三阳分部分，头与项痛者，足太阳经也，攒竹痛，俗呼为眉骨痛是也。额角上痛，俗呼为偏头痛，足少阳经也。如痛久不已，则令人散目，以三阳之经受病，皆胸膈有宿痰之致然也，先以茶调散吐之，吐讫，可服川芎、薄荷辛凉之药清上，故脉书云：寸脉急，为头痛是也。

《古今医统大全·卷之五十三·头痛门·病机·头痛大法分内外之因》

头痛自内而致者，气血痰饮，五脏气郁之病，东垣论气虚、血虚、痰厥头痛之类是也。自外而致者，风寒暑湿之病，仲景伤寒、东垣六经之类是也。

《古今医统大全·卷之五十三·头痛门·治法·治头痛须分内外为要》

风、寒、暑、湿、火、热皆外邪，气、血、痰、饮，五脏之证，皆内邪，宜随其气血、痰饮、七情、内火，分虚实寒热，而调其内，治其外也。然气血虚而用补，宜用东垣之法，若《三因》等方，用附子以治气虚，此则从阳虚立意，非人身平和之血气也。若夫年久偏正头风者，多因内挟痰涎，风火郁遏经络，气血壅滞之证，然亦有血虚者，须宜分别以治之。

《松崖医径·卷下·头痛（二十）》

头痛者。非止一端，大概多由风寒所袭。故经曰：风从上受之。然亦有热，有气虚，有血虚，有胸膈停痰。厥气壅逆而痛者，须先调治痰厥。又有肾虚气厥而巅顶痛者，谓之肾虚头痛，或发时左右颈后筋紧掣痛，应于巅顶，甚不可忍。

《玉机微义·卷三十四·头痛门·论厥头痛真头痛》

按:《灵枢》有厥头痛之名，而不指何邪为病，至《难经》始言风寒伏留不去。而《三因》、严氏论云：气血俱虚，风寒暑湿之气所侵，传于阳经，伏留不去，名曰厥头痛。盖厥者，逆也，逆壅而冲于头也。痛引脑巅，陷至泥丸宫者，名真头痛，非药之能愈。夕发旦死，旦发夕死，则根气先绝也，斯言得之矣。

《玉机微义·卷三十四·头痛门·伤寒头痛》

伤寒以足三阳经上行至头，并厥阴与督脉会于巅，故止言四经头痛。若杂病所感者，诸经皆能头痛也。《活人》用葱白汤，以通上下之阳气也。

《玉机微义·卷三十四·头痛门·论三阳受病头痛》

此云头痛，乃三阳受病，皆胸膈有痰之致，乃指病之壅郁于上而言也。《内经》云：春气者，病在头。盖天气在上，知病气亦升于上也。吐之，所以宣达在上之邪。仲景云大法，春宜吐是也。此亦治头痛之一法，但不可专执于此。

《玉机微义·卷三十四·头痛门·论头痛属火热之病》

谨按：头痛之证，其原甚多，东垣之论可谓详矣。然自外而致者，有风寒暑湿之异，若仲景之伤寒，东垣分六经之类皆是也。自内而致者，有气血痰饮、五脏气郁之异，东垣论气虚血虚痰厥头痛之类皆是也。大抵四淫皆外邪，随其风寒湿热多少而治于外也。气血痰饮、五脏之证皆内邪，亦宜随其血气痰饮、七情内火，分虚实寒热而调其内以治于外也。然气血虚而用补，宜东垣之论。若《三因》等方，用附子以治气虚，此则从阳虚立意，非人身平和之血气也。若夫久年偏正头风者，多因内挟痰涎，风火郁遏经络，气血壅滞之证。然亦有血虚者，须宜分别以治之。

《万病回春·卷之五·头痛》

头者，诸阳之首也。其痛有各经之不同，因而治法亦有异也。气虚头痛者，耳鸣、九窍不利也。湿热头痛者，头重如石，属湿也。风寒头痛者，身重恶寒，寒邪从外入，宜汗之也。偏头痛者，手少阳、阳明经受症；左半边属火、属风、属血虚；右半边属痰、属热也。真头痛者，脑尽而疼，手足冷至节者，不治也。少阳头痛者，往来寒热也；阳明头痛者，自汗、发热、恶寒也；太阳头痛者，有痰重或腹痛，为之痰癖也；少阴经痛者，三阴三阳经不流行而足寒，气逆为寒也；厥阴头痛者，或痰多厥冷也；血虚头痛者，夜作苦者是也。眉轮骨痛，痰火之征也；又云风热与痰也。有汗虚羞明眉眶痛者，亦痰火之征也。

肥人头痛者，多是气虚湿痰也。瘦人头痛者，多是血虚痰火也。遇风寒恶心呕吐者，乃头风也。头痛偏左者，属风与血虚也。头痛偏右者，属痰与气虚也。头痛左右俱疼者，气血两虚也。头旋眼黑恶心者，痰厥头痛也。偏正头痛者，风气上攻也。热厥头痛者，见寒暂止也。颈项强痛者，风所干也。雷头风者，头痛而起核块也。

《明医杂著·卷之三·续医论·头痛》

久头痛病，略感风寒便发，寒月须重绵厚帕包裹者，此属郁热，本热而标寒。世人不识，率用辛温解散之药，暂时得效，误认为寒。殊不知因其本有郁热，毛窍常疏，故风寒易入，外寒束其内热，闭逆而为痛。辛热之药，虽能开通闭逆，散其标之寒邪，以热济热，病本益深，恶寒愈甚矣。惟当泻火凉血为主，而佐以辛温散表之剂以从法治之，则病可愈而根可除也。

愚按前症多主于痰，痛甚者乃风毒上攻。有血虚者，有诸经气滞者，有气虚者，有四气外伤，有劳役所伤，有可吐者，有可下者，当分虚实寒热兼变而治之。

《丹台玉案·卷之四·头痛门》

头居身体之上，为诸阳之会。其位至高，犹山之有巅，木之有杪也。风之起也，愈高而愈狂，山巅木杪先得之，故云行如飞、叶落如雨，皆风使之然也。头居上体，为风之所先及，然以其会乎诸阳而不畏寒，故人多忽之而不知所避，风邪一入，头即痛焉。是以头痛之症，风痛居多，夫风何以能痛也？盖风之为物也，善行而数变也。其性易入，其气易感，头之诸阳内聚而拒风，风之势内外攻以抗阳，风与阳相争，两不肯伏，交战至于高之分，而头之诸经始病矣。以诸阳之强，且不能以胜风，而况以诸阴乎？其有气虚、血虚而作痛者，虽系本原之不足，而实风之为病也。盖虚之所在，邪必辏之，使无风之入，惟觉眩运而已，何以作痛耶？但其气血已虚，无力拒风，风虽入而不与争，故其痛亦不甚也。其有饮食不消、痰涎涌上而作痛者，非风之罪也，宜审而治之。

《简明医彀·卷之五·头痛》

头痛 头风 附：眉棱痛

难经曰：手三阳之脉，受风寒伏留不去，则厥头痛。盖厥者，逆也。逆壅而冲其头，故作痛。如痛引脑、齿，陷于泥丸宫者，名真头痛。手足厥冷至节，旦发夕死，非药可治。夫头痛之证，内成者因气血痰饮，七情抑郁；外感者因风寒暑湿，诸邪致伤，然属风火居多。以人之顶，惟风火二气易升故也。矧面为五脏精华，头为六阳会首。宜疏风散邪，兼清火养血，此其大略也。尤当分别六经及气血寒热、湿痰新久为要。凡太阳巅顶痛连额项，恶风；阳明头目痛连齿颊，身热；少阳头角偏痛连耳，寒热往来；太阴体重有痰，腹满；少阴足寒气逆为厥头痛；厥阴顶痛厥冷，或吐痰沫。有头痛耳鸣，九窍不利，气虚也；眼目昏花，昼宁夜剧，血虚也；痛而多痰，头目眩运，痰厥也；痛而心烦，体麻足热，湿热也。有犯大寒，内至骨髓，髓以脑为主，脑逆为痛，寒也；目颊浮肿，躁热大痛，热也。新发为实，经年为虚。如头痛恶寒身热属伤寒，从本门治。又头风之证，偏正皆属风热伏留，男子迎风露宿，妇人头不包裹者多患此。日久不愈，邪乘空窍，乃致丧明。偏左属风及血虚；偏右属痰与气虚。

《医宗必读·卷之八·头痛》

经之论头痛，风也、寒也、虚也。运气论头痛十条，伤寒论头痛一条，皆六气相侵，为真气相搏，经气逆上，干于清道，不得运行，壅遏而痛也。

头为天象，六腑清阳之气，五脏精华之血，皆会于此。故天气六淫之邪，人气五贼之变，皆能相害。或蔽覆其清明，或瘀塞其经络，与气相搏，郁而成热，脉满而痛。若邪气稽留，脉满而气血乱，则痛乃甚，此实痛也。寒湿所侵，真气虚弱，虽不相搏成热，然邪客于脉外，则血泣脉寒，卷缩紧急，外引小络而痛，得温则痛止，此虚痛也。

因风痛者，抽掣恶风；因热痛者，烦心恶热；因湿痛者，头重而天阴转甚；因痰痛者，昏重而欲吐不休；因寒痛者，绌急而恶寒战栗；气虚痛者，恶劳动，其脉大；血虚痛者，善惊惕，其脉芤。

头痛自有多因，而古方每用风药何也？高巅之上，惟风可到；味之薄者，阴中之阳，自地升天者也。在风寒湿者，固为正用，即虚与热者亦假引经。须知新而暴者，但名头痛；深而久者，名为头风，头风必害眼者，经所谓东风生于春，病在肝，目者肝之窍，肝风动则邪害空窍也。察内外之因，分虚实之证，胸中洞然，则手到病除矣。

《医学妙谛·卷中·杂症·头痛章》

头为诸阳之会，与厥阴脉会于颠，诸阴寒邪不上逆，惟阳气窒塞，浊邪得以上据，厥阴风火乃能逆上作痛。

头痛症皆由清阳不升，风火乘虚上扰所致也。

头痛之症虽主风，亦有痰火虚不同。顶颠属风太阳火，眉棱骨痛由痉攻。脑后血脉虚来大，滑痰弦数火风逢。

《病机沙篆·卷下·头痛》

头者，天之象也，阳之分也，六腑清阳之气，五脏精华之血，皆朝会于高巅。大气所发六淫之邪，人气所变五贼之逆，皆能犯上而为酷害，或蒙蔽其清明，或壅遏其经隧，与正气相薄。郁而成热，脉满而痛，是皆为实也。若寒湿所侵，虽正气衰微，不与相搏而成热，然邪袭于外，则血凝涩而脉挛缩，收引小络而痛，得温则痛减，是为虚也。

真头痛，天门真痛，上引泥丸，夕发旦死，旦发夕死。脑为髓海，真气所聚，本不受邪，一受不治，古方用参附汤，可救十之一。然天柱折及手足青至节者，则难为力矣。

伤寒头肿如斗，多属天行疫病。东垣云：身半以上，天气主之；身半已下，地气主之。此虽邪热客于心肺，若以承气下之，是诛伐无过矣，宜消毒普济饮。

眉棱骨痛，眉骨者，目系所过，上抵于脑，诸阳经挟外邪，郁成风热，毒上攻脑，下注目睛，遂从目系过，眉骨相并而痛；若心肝壅热，上攻目睛而痛，亦目系与眉骨牵引而痛；风痰上攻者亦然；若脾家湿气内郁，寒迫下焦，痛流于项，互引眉骨，有痰者、有抽掣者、有重者、有闷者，各审明而治之，选奇汤最妙。

《济阴纲目·卷之十一·产后门·上·头痛》

《大全》云：夫头者，诸阳之会也。凡产后五脏皆虚，胃气亏弱，饮食不充，谷气尚乏，则令虚热，阳气不守，上凑于头，阳实阴虚，则令头痛也。又有产后败血头痛，不可不知，黑龙丹言之甚详。

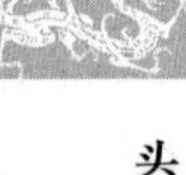

《校注妇人良方·卷四·妇人血风头痛方论第五》

许学士云：妇人患头风者，十居其半，每发必掉眩，如在车船之上。盖因肝经血虚，而风邪袭之尔……若头痛连齿，时发时止，连年不已，此风中脑，谓之厥逆头痛。

《校注妇人良方·卷二十二·产后头痛方论第二》

夫头者，诸阳之会也。产后胃气虚弱，饮食少思，阳气微弱，不能上升，故头痛。若因败血，黑龙丹言之甚详。

《万氏女科·卷之三·产后章·产后头痛》

问云：云者何？曰：人身之中，气为阳，血为阴，阴阳和畅斯无病。盖产后去血过多，阴气已亏，阳气失守。头者诸阳之会，上凑于头，故为头痛。但补其阴血，则阳气得从，而头痛自止。芎归汤主之。

又有败血停留子宫厥阴之位，其脉上贯顶巅，作顶巅痛者，黑神散主之。

《胤产全书·卷三·头痛类》

头者诸阳之会也，产后五脏皆虚，胃气亏弱，饮食不充，谷气尚乏，则令虚热，阳气不守，上凑于头，阳实阴虚则令头疼也。

《孕育玄机·卷下·头痛》

夫头者诸阳之会也，产后五脏皆虚，脾胃困弱，饮食不充，阳气微弱，不能上升，故头痛也。又有败血不散，上攻于头，故头痛也。又有火胜痰起，停于中脘者。

愚按：头痛一症，产后患之，气血两虚、瘀血上冲者居多。但有治之而不效，其中未必无风寒暑湿之外侵，七情劳役之内伤，阴衰阳虚之上厥，痰火饮食之相犯也。

《证治准绳·疡医·卷之二·痈疽所兼诸证·头痛眩晕》

托里消毒散加减法：初肿头痛发热，邪在表也，加川芎、羌活。若外邪在表，而元气实者，暂用人参败毒散。头痛恶寒表虚也，去金银花、连翘，加参芪。体倦头痛或眩晕，中气虚也，去三味加柴胡、升麻，如不应，暂用补中益气汤，加蔓荆子。日晡头痛或眩晕，阴血虚也，去三味加熟地黄，如不应，佐以六味丸。梦泄遗精，头晕头痛，或痰喘气促，肾虚不能纳气也，去三味并川芎，佐以六味丸，如不应，大虚寒也，用八味丸。

《医镜·卷之二·头痛》

头居众体之上，为诸阳之会，其位至高，犹山之有巅，木之有杪也。风之起也，愈高而愈狂，山巅木杪先得之，故云行如飞，叶落如雨，皆风使之然也。头居上体，为风之所先及，然以其会乎诸阳，而不畏寒，则人多忽之，而不知所避，风邪一入，头即痛焉，故头痛之病，风痛居多。夫风何以使之痛，盖风之为物也，善行而数变，其性易入，其气易感。头之诸阳，内聚而拒风，风之势力，外攻以抗阳，风与阳而相争，则两不肯伏，交战于至高之分，而头之诸经始病矣。以诸阳之强，且不能以胜风，而况于诸阴乎？其有血虚气虚而作痛者，虽系本元之不足，而实风之为病也。盖虚之所在，邪必凑之，使无风以入之，惟觉眩运而已，而何以作痛耶。但其气血已虚，无力拒风，风虽入而不与之争，故其痛亦不甚也。其有饮食不消，痰涎涌上而作痛者，非尽风之罪也，医者宜审而治之。

附　头眩

头痛之外，又有头眩一症，亦人所不能堪者，虽无痛苦而精神眩耀，所见之物皆颠倒摇动，身如浮云，足如履空，饮食下咽即吐，胸中怏怏，眼花不定，乃其症也。此为风动肝木，根本皆摇，卷痰上升，迷乱清气故耳。

《玉机微义·卷三十五·头眩门·论头风眩晕有饮宜吐》

子和云：大风头风眩晕，手足麻痹，胃脘发痛，皆风寒湿三气杂至，合而为痹也。在上谓之停饮，可用独圣散吐之。吐讫，后服清上辛凉之药。

谨按：眩晕一证，人皆称为上盛下虚所致，而不明言其所以然之故。盖所谓虚者，血与气也。所谓实者，痰涎风火也。原病之由，有气虚者，乃清气不能上升，或汗多亡阳而致，当升阳补气。有血虚者，乃因亡血过多，阳无所附而然，当益阴补血。此皆不足之证也。

《万氏秘传外科心法·卷之十二·妇人四症·头风症》

头风症惟妇人最多，盖由产后败血过甚而伤风受冷，或月水来多而受湿感寒，血气虚弱，风寒来顶，致头松弛而畏冷怕风，脑如空筒而髓枯血干，炎天裹包怕寒目如瞑，胀酸痛不止。

《秘传眼科龙木论·卷之二·十五·雷头风内障》

此眼初患之时，头面多受冷热，毒风冲上，头旋犹如热病相似，俗称雷头风。或呕吐，或恶心，年多，冲入眼内，致令失明。或从一眼先患，瞳人或大或小不定，后乃相损。眼前昏黑，不辨三光，初觉有患。

《审视瑶函·卷三·运气原证·头痛·大小雷头风症》

雷头风痰，来之最急，症类伤寒，头如斧劈，目若锥钻，身犹火炙，大便不通，小便赤涩，痛不可禁，祸亦难测，瘀滞已甚，应知爆出，着意速医，勿延时刻，泻火为先，须防胃液，逼损清纯，终当一失。

此症不论偏正，但头痛挟痰而来，痛之极而不可忍，身热目痛。便秘结者，曰大雷头风。若头痛大便先润后燥，小便先清后涩，曰小雷头风。

六、清

《四圣悬枢·卷一·温病解第一·太阳经证·头痛热渴》

太阳以寒水主令，手太阳以丙火而化气于寒水，阴盛则壬水司气而化寒，阳盛则丙火违令而化热，故太阳以寒水之经，而易于病热。

温病之家，冬不藏精，相火升泄，伤其寒水闭蛰之气，火旺水亏，由来已久。及其春夏病感，卫阳闭秘，营热郁隆，寒水之气愈亏。故受病之一日，即发热作渴，而不恶寒也。

太阳在六经之表，故感则先病。其经自头下项，行身之背，故头项痛而腰脊强。肺主卫，肝主营，而总统于太阳。太阳之经，在皮毛之部，营卫者，皆皮毛之所统辖也。

温病卫闭而营郁，法当清营热而泻卫闭。一日之初，卫闭已见，营热方生，故一日太阳之治，宜凉金补水，而开皮毛，不易之法也。

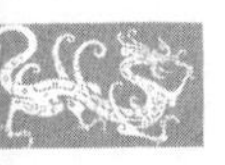

《四圣悬枢·卷二·疫病解第二·太阳经证·发热头痛》

太阳之经，总统营卫，风伤卫气，遏闭营血，郁迫而生里热。肝木藏血而生火，火者，血中温气蓄积而化热也。太阳寒水之经，应当恶寒，以营郁而生火，故但热而不寒。其经自头走足，行身之背，经逆而不降，故头痛而项强也。

《四圣悬枢·卷二·疫病解第二·太阳经证·头痛恶寒》

太阳之经，外在皮毛，实为六经之长。肺藏卫气，肝藏营血，而总统于太阳。寒伤营血，裹束卫气，不得外发，故闭藏而生表寒。其经自头下项，行身之背，经气上壅，故头项痛而腰脊强。肺主卫气，而开窍于鼻，卫气遏闭，不能外泄，故逆行鼻窍，而生嗽嚏。卫气逆行，不得下降，故胸膈郁闷，而发喘促也。

《四圣悬枢·卷三·痘病解第三·太阳经证·头痛腰痛发热恶寒嗽喘嚏喷》

太阳在六经之外，皮毛之分，次则阳明，次则少阳，次则太阴，次则少阴，次则厥阴，近于骨矣。卫司于肺，营司于肝，营行脉中，卫行脉外，而总统于太阳。

寒自外感，而伤营血，故太阳先病。寒性闭涩，窍开寒入，闭其皮毛，血不得泄，是以伤营，阴内阳外，气之常也。寒伤营血，皮毛闭塞，营阴欲泄，肤无透窍，外乘阳位，束其卫气，卫气内郁，则遏闭而为热，营血外束，则收藏而为寒，阴阳易位，彼此缠迫，故发热而恶寒也。太阳之经，自头下项，行身之后，经气迫束，故头项腰脊骨节俱痛也。皮毛外阖，肺气壅遏，逆行上窍，泄之不及，故嗽嚏喘促也。营血遏郁，木气不畅，肝木不升，则振撼而为悸，胆木勿降，则悬虚而为惊也。足少阳行于耳后，手厥阴行于中指，少阳之相火上逆，故耳后筋红，厥阴之相火下陷（手厥阴亦为相火）。故中指节冷也。

营为寒侵，束闭卫气，卫气不达，郁而生热，是营伤而卫病也。宜紫苏汤，苏叶发其皮毛，杏仁利其肺气，桂枝通经而行营血，甘草培土而补中气，使寒随汗散，营开而卫泄，则不生痘病矣。

《四圣悬枢·卷四·疹病解第四·太阳经证·发热头痛》

太阳在六经之外，感则先病。太阳之经，总统营卫，风自外感，而伤卫气，故太阳先病。风性疏泄，窍闭而风泄之，开其皮毛，气莫能敛，是以卫伤。卫秉肺气，素以收敛为性，风伤卫气，皮毛露泄，而卫气愈敛，其性然也。卫闭而遏营血，血中温气不泄，是以发热。太阳寒水之经，病则令气郁发，证见恶寒，温疫营遏热盛，故但热而不寒。其经自头下项，行身之后，营卫壅塞，不得顺行，故头项腰脊骨节俱痛。卫司于肺，胸中宗气，卫之根本，卫郁窍闭，宗气壅逆，逆行上窍，泄之不及，冲激而出，故生嚏嚏。卫为风袭、遏闭营血，营血不达，郁而生热，是卫伤而营病也。

《三指禅·卷二·偏正头痛不问脉论》

医有不知其病而不能治者，亦有明知其病而不能治者。有莫解其病而莫能疗者，亦有了解其病而仍莫能疗者。与哮痫相颉颃而深藏之固，更甚于哮痫者，正头风一症。或数日一发，或数月一发。其发也，突如其来，不因邪触；其止也，诎然而止，非藉药医。揣其痛之根，不越风毒之客于髓海焉。

燥者自燥，温者自温，去者自去，而痛者自痛也。

阅方书，鼻渊称为脑漏。

至于偏头风痛，丹溪以为左属风、属火，多血虚；右属热、属痰，多气虚，用之未必大验。究其根，亦是风毒傍于脑海之旁。

一种手三阳之脉受风寒，伏留而不去者，名厥头痛；入连在脑者，名真头痛。其受邪与正头风无异，而其来也速，其死也速，更有甚于偏正头风者……

《不知医必要·卷二·头痛》

此症有风邪，有火邪。风邪者身必寒热，或多清涕，或兼咳嗽，皆由风寒在经，散去风寒，其病自止。火邪者各经俱有，惟阳明为最，正以阳明胃火，盛于头面，而直达头维，故其病更甚也。暂痛为邪，久痛为虚。邪则分寒热而除之，虚则审阴阳而补之。然亦有久病为邪所缠，暂痛因虚而发者。外邪之火可散而去，内郁之火得升而愈炽。此外又有气虚痛，血虚痛，肾虚痛，痰痛，偏左右痛者。症与眩晕不同。

《济世神验良方·头痛门》

头疼即非真头疼，气火虚风痰火盛，若是真疼手足青，旦发夕兮归幽冥。

余论

王节斋云：久病头痛，略感风寒便发者，内郁热而标寒也。本有郁热，毛窍常疏，故风易入，寒束其热，故痛愈甚。世人用辛散之剂，虽能散其标之寒邪，然以热济本病益深，当泻火凉血，而佐以辛温，则痛可愈，而根可除。

《经验单方汇编·头痛诸症·附脑漏、鼻症》

头乃诸阳之会，症非一端，大约宜分十二症治之。丹溪云：头痛多主于痰，甚者火多。有可吐者、有可下者。又若眉眶痛者，属风热与痰。有肝虚而痛者，才见光明则眶痛，甚有眉棱骨痛者，眼不可开，昼静夜剧，属痰。头风者，经云：首风之状，头面多汗，恶寒当先。风一日则病甚，头痛不可以出内，至其风日，则其病稍愈。盖其人素有痰火，风寒客入骨髓而然。妇人多患头风者，以无巾帻御风寒也。有偏、有正、有热、有风、有血虚。在左属风与血虚，在右属痰与热。头眩者，目花黑暗旋倒也。其状头眩目闭，身转耳聋，如立舟车之上，起则欲倒，虚极乘寒得之。故风则有汗、寒则掣痛、暑则烦闷、湿则重滞，此四气乘虚而眩晕也。或七情郁而生痰动火，随气上厥，此七情致虚而眩晕也。酒色过度，肾虚不能纳气归元，使气逆奔而上，此气虚眩晕也。吐、衄、崩漏，或产后失血，脾虚不能收摄营气，使诸血失道妄行，此血虚眩晕也。

《针灸逢源·卷六·论治补遗·头痛》

头为天象，六腑清阳之气，五脏精华之血，皆会于此。天气六淫之邪，人气五贼之逆，皆能相害，或蒙蔽其清明，或壅遏其经隧，与正气相搏，郁而成热，脉涩而痛。若邪气稽留，脉满而气血乱，则痛乃甚，此实痛也。寒湿所侵，真气虚弱，虽不相搏成热，然邪客于脉外，则血涩脉寒，卷缩紧急，引小络而痛，得温则痛减，此虚痛也。因风痛者，抽掣恶风；因热痛者，烦心恶热；因湿痛者，头重，天阴转甚；因痰痛者，昏重，愦愦欲吐；因寒痛者，细急而恶寒战栗；气虚痛者，恶劳动，其脉大；血虚痛者，善惊惕，其脉芤。头痛自有多因，而古方每用风药者，高巅之上，惟风可到，味之薄者，阴中之阳，自地升天者也。在风寒湿者，固为正用，即虚与热者，亦假引经。

医书多分头痛、头风为二门，然一病也。浅而暴者名头痛，深而久者名头风。头风必害眼者，经所谓东风生于春，病在肝，目者肝之窍，肝风动，则邪害空窍也。

久头痛而略感风寒便发，须重绵包裹者，此属郁热。盖本热而标寒也，因其本有郁热，毛窍常疏，故风寒易入。束其内热，闭逆为痛，惟泻火凉血，佐以辛温散表。

头痛虽各经皆有火证，阳明为最，正以阳明胃火盛于头面，而直达头维，故其痛必甚，脉必洪，多内热口渴，其或头脑振振痛，而兼脉绝，无表邪者，必火邪也。

《资生集·卷五·头痛（附心腹腰胁遍身痛）·产后头痛属阳实阴虚》

《大全》曰：头者，诸阳之会也。产后五脏皆虚，胃气亏损，饮食不充，谷气尚乏，故令虚热。阳气不守，上凑于头，阳实阴虚，则令头痛。又有产后败血头痛，不可不知。

《资生集·卷五·头痛（附心腹腰胁遍身痛）·产后头痛属风寒用生化汤》

慎斋按：已上二条，序产后有头痛之证也。头痛有三阳三阴经之分，属风寒外感居多。若产后头痛，虽有风寒，而本之血虚，其病源也。

《资生集·卷六·发热·产后头痛发热不可作外伤感冒治》

《大全》曰：凡产后头痛发热，不可便作外伤感冒治。此等多是血虚，或是败血作祸，宜以和平之剂必效。

《证治针经·卷三·头痛》

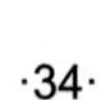

医头痛之为病也，由清阳之不升，致风火之上入。风暑淫而邪郁，宜辛散以轻……气血阻

而瘀痹，久痛连及脑后，有高突之状，心下呕逆……阴虚阳越，纯甘壮水偏佳……风动火旋，滋肾凉肝为的……伏邪未解，虽日久而可清；阴液既亏，倏冷倏热，心烦头痛。必峻补而始帖。固本丸加秋石，五更时服。上并约《指南案》论。若夫火邪头痛，绝无表症。

附:《医级》头痛摘要

表邪头痛属三阳，若腹痛兼利者，乃两感并合之候；厥阴巅疼辨内外，如偏于左右者，多首风厥气之忧。厥气或从背，或从胁而上攻。

《伤寒论纲目·卷二·头痛项强》

【纲】仲景曰：太阳之为病，脉浮，头项强痛而恶寒。

太阳病，头痛发热，汗出恶风者，桂枝汤主之。

太阳病，头痛发热，身疼腰痛，骨节疼痛，恶风，无汗而喘者，麻黄汤主之。

【目】成无已曰：头痛，邪气外在经络，上攻于头也。伤寒头痛者，太阳专主也，故阳明少阳亦有头痛，不若太阳专主也。盖太阳为病属表，而头痛专为主表症，虽有风寒之不同，必待发散而后已。

鳌按：太阳经脉营于头，会于项，故头连项而强痛者，为太阳也。

【纲】仲景曰：湿家病，身上疼痛，发热面黄而喘，头痛鼻塞而烦，其脉大，自能饮食，腹中和无病，病在头中寒湿，故鼻塞，内药鼻中则愈。

【目】柯琴曰：种种皆是表症，鼻塞而不鸣，脉大而不浮，不关风矣。脉不沉细，非湿痹矣。腹初不满，非瘀热在里矣。重于头痛，是头中寒湿可知，寒湿从鼻而入，故鼻塞，亦当从鼻而出，故内药鼻中，塞因塞用也。

【纲】仲景曰：太阳病，发汗太多，因致痉，脉沉而细，身热足寒，头项强急，恶寒，时头热，面赤，目脉赤，独头面摇，卒口噤，背反张者，痉病也。

【目】王肯堂曰：太阳伤寒，项背强，其或太阳中风，加之寒湿而成痉者，亦项强。《金匮》云：太阳病，项背强几几，然脉反沉迟者，此为痉，桂枝加栝蒌汤主之。

鳌按：痉病由来不一，而伤寒发汗不如法者，亦能致之。本症头痛虽止，而头项强急，尚属伤寒，头面摇以下，乃言痉病也，此汗多亡液，不转属阳明而成痉者。

【纲】仲景曰：太阳病，项背强几几，无汗恶风者，葛根汤主之。

太阳病，项背强几几，而汗出恶风者，桂枝加葛根汤主之。

【目】成无已曰：太阳别脉，下项挟脊，故太阳感风寒，则经脉不利，而项为之急，颈为之强，是太阳表症也，必发散而解之。此二条，均是项背强，而发散有轻重者，盖发热汗出恶风者，为表虚，可解肌，无汗恶风者，为表实，可发汗也。

王肯堂曰：此二方，皆发散之剂也，而有轻重，以表虚表实之不同也。

鳌按：太阳脉，自络脑而还出下项挟脊背，此从风池而入，不上干于脑而下行于背，故头不痛，而项背强也几几，项背牵动之象，动中见有强意。

【纲】仲景曰：太阳中风，下利呕逆，表解者，乃可攻之，其人热汗出，发作有时，头痛，心下痞硬，引胁下痛，干呕短气，汗出不恶寒者，此表解里未和也，十枣汤主之。

【目】张兼善曰：或谓十枣汤与桂枝去桂加茯苓白术汤，二者皆属饮家。俱有头项强痛之病，何也？此经络所系，非偶然也。《针经》曰，太阳膀胱之脉，起于目内眦，皆上额交巅上；其支者，从巅上至耳上角；直者，从巅入络脑，还出别下项，循肩膊内，挟脊抵腰中，入循膂，络肾。属膀胱。络肾者，即三焦也。夫三焦者，为阳气之父，决渎之官，引导阴阳，开通闭塞，水导得出，以气化而言也。缘太阳经多血少气，既病，则气愈弱，其时表病而里热未甚，微渴而恣饮水浆，为水多气弱，不能施化，遂停伏于内，则本经血气，因而凝滞，致有头痛项强之病。若伏饮流行，经络疏利，而头痛自愈。

方中行曰：头痛本表症，此因心下水气泛溢，上攻于脑也，与伤寒不大便六七日而头痛，与承气汤同。

【纲】仲景曰：太阳病，头痛，至七日以上自愈者，以行其经尽故也，若欲再传经者，针足阳明，使经不传则愈。

阳明病，表里大热，烦渴引饮，头痛如破者，宜竹叶石膏汤。

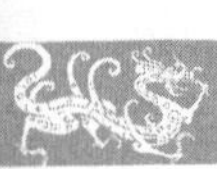

阳明病，头痛，不恶寒，反恶热，大便实，调胃承气汤。

【目】李杲曰：太阴头痛者，必有痰也；少阴头痛者，足寒而气逆也。盖此二经，虽不至头，然痰与气逆壅于膈中，则头上气不得畅降而为痛也。

《伤寒论纲目·卷八·阳明经症·头痛头眩》

【纲】仲景曰：阳明病，头痛，不恶寒，反恶热，大便实，宜调胃承气汤。

阳明病，反无汗而小便利，二三日呕而咳，手足厥者，必苦头痛；若不咳不呕，手足不厥者，头不痛。

【目】王肯堂曰：《内经》云，巨阳受邪，少阴为里，得热则往从之，从之则厥也。太阳与少阴为合，此症当是太阳未全罢耳。经又云，阳明病则喘而啘，啘则恶人，小便利者，寒邪内攻，肢厥头痛者，寒邪外攻也。

喻昌曰：阳明病，本不头痛，若无汗，呕咳，手足厥者，得里因而邪热深也。然小便利，则邪热不在内而在外，不在下而在上，故知必苦头痛也。

魏荔彤曰：此手足之厥，与头痛互见，非少阴之手足厥也，故呕而汗出，与反无汗亦不同，正见少阴之手足厥冷，有汗而不头痛，呕而不咳，与阳明之呕咳而无汗，头痛而手足厥有别。此阳明病有类少阴，而又微带太阳，后学皆茫然不知下手处，故仲师苦心标出。问：少阴亦有咳，何以辨？曰：少阴所云，咳而下利谵语者，被火气劫故也，原文详之矣。不然，何能上炎而咳，其言或咳而呕，渴不得眠者，则必兼呕渴不得眠，而见少阴之阴躁，不与阳明之呕咳兼头痛类也。其言或咳，或悸，或小便不利，或腹中痛，或泄利下重，然必兼四者，诸症虽有似阳明，而头痛一症，必非少阴所有也。此少阴之咳，与阳明所以不同也，故太阳之头痛，入于阳明之小便利呕咳厥逆中，总属阳症，又见阳能统阴，一阳存而群阴悉化为阳，在病气亦如此，正气之在人身者可识矣。

【纲】仲景曰：阳明病，表里大热，烦渴引饮，头痛如破者，竹叶石膏汤。

阳明病，身热头痛，漱水不欲咽，必发衄。

【目】杨士瀛曰：将发衄而脉数者，宜犀角地黄汤，茅花汤亦可。

【纲】仲景曰：阳明病，脉迟，食难用饱，饱则微烦，头眩，必小便难，欲作谷疸。须下之，腹满如故，所以然者，脉迟故也。

【目】魏荔彤曰：本条之上条云，食谷欲呕者，属阳明也，吴茱萸汤主之；得汤反剧者，属上焦也。与本条俱言胃虚，然虚寒与虚热又迥不同，虚固不可作实而攻下，热可遽作寒而温补乎？故仲师就上条食谷欲呕中，又示人以推类详义之法。如阳明病脉迟，似属虚寒，但寒则不能食，此能食而但难用饱，饱则微烦头眩者，胃惟不寒故能食，胃惟气虚故不用饱，不用饱者，不受饱也。微烦头眩，俱虚而兼热之象，以此辨胃之虚，与食谷欲呕条同，而热则本条独异。夫迟为寒脉，何云是热？不知此乃兼涩之迟，非沉迟之迟，谓之虚而兼湿热则可，谓之虚寒则大不可也。故又见小便难一症，虚则气不充而湿不除，湿则气不化而热不消，胃中谷气不能化正养身，却蕴酿湿热，蒸作疸黄之兆。如不清热除湿，培土消疸，而妄下之，将湿愈增而虚愈甚，腹满如故，胃累及脾，表里受病，而发黄身肿矣，故又曰：脉迟故也。言迟则濡涩而不滑利，虚而湿之义为主，而热副之，主治者以除湿培土补中为君，以清热消疸为臣佐之用，斯为得仲师心法者。

【纲】仲景曰：阳明病，但头眩，不恶寒，故能食而咳，其人必咽痛。若不咳者，咽不痛。

【目】王肯堂曰：阳明病，身不重，但头眩而不恶寒者，阳明中风而风内攻也。经曰，阳明病，若能食，名中风，风邪攻胃，胃气上逆则咳。咽门者，胃之系，咳甚则咽伤，故咽痛。若胃气不逆则不咳，其咽亦不痛也。

鳌按：此与前头痛款中反无汗一条，俱是阳明病而有类少阴者，然彼条之呕咳而无汗，头痛而手足厥，所以异于少阴之手足厥冷有汗而不头痛，及呕而不咳，此条之咳而咽痛，亦所以异于少阴之咽痛为不咳而痛也。

《伤寒论纲目·卷十一·少阳经症·头痛》

【纲】仲景曰：伤寒，脉弦细，头痛，发热者，属少阳。

少阳不可发汗，发汗则谵语，此属胃，胃和则愈，胃不和，则烦而躁。

【目】李杲曰：假令少阳症，头痛，往来寒热，脉浮弦，此三症但有一者，是为表也；口失滋味，腹中不和，大小便或秘而不通，或泄而不调，但有一者，是为里也。如无上下表里症，余者皆虚热也。

韩祗和曰：少阳初受寒邪，病全在表，故头痛发热与太阳同。

【纲】仲景曰：伤寒五六日，头痛，汗出，微恶寒，手足冷，心下满，口不欲食，大便硬，脉沉细者，此为阳微结，必有表复有里也。脉沉亦在里也。

【目】陶华曰：头痛属三阳，乃邪气上攻也。太阳专主头痛，阳明少阳亦有之。少阳头痛脉弦，发热，小柴胡汤。

鳌按：旧本于此条，有云头痛汗出者；有无痛字，云头汗出者。但此条原属太阳阳明二阳合病，但见少阳细脉，因从少阳为治者。如此则头痛，汗出，微恶寒，手足冷四项，乃是太阳表症；心下满，口不欲食，心下硬三项，乃是阳阴里症。所以谓之有表复有里也。前四项既属太阳，太阳主头痛，其见头痛之症无疑，不得曰头汗出也。

【纲】仲景曰：伤寒四五日，身热恶风，头项强，胁下满，手足温而渴者，小柴胡汤主之。

【目】喻昌曰：身热恶风，太阳症也；头项强，太阳兼阳明病也；胁下满，少阳症也。本当从三阳合并病之列，而用表法。但手足温而加渴，外邪辐凑于少阳，而向里之机已著，倘更用辛甘发散，是重增其热而大耗其津也，故从小柴胡和法，则阳邪自罢，而阴津以生，一举而两得矣。

魏荔彤曰：三阳俱见病，仍寻少阳作驱邪之出路。太阳在表之邪，可附少阳之清气，上升而透于表；阳明在里之邪，可附少阳之浊气，下降而泄于下，主以小柴胡，策励半表之清气，逐太阳之表邪；役使半里之浊气，驱阳明之里邪。是藉少阳半表半里之正气，而治表里之邪，犹之用兵，各因其势而致之，易为力也。

《伤寒论纲目·卷十四·少阴经症·头痛眩冒》

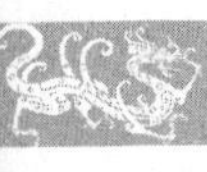

【纲】仲景曰：少阴病，下利止而头眩，时时自冒者死。

【目】李杲曰：内症头痛，有时而作，有时而止。外症头痛，常常有之，直须传入里方罢。此又内外症之不同者也。

王肯堂曰：下利则水谷竭，眩冒则阳气脱，故死。

陈士铎曰：少阴症，下利虽止，而头眩晕，亦是死症，盖阳虽回而阴已绝。下多亡阴，竟致阴绝，而诸阳之上聚于头者，纷然乱动，所以眩冒。此阳欲脱而未脱，补其阳而阳气生，阳生则阴之绝者，可以重续，阴生于阳也。

【纲】仲景曰：病发热头疼，脉反沉，若不瘥，身体疼痛，当救其里，宜四逆汤。

【目】鳌按：发热头痛，病在表，本太阳麻黄症也，脉当浮而反沉，故为逆。

【纲】仲景曰：干呕，吐涎沫，头痛者，吴茱萸汤主之。

【目】柯琴曰：呕而无物，胃虚可知。吐惟涎沫，胃寒可知。头痛者，阳气不足，阴寒得以乘之也。

【纲】仲景曰：下利清谷，里寒外热，汗出而厥者，通脉四逆汤主之。

下利，脉沉而迟，其人面少赤，身有微热，下利清谷者，必郁冒汗出而解，病人必微厥。所以然者，其面戴阳，下虚故也。

【目】寇宗奭曰：此条脉症皆轻，故能自作郁冒，汗出而自解也。

《伤寒之研究·卷二·头痛头眩各二道》

头痛头眩，亦皆有阴阳之别，而头痛则专于太阳，而厥阴与焉，头眩则专于少阳，而少阴与焉，何谓头痛则专于太阳，而厥阴与焉。例曰，太阳之为病，脉浮，头项强痛而恶寒。论曰，太阳病，头痛发热，汗出恶风者，桂枝汤主之。曰太阳病，头痛发热，身疼腰痛，骨节疼痛，恶风，无汗而喘者，麻黄汤主之。此岂非专于太阳乎？论曰，病发热头痛，脉反沉，若不差，身体疼痛，当救其里，宜四逆汤。曰干呕吐涎沫，头痛者，吴茱萸汤主之。此岂非厥阴与焉乎？头痛之于阴阳也若此矣。阴阳也者，惟是寒热之别也。何谓头眩则专于少阳，而少阴与焉？例曰，少阳之为病，口苦咽干目眩也。论曰，伤寒若吐若下后，心下逆满，气上冲胸，起则头眩，脉沉紧，茯苓桂枝白术甘草汤主之。此岂非专于少阳乎？论曰，太阳病，发汗，汗出不解，其人仍发热，心下悸，头眩，身瞤动振振，欲擗地者，真武汤主之。例曰，少阴病，下利止而头眩，时时自冒者死，此岂非少阴与焉乎？头眩之于阴阳也若此矣。阴阳也者，亦惟寒热之别也，又霍乱之于头痛也。论曰，霍乱头痛发热，身疼痛，热多欲饮水者，五苓散主之，此发于阳也。又曰，寒多不用水者，理中丸主之，此发于阴也。霍乱之有阴阳，亦不出乎寒热之外也。头痛之专于太阳也，又有延及于阳明少阳者。论曰，伤寒不大便六七日，头痛有热者，与承气汤。其小便清者，知不在里，仍在表也。若头痛者必衄，宜桂枝汤。此其于不大便。虽既为阳明，而其于头痛，犹未离太阳。于是又因其小便之清浊，而益审其病位者也，故不标其病位，而曰伤寒。此岂非头痛之延及于阳明乎？论又曰，伤寒脉弦细，头痛发热者，属少阳，此其于脉弦细，虽既为少阳，而其于头痛发热，犹未离太阳者也。故亦不标其病位，而曰伤寒。曰属，此岂非头痛之延及于少阳乎？论又曰，太阳中风，下利呕逆，表解者，乃可攻之。其人漐漐汗出，发作有时，头痛，心下痞鞕满，引胁下痛，干呕短气，汗出不恶寒者，此表解里未和也，十枣汤主之。此其于病位，当为少阳。此而若恶寒，则宜先与小柴胡汤而已。论又曰，太阳病，脉浮而动数，头痛发热，微盗汗出而恶寒者，表未解也。此其于病位，亦当为少阳。此二者，皆虽标以太阳，而其于头痛，亦惟延及于少阳者也。

《伤寒指掌·卷一·太阳本病述古·头痛》

头痛虽属三阳，惟太阳独多，故头痛专主表。太阳头痛，必兼恶寒发热，表解自除。阳明头痛，在额前目鼻等处，无汗为表症……若自汗，不恶寒，反恶热，大便实，小便赤，当以阳明里症治之……少阳头痛，在头角耳根，脉弦数，口苦是也……

《伤寒捷诀·头痛》

三阳往往病头痛，随证须知识病因。太阳恶寒宜解表，羌和汤中倍用芎。蒸蒸发热阳明热，调胃承气方最真。少阳受病脉弦细，痛连项角耳中疼。或加口苦兼寒热，小柴胡症自分明。三阴本没头疼痛，头若疼时属厥阴。更有停痰能作祟，四肢厥逆痛难禁。

《伤寒寻源·中集·头痛 附项强》

太阳之为病，脉浮，头项强痛而恶寒。是头项强痛专属太阳证，然他经亦互见，特太阳其专主耳。凡邪之自外而入者，必主头痛，如经云：太阳病，头痛发热，身疼腰痛，骨节疼痛，恶风无汗而喘者，麻黄汤主之。太阳病，头痛发热，汗出恶风者，桂枝汤主之。此与发热同机，风寒之邪，自外而入，其脉主浮，故可发之使从汗解也。

其有不从太阳而从少阳者，经云：伤寒脉弦细，头痛发热者，属少阳，少阳不可发汗，此属胃，胃和则愈，胃不和则烦而悸。盖弦为少阳定脉，其头痛特邪之外溢于太阳，而非太阳之自病，故仲景特申发汗之禁。又太阳与少阳并病，头项强痛，或眩冒，时如结胸，心下痞硬者，慎不可汗，而亦不可下，汗下俱不可，而从少阳和解之法，仲景虽不言，在人因证善会矣。

阳明病尤忌发汗，经云：伤寒六七日，不大便，头痛有热者，与承气汤，其小便清者，知不在里仍在表也，当须发汗，若头痛者必衄。此言风寒之邪，由表而入，热未入里，仍宜汗解，既入于里，则宜以承气汤下之矣。由此推之，湿热之邪，本在于里，而外溢于表，其初起每见头痛证，当以清里为主，微兼透表，里和则表自解，若徒与攻表，非但头痛不减，恐里证增剧矣。

太阴病亦有头痛者，经云：霍乱头痛，发热身疼痛，热多欲饮水者，五苓散主之，寒多不用水者，理中汤主之。霍乱，太阴证也，头痛发热，是阴病有转阳之机，惟亟去其里寒，则病出于阳而可治矣。

少阴一经，与太阳相表里，太阳之脉浮，少阴之脉沉。经云：病发热头痛脉反沉，若不瘥，身体疼痛，宜四逆汤。盖沉非太阳之脉，即不得同太阳发表之例，而与以大发其汗矣。

太阴少阴，其脉上至颈胸中而还，不循于头，应无头痛证，然阴阳出入，互相输应，其机正妙于转，不能呆执而论。至厥阴之脉，循喉咙之后，上入颃颡，连目眦，上出额，与督脉会于巅。病亦有头痛者，如经云：干呕吐涎沫头痛者，吴茱萸汤主之是也。厥阴头痛，往往直升巅顶，其有痛甚入连于脑而手足寒者，不治。

太阳经病不解，转传入府者，其人头痛而小便不利，治当不从经解，而从府解。如经云：服桂枝汤或下之，仍头项强痛，翕翕发热，无汗，心下满微痛，小便不利者，桂枝去桂加茯苓白术汤主之。盖所以运胸中之阳，以化寒水之气，使从小便则解，故曰小便利则愈也。由是推之，其有热结于府，头痛，小便不利，而又加以口渴，则宜以甘寒泻其府热，而头痛自愈，其法又可会矣。

太阳之邪并于上，则头项强痛，并于下则项背强痛。经云：太阳病，项背强几几，反汗出恶风者，桂枝加葛根汤主之。太阳病项背强几几，无汗恶风者，葛根汤主之。此以有汗无汗分别风寒，与发热同义。又经云：病者身热足寒，颈项强急，恶寒，时头热面赤，目脉赤，独头面摇，卒口噤，背反张者，痉病也。另详痉门。又结胸者，项亦强，如柔痉状，下之则和，宜大陷胸丸。盖气结于胸，则项牵连而强，故下之则和，此虽见项强证，而其邪又不关太阳也。

《南病别鉴·卷下》

辨寒头痛第十三

寒头痛脉浮而紧（主脑），或弦或沉更兼迟。恶风与寒四肢冷（大证据），头喜热物包里之（更有刘河间论头痛属热者，亦恶寒喜热，缘热为寒闭，则其痛甚，热气流通，则痛止也，然止后，必复作而益甚为验，脉亦必有异）。

辨热头痛第十四

热头痛脉浮而数，或滑而长亦有诸。口苦舌干渴欲饮，痛连风府与风池。恶热其常恶风暂，此为风热症已显。

辨虚头痛第十五

虚头痛脉弦而大，弦则为寒大则虚（主脑）。痛极不堪喜得按，日夜呼叫语声嘶（大证据）。

其痛或专在额上，遍头皆痛亦有之。急宜参苓耆术加附子，此症失治危即死。

《温证指归·卷二·头痛 附巅顶痛、头目胀》

温病头痛，乃热邪上干清阳，故头痛，面必赤，神必烦，舌必红，脉必数。认明证候，急与清化、升降之方，使清气升，浊气降，头痛自止……惟温病头痛，浑浑不自知其所苦，所以温邪最易昏人神识也。更有素本真阴真阳皆亏，一遇温病，正不胜邪，阳虚头痛，必现面青、肢逆、恶寒，喜见灯火光，旋又畏之，缘有伏邪故耳。

《疫疹一得·卷上·疫疹之症·头痛倾侧》

头额目痛，颇似伤寒，然太阳、阳明头痛，不至于倾侧难举，而此则头痛如劈，两目昏晕，势若难支。总因毒火达于两经，毒参阳位。用釜底抽薪之法，彻火下降，其痛立止，其疹自透。误用辛香表散，燔灼火焰，必转闷证。

《痧胀玉衡·卷之下·头痛痧》

痧毒中于脏腑之气闭塞不通，上攻三阳颠顶，故痛入脑髓，发晕沉重，不省人事，名真头痛。朝发夕死，夕发旦死，急刺破巅顶，出毒血以泄其气，药惟破其毒气，清其脏腑为主。痧毒中于脏腑之血，壅瘀不流，上冲三阳头面肌肉，故肌肉肿胀，目闭耳塞，心胸烦闷。

《证治汇补·卷之四·上窍门·头痛》

大意

头为天象，六腑清阳之气，五脏精华之血，皆会于此。惟经气上逆，干犯清道，不得运行，则壅遏为痛。(《微论》)

内因

自外入者，风寒暑湿之邪；自内发者，气血痰郁之异。(《玉机》)

或蔽覆其清明，或瘀塞其经络，与气相搏，脉满而痛。(《汇补》)

痛分内外

外感头痛，如破如裂，无有休歇；内伤头痛，其势稍缓，时作时止。(《入门》)

痛分诸因

因风痛者，抽掣恶风；因热痛者，烦心恶热；因湿痛者，头重而天阴转甚；因寒痛者，绌急而恶寒战栗；因痰痛者，昏重而眩晕欲吐；因食痛者，噫酸发热而恶食。气虚痛者，九窍不利，恶劳动，其脉大；血虚痛者，鱼尾上攻，恶惊惕，其脉芤。肾厥痛者，下虚上实，其脉举之则弦，按之则坚；气逆痛者，心头换痛，其症胸腹胀满，呕吐酸水。(《汇补》)

厥头痛症

厥头痛者，所犯大寒，内至骨髓，髓以脑为主，胸中寒邪，故厥逆而头齿皆痛。

真头痛症

真头痛者，引脑及巅，陷入泥丸大痛。手足青冷至节者，旦发夕死，夕发旦死。

附：眉棱痛

眉棱者，目系之所过，上属于脑。外挟风寒，内成郁热，上攻头脑，下注目睛，则眉骨作

痛。又有肝火壅热者，有风痰上攻者，有湿气内郁者。(《必读》)

有肝经血虚，见光则痛者；有肝经伤饮，昼静夜剧身重者。若妇人经行将尽，不能安养，或以针指劳神，致令眉骨酸痛者，专以益阴养血。(《汇补》)

附：脑痛

头脑作痛，犹如刀劈，动辄眩晕。脑后抽掣跳动，举发无时，此肝经痰火，名曰厥疾。厥者，逆也。恚怒太过，气与血俱逆于高巅，而胆穴又络于脑，宜清痰降火……

《傅青主男科重编考释·两病同治门·腰痛兼头痛》

腰痛兼头痛，上下相殊也，如何治之？治腰乎？治头乎？谁知是肾气不通乎！盖肾气上通于脑，而脑气下达于肾，上下虽殊，而气实相通。法当用温补之药，以大益其肾中之阴，则上下之气通矣。

《一见能医·卷之六 病因赋中·头风有左右之分（三种）》

头居一身之上，当风寒之冲，一有间隙，则风邪乘虚而入，作为头风之症，此方为主，加对症药，立效。用片姜黄钱半，苍术、防风、白芷、羌活各一钱，细辛六分，加姜三片，水煎，食略远服。左痛属风与血虚，加川芎、当归各一钱，荆芥、薄荷各八分。右痛属痰，加半夏钱半、茯苓、陈皮各一钱，生甘草二分。瘦人多兼热，倍用酒芩，少佐石膏。肥人多是湿痰，加川芎、南星、半夏钱半，倍苍术。痰厥头痛，非半夏不能除；头旋眼黑，风虚内作，非天麻不能退。

《一见能医·卷之六 病因赋中·六经头痛（附五种）》

太阳头痛，恶风寒，脉浮紧，痛在巅顶二额角。阳明头痛，发热自汗，脉长大，痛连目眦颊齿。少阳头痛，往来寒热，脉弦，痛连耳根。太阴头痛，有痰体重，或腹痛，脉沉头重。少阴头痛，足寒气逆，为寒厥，脉沉细。厥阴头痛，吐痰沫，厥冷，脉浮缓，痛引目系，气虚头痛者，脉息虚微，必兼眩晕耳鸣之症。血虚头痛者，痛从奂属上皮，而形体黑瘦。气虚头痛与眉棱骨痛者，其脉皆沉微而涩。发厥头痛，必形貌色白。痛在右，真头痛者，痛连于脑，手足青黑至节，旦发夕死，夕发旦死。

《医学心悟·卷二·太阳经证·头痛》

问曰：头痛何以是太阳证？答曰：三阳经上至于头，皆有头痛。惟太阳经脉最长，其痛居多，故头痛为表证。

又问曰：三阳头痛有别乎？答曰：太阳之脉，从巅入络脑，还出别下项，循肩膊内，夹脊抵腰中。故太阳头痛，头脑痛而连项脊也。阳明之脉，起于鼻，络于目，交额中。凡阳明头痛，头额痛而连面目也。少阳之脉，起于目锐眦，下耳后。凡少阳头痛，耳前后痛而上连头角也。以此为别。

又问曰：三阴本无头痛，今见直中证，亦有头痛，何也？答曰：此直中而兼外感也。

又问曰：伤寒传经至厥阴，亦有头痛，何也？答曰：厥阴证，头痛脉浮，是里邪达表，欲得汗解也，宜微表之。

又问曰：阳明腑病，口渴便闭，亦有头痛，何也？答曰：阳明之经络于头目，因其腑热熏蒸，上攻于头目之间，以致头痛。夫经病可以传腑，腑病亦可以连经，此相因之至理。然必有其实有腑证，方可用白虎清之。若在恶寒发热初起之时，则为外感风寒，不得与阳明腑病同类混称也。

《医碥·卷之三·杂症·头痛》

头为清阳之分，外而六淫之邪相侵，内而脏腑经脉之邪气上逆，皆能乱其清气，相搏击致痛。须分内外虚实。实者，其人血气本不虚，为外邪所犯，或蔽覆其清明，或壅塞其经络，或内之实火上炎，因而血瘀涎滞，不得通行而痛，其痛必甚，此为实。虚者，其人气血本虚，为外邪所犯，或内之浊阴上干，虽亦血瘀涎滞，不能通行，而搏击无力，其痛不甚，此为虚。《准绳》谓真气虚寒，遇外之寒湿所侵，血涩脉寒，卷缩紧急，引其小络而痛，得暖则痛止。实者，邪气实而正气不虚，可任攻。虚者，正气自虚，而邪气自实，补正仍须治邪。若邪亦不实，但补正则邪自退。六淫外邪，惟风寒湿三者，最能郁遏阳气。火暑燥三者皆属热，受其热则汗泄，非有风寒湿袭之，不为患也。然热甚亦气壅脉满，而为痛矣。内邪不一，皆统于风，风即气之飘飏上升者。以高巅之上，惟风可到也。故不论内外邪，汤剂中必加风药以上引之。

头痛久不愈者，名头风。头风，头面多汗，恶风，时止时发，先风一日则痛甚，至风日则少愈。清阳之气被郁，故喜通而恶塞。风者，天气之通者也。先郁后通，先风一日，正郁极欲通之候也，欲通不通，故扰动而痛甚。至风日则天气通，而人气应之亦通，故少愈也。由内有郁热，或痰火，毛窍常疏，风易入，外寒束内热，闭逆为痛……内伤头痛，气虚者耳鸣目眩，清气不升，阴火上冲。九窍不利，气不能达于九窍也……血虚头痛，鱼尾眉尖后，近发际终日星星如细筋抽引，痛不甚，脉芤或数，善惊惕……阴虚发热，两太阳穴作痛，此相火自下冲上……产后血瘀头痛，膈热上干也。热厥头痛，虽严寒犹喜风寒，在暖处或见烟火则甚……痰厥头痛，晕眩烦乱，恶心欲吐……头痛巅疾，下虚上实也。寒湿上干。过在足少阴太阳，甚则入肾，寒湿自经而入脏也。肾主骨髓，髓通脑，寒入骨髓，逆上至脑，阻碍清阳，故脑痛连齿，亦骨之余也。此几几乎真头痛矣。湿热上干者，必以苦吐之，轻者透顶散，搐鼻取涎。头重如裹，由湿气在头，头者轻清象天，清故轻也。湿者地之浊气，浊故重也……真头痛，手足寒至节，全脑连齿皆痛，旦发夕死，不治……真头痛与真心痛皆寒证，阴灭阳也。

偏头痛。旧分右属热与痰……以阳明胃府居右，多热多痰也。分左属风属血虚，以肝木主风居左，又左属血也。

雷头风。头痛而起核块，或头中如雷鸣，风动作声，如籁之发。

眉棱骨痛。或外邪郁成风热，上攻于脑，从目系过眉骨，下注于目。目系上属于脑，过眉骨也。

《杂症会心录·卷上·头痛》

夫经言外感有头痛，内伤亦有头痛，岂容混治，而无所区别？第外感头痛，有痛在阳经，有痛在阴经。如太阳、阳明、少阳头痛属阳经。厥阴头痛属阴经。然其初发，必寒热，其背必酸痛，其项必强痛。其目珠额前痛。其耳聋两胁痛，其脉必紧数，其厥阴无身热，呕而吐沫。若素无头痛之患。而忽然暴发痛，兼表症，痛亦隐稳，及按之摩之、缚束之，而痛不定者，乃外感之头痛，治在风池、风府，调其阴阳，汗在表而散在巅，清在阳而温在阴也。内伤头痛，有痛在阴虚，有痛在阳虚。如火升巅顶作痛者，必烦躁内热，面赤口渴，大便秘结，其脉必大数而空，或细数而弦，属阴虚；如寒冲髓海作痛者，必羞明畏寒，手足厥冷，面多青惨，大便溏泄，其脉必细迟而微，或虚大无力，属阳虚。然其初发无寒热，无急痛，不可忍，其精神必倦怠，其饮食必不甘。夫六腑清阳之气，五脏精华之血，皆会于头，为至清至高之处，故为天象，谓之元首至尊，而不可犯者也。凡手之三阳，从手走头，足之三阳，从头走足，以为常度，则无头痛之患；苟外因风寒雾露之触，内因痰火湿热之薰，及偏正头风之症，虽痛不见，杀人于数日之间，而杀人于数日之间者，则为内伤之真头痛也。盖脑为神藏，谓之泥丸宫，而精髓藏焉。人生精气，实于下则髓海满于上，精神内守，病安从来？无如以酒为浆，以妄为常，醉以入房，以欲竭其精，以耗散其真，致肾气不充，而髓海空虚，肾阴不足，而阴火冲逆，肾阳不壮，而寒气通脑。

若头风而害目者，肝阴亏则内风动摇，邪害空窍，痛在经也。头痛而昏愦者，脑脏伤则神志失守，心火不宁，痛在脏也。头痛而痰厥者，阳虚则气寒而饮聚，阴虚则火炽而液凝，经脉不行，阴阳之气，不相顺接也。头痛而红肿，壮热口渴，脉浮数而有力者，此大头天行，时热之邪，宜从疫法治也。头痛而手足寒，且青至节，脉悬悬欲绝者，此危脱之症，旦发夕死，夕发旦亡，不及药治，药亦不能治也。

《重订灵兰要览·卷上·头痛》

东垣云：高巅之上，惟风可到。故味之薄者，阴中之阳，自地升天者也。所以头痛皆用风药治之。总其大体而言之也。然患痛人血必不活，而风药最能燥血，故有愈治而愈甚者，此其要尤在养血，不可不审也。

头痛六经各有见证，如太阳头痛，上至巅顶项强，腰脊必痛。阳明痛在额前，必目珠亦痛，便秘口渴。少阳痛在头角，口苦咽干目眩是也。太少两阴，若有痰气壅塞，清阳不升，头亦为之痛。挟六淫之所干，所血之盛衰，皆能致痛也。

《辨症玉函·卷之一·阴症阳症辨·头痛》

头痛之症，人以为阳之病也。然阳虚而头痛与阳实而头痛者有殊，盖阳虚之病，即阴虚之症也。阳气之虚，以致阳邪之旺，倘阴气不衰，则阳邪有制，何能作祟乎？然则头痛不可尽言阳症也，吾今辨明有阳虚之头痛，有阴虚之头痛。或曰头乃六阳之首，阴气不能到头，如何说是阴虚之故？不知阴气到头而还，而阳气既衰，不能接续阴气，以致头痛。虽是阳虚之故，而实亦阴气之衰，阴气苟旺，亦能上接夫阳气也。阴阳原两相根，亦两相接，原不可分为二也。惟其一偏之虚，遂至两相之隔矣。然则治之法，何可不辨阴症与阳症乎？阴症之痛也，颠顶若晕而头重似痛不痛，昏昏欲睡，头重而不可抬，非若阳症之痛之甚也。其症朝轻而晚重，身胝又不觉十分之重，此乃肾水之衰，而肝气克脾，虚火升上之故也。方用平颠化晕汤治之，自然平复，但非一二剂可以奏功。盖阴病多无近效，非药饵之不灵，万勿责之近功可也。

《辨症玉函·卷之二（亨）·虚症实症辨》

头痛

头痛有虚有实，实痛易除而虚痛难愈。实痛如刀劈，箭伤而不可忍，或走来走去、穿脑连目、连鬓连齿而痛，风痰壅塞于两鼻之间，面目黎黑，胞膈饱胀，叫喊号呼皆实症也。

至于虚症头痛，有阳虚阴虚之分。阳虚者脾胃之气虚，阴虚者肝肾之气虚也。脾胃之气虚者，或泻后得病，或吐后成灾，因风变火，留恋脑心，以致经年累月而不效。

腰痛兼头痛

上下相殊也，如何治之乎？治腰乎？治头乎？谁知是肾气不通乎！盖肾气上通于脉，而脑气下达于肾，上下虽殊而气实相通，法当用温补之药，以大益其肾中之阴，则上下之气通矣。

《妇科秘书八种·头痛论》

人身之中，气为阳，血为阴，阴阳和畅，斯无病矣。夫头者，诸阳之会也，产后去血过多，阴气已亏，而虚阳失守，上凑于头，则令头痛，但补其血，则阳气得纵，而头痛自止。间有败血停留子宫，厥阴之位，其脉上贯巅顶，作巅顶痛者，虽有身热恶寒之候，是宜生化汤加减，慎不可用羌、独等药，盖由正阳亏损，浊阴得以犯上，陷入髓海，为胀为痛，是非清阳升复，则浊阴不降，在里内起之邪为病，非若外入之邪可表而愈也。

《女科精要·卷三·产后杂症门·产后头痛》

头者，诸阳之会也。产后五脏皆虚，胃气亏弱，饮食不充，而虚阳失守，上凑于头，阳实阴虚，则令头痛。间有败血头痛者，总浊气在上也。虽有身热、恶寒之候，只宜生化汤加减，慎不可用羌独等药。盖此由真阳亏损，浊阴得以犯上，陷入髓海，为胀为痛，是非清阳升复，则浊阴不降，在里内起之邪为病，非若外入之邪可表而愈也。

《女科秘要·卷二·产后头痛发热气急喘汗》

产后头痛，发热，气急，喘汗，或喘甚者，是气暴竭，或坐起久劳所致。

《竹林女科证治·卷三·保产下·头痛》

产后头痛多由血虚，其证朝轻夜重，时作时止，虽太阳巅顶亦痛，惟眉棱骨不痛，不可作外感治，宜芎归汤加荆芥穗（二钱），或玉露散。

《女科经纶·卷五·产后证 上·产后头痛属阳实阴虚》

《大全》曰：头者，诸阳之会也。产后五脏皆虚，胃气亏弱，饮食不充，谷气尚乏，令虚热；阳气不守，上凑于头，阳实阴虚，则令头痛。又有产后败血头痛，不可不知。

《女科经纶·卷六·产后证 下·产后头痛发热不可作外伤感冒治》

《大全》曰：凡产后头痛发热，不可便作外伤感冒治。此等多是血虚，或是败血作梗，宜以和平之剂必效，如玉露散，或四物加柴胡。若便以小柴胡、竹叶石膏之类，不救者多矣。

《秘珍济阴·卷之三·产后门·产后头痛》

头者诸阳之会，产后去血过多，阴血已亏，阳气失守，故为头痛，但补其阴血，则阳气得从而头痛自止，芎归汤主之方见《达生》。若败血停留子宫厥阴之位，其脉上贯顶巅头痛者，宜服加味四物汤。

《金匮启钥（妇科）·卷三·头痛论·【附】遍身痛 脚气》

头为诸阳之会，凡产后五脏皆虚，阴阳失守，因风寒而痛者有之矣。且有胃气亏弱，饮食不充，谷气尚乏，则令虚热，阳气不守（上凑于头，阳实阴虚）致令头痛，然治之究分气血之偏。

虽然凡产之后，百节开张，血脉流散，遇气弱则经络肉分之间，血多凝滞，累日不散，遂致骨节不利，筋脉急引，腰背不能转侧，手足不能摇动，恶寒发热，遍身疼痛之病作焉。

《金匮启钥（眼科）·卷三·头痛》

子和云：头痛不止，乃三阳受病也。三阳分部，分头与项痛者，足太阳经也，攒竹痛，俗呼为眉棱骨痛者是也。额角上痛，俗呼为偏头痛者，足太阳经也。如痛久不已，则令人丧目。以三阳受病，皆胸膈有宿痰之所致也。

《金匮启钥（眼科）·卷一·眼科针灸要穴图像·头风目眩》

此症多因醉饱行房，未避风寒而卧，贼风入于经络。

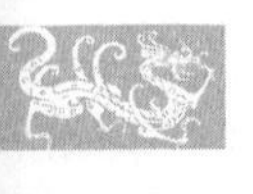

《金匮启钥（眼科）·卷一·眼科针灸要穴图像·偏正头风》

此症乃痰饮停滞胸膈，贼风窜入脑户，偏正头风，发来连半边皮肉疼痛，或手足沉冷，久而不治，变为瘫患，亦分阴阳针之，或针力未到，故不效也。

《金匮启钥（眼科）·卷三·头痛·大小雷头风论》

雷头风症，不论偏正，但头痛挟痰而来，痛之极而不可忍，身热目痛便秘结者，曰大雷头风。若头痛，大便先润后燥，小便先清后涩，曰小雷头风。大者害速，小者稍迟，然虽有大小之说，而治则一。若失之缓，祸变不测，目必损坏。轻则粺凸，重则结毒，宜早为之救，以免祸成。

《金匮启钥（眼科）·卷三·头痛·左右偏头风论》

偏头风症，痛分左右，两不相涉。左边头痛右不痛者，曰左偏风；右边头痛左不痛者，曰右偏风。世人往往不以为虑，久则左发损左目，右发损右目，且有损左反攻右，损右反攻左，而两目俱损者。若外有赤痛泪涩等病，则外症生，若内有昏眇眩晕等病，则内症生。凡头风痛左害左，痛右害右，此常病易知者。若左攻右，右攻左，痛从内起，止于脑，则攻害也迟，痛从脑起止于内，则攻害也速，若痛从中间发，及眉棱骨内、上星中发者，两目俱坏。亦各因其人之触犯感受，左右偏盛，起患不同，迟速轻重不等，风之害人，至于此哉。

《胎产心法·卷之下·头痛论》

人身之中，气为阳，血为阴，阴阳和畅，斯无病矣。夫头者，诸阳之会也。产后去血过多，阴气已亏而虚阳失守，上凑于头，则令头痛。但补其血，则阳气得从，而头痛自止。间有败血停留子宫厥阴之位，其脉上贯巅顶，作巅顶痛者，虽有身热恶寒之候，只宜生化汤加减，慎不可用羌、独等药。盖由真阳亏损，浊阴得以犯上，陷入髓海，为胀为痛。是非清阳升复，则浊阴不降。在里内起之邪为病，非若外入之邪，可表而愈也。

《幼科指南·头痛门》

总括

小儿头痛之证不一，当分在表在里之别。如在里者，属内热熏蒸也；在表者，外感寒风也。如风寒外闭，法宜疏散之；内热熏蒸，以清解攻之。

风寒头痛

风寒头痛者，乃属太阳经受邪也。其候上及巅顶，下连额角之旁，不时作痛，恶寒无汗身体发热。

内热头痛

内热头痛者，属阳明胃经。因小儿肥甘无节，胃火上炎，故发时鼻干目痛，上至头，下至齿颊，疼痛无有定时。

《幼科折衷秘传真本·头痛》

《内经》曰：头痛不止，寸口脉中短者，三阳受病。夫三阳受病，皆胸膈有痰之故，其痰壅遏于上也。春风病在头，盖天气上升病亦升于上也。法当吐之，吐即所以宣达，可祛在上之邪。仲景云：春令头痛，治法宜吐。按头痛之症，有外因者，风寒暑湿之邪；有内因者，气血痰饮之故；又有三阴三阳之异。皆以风药治之。总而言之，高顶之上，惟风可到耳。然太阳头痛，恶风寒，脉浮紧，痛在巅顶两额角；少阳头痛，往来寒热，脉弦，痛连耳根；阳明头痛，发热自汗，脉浮长大，痛连目眦颊齿；太阴头痛，有痰体重，或腹痛，脉沉，头重；少阴头痛，足冷气逆，寒厥，脉沉细；厥阴头痛，吐痰，厥冷，脉浮缓。自此，六经头痛，多挟外邪者也。血虚痛，自鱼上攻而痛；气虚痛，耳鸣，九窍不利；真头痛，痛甚入脑，手足寒至节，旦起夕死，夕起晨亡；厥逆痛者，如犯大寒，内至骨髓，髓本以脑为主，脑逆故头即痛，而齿亦痛；痰厥痛者，头如裂散，眼黑头旋，恶心烦闷，目不便开，如在云雾空中，此足太阴痰厥之痛。凡此头痛不一，须参大方，究其所因，斯无偏弊也矣。

《奉时旨要·卷七·水属·头痛》

头痛宜分外感内伤，其外感头痛者，唯三阳、厥阴有此症。太阳痛在后，阳明痛在前，少阳痛在侧，身必寒热，脉必紧数，或咳嗽项强，散其寒邪而痛自止……若火邪头痛，惟阳明为甚，必多内热脉洪，痛而兼胀……

其内伤头痛者，久病多有之。血虚则火动，必兼烦热、内热等症……

笔花氏曰：头痛之症，外而风邪，内而肝火、胃火、痰火、湿火、阴虚、阳虚，皆能作痛，卷中论治，已详且尽，独有偏头风，最难疗治。其症由于风邪肝火者居多，若妇女梳头及产后受病者，百药不能愈也。

《侣山堂类辩·卷上·头痛论》

夫但知三阳之脉，上循于头，而为头痛，不知厥阴与督脉会于巅，而少阴之骨髓通于脑也。止知风寒火热在头，而为头痛，又不知足六经之证，上逆于头，而为厥头痛也。足六经之气，能厥逆于头，而为头痛，又当知寒邪入脑，亦能传于厥阴、少阴，而为阴证也。真头病者，头痛甚，脑尽痛，手足寒至节，死不治。

《古今名医汇粹·卷六·病能集四（杂证十门）·头痛眩运风汗证》

李士材曰：经之论头痛，风也，寒也，虚也。运气论头痛十条，《伤寒论》太阳头痛一条，皆六气相侵，与真气相搏，经气逆上，干清道，不得运行，壅遏而痛也。头为天象，六腑清阳之气，五脏清华之血，皆会于此。故天气六淫之邪，人气五贼之变，皆能相害。或蔽覆其清明，或瘀塞其经络，与气相搏，郁而成热，脉满而痛。若邪气稽留，脉满而气血乱，则痛乃甚，此实痛也。寒湿所侵，真气虚弱，虽不相搏成热，然邪客于脉外，则血泣脉寒，卷缩紧急，外引小络而痛，得温则痛止，此虚痛也。因风痛者，抽掣恶风。因热而痛者，烦心恶热。因湿而痛者，头重而天阴转甚。因痰痛者，昏重而欲吐不休。因寒而痛者，绌急而恶寒战栗。气虚痛者，恶劳动，其脉大。血虚痛者，善惊惕，其脉芤。

须知新而暴者，但名头痛；深而久者，名为头风。头风必害眼者，经所谓东风生于春，病在肝，目者肝之窍，肝风动则邪害空窍也。

头痛九窍不利属气虚……眉尖后近发际曰鱼尾，鱼尾上攻头痛属血虚……动作头痛，胃热也。

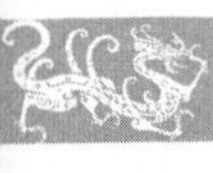

张三锡曰：《内经》云诸风掉眩，皆属肝木。其气虚肥白之人，湿痰滞于上，阴火起于下，是以痰挟虚火上冲头目，正气虚不能胜敌，故忽然眼黑生花，如坐舟车而旋晕，甚而至于卒倒无所知者有之。丹溪所谓无痰不作晕者，此也。若黑瘦之人，躯体弱，真水亏欠，或劳役过度，相火上炎，亦有时时眩晕，何湿痰之有？《原病式》曰：静顺清谧，水之化也；动乱劳扰，火之用也。脑者，地之所生，故藏阴于目，为瞳子，系肾水至阴所主，二者喜静谧而恶动扰，若掉眩散乱，故脑转目眩也。

《准绳》曰：凡有过节，即随其所动经脏之气而妄起。又或肾水不足，或精血伤败，不能制其五阳之火独光。或中土虚衰，不能提防下气之逆，则龙雷之火得此震动于巅。诸火上至于头，轻则旋转为眩晕，重则搏击而为痛矣。

薛立斋曰：头目眩运，丹溪先生曰：眩者言其黑运旋转，其状目闭眼暗，身转耳聋，如立舟车之上，起则欲倒。盖虚极乘寒得之，亦不可一途而取轨也。若风则有汗，寒则掣痛，暑则热闷，湿则重滞，此四气乘虚而眩运也。若郁结生痰而眩运者，此肾虚气不归元也。

朱丹溪曰：头眩，痰挟气虚并火。

戴院使曰：有头风眩晕，不可谓其无痛而不以为风。

眼眶骨痛，有二症：有肝虚而痛，才见光明，则眶骨痛甚，宜生熟地黄丸；又有肝经停饮一证，发则眉棱骨痛，眼不可开，昼静夜剧，宜导痰饮，或芎辛汤去茶芽，或二陈汤吞青州白丸子。

张介宾曰：头痛，须先审久暂，次辨表里。暂痛必因邪气，久病必兼元气。

张景岳曰：眩运一证，河间取《内经》诸风掉眩，皆属于肝。丹溪曰：痰在上，火在下，火炎上而动其痰，无痰不能作眩也。据此二说，则凡眩运，无非风火痰症也。然痰饮之症，轩岐绝不言此，但曰上气不足，头为之倾，目为之眩；曰上虚则眩；曰督脉虚则头重高摇；曰髓海不足，则脑转耳鸣而眩冒。凡此，岂皆痰症耶？丹溪以无痰不能作眩，余则以为无虚不能作眩。当以治虚为主，而兼酌其标。

且头痛之与头眩，有虚实之辨。《内经》分别甚明，曰：头痛巅疾，上实下虚，为厥巅疾。此以邪气在上，所以为痛，故曰上实也。若至眩运，则曰上气不足，又曰上虚则眩，未闻言上之实也，岂非头眩为上虚证耶？诸家以气逆奔上，下虚上实，何与《内经》相反若此？夫眩运之症，或为头重，或为眼黑，或脑髓旋转，不可以动。求其言实之由，不过以头重。

《证治汇补·卷之四·上窍门·头风》

大意

头风，即首风也。新浴中风，即为首风。(《内经》)

头风与头痛无异，浅而近者名头痛，深而远者名头风。(《绳墨》)

内因

因风寒入于脑髓也。盖头为诸阳之会，必其人素有痰火，或栉沐取凉，或醉饱仰卧，贼风入脑，致令郁热闷痛。妇人多患此者，因无巾帻以遇风寒也。(《入门》)

头风分辨

血虚者，朝轻夕重；气虚者，朝重夕轻。风热痛者，遇热则发；风湿痛者，阴雨则甚。湿痰痛者，绵密无间，眩晕吐逆；火郁痛者，喜暖畏光，面赤口渴。(《汇补》)

头风瞎眼

木生于春，病在肝。目者肝之窍，肝风动则邪害孔窍也，故有年久头风，便燥目赤眩晕者，乃肺金乘肝，气郁血壅而然，宜清上彻下之法。(《入门》)

世人不知此理，专行苦寒，使火无发越，上攻于目。或专行辛散，使血耗火炎，上瘀于目，宜乎头风之必害眼也？（《汇补》)

附：雷头风

内郁痰火，外束风热，故头痛而起核，或脑响如雷鸣，宜清震汤主之。盖雷者，震也，震仰盂。用青荷叶者，象震之形与色也。势重者，先用探吐攻下之法，次用清痰降火之剂。(《汇补》)

《古今医彻·卷之三·杂症·头风》

凡头痛之候，感于六淫者，其发各以时，惟头风发不以时。或月计，或岁计，虚则愈频，独可异者。素问云，当先风一日则痛甚，不可出内，至其风日，则少愈。夫痛既以风而作，何先风反甚，风日反愈乎？盖础润而雨，月晕而风。凡气机之动，每先形于所感。在天为风者，在人为肝。肝者风木之脏，而血藏焉。惟血虚则发热，热甚则生风。一经感召，而病机之跃跃欲动者，则从少阳之火以上头角。故头风先患左半者以此。然木邪凌土，脾胃受克，头痛甚者，必作呕。乃由少阳入阳明，则侵及于右半者以此。可见头风之疾，乃本肝经而作。肾水不能生肝木，肝木来乘脾土。

《类证治裁·卷之五·头风论治·雷头风》

风邪上干，新感为头痛，深久则为头风。其症头巅重晕，或头皮麻痹，或耳鸣目眩，眉棱紧掣。旧素有痰火，复因当风取凉，邪从风府入脑，郁而为热为痛，甚则目病昏眩。（头风不治必害眼。）当分偏正、左右、寒热、气血治之。

《冯氏锦囊秘录·杂症大小合参卷六·头痛头风大小总论合参》

经曰：风气循风府而上，则为脑风。新沐中风，则为首风。又曰：头痛耳鸣，九窍不利，肠胃之所生。总之，头为诸阳之首以象天，六腑清阳之气，五脏精华之血，皆会于头，为至清至高之处，故为天象，谓之元首，言其至尊，不可犯也。凡手之三阳，从手走头。足之三阳，从头走足，以为常度，则无头痛之患。若外因风寒雾露之触，内因痰火湿热之熏，痛由起矣。至于真头痛者，其脑尽痛而手足寒，且青至节，旦发夕死，夕发旦死，盖四肢为诸阳之本，痛尽脑而寒至节，则元阳亏败，气血虚极，阴邪真中髓海，于泥丸宫中，非药所能愈，盖其根先绝也。书又曰：脑为髓海，受邪则死，灸百会穴，猛进大剂参附，亦有生者焉。

头痛、头风，非二证也，在新久去留之分耳！浅而近者，名头痛，其痛卒然而至，易于解散速安也；深而远者，名头风，其痛作止不常，愈后遇触复发也。手足三阳之脉，皆上循于头，为诸阳之会，六阴脉至颈而还，惟厥阴上入吭嗓，连目系出额，故当于七经辨之。属痰者居多，然有风、寒、湿、热、火、痰，及气虚、血虚、食郁、疮毒之别，皆能伤于脉道而为病也。伤于太阳则在后，阳明在额、挟鼻与齿，少阳两角，厥阳属巅顶，而多吐涎。须寻风寻火，在气在血，晰其虚实表里，而便得病情矣。

经之论头痛，风也，寒也，虚也，皆六气相侵，与真气相搏，经气逆上，干于清道，不得营运，壅遏而痛也。天气六淫之邪，人气五贼之变，皆能相害，或蔽覆其清明，或瘀塞其经络，与气相搏，郁而成热，脉满而痛。若邪气稽留，脉满而气血乱，则痛乃甚，此实痛也。寒湿所侵，真气虚弱，虽不相搏成热，然邪客于脉外，则血泣脉寒，卷缩紧急，外引小络而痛，得温则止，此虚痛也。因风痛者，抽掣恶风；因热痛者，烦心恶热；因湿痛者，头重而天阴转甚；因痰痛者，昏重而欲吐不休；因寒痛者，绌急而恶寒战栗；气虚痛者，恶劳动其脉大；血虚痛者，善惊惕，其脉芤。头痛自有多因，古方必兼风药者，以高巅之上，惟风可到；味之薄者，阴中之阳，自地升上者也。在风寒湿者，固为正用，即虚与热者，亦假引经，且散其抑遏也。若疏散太过而痛，及服辛散而反甚者，不防用酸收以降之。若年衰气弱，清气不能上升，而浊阴犯之，以作痛者，宜升阳补气而自愈。若血虚之头痛，必处眉尖后，近发际而上攻头目，宜用芎、归养血而自愈。然新而暴者，但名头痛，深而久者，名为头风。头风必害眼者。经所谓东风生于春，病在肝。目者，肝之窍，肝风动，则邪害空窍，且由精髓脑之不足，而外邪易于以深入也。

厥头痛者，手三阳之脉，受风寒而伏留不去，上干于头，其气不循经隧而逆行，故名曰厥。

《目经大成·卷之一·头风》

头风即首风也。经曰：首风之状，头面多汗，恶风，当先风一日则头痛甚，至其风日少愈。一风气循风府而上则脑痛，曰脑风。经曰：头风者，本风寒入于脑髓也。头痛数岁不愈，当犯大寒。其人素有痰火，风寒客之，则热郁而瞀闷，似痛非痛，曰头晕。有目花黑暗，视定犹动，且身转耳聋，如立舟车之上，起则欲倒，甚而呕吐，饮食罕御，此肝木为风所撼，鼓动其气，痰火随气上逆。倘因吐衄、崩漏而致，此脾虚不能收摄血气，使诸血失道。或酒色过度，肾虚不能纳气，逆奔而上，或虚极乘寒得之，曰头眩。若头暴痛不可忍，有如劈如纹者，但名头痛，深而久而愈，名头风亦可。痛风必害眼者，经曰春气在头，风气通于肝，肝窍开于目故也。要当首辨六经，次厥痛、偏痛、真痛，次血虚、气虚、湿热、寒湿不等。如太阳头痛者，恶风寒，脉浮紧，痛在巅顶两额角；少阳头痛者，寒热往来，脉弦，痛连耳根；阳明头痛者，发热自汗，脉浮大，痛在巨阳穴，连目眦齿颊；太阴头痛者，必有痰，体重或腹痛，脉沉迟，头重；少阴头痛者，足寒气逆，为寒厥，脉沉小；厥阴头痛者，吐痰沫，厥冷，脉浮缓，痛引目系。此六经头痛，多挟外邪也。血虚头痛者，自鱼尾上攻，脉浮而无力；气虚头痛者，耳鸣，九窍不利，脉沉濡；湿热头痛者，心烦恶热，头重而天阴转甚；寒湿头痛者，气上而不下，或时泄，近湿热之物则稍松；偏头痛者，邪正相持，势不中立，邪气营运，正气则壅遏而痛，在左主风、主血虚，在右主气、主痰热，亦兼有虚寒者；厥头痛者，所犯大寒至骨髓，髓以脑为主，脑逆故头痛，脉沉迟；真头痛者，痛甚连脑户，手足寒至节，脉迟极而止，旦发夕死，夕发旦死。此七种头痛多由内生也。外此，若眉棱骨痛甚，既而上攻头角、下注目睛者，有属心肝壅热，有属风痰上逆，有湿气内郁，有风寒外挟。才见光明则眶痛者，此肝虚。痛而眼不可开，昼静夜剧，此脾胃停饮，土木不和。头痛旋去旋来，倏在此一点，在彼一片，此下虚上实，游风流火。丹溪曰：头痛多主于痰，甚者火，有可吐，有可下者。此未窥全豹，不可轻从。执事者必先视其所挟，究其所因，定以经络，参合脉理，然后施以某阵某方，庶可差救其弊。中工知头风于目不利，绝不考其所自。粗工只就目论症，连头风都不识得，甚至有妄乱激成头风者，为之太息。是故本集于风之一字，言外三致意焉。头风虽另列症内，终乎分辨不清，因不厌琐细，谨编如上，兼志其眩晕、头痛云云。

《目经大成·卷之二·八十一证·大小雷头风四》

雷风人暴患，壮热且憎寒，头脑浑如烙，睛珠酷似钻，气粗痰上易，火秘便通难，急忽过时刻，天医费往还。

此症不论偏正头风，但憎寒壮热，状如伤寒，头目疙瘩，肿痛极，不能忍耐者是。或挟痰而来，两耳若雷鸣风动，轰轰作声，故曰雷头风。风起目随病，既而身如被杖，二便秘结，曰大雷头风。头风作，大便先润后燥，小便先清长后赤涩，身热徐退不痛，曰小雷头风。大者害速，小者稍缓，二三日目即损坏，神医莫能为治。

目坏而痛不少歇，命其危矣。《难经》曰头痛有厥、有真。厥者，逆也；真者，无他杂也。面肿头重，按之不得，项先痛，腰脊为应耳。前后脉涌有热。此风寒伏手三阳，留而不去，壅逆作病，头为阳首，发为厥痛。若再传入脑户，则手足必寒，爪甲必青，死不治。

《目经大成·卷之二·八十一证·左右偏头风五》

右边气胜左边风，风气兼并作火冲，可论一边皆险急，那堪左右两相攻。攻外青睛凹或凸，内攻神散照无瞳。识得六经七种病，按方主治不无功。

此症左边头痛，右不痛者，曰左偏风；右边头痛，左不痛者，曰右偏风。丹溪曰：头风有痰、有热、有风、有血。在左多属风血，在右多属痰热。世人只苦头痛，全不虑及眼目，往往左发损左目，右发损右目。若血虚生风，风盛生热，热生痰，痰逆气，风与痰并，血从中耗，耗虚则寒而痛。风不衰，必损左反攻右，损右反攻左，而两目俱损。更验痛由内起止于外，为祸迟；痛由外起止于内，为祸速；由百会、上星、攒竹中入者，为祸烈。外有赤肿痛泪，得外症；内有昏惑妄见，得内症，症成多不能治。风之害人，惨毒极矣！

《眼科心法要诀·卷一·雷头风歌》

头响如雷又似风，雷头风热毒冲瞳，脑汁下注瞳色变，瞳仁大小目昏蒙。泻肝芩梗硝黄黑，羌活车归知母龙，虚者磁石丸姜附，味黑丹皮磁石同。

【注】雷头风内障，初患之时，头面多受冷热，毒气冲入头中，致头内响声如风如雷，头旋发热，日久冲入眼内，脑汁下注，瞳人变色，瞳或大小不定。

《银海指南·卷二·头风兼目疾论》

头为诸阳之首，目为七窍之宗，一身之经脉，皆上接于首。而少阴、厥阴、少阳、太阳之脉，皆出于目系。若风邪乘之，则为头痛，故曰头风。然有大、小雷头风，左右偏头风，以及阳邪风、阴邪风之殊。然究其原，不过六经头痛而已，自有表症可察。盖身必寒热，脉必紧数，或涕泪鼻塞，或咳嗽项强，或背脊酸疼，按定何经用药，各有所主。

若内风发动，有阴阳气血之辨。阴虚者，乃水亏于下，而虚火乘之则痛。阳虚者，乃阳衰阴胜，遇寒则痛。

更有痰厥头痛者，有风痰、湿痰、寒痰、肾虚水泛为痰诸症。

凡头风之症，最易损目者。盖风邪上受，必犯空窍，肝开窍于目，为风木之脏，木动则生风，以风招风，内外合邪，故头风必害目也。或为旋螺泛起，或为蟹睛高凸，或为内外堆云，或为红白垂帘，或为瞳神散大，或为内障青盲。

《保命歌括·卷之二十九·头痛头风头眩》

有真头痛，甚则脑尽痛，手足寒至节者，死不治。此经中所谓厥头痛也。厥者逆也，逆壅而冲于头也。痛引脑巅，陷至泥丸宫，故名真头痛，非药之能治，夕发旦死，旦发夕死，真气绝也。

按头痛之证，有自外而生者，知风寒暑湿之邪，则依东垣分六经之类而治于外也；有自内而生者，如气血痰饮之动，则依东垣治气虚、血虚、痰厥之类，以调其内而治于外也。更以脉辨之，《脉诀举要》云：头痛阳弦，浮风紧寒，风热洪数，湿细而坚，气虚头痛，虽弦必涩。痰厥则滑，肾厥则坚实。又《脉诀》云：头痛短涩应须死，浮滑风痰病易除。

偏正头风作宿疴，久而不已属痰多，

不分所属论虚实，检尽方书没奈何。

病初得之只是头痛，久而不已，则成头风。头风之病，有偏有正，正头痛者，属足太阳经；偏头痛者，或眉眶骨痛，或额上痛，皆属少阳经，多主于痰。

《妇科冰鉴·卷七·产后门·头疼 六》

头者诸阳之会也。产后五脏皆虚，阴血暴亡，孤阳失守，上凑于头而痛，诚阴虚所致也。面色必黄白，脉则寸强尺弱。间有败血攻冲而疼者，必兼腹痛之证，治者详之。

七、中华民国

《感症宝筏·卷之二上·太阳经证·太阳本病述古·头痛》

头痛虽属三阳，惟太阳独多，故头痛专主表。太阳头痛，必兼恶寒发热（太阳头痛，必连项强），表解自除。阳明头痛，在额前、目、鼻等处（阳明表证）……少阳头痛，在头角、耳根，脉弦数，口苦是也。

《感症宝筏·卷之二终·瘥后诸病·瘥后诸病新法·汗后头疼》

伤寒发汗后，热势略减，头疼仍在者，邪未尽也，宜再汗之。若汗后反剧而烦扰者，必挟火挟痰，或挟斑疹未透，宜细审之。

邵评：头疼虽是表证，然有肝阳、痰火、浊热上攻诸内因，且有虚实之不同，当审因治之。若凡大汗后，热不退，脉不静者，作危证断之。或误发温病、湿温之汗，亦反剧。

《医学说约·杂症分目·风门·头痛》

头痛多主于痰，痛甚者火多耳，脉必浮弦而滑。若太阳则脉浮而发际痛，阳明则脉长而额前痛，少阳则脉弦而头角痛，太阴则脉沉必吐痰，腹满而痛，少阴则脉微沉而脑痛，厥阴则脉微缓而巅痛，血虚则脉芤而星星，气虚则脉大而眩晕，食积则脉紧而饱后节痛，痰涎则脉滑而眉棱亦痛。大抵风则抽掣，寒则拘急，热则烦心，湿则头重，痰则欲吐。治宜清痰降火兼散风邪。至于偏头痛亦属少阳，左属风与血虚，右属湿痰与热，又当随症治之。如手足青而寒者又为真头痛，不可治也，脉浮滑者生，短涩者死。

《儿科萃精·卷八·头痛门·头痛解》

然则小儿头痛之证，何以辨之？曰：只有表里二证，在表者外感风寒也，在里者内热熏蒸也。因作头痛解。

风寒头痛

小儿风寒头痛，因太阳经受邪也。

风热头痛

小儿胃热头痛，病在阳明，因平日肥甘无节，胃火上炎，故发时鼻干目痛，上至头，下至齿颊，痛无定时……

《大方脉·杂病心法集解卷四·头痛门》

总括

因风而痛，头晕目眩，谓之头风。因热而痛，心烦口渴。因气郁而痛晕，则志意不伸。因痰饮而痛晕，则呕吐痰涎。饮湿而痛晕，则头裹不起。因虚而痛，运动则更痛、更晕也。真头痛，痛连脑内，手足青至肘膝之节，朝发夕死。凡头痛，时时昏冒，及头目卒然大痛，目视物不见，皆凶症也。

雷头风

因头面感受冷热毒气、疠风，风动作声，头中响如雷鸣，头面突起疙瘩，渐增肿痛，恶寒壮热，状类伤寒。初起，邪在三阳之浅，勿用寒凉重剂诛伐无过，但服清震汤（见发表门），使邪从上越，且固胃气，不致传里也。若初起失治，风毒传里，冲入眼内，脑汁下注，瞳人变色或大小不定。

《大方脉·伤寒辨证篇卷二·辨别诸证》

三阳头痛

凡太阳、阳明、少阳三阳头痛，必兼寒热等证，治从三阳。例见一卷三阳篇。如头痛壮热，大便秘结，小水短赤，烦渴汗蒸，此为里实热痛，用诸承气汤，酌量下之（见攻里门）。若头痛而兼发热恶寒，小便清利，虽大便不通，亦为里热未实，表尚未清，当先清表，按一卷三阳表病篇治之。

厥阴头痛

厥阴头痛则多厥冷而不发热，兼吐涎沫，是肝脏挟寒邪上逆也，用吴茱萸汤温而降之（见祛寒门）。盖太阴、少阴二经无头痛之证，惟厥阴经有头痛，以其脉与督脉上会于巅也。太阴脾经无发热之证，而少阴、厥阴亦有发热者，谓之皮发热，以其脏有相火，阴盛格阳于外也。

《新订痘疹济世真诠·呕吐泻泄论·头痛论》

此有邪气与真气相搏，壅遏毒气，上干清道者，故毒热上腾，与风热郁闭，皆能为患。如头面痘出稠密，身体壮热，二便不利，痘晕紫赤，滞暗闷乱，昏痛烦躁，口渴者，毒火上蒸也，大连翘饮加减主之。如风热郁闭，清解散。

有痘晕淡红灰白而痛，此元阳不足，真气散失之证，以头为阳之首也，急重投芪、附、参、茸。

评述

头痛的病因病机不外乎外感与内伤，外感病因多为风寒湿邪，上扰清空，内伤病机常见痰饮体虚，诚如明代徐春甫《古今医统大全》对头痛病进行总结所说："头痛自内而致者，气血痰饮，五脏气郁之病，东垣论气虚、血虚、痰厥头痛之类是也。自外而致者，风寒暑湿之病，仲景伤寒、东垣六经之类是也。"

1. 外感头痛

（1）外感风邪（风兼寒邪） 风性清扬开泄，易袭阳位，所以在头痛的外感病因之中占据首位，《素问·太阴阳明论》所云"伤于风者，上先受之"即是此意。所以当人体腠理开泄之际，感受风邪，即会有头痛的表现。在宋代《太平圣惠方·治伤寒头痛诸方》中亦讲到外感风邪是造成伤寒头痛的主要病因："夫伤寒头痛者，是外中风邪，上注脑中。三阳之脉，受于风寒，伏留不去。则流传于心肺，故使上焦壅滞。心烦鼻塞，壮热头痛也。"

（2）外感寒邪 《素问·奇病论》云："当有所犯大寒，内至骨髓，髓者以脑为主，脑逆故令头痛，齿亦痛。"寒性收引凝结，入于骨髓，收引血络，使得寒凝血瘀，经气厥逆于上，而脑为髓之海，遂当大寒中于骨髓，便会引发头痛。至于金代刘完素《黄帝素问宣明论方·厥逆头痛证》中讲"厥逆头痛证主肾"，将大寒中骨所致的厥逆头痛与肾厥头痛联系起来。

（3）外感湿邪 湿邪重浊黏滞，壅滞脉道，使气机不畅，且湿邪易袭清净之地，而头为诸阳之会，清净之地受湿邪侵袭即会头重而痛，如《素问·生气通天论》中云："因于湿，首如裹。"并且，湿邪时常夹杂热邪为病，热邪像火，火性炎上，湿热交蒸，循经上扰清窍，致使头痛。如《华佗神方·四二九七·华佗治湿热头痛神方》中云："本症因湿与热合，交蒸互郁，其气上行，与清阳之气相搏，则作痛也。"湿邪亦可以与风毒之邪相结合，形成脚气，留滞经络，阻碍阴阳升降、气机出入，使津停气阻，形成痰壅，继而风痰上扰，成为脚气湿热风痰上壅头痛。诚如《圣济总录》中记载："风湿毒气，留滞经络，则阴阳不得升降，气脉闭塞，津液凝滞，停饮结聚，是为痰壅，风痰相引，上冲头目，故又头痛。"

（4）外感热邪 《素问·腹中论》中记载外感热病之后，阳入于阴，循经络入脑，致使头痛，至宋代《太平圣惠方》中论热病头痛则讲外感热病后，热邪随三阳经上犯于头，原文云："夫热病三阳受病，犹在于表。邪毒之气，攻注于外，循于风府而入于脑，故令壮热头痛，胸膈壅滞，其脉浮数者。可汗及吐之即愈也。"

（5）风寒湿合邪 "风为百病之长"，风邪极易夹杂其他外邪，合而为病。而风寒湿三邪致病易成痹证，大痹为病，血络凝结收引，致使头痛，此证最早在《灵枢·厥病》中提出，后由明·张景岳在《类经》中加以详细论述，论证大痹为病是风寒湿三邪合并而致，其原文云："头痛不可刺者，大痹为恶，日作者，可令少愈，不可已。痹之甚者，谓之大痹。其证则风寒湿三气杂至，合成恶患，令人头痛，不可刺也。"

2. 内伤头痛

（1）痰饮内停 "百病多由痰作祟"，头痛因于痰饮者，多因饮食不节，或偏食肥甘厚味，导致脾失健运，不能转输运化水津，痰湿聚集内生，脾为生痰之源，肺为贮痰之器。内生痰饮与寒邪相搏结，停聚胸膈之处，上蒙清窍，以致清阳不升，浊阴不降，致使头痛，久病之后，气血生化不足，脑髓失养，亦见头痛。此种病机最早见于隋代巢元方《诸病源候论·卷之二十·痰饮病诸候·膈痰风厥头痛候》，原文云："膈痰者，谓痰水在于胸膈之上，又犯大寒，使阳气不行，令痰水结聚不散，而阴气逆上，上与风痰相结，上冲于头，即令头痛。或数岁不已，久连脑痛，故云膈痰风厥头痛。若手足寒冷至节，即死。"至宋代《太平圣惠方》也有相类似的记载。

（2）外伤久病 外伤也是造成头痛的一大病机，当发生跌仆闪挫，会形成瘀血阻于脑络，脑络不通则痛。临床常见此种头痛有"痛处固定""痛如针刺""经久不愈"的症状特点。对于外伤头痛的病因病机首见于《灵枢・厥病》，原文云："头痛不可取于腧者，有所击堕，恶血在于内，若肉伤，痛未已，可则刺，不可远取也。"后世医家也多认同《灵枢经》经文所述。

（3）情志不遂　至明代秦昌愈《症因脉治》论治头痛中讲到内伤头痛的病因时，有这样的表述："或七情恼怒，肝胆火郁"，首次提出头痛与情志的联系。金代刘完素在《素问玄机原病式》中讲："凡五志所伤，皆热也。"情志不遂，肝失疏泄，郁而化火，上扰清窍，使头目胀痛。清《经验单方汇编》中又提出情志抑郁使肝木乘脾，脾虚生痰，厥气上逆，致头部不适，见原文："或七情郁而生痰动火，随气上厥，此七情致虚而眩晕也。"

（4）禀赋不足　"脑为髓之海""肾主骨生髓"，髓海充盈主要依赖肾精气血的濡养。所以禀赋不足，素体虚弱的头痛患者多因肝肾精血使髓海失养，致使头痛。患者或因先天禀赋不足，或者劳欲过度伤肾，导致阴精耗损，髓海渐空，临证多见头空且痛。宋代《普济本事方》中记载："治肾气不足，气逆上行，头痛不可忍，谓之肾厥，其脉举之则弦，按之石坚。"到了明代，王绍隆在他辑著的《医灯续焰》中提出，肾虚气厥头痛是因肾气不能上接膀胱经气，使膀胱经气不利，造成上实下虚，清窍失养，而成头痛。原文载："肾气厥逆，不能接引膀胱。膀胱经气壅遏，上实下虚，颠为之痛，脉亦弦直而坚实也。即《灵枢・经脉篇》所云：膀胱是动，则病冲头痛。"

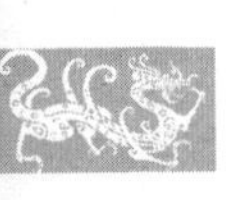

（5）饮食劳倦　若久病过劳、大病体虚后正气受损，或失血之后，气血亏虚，头窍失去滋养而发头痛，又脾胃为气血生化之源，脾胃运化水谷功能失常会造成人体气虚。《素问・通评虚实论》所载"头痛耳鸣，九窍不利，肠胃之所生也"即是讲气虚头痛。《普济方》认为："气血俱虚，风邪伤于阳经，入于脑中，则令人头痛。"清代张璐在《张氏医通・头痛》中也详细论述此类头痛特点："因血虚而痛者，痛连鱼尾，善惊惕，其脉芤，或沉数。"

3. 特殊人群头痛

（1）妇科头痛　"女子以肝为先天"，肝血充足对女性尤为重要，所以常见的妇科头痛病机多为血虚以及气血两虚。如宋代《太平圣惠方》有对产后头痛的论述："夫人头者，诸阳之会也。凡产后五脏皆虚。胃气亏弱，饮食不充，谷气尚乏，则令虚热；阳气不守，上凑于头，阳实阴虚，则令头痛也。"《妇人大全良方》中论妇人血风头痛云："许叔微云：妇人患头风者，十居其半。每发必掉眩，如在车船上。盖因血虚、肝有风邪袭之尔。"乃血虚受风为患。

但是对于产妇头痛不可仅以血虚论证，南宋张杲《医说・产妇头疼寒热》对产妇头痛的病因病机进行了补充论述，并将其分为三类：作奶头痛、败血头痛以及伤风头痛，原文如下："有妇人方产一两日，间头疼发热或发寒热者何也？其说有三：一则作奶，二则败血不行，三则伤风。先以手按奶子，奶痛者是作奶也，宜服顺气散及栝蒌末之类以通其奶，更以温汤洗之，奶通则无事。奶若不痛即问败血行不行。如败血不行，即是血作也。急服行血药如黑神散，没药当归之类。奶既不痛，败血自行，而乃身热头疼或发寒热是伤风也，依伤寒法随症治之。"

（2）幼儿头痛　小儿脏腑清灵娇嫩，未有较多的病机潜藏，所以小儿头痛发病病因病机简单，只有外感风寒头痛，以及胃热熏蒸头痛。外感风寒头痛多由不慎风寒，风邪客于太阳经所致。内热熏蒸头痛是由小儿肥甘无节，胃火上炎，阳明热盛所致。在明朝《儿科萃精》中有论述：“然则小儿头痛之证，何以辨之？曰：只有表里二证，在表者外感风寒也，在里者内热熏蒸也。因作头痛解。”

（3）乳石发热头痛　魏晋南北朝之后兴起了一股“服石之风”，历史上有名的“五石散”即起源于晋代，超剂量的服用造成了历史上魏晋名士的“服散症”。其病因自《黄帝内经》中就有记载：“石药发癫，芳草发狂。”至唐代《外台秘要》中也有石发热风头痛的记载，后北宋《太平圣惠方·治乳石发动头痛寒热诸方》中对服乳石头痛的病因病机进行了详细论述，书中认为乳石大热，使内在荣卫不通，脏腑之气无法宣通，热毒之气上攻于头，而致头痛。其原文如下：“夫服乳石之人，将息过温。荣卫痞塞，石气在于脏腑，不得宣通，致心肺有热。热毒之气上攻于头，则令头痛也。”

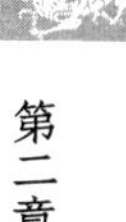

第三章

证治条辨

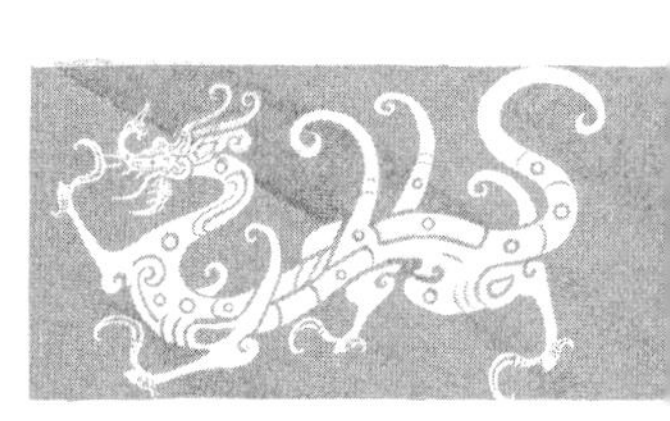

原 文 精 选

一、秦汉

1. 首风

《素问・风论》

新沐中风，则为首风……首风之状，头面多汗，恶风，当先风一日，则病甚，头痛不可以出内，至其风日，则病少愈。

2. 五脏热病头痛

《素问・刺热论》

肝热病者……其逆则头痛员员，脉引冲头也。

心热病者……热争则卒心痛，烦闷善呕，头痛，面赤无汗。

肺热病者……热争则喘咳，痛走胸膺背，不得太息，头痛不堪，汗出而寒。

肾热病者……其逆则项痛员员澹澹然。

脾热病者，先头重颊痛。

3. 真头痛

《灵枢・厥论》

真头痛，头痛甚，脑尽痛，手足寒至节，死不治。

4. 太阳头痛

《灵枢・经脉》

膀胱足太阳之脉……是动则病冲头痛，目似脱，项似拔，脊痛，腰似折。

5. 阳明头痛

《素问・腹中论》

病热者阳脉也，以三阳之动也。人迎一盛少阳，二盛太阳，三盛阳明，入阴也。夫阳入于阴，故病在头与腹，乃䐜胀而头痛也。

《素问・通评虚实论》

头痛耳鸣，九窍不利，肠胃之所生也。

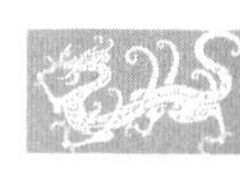

6. 少阳头痛

《灵枢·经脉》

胆足少阳之脉……是动则病：口苦，善太息，心胁痛，不能转侧，甚则面微有尘，体无膏泽，足外反热，是为阳厥。是主骨所生病者，头痛，颔痛，目锐眦痛。

7. 少阴头痛

《素问·五脏生成》

是以头痛巅疾，下虚上实，过在足少阴、巨阳，甚则入肾。

《素问·五脏生成》

心烦头痛，病在鬲中，过在手巨阳、少阴。

8. 厥阴头痛

《素问·脏气法时论》

肝病者，两胁下痛引少腹，令人善怒，虚则目䀮䀮无所见，耳无所闻，善恐，如人将捕之，取其经，厥阴与少阳，气逆，则头痛耳聋不聪颊肿。取血者。

二、隋唐

《外台秘要·卷第十五·头风及头痛方一十首》

《病源》头面风者，是体虚，阳经脉为风所乘也。诸阳经脉上走于头面，运动劳役，阳气发泄，腠理开而受风，谓之首风。病状头面多汗，恶风，病甚则头痛。又新沐中风，则为首风。又新沐头未干，不可以卧，使头重身热，反得风则烦闷。

诊其脉，寸口阴阳表里互相乘。如风在首，久不瘥，则风入脑，则变为头眩。

三、宋（北宋、南宋）

《太平圣惠方·卷第十一·治伤寒头痛诸方》

夫伤寒头痛者，是外中风邪，上注脑中。三阳之脉，受于风寒，伏留不去。则流传于心肺，故使上焦壅滞。心烦鼻塞，壮热头痛也。

《太平圣惠方·卷第十五·治时气头痛诸方》

夫时气三阳受病，犹在于表。邪毒之气，攻注于外。循于风府，而入于脑。故令壮热头痛，胸膈壅滞，其脉浮数者。可发汗及吐，即愈也。

《太平圣惠方·卷第十七·治热病头痛诸方》

夫时气三阳受病，犹在于表。邪毒之气，攻注于外。循于风府，而入于脑。故令壮热头痛，胸膈壅滞，其脉浮数者。可发汗及吐，即愈也。

《太平圣惠方·卷第二十·治风头痛诸方》

夫风头痛者，凡人体虚，外伤风邪，流入阳经，行于六腑，或腠理开张，风毒疼注于风府。故心膈烦热，头面虚汗。上焦壅滞，故令头重疼痛也。

《太平圣惠方·卷第二十二·治头风目眩诸方》

夫头风目眩者，由血气虚，风邪入脑，而牵引目系故也。五脏六腑之精气，皆上注于目。血气与脉并上为目系属于脑，后出于项中。血脉若虚，则为风邪所伤，入脑则转，而目系急。目系若急，故成眩也。诊其脉。洪大而长者，风眩也。风眩久不瘥，则变为痫也。

《太平圣惠方·卷第三十二·治眼眉骨及头疼痛诸方》

夫肝胆充实，腑脏壅滞，风邪毒气，伏留于心胸，不能宣泄。而又脾肺久积风热，上卫肝膈，攻头目，故令眼眉骨及头疼痛也。

《太平圣惠方·卷第三十八·治乳石发动头痛寒热诸方》

夫服乳石之人，将息过温。荣卫痞塞，石气在于脏腑，不得宣通，致心肺有热。热毒之气上攻于头，则令头痛也。因其荣卫壅滞，气血不和，阴阳二气，更相乘克。阳胜则热，阴胜则寒，阴阳不等，虚实相并，则生寒热疾也。

《太平圣惠方·卷第四十·治头痛诸方》

夫诸阳之脉，皆上行于头面。若人气血俱虚，风邪伤于阳经，入于脑中，则令头痛也。又有手三阳之脉受风寒，伏留而不去者，名厥头痛。厥者逆也，言其脉厥逆而不顺行，逆壅而冲于头故也。又有入连在脑，痛甚手足冷者，名真头痛。由风寒之气，循风府而入于脑，故云入连在脑，则痛不可忍。其真头痛不可疗也，余皆是风热痰厥头痛者矣。

《太平圣惠方·卷第四十五·治脚气痰壅头痛诸方》

夫风毒气盛，阴阳痞隔，则气脉闭塞，津液不通。水饮停在胸中，而结成痰也。其候，胸胁胀满，身体疼重，多唾，呕逆心烦，风痰相引，上冲于头，则令头痛也。

《太平圣惠方·卷第五十一·治痰厥头痛诸方》

夫痰厥头痛者，谓痰水在于胸膈之上。又起大寒，使阳气不行，令痰水结聚不散。而阴气逆上，与风痰相结，上冲于头，即令头痛。或数岁不已，久连脑痛，故云痰结头痛。其候如此也。

《太平圣惠方·卷第六十九·治妇人风眩头疼诸方》

夫妇人风眩，是体虚受风，风入于脑也，诸脏腑之精，皆上注于目，其血气与脉，并上属于脑，循脉引于目系。目系急故令眩也，其眩不止。风邪甚者，变为癫疾也。

《太平圣惠方·卷第七十八·治产后头痛诸方》

夫人头者，是诸阳之会也。凡产后五脏皆虚，胃气由弱饮食不充，谷气尚乏，则令虚热。阳气不守，上凑于头，阳实阴虚，则令头痛也。

《圣济总录·卷第二十四·伤寒头痛》

论曰：伤寒头痛者，邪气循阳脉上攻于头也。是以伤寒、伤风、温病、热病、风温病，皆有头痛证者，盖头痛皆阳证也。故太阳头痛，必发热恶寒。阳明头痛，不恶寒，反恶热。少阳头痛，脉弦细而发热，至于三阴脉，从足至胸，皆不至头，惟厥阴脉挟胃，属肝，络胆，循喉咙，上颃颡，连目出额，故仲景止有厥阴头痛一证，治以吴茱萸汤者是也。

治伤寒太阳病，头痛发热，汗出恶风，桂枝汤方。

治伤寒后不大便六七日，头痛有热，承气汤方。

治伤寒太阳病，头痛发热，身疼腰痛，骨节疼，恶风，无汗而喘者，麻黄汤方。

治伤寒已发汗，或未发汗，头疼如破，连须葱白汤方。

治伤寒头疼不止，葛根葱白汤方。

治伤寒脉弦细，头痛发热者，属少阳也，少阳不可发汗，宜用小柴胡汤方。

治伤寒厥阴证，干呕吐涎沫头痛，吴茱萸汤方。

治伤寒头痛，痰盛，石膏丸方。

治伤寒头疼壮热，化痰发汗，圣白散方。

治伤寒头痛，太一散方。

治伤寒头痛，白藓皮汤方。

治伤寒头痛不止，茶调散方。

治伤寒头痛，目眩汗出，麝香丸方。

治伤寒头痛，天南星丸方。

治伤寒头痛不止，黄芩汤方。

治伤寒头疼不可忍，石膏汤方。

治伤寒头痛，石膏煮散方。

治伤寒头疼不止，芎䓖饮方。

治伤寒头疼，鼻塞，一字散方。

治伤寒头疼，胸中满，及发寒热，脉紧而不大者，是膈上有涎，宜用瓜蒂散方。

治风气不和，头昏目眩，鼻塞声重，语声不出，身体倦，肢节疼痛，痰壅咳嗽，寒热往来，消风羌活汤方。

治伤寒解表止头痛，兼治破伤风，及一切诸风，麻黄丸方。

治伤寒头痛，三日以里，可服白雪丸方。

治初得伤寒，头痛壮热，前胡汤方。

治伤寒头痛身热，百节疼痛，四白散方。

《圣济总录·卷第六十四·膈痰风厥头痛》

论曰膈痰风厥头痛者，谓膈上有痰，气不下行，复感风寒，风痰相结，其气厥逆。上攻于头，故令头痛也，亦有数岁不已。连脑痛者。盖风寒在于骨髓也。

治风痰气厥，攻击头痛，胸膈不利，呕逆食少，玉露丸方。

治风痰气厥，头疼昏眩，菊花散方。

治风痰气厥头痛，心胸壅滞，喘满恶心，牛黄铁粉丸方。

治风痰气厥头痛，利胸膈，进饮食，化痰丸方。

治风痰攻冲头痛，利咽膈。和胃气，进饮食，去风气，犀角半夏丸方。

治风痰攻击，头痛恶心，胸膈烦满，咽干多渴，乳香丸方。

治风痰气厥，攻击头痛，痰逆恶心，退风壅化痰，金犀丸方。

治胸膈风痰，气厥上攻，头痛呕吐痰饮，芎藭汤方。

治风痰壅盛，胸膈不利，攻击头痛，天南星丸方。

治风痰气厥，头痛目眩，旋运欲倒，四肢倦怠，精神不爽，多饶伸欠，眠睡不宁，麝香天麻丸方。

治风痰气厥头痛。呕吐痰涎，天南星丸方。

治痰饮呕逆，头目不利，前胡饮方。

《圣济总录·卷第八十三·脚气痰壅头痛》

论曰风湿毒气，留滞经络，则阴阳不得升降，气脉闭塞，津液凝滞，停饮结聚，是为痰壅，风痰相引，上冲头目，故又头痛。宜治脚气，兼以消风除痰之剂。

治风毒脚气，壅热生痰，头项强痛，旋覆花丸方。

治脚气上攻，胸膈痰盛，头目眩痛，羚羊角散方。

治风毒脚气，痰厥头痛，百合汤方。

治风毒脚气上攻，头目昏眩时痛，脚膝痹弱，不能履地，或时发寒热，呕吐痰涎，大腹汤方。

治脚气攻冲，痰壅头痛，羌活汤方。

治脚气通身肿满，小便涩少，上气痰壅头痛，不能饮食，桑白皮汤方。

治风毒脚气，痰壅头痛，犀角汤方。

治脚气痰壅头痛，车前子丸方。

治脚气多痰，膈壅头痛，前胡汤方。

治脚气痰壅头痛，紫苏汤方。

治风湿脚气，痰壅头痛，半夏丸方。

治脚气痰壅，头痛喘闷，胸膈心背痛，独活酒方。

治风毒脚气，痰壅头痛，骨节烦疼，兼肿硬，行履不稳，不能食，旋覆花丸方。

治脚气痰壅，头牵引而痛，芎藭散方。

《圣济总录·卷第一百八·眼眉骨及头痛》

论曰：目病先头痛，牵连眉骨，攻冲睛瞳者，盖阳经壅热，风毒上攻头脑，下连目系，致生赤脉，心烦懊闷，呕逆怔忪，头面熻热，神志不宁，痛久不已，或见飞花，渐致昏暗，及生翳障也。

治风热上攻，眼眉骨连头疼痛，防风汤方。

治目痛，上连头脑，芎藭汤方。

治风毒所攻，头目俱痛，及眉骨额角疼，羚羊角汤方。

治风热毒气，攻冲阳经，头痛目疼，连绕眉额，荆芥汤方。

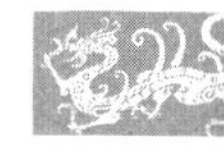

治肝心壅热，目睛疼痛，牵连眉额，天麻丸方。

治风热头目疼痛，连绕额角，香甲散方。

治风气上攻，眼睛疼痛，牵连头脑，细辛散方。

治风头目痛，及偏头痛，通顶散方。

治眼眉骨，及头脑俱痛，地龙散方。

治肝脏受风，胸膈痰饮，头目俱痛，渐生翳障，独活丸方。

治眉骨太阳穴头面俱痛，眼见黑花，目渐昏暗，芎菊散方。

治胸膈风痰，头目旋晕，时发昏痛，天麻丸方。

治头目偏痛，时多晕眩，鼻中壅塞，不闻香臭，芎辛散方。

《圣济总录·卷第一百六十二·产后头痛》

论曰：头者，诸阳所聚，产后气血虚损，风邪客搏阳经，注于脑络，不得疏通，故为头痛也。

治产后气血虚，头痛不定，茯苓汤方。

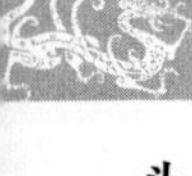

治产后风虚，头痛昏眩，羌活汤方。

治产后伤风头痛，风眩口㖞耳聋，大三五七散方。

治产后伤风冷，头疼痛，目眩恶心，防风汤方。

治产后风虚，头痛运旋，干呕不能饮食，人参煮散方。

治产后伤寒，头痛目眩，麻黄汤方。

治产后风热，头痛目掣动，防风汤方。

治产后伤风头痛，眩闷倒旋，茯苓前胡汤方。

治产后头痛目眩呕逆，羌活汤方。

治产后伤风头痛，目昏眩，茯苓黄芪汤方。

治产后头痛，吹鼻方。

《普济本事方·卷第二·头痛头晕方》

《素问》云：头痛巅疾，下虚上实，过在足少阴巨阳，甚则入肾，徇蒙招摇，目瞑耳聋；下实上虚，过在足少阳厥阴，甚则入肝，下虚者肾虚也。故肾厥则头痛，上虚者肝虚也，故肝厥则头晕。徇蒙者，如以物蒙其首，招摇不定，目眩耳聋，皆晕之状也。故肝厥头晕，肾厥巅痛不同如此，治肝厥，钩藤散（编者注：钩藤、陈皮去白，半夏汤浸洗七遍，薄切，焙干，麦门冬略用水邑去心，茯苓去皮，茯神去木，人参去芦，甘菊花去萼梗，防风去钗骨，各半两，甘草一分，炙，石膏一两，上为粗末。每服四钱，水一盏半，生姜七片，煎八分，去滓，温服）在前。

《妇人大全良方·卷之四·妇人血风头痛方论第五》

许学士云：妇人患头风者，十居其半。每发必掉眩，如在车船之上。盖因肝经血虚，而风邪袭之尔，用川芎当归散。若头痛连齿，时发时止，连年不已，此风中脑，谓之厥逆头痛，宜白附子散。及灸曲鬓穴，在耳掩前正尖上，灸七壮。左痛灸左，右痛灸右。

《仁斋直指方论（附补遗）· 卷之十九 · 头风 · 附：东垣头痛论》

《金匮真言论》云：东风生于春，病在肝，俞在颈项，故春气者，病在头。又诸阳会于头面，如足太阳膀胱之脉，起于目内眦，上额交巅，上入络脑，还出别下项，病冲头痛。又足少阳胆之脉，起于目锐眦，上抵头角，病则头角额痛。夫风从上受之，风寒伤上，邪从外入，客于经络，令人振寒头痛，身重恶寒，治在风池、风府，调其阴阳，不足则补，有余则泻，汗之则愈，此伤寒头痛也。头痛耳鸣，九窍不利者，肠胃之所生，乃气虚头痛也。心烦头痛者，病在膈中，过在手太阳少阴，乃湿热头痛也。如气上不下，头痛癫疾者，下虚上实也，过在足少阴太阳，甚则入肾，寒湿头痛也。如头半边痛者，先取手少阳阳明，后取足少阳阳明，此偏头痛也。有真头痛者，甚则脑尽痛，手足寒至节，死不治。有厥逆头痛者，所犯大寒，内至骨髓，髓者以脑为主，脑逆，故令头痛，齿亦痛。凡头痛皆以风药治之者，总其大体而言之也。高巅之上，惟风可到，故味之薄者，阴中之阳，乃自地升天者也。然亦有三阴三阳之异。故太阳头痛，恶风，脉浮紧，川芎、羌活、独活、麻黄之类为主；少阳经头痛，脉弦细，往来寒热，柴胡为主；阳明头痛，自汗，发热，恶寒，脉浮缓长实者，升麻、葛根、石膏、白芷为主；太阴头痛，必有痰，体重，或腹痛，为痰癖，其脉沉缓，苍术、半夏、南星为主；少阴经头痛，三阴三阳经不流行，而足寒气逆，为寒厥，其脉沉细，麻黄、附子、细辛为主；厥阴头痛，项痛，或痰吐涎沫，厥冷，其脉浮缓，吴茱萸汤主之；诸血虚头痛，当归、川芎为主；诸气虚头痛，人参、黄芪为主。为主者，主治也。兼见何证，以佐使药治之，此立方之大法也。气血俱虚头痛者，于调中益气汤中，少加川芎、蔓荆子、细辛，其效如神。半夏白术天麻汤，治痰厥头痛药也。青空膏，乃风湿热头痛药也。羌活附子汤，治厥阴头痛药也。如湿气在头者，以苦吐之，不可执方而治。

《严氏济生方 · 头面门 · 头痛论治》

论曰：夫头者，上配于天，诸阳脉之所聚。凡头痛者，血气俱虚，风、寒、暑、湿之邪伤于阳经，伏留不去者，名曰厥头痛。盖厥者，逆也，逆壅而冲于头也。痛引脑巅，甚而手足冷者，名曰真头痛，非药之能愈。又有风热痰厥，气虚肾厥。新沐之后，露卧当风，皆令人头痛。治法当推其所自而调之，无不切中者矣。

芎辛汤，治风寒在脑，或感邪湿，头重头痛，眩晕欲倒，呕吐不定。

菊花散，治风热上攻，头痛不止，口干颊热。

葱附丸，治气虚头痛。

三生丸，治痰厥头痛。

玉真丸，治肾厥头痛不可忍，其脉举之则弦，按之则坚。

二芎饼子，治气厥，上盛下虚，痰饮，风寒伏留阳经，偏正头疼，痛连脑巅，吐逆恶心，目常服清头目，化风痰。

胡芦巴散，治气攻头痛。

都梁丸，治偏正头风，一切头疼。

蝎附丸，治气虚头疼。

芎乌散，治男子气厥头疼，妇人气盛头疼，及产后头痛，悉皆治之。

一字散，治头风。

《类编朱氏集验医方·卷之十·妇人门·头痛》

灵砂丹，有妇人头痛，恶风发热，六脉沉取无根，浮取却有，医者谓之虚证。

加味补虚汤，治妇人头痛，发热多汗，六脉虚细，尺脉或绝。作血虚治之，服后药见效。

芎归汤，治妇人头晕痛，诸脉平和，惟肝脉独弱，预见崩疾来，此血虚头晕。

《三因极一病证方论·卷之十六·头痛证治》

头者，诸阳之会，上丹产于泥丸宫，百神所集。凡头痛者，乃足太阳受病，上连风府眉角而痛者，皆可药愈。或上穿风府，陷入于泥丸宫而痛者，是为真头疼，不可以药愈，夕发旦死，旦发夕死，责在根气先绝也。原其所因，有中风、寒、暑、湿而疼者，有气、血、食、饮、厥而疼者，有五脏气、郁、厥而疼者。治之之法，当先审其三因，三因既明，则所施无不切中。

芎辛汤，治伤风寒生冷，及气虚痰厥，头疼如破；兼眩晕欲倒，呕吐不定。

藿香散，治伤风挟涎饮上厥头疼，偏正夹脑诸风。

惺惺散，治伤寒发热，头疼脑痛。

玉屑散，治伤寒发热，涎潮上厥，伏留阳经，头疼眩晕不可忍者。

芎术汤，治着湿头重眩晕，苦极不知食味。暖肌补中，益精气。

救生散，治外伤风冷，内积忧思，气郁聚涎，随气上厥，伏留阳经，头疼壮热，眩晕，或胸膈塞痞。兼服宽中丸，并攻之。

宽中丸，治气滞不快，饮食不消，胸膈痞塞，凝痰聚饮，状如伤寒，头疼胸痞。

天南星丸，治肾厥头疼不可忍。

硫朱丸，治肾厥及痰厥头疼，诸药不效。

胡芦巴散，治气攻头痛如破者。

雄黄丸，治八般头风，及眩晕恶心吐逆，诸药不治。

大附丸，治元气虚壅上攻，偏正头疼，不可忍。

如圣饼子，治气厥上盛下虚，痰饮风寒伏留阳经，偏正头疼，痛连脑巅，吐逆恶心，目瞑耳聋。常服清头目，消风痰，暖胃气。

四、金元

《黄帝素问宣明论方·卷二·诸证门》

脑风证（主风气）

风气循风府而上，则为脑风，项背怯寒，脑户极冷，以此为病，神圣散主之。治脑风，邪气留饮不散，项背怯寒，头疼不可忍者。

《黄帝素问宣明论方·卷二·诸证门》

厥逆头痛证（主肾，出《素问·奇病论》）

肾虚犯大寒，头痛，齿亦痛，痛之甚，数岁不已者是也。

以天南星丸主之：治厥逆头痛，齿痛骨寒，胃脉同肾脉厥逆，头痛不可忍之。

《黄帝素问宣明论方·卷二·诸证门》

首风证（主新沐中风。出《素问·风论》）

新沐中风，为首风，头面多汗，恶风，当先一日甚，至其风日则少愈。

大川芎丸主之：治首风，旋晕眩急，外合阳气，风寒相搏，胃膈痰饮，偏正头疼，身拘倦。

《伤寒明理论·卷上·头痛》

伤寒头痛，何以明之？头痛谓邪气外在经络，上攻于头所致也。《难经》曰：三阳经受风寒，伏留而不去，则名厥头痛，言三阳之经上于头尔。然伤寒头痛者，太阳专主也，何者？以太阳之经起于目内眦，上额交巅，上入络脑，《经》所谓太阳受病者，头项痛，腰脊强；又曰七日病衰，头痛少愈。虽然，阳明少阳亦有头痛，不若太阳之专主也。盖太阳为病属表，而头痛专为主表证，虽有风寒之不同，必待发散而后已。太阳病，头痛发热，身疼腰痛，骨节疼痛，恶风无汗而喘者，伤寒也，麻黄汤主之；太阳病，头痛发热，汗出恶风者，中风也，桂枝汤主之。虽有伤寒六七日不大便，头痛有热者，而与调胃承气汤下之者。又云：若小便清者，知热不在里，仍在表也，当与桂枝汤。以头痛未去，虽不大便六七日，其小便清者，犹为在表，是知头痛属乎表者明矣。头痛一切属三阳经也，而阴病亦有头痛乎？太阴少阴二经之脉，皆上至颈胸中而还，不上循头，则多头痛之证。惟厥阴之脉，循喉咙之后，上入颃颡，连目系，上出额，与督脉会于巅，病亦有头痛。《经》曰：干呕吐涎沫者，吴茱萸汤主之者是矣。夫头者，精明之府也，神明居之，小小邪气作为头痛者，必曰发散而可也；其或痛甚，入连于脑，而手足寒者，又为真病，岂能发散而已哉？呜呼！头痛为外疾，犹有不可治者，又矧脏腑之疾乎！

《兰室秘藏·卷中·头痛门·头痛论》

金匮真言论云：东风生于春，病在肝，俞在颈项。故春气者病在头。又诸阳会于头面，如足太阳膀胱之脉，起于目内眦，上额交颠，上入络脑，还出别下项，病冲头痛。又足少阳胆之脉，起于目锐眦，上抵头角，病则头角额痛。夫风从上受之，风寒伤上，邪从外入，客于经络，令人振寒头痛，身重恶寒，治在风池、风府，调其阴阳，不足则补，有余则泻，汗之则愈，此伤寒头痛也。头痛耳鸣，九窍不利者，肠胃之所生，乃气虚头痛也。心烦头痛者，病在膈中，过在手巨阳、少阴，乃湿热头痛也。如气上不下，头痛癫疾者，下虚上实也，过在足少阴、巨阳，甚则入肾，寒湿头痛也。如头半边痛者，先取手少阳、阳明，后取足少阳、阳明，此偏头痛也。有真头痛者，甚则脑尽痛，手足寒至节，死不治。有厥逆头痛者，所犯大寒，内至骨髓，髓者，以脑为主，脑逆故令头痛，齿亦痛。

凡头痛皆以风药治之者，总其大体而言之也。高巅之上，惟风可到，故味之薄者，阴中之阳，乃自地升天者也。然亦有三阴三阳之异。故太阳头痛，恶风寒、脉浮紧，川芎、羌活、独活、麻黄之类为主。少阳经头痛，脉弦细，往来寒热，柴胡为主。阳明头痛，自汗，发热不恶寒，脉浮缓长实者，升麻、葛根、石膏、白芷为主。太阴头痛，必有痰，体重，或腹痛，为痰癖，其脉沉缓，苍术、半夏、南星为主。少阴经头痛，三阴三阳经不流行，而足寒气逆为寒厥，其脉沉细，麻黄附子细辛汤为主。厥阴头疼项痛，或吐痰沫，厥冷，其脉浮缓，吴茱萸汤主之。血虚头痛，当归、川芎为主。气虚头痛，人参、黄芪为主。气血俱虚头痛，调中益气汤少加川芎、蔓荆子、细辛，其效如神。

半夏白术天麻汤，治痰厥头痛药也。青空膏，乃风湿热头痛药也。羌活附子汤，治厥阴头痛药也。如湿气在头者，以苦吐之，不可执方而治。先师尝病头痛，发时两颊青黄，晕眩，目不欲开，懒言，身体沉重，兀兀欲吐。洁古曰：此厥阴、太阴合病，名曰风痰，以《局方》玉壶丸治之，更灸侠溪穴即愈。是知方者，体也，法者，用也，徒执体而不知用者弊，体用不失，可谓上工矣。

《儒门事亲·卷四·头痛不止三十七》

夫头痛不止，乃三阳之受病也。三阳者，各分部分：头与项痛者，是足太阳膀胱之经也；攒竹痛，俗呼为眉棱痛者是也；额角上痛，俗呼为偏头痛者，是少阳经也；如痛久不已，则令人丧目。以三阳受病，皆胸膈有宿痰之致然也。先以茶调散吐之；后以香薷饮、白虎汤投之则愈。然头痛不止，可将葱白须、豆豉汤吐之；吐讫，可服川芎、薄荷，辛凉清上，搜风丸、香芎散之类。仲景曰：葱根、豆豉，亦吐伤寒头痛。叔和云：寸脉急而头痛是也。

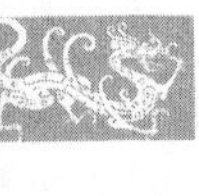

《内外伤辨惑论·卷上·辨头痛》

内证头痛，有时而作，有时而止；外证头痛，常常有之，直须传入里实方罢。此又内外证之不同者也。

《伤寒标本心法类萃·卷上·头疼》

头疼之证，无问风寒暑湿杂病，自汗头疼，俱宜白虎汤（二十二），或加川芎、荆芥尤妙。头疼久不愈，必致丧明，宜先涌痰，次用白虎加减。风眩痰逆、喘嗽头疼，茯苓半夏汤（三十八），头疼、肢体痛，黄连解毒汤（二十一）；头疼、口干，桂苓甘露饮（三十四），风疾喘嗽头疼，白虎（二十二）、半夏橘皮汤（三十七），风热头疼，心烦昏愦，人参石膏汤（三十五），伤寒壮热头疼，不卧散（四十五）。

《丹溪心法·卷四·头痛六十八》

头痛多主于痰，痛甚者火多，有可吐者，可下者。清空膏治诸头痛，除血虚头痛不可治（出《东垣试效方》）。血虚头痛，自鱼尾上攻头痛，用芎归汤。古方有追涎药。

〔附录〕头痛须用川芎，如不愈，各加引经药。太阳川芎，阳明白芷，少阳柴胡，太阴苍术，少阴细辛，厥阴吴茱萸。如肥人头痛，是湿痰，宜半夏、苍术；如瘦人是热，宜酒制黄芩、防风；如感冒头痛，宜防风、羌活、藁本、白芷；如气虚头痛，宜黄芪、酒洗生地黄、南星、秘藏安神汤；如风热在上头痛，宜天麻、蔓荆子、台芎、酒制黄芩；如风苦头痛，用细辛；如形苍黑之人头痛，乃是血虚，宜当归、用芎、酒黄芩；如顶颠痛，宜藁本、防风、柴胡。东垣云：顶颠痛须用藁本，去川芎。且如太阳头痛，恶风，脉浮紧，川芎、羌活、独活、麻黄之类为主；少阳头痛，脉弦细，往来寒热，柴胡为主；阳明头痛，自汗，发热恶寒，脉浮缓长实，升麻、葛根、石膏、白芷为主；太阴头痛，必有痰，体重，或腹痛，脉沉缓，以苍术、半夏、南星为主；少阴头痛，足寒气逆，为寒厥，其脉沉细，麻黄、附子、细辛为主；厥阴头痛，或吐痰沫厥冷，其脉浮缓，以吴茱萸汤主之。血虚头痛，当归、川芎为主；气虚头痛，人参、黄芪为主；气血俱虚头痛，调中益气汤内加川芎三分、蔓荆子三分、细辛二分，其效如神。又有痰厥头痛，所感不一，是知方者体也，法者用也，徒知体而不知用者弊，体用不失可谓上工矣。

〔附方〕

清空膏　治偏正头痛，年深不愈者，又治风湿热头上壅及脑痛，除血虚头痛不治。

安神汤　治头痛头旋眼黑。

顺气和中汤　治气虚头痛，此药升阳补气，头痛自愈。

不卧散　治头痛。

半夏白术天麻汤　治脾胃证，已经服疏风丸下二三次，原证不瘳，增以吐逆，痰唾稠粘，眼黑头旋，目不敢开，头苦痛如裂，四肢厥冷，不得安卧。

芎归汤　见肠风类。

调中益气汤　见脾胃类。

《此事难知·卷上·太阳六传·太阳证·太阳头痛》

太阳膀胱脉浮紧直至寸口，所以头痛者，头与寸口俱高之分也。兼厥阴与督脉会于巅，逆太阳之经上而不得下，故壅滞为头痛于上也。左手浮弦，胸中痛也；沉弦，背愈痛。右手浮弦者亦然。头痛者，木也，最高之分惟风可到，风则温也，治以辛凉，秋克春之意，故头痛皆以风药治之者，总其体之常也，然各有三阴三阳之异焉。故太阳则宜川芎，阳明则宜白芷，少阳则宜柴胡，太阴则宜苍术，少阴则宜细辛，厥阴则宜吴茱萸也。

《此事难知·卷下·诸经头痛》

阳明头痛，自汗发热，白芷。少阳头痛，脉弦，往来寒热，柴胡。太阳头痛，恶风，恶寒，川芎。太阴头痛，痰实体重腹痛，半夏。少阴头痛，手三阴、三阳经不流行，而足寒逆为寒厥头痛，细辛。厥阴头痛，项痛，脉微浮缓，欲入太阳，其疾痊矣。然而，亦当用川芎。气虚头痛，黄芪。血虚头痛，当归。诸气血俱虚头痛，黄芪、当归。伤寒头痛，无汗麻黄汤，有汗桂枝汤。太阳经所发阳明头痛，白虎汤。少阳头痛，柴胡汤。太阴头痛，脉浮桂枝汤，脉沉理中汤。少阴头痛，脉沉微热，麻黄附子细辛汤。厥阴头痛，外伤本经，桂枝麻黄各半汤。

呕而微吐水，吴茱萸汤，内亦病此。

《丹溪手镜·卷之中·头痛（三十）》

太阳头痛　兼项与攒竹，脉浮紧或关前紧数，恶风寒，宜羌芎活主之。

阳明头痛　自汗发热，胃热上攻，脉浮缓长，或关洪数，石膏、葛、芷主之。

少阳头痛　额角偏疼，往来寒热，脉弦细，黄芩、柴胡主之。

太阴头痛　有湿痰，体重腹痛，脉沉缓，半夏、南星、苍术主之。

少阴头痛　足寒气逆，为寒厥，脉沉细，细辛、麻黄、附子主之。

厥阴头痛　顶痛，吐涎沫，厥冷，脉浮缓，吴茱萸汤主之。

气虚头痛　耳鸣，九窍不和，尺脉虚浮，参、芪主之。

血虚头痛　鱼尾上攻，芎、归主之。

风涎冷痰在膈上，或呕吐，脉弦细出寸口，为痰厥，宜吐。

火作痛　痛甚，清之、散之。

湿热头痛　证则心烦。

伤风头痛　半边偏痛，皆因冷气所吹，遇风冷则发，寸浮。

食积头痛　因胃中有阴冷，宿食不化，上冲，右寸紧盛，左属风，浮为风；右属痰，滑为痰。

半夏白术天麻汤　治痰厥头痛。

清空膏　治风湿热诸般头痛，惟血虚不治。

玉壶丸　治风湿痰头痛。

茶调散　吐痰头痛。

家珍方　治偏头痛连睛。

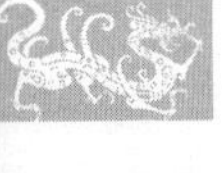

香芎散　治一切头风。

《丹溪治法心要·卷三·头风（第三十五）》

有痰、有热、有风、有血虚。诸家止言偏头风，而不知所属，故治之多不效。左属风，荆芥、薄荷；属血虚，芎、归、芍药；上属痰，苍术、半夏；属热，酒炒黄芩；有属湿痰者，川芎、南星、苍术。偏正头风，以瓜蒂散搐鼻内。瘦人搐药，软石膏、朴硝各五钱，脑子、檀香皮、荆芥、薄荷各一钱，白芷、细辛各二钱。一粒金治偏正头风，妙在荜茇、猪胆。天香散治远年头风，二方俱见《医要》。搐药有单用荜茇、猪胆者。

《卫生宝鉴·卷九·头面诸病·头风论并方》

肝经风盛，木自摇动。《尚书》云：满招损。《老子》云：物壮则老。故木陵脾土，金来克之，是子来与母复仇也。使梳头有雪皮，见肺之证也，肺主皮毛。大便实，泻青丸主之，虚者人参消风散主之。

龙脑芎犀丸　治头面诸风，偏正头痛，心肺邪热，痰热咳嗽。

神清散　治头昏目眩，脑痛耳鸣，鼻塞声重，消风壅，化痰涎。

《卫生宝鉴·卷九·头面诸病·雷头风方》

清震汤　治头面疙瘩肿痛，憎寒发热，四肢拘急，状如伤寒。

五、明

《医灯续焰·卷八·头痛脉证第六十二》

头痛多弦，浮风紧寒，热洪湿细，缓滑厥痰，

气虚弦软，血虚微涩，肾厥弦坚，真痛短涩。

弦为阴脉，敛直而无抑扬之势，乃阳虚不能张大，或致外邪所乘。况头乃六阳所乘，邪束

于外，阳郁于中，安得不痛？故头痛者多弦。多弦者，不皆弦也。亦有脉浮而痛者，属风，风性飘荡虚浮也。兼见恶寒、发热、自汗等证，宜仲景桂枝汤、《玄珠》茶调散之类。脉紧而痛者属寒，寒性收敛紧实也。兼见恶寒、发热、无汗、体痛等症，宜仲景桂枝汤，九味羌活汤之类。脉洪而痛者属热，热性充盛洪大也。兼见恶热、面赤、口干等症，其痛刺动不定。宜泻青丸、二仙散、对金散、神芎丸、凉膈散之类。脉细而痛者属湿，湿性渗衍濡细也。兼见体痛、头重冒、鼻塞、目黄等症，宜奇效芎术汤、半夏白术天麻汤，或瓜蒂散，或红豆散搐鼻。脉缓滑而痛者属痰。痰乃凝水结液，停蓄不流，故替替然缓滑也。兼见呕逆、痞闷、肠鸣等症，宜《局方》玉壶丸、半夏白术天麻汤之类。脉弦软而痛者属气虚。气虚则弦敛软弱，而无鼓动之力。兼见恶寒、痛而空晕、四肢多寒喜暖、气虚微、体倦等症，宜补中益气汤、六君子汤之类。脉微涩而痛者属血虚。血虚则微弱涩滞，而有干燥之象。兼见面白、口干、头两侧痛甚而兼晕、痛加于夜或夜热等症，宜四物汤、逍遥散之类。脉弦坚而痛者属肾。肾气厥逆，不能接引膀胱。膀胱经气壅遏，上实下虚，巅为之痛，脉亦弦直而坚实也。即《灵枢·经脉》篇所云：膀胱是动，则病冲头痛。《难经·六十难》所云厥头痛者是也。兼见头重晕、腰痛、少腹里急、上热下寒等症，宜六味、八味丸、羌活、川芎之类。《难经》单言手三阳而不及足三阳，恐未尽善。《素问·五脏生成》篇云：头痛巅疾，下虚上实，过在足少阴、巨阳，甚则入肾。此正指膀胱厥痛不已，甚则入肾而为真头痛也。其痛连脑尽痛，齿亦痛。盖肾主骨、主髓，髓以脑为海，而齿则骨之余也。其脉短涩者，短则阳脱于上，涩则阴衰于下。若手足厥寒至节者，必死不治。此等证若欲治之，非猛进乌附之药不可。或灸百会穴，以望生于万一。虽然，头痛又不止此数种。六腑之清阳固上升，而五脏之精华亦上注。外有六淫之侵，内有经络之逆。使隧道壅遏，清阳混淆，而痛作于头巅者多矣。故五脏六腑皆能病此，但宜细察其脉与兼见之证，以别其脏腑、阴阳、寒热、虚实而施治焉，则万举万当矣。

《本草品汇精要·续集脉诀四言举要卷上·头痛脉证第六十二》

头痛多弦，浮风紧寒，热洪湿细，缓滑厥痰，气虚弦软，血虚微涩，肾厥弦坚，真痛短涩，此言头痛脉证之义也。头乃六阳所聚，弦乃阴脉邪束于外，阳郁于中，安得不痛，故头痛者多弦，多弦不皆弦也，亦有脉浮而痛者，属风，脉紧而痛者，属寒，脉洪而痛者，属热，脉细而痛者，属湿，脉缓滑而痛者，属痰，脉弦软而痛者，属气虚，脉微涩而痛者，属血虚，脉弦坚而痛者，属肾虚。肾气厥逆（《难经·六十难》所云），厥头痛者是也，厥痛不已，甚则入肾，而为真头痛也，其脉短涩者，短则阳脱于上，涩则阴衰于下，若手足厥寒至节者，必死不治。虽然头痛不止此数种，五脏六腑皆能病此，但宜细察其脉与兼见之证，以别脏腑阴阳寒热虚实而施治焉，则万举万当矣。

《绛雪丹书·产后下卷·产后指节头痛》

凡产后虚劳，指节头疼痛，汗不止，猪肾参芪汤。

《绛雪丹书·附录·又明产后二十九症医方·竹叶汤》

产后中风，痉病发热，面正赤喘而头痛。出《金匮》。

《普济方·卷四十五·头门·偏正头痛（附论）》

夫头圆象天，故居人身之上，为诸阳之会。头疼之疾，非止一端。如痛引脑巅，陷至泥丸宫者，是为真头痛，旦发夕死，夕发旦死，非药物之可疗。今人之体气虚弱者，或为风寒之气所侵，邪正相搏，伏留不散，发为偏正头疼，其脉多浮紧者是也。

方

川芎散　治头风偏正头疼。

白芷丸

飞虎散　专治偏正头疼。

千金散　治偏正头疼诸证。

王瓜散　专治偏正头痛。

川乌散　治偏正头痛，伤寒冷，打扑折碎破伤风，头面虚肿，呕逆恶心。

通天散　治偏正头疼，并夹脑风壅滞，明目。

清空膏　治偏正头痛，年深久不愈者，兼疗风湿热头痛，上壅损目，及脑痛不止。

彻清膏

芎黄汤　治偏正头疼，外伤风邪，鼻塞声重，清涕多嚏者。

盏落汤　治偏正头痛头风。

白龙丸　治一切风，偏正头疼，鼻塞脑闷，大解伤寒及头风，遍身疮癣，手足顽麻。

通顶散　嚏药。

梅煎散

半字散

石膏丸　治偏正头疼，恶心痰逆。

乳香散　治偏正头疼，损眼，目赤，眼睛痛。

真珠散　治偏正头风头疼。

神效散　治偏正头痛。

抽刀一字散

盏落散　治偏正头疼不可忍。

川附散

悬楼散　治偏正头疼。

石膏散　治偏正头痛。

神效麝香散一名太一麝香汤　治偏正头疼，夹脑风，连眉项颈，彻腮项疼痛者。

星乌石膏散

急风散　治男子妇人偏正头疼，夹脑风，太阳穴痛，坐卧不安。

龙香散　治偏正头痛不可忍。

至灵散一名细辛散一名透顶散　治偏正头痛。

必胜散一名必效散　治风寒流注阳经以致偏正头疼，久年不愈，此药最有神效。

点头散　治偏正头痛。

白僵蚕方　治偏正头疼，并夹脑风，连两太阳穴疼痛。

大附丸一名葱附丸　治气虚壅上攻，偏正头痛不可忍，欲倒卓者。

立效散（出德生堂方）治偏正头疼。

《普济方·卷四十五·头门·治偏正头痛方经验良方》

二芎饼子（济生方）治气厥上盛下虚，痰饮风寒伏留阳经，偏正头疼，上脑巅，吐逆恶心，目瞑耳聋。常服清头目，化风痰。

如圣饼子（永类钤方）治男子妇人气厥，上盛下虚，痰饮风寒，伏留阳经，偏正头疼，上脑巅，吐逆恶心，目瞑耳聋，常服清头目，消风化痰，暖胃气。

太一散　治偏正头疼，发散风壅，上清头目甚妙。

一字散（朱氏集验方）治偏正头痛。

救苦神白散（卫生宝鉴）治男子妇人偏正头疼，眉骨痛，两太阳穴痛，及热上攻头目，目赤不已，项筋拘急，耳作蝉鸣。

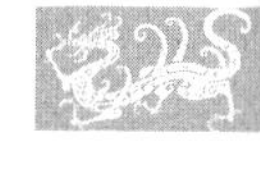

川芎神效散（卫生宝鉴）治风热上攻，偏正头痛，无问微甚久新。

通关散（杨氏家藏方）治偏正头风，头旋脑痛，鼻塞声重，四肢倦怠，又治目赤肿痒，昏涩羞明，冷泪不止，渐生翳膜，胬肉遮障，数年不愈者，服之神验。

雄黄散（杨氏家藏方）治一切风虚气攻，火炎上，偏正头痛，呕吐涎沫，服之神效。

茶调散（余居士选奇方）治偏正头风，诸药不愈者，宜服此。

《普济方·卷四十五·头门·风头痛（附论）》

夫风头痛之病，由风邪客于阳经，循风府而上至于头脑，令人头重疼痛，心膈烦热，上焦壅滞，头面虚汗。诊其脉，左手寸口浮紧者是也。

方

天麻散即川芎天麻散　治头项痛，头面肿，拘急，风伤荣卫，发燥热。

防风汤　治风头痛。

羌活汤　治头风头旋，四肢拘急，偏正头痛。

比金散　治伤寒冒风，头目痛，四肢拘急鼻塞。

川芎散　治头风偏正头痛。

治头风痛沐头方

消风散　治诸风上攻，头目昏痛，项背拘急，肢体烦疼，肌肉蠕动，目眩旋运，耳啸蝉鸣，眼涩好睡，鼻塞多嚏，皮肤顽麻，瘙痒瘾疹。又治妇人血风，颈皮肿痒，眉棱骨痛，旋运欲倒，痰逆恶心。

人参顺气散　治感风头痛，鼻塞身重，及一切中风，宜服，疏风顺气。

治伤风感风一切头痛

安神汤　治头痛头旋眼黑。

治中风头痛，发热耳聋方

川芎茶调散　治诸风上攻，头目昏重，偏正头疼，鼻塞声重，伤风壮热，肢体疼烦，肌肉瞤动，膈热痰盛，妇人血气攻注太阳穴疼。但是感风，并宜服之，常服清头目。

生犀鸡苏丸　治风壅，头痛目眩。

芎䓖散　治风头痛，或时旋转。

木乳散　治风头痛，胸膈多痰，时复晕闷。

石膏散　治风头痛，心烦体热。

防风散　治头风痛掣动。

小消风散　治伤风头痛，鼻渊声重，面赤多嚏，自汗恶风。

菊花散　治风热上攻，头痛不止，口干烦热。

豆粉丸　治风热头痛。

芦荟散　治风头痛。

黑龙丸　治一切中风头疼。

天南星丸　治风头痛，化痰涎。

龙脑芎辛丸　治风热头痛，痰涎壅闷，眩晕昏倦。

通关散　治感风，发热头痛，鼻塞声重，肩背拘急，身体酸疼，肌肉瞤动，牙关紧急。及久新头风，攻注眼暗。

山茱萸散　治风头痛，目眩心闷，甚时复发。

石膏汤　治风头痛。

知母汤　治头痛口干，烦闷寒热。

石膏散　治风壅头痛，眉骨痛。

羌活饮　治伤风，头目昏痛，吐逆不下食。

沐头方　治风头痛，或头旋目眩，四肢烦痛，坐卧不安。

天南星丸　治风头痛，痰逆烦满，筋脉拘急，手足麻痹。

立效丸　治头风痛不可忍。

通顶散　治风头痛，偏正头痛不可忍者。

地龙散　治风头痛。

旋覆花汤　治风头痛。

活人书葛根汤　治太阳病颈项强，无汗恶风为表实。

芎䓖散　治风头痛。

石膏丸　治风盛痰壅，头疼不止。

好茶嚼下。

天香散　专治久年头风甚者。

治头痛不可忍方。

槐实散　治风头痛，清头目，化风痰。

天南星散　治风头痛，心膈烦热壅滞，头面虚汗，及上焦壅热并治之。

桂枝葛根汤　治太阳病颈项强，汗出恶风表虚。

皂荚散　治风头痛。

治风头痛，及偏头痛吹鼻方。

治一切风痰，及头疼不可忍方。

治鼻塞及头痛风痰。

篋中恶实方　治风头，及脑掣痛不可禁者，摩膏主之。

治一切风虚，常恶头痛欲破者。

上清丸出经效济世方　治风痰头痛不可忍者。

又方南荆散出经效济世方

二圣散出御药院方　治风头痛，上焦壅滞，心膈烦热，及治偏头痛。

菊花汤一名救生散　治风头痛。

石膏丸出圣济总录　治风毒上攻头痛。

芎䓖散　治风壅头痛。

荆芥散出圣济总录　治风邪客于阳经，头目重，及头面虚汗，连脑痛。

都梁丸一名芷弹丸　大治诸风眩晕，妇人产前产后，乍伤风邪，头目昏重，及血风头痛，服之令人目明。凡沐浴后，服一二粒甚佳，暴寒乍暖，神思不清，头目昏晕，并宜服之。出总生堂。

又方出经验良方　治头风脑骨痛。

治卒中恶风头痛方，出千金方。

治风头痛，每天欲阴雨，头风先发者，出圣惠方。

豉汤方出肘后方　治头风痛。

枕头方出圣惠方　治风头痛，百药不差。

乌金煎出圣惠方　治风头痛，语涩健忘。

吹鼻散出圣惠方　治风头痛，及偏头疼。

通顶散出济生拔萃　嚏药。

治风头痛，每天欲阴，头风先发者方，及风毒上攻，头晕眼昏，一名菊花散出圣惠方。

藿香散　治风客于阳经，头重疼痛，及偏凑一边，绕额角痛。

治卒中恶风头痛，出千金方。

神术散出华佗中藏经方　治伤风头痛声重。

消风散出保生回车论　治风头疼。

治一切风攻头目痛方。

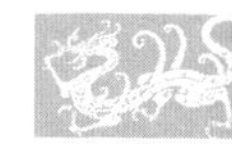

《普济方·卷四十七·头门·膈痰风厥头痛（附论）》

夫膈痰风厥头痛者，谓膈上有痰，气不下行，复感风寒，痰相结，其气厥逆，上攻于头，故令头痛也。亦有数岁不已，连脑痛者。盖风寒在于骨髓也，故云膈痰风厥头痛。其脉伏而时见，若手足寒冷，至节则死。夫厥逆头痛者，头痛齿亦痛，数岁不已是也。盖脑为髓海系于头，齿为骨余属于肾，因犯大寒，寒气内著骨髓，髓以脑为主，脑逆故令头痛，齿亦痛也。

方

牛黄铁粉丸　治风痰气厥，头痛心胸壅，喘满恶心。

金犀丸　治风痰气厥，攻击头痛，痰逆恶心，退风壅化痰。

芎䓖汤　治胸膈风痰气逆厥，上攻头痛，呕吐痰饮。

犀角半夏丸　治风痰攻冲头痛，利咽膈，和胃气，进饮食，去风气。

天南星丸　治风虚痰，头目旋晕，肢节拘急。

附子散　治痰厥头痛，胸满短气，呕吐白沫，饮食不消。

乳香散　治风痰攻击，头痛恶心，胸膈烦满，咽干多渴。

麝香天麻丸　治风痰气厥头疼，目眩旋晕，四肢倦怠，精神不爽，眠睡不宁。

化痰丸　治风痰气厥头痛，利胸膈，进饮食。

葱白汤　治冷热膈涎，发时头痛闷乱，欲吐不得者。

防风散　治痰厥头痛。

石膏丸　治痰厥头痛，目眩，心膈不利。

导痰汤　治一切痰厥，头目旋运，或痰饮留积不散，胸膈痞塞，胁肋胀满，头痛吐逆，喘急痰嗽，涕唾稠粘，坐卧不安，饮食不思。

玉露丸出王氏博济方　治风痰气厥，攻击头痛，胸膈不利，呕逆食少。

菊花散　治风痰气厥，头疼昏眩。

白附子丸出经效济世方　治风虚痰盛，头目昏眩。

灵砂丹出仁存方　治痰饮头痛。

天南星丸　治风痰壅盛，胸膈不利，攻击头痛。

顺元散出医方大成　治体虚痰气不顺，头目眩晕。

治痰厥头痛，宜吐之方，出圣惠方。

治卒头痛如破，非中冷又非中风，是胸膈中痰厥气上冲所致，名厥头痛，吐即差方。出圣惠方。

治痰厥头痛方出圣惠方。

治痰厥头痛，及卒头痛如破，非中冷又非中风，出圣惠方。

附子汤　治风寒内著骨髓，上连于脑，头痛齿痛。

椒附丸　治厥逆头痛，齿痛骨寒。

八风丹出杨氏家藏方　治体虚有风痰壅盛，头目昏重，口眼牵引，面若虫行，及瘫缓诸风，并宜服之。

十珍丸出杨氏家藏方　治诸风掉眩，痰厥头旋，项背拘急，肢体疼痛，麻木不仁。

荜茇散出杨氏家藏方　治年深头风，痰厥呕吐，恶闻人声，头不能举，目不能开。

大芎辛汤出如宜方　治气虚痰饮，肾气诸厥头痛，及头晕举头似屋宇旋转，如在舟中，此有虚风痰三证。

《普济方·卷八十四·眼目门·眼眉骨及头痛（附论）》

夫目病先头痛，牵连眉骨，攻冲睛瞳者，盖阳经壅热风，上攻头脑，下连目系，生致赤脉，心烦懊闷，呕逆怔忪，头面熻热，神志不宁，痛久不已。或见飞花，渐至昏暗，久生翳障也。

方

羚羊角散出圣济总录　治风毒所攻，头偏痛，及眉骨头角疼。

天麻丸出圣济总录　治胸膈风痰，头目旋运，时发昏痛。

犀角丸出圣惠方　治眼眉头偏痛，及头疼心躁，小便赤黄，四肢烦热，不得睡卧。

芎䓖汤出圣济总录　治目痛，上连头脑。

荆芥汤出圣济总录　治风热毒气，攻冲阳经，头痛目疼，连绕眉额。

天麻丸出圣济总录　治肝心壅热，目睛疼痛，牵连眉额。

细辛散出圣济总录　治风气上攻，眼睛疼痛，牵连头脑。

独活丸　治肝脏受风，胸膈痰饮，头目痛，渐生翳障。

如圣膏出德生堂方　治风眼头痛。

菊花散出圣惠方　治眼风毒，攻眉骨目睛，疼痛如破，碜涩泪出。

黄芪散出圣惠方　治风热所攻，眉骨及眼睛鼻頞偏疼痛，眼生赤脉。

羚羊角散出圣惠方　治肝壅风热，眼眉骨连头疼痛，心神烦躁，大小便难。

防风汤出圣惠方　治风热上攻，眼眉骨连头疼痛。

七宝散一名七宝膏出圣惠方　治胬肉侵睛外障，虽已钩割熨烙，亦宜点之。

防风汤一名除风汤出龙木论　治胬肉侵睛。

黄连煎出圣济总录　治肝脏壅热，目中生胬肉，冲贯黑睛，赤痛不可止。

《普济方·卷一百三十六·伤寒门·伤寒头痛（附论）》

夫伤寒头痛者，邪气循阳脉上攻于头也。是以伤寒、伤风、温病、热病、风温病，皆有头痛证者。盖头痛皆阳证也，故太阳头痛，必发热恶寒。阳明头痛，不恶寒，反恶热。少阳头痛，脉弦细而发热。至于三阴脉从足至胸，皆不至头。惟厥阴脉挟胃，属肝，络胆，循喉咙，上颃颡，连目出额。故仲景只有厥阴头痛一证，治以吴茱萸汤者是也。又伤寒头痛，谓邪气外在经络，上攻于头所致也。难经曰：三阳经受风寒，伏留而不去，则名厥头痛。言三阳之经上于头尔。然伤寒头痛者，太阳专主也。何者？以太阳之经起于目内眦，上额交巅，上入络脑，经所谓太阳受病者。头项痛，腰脊强。又曰：七日病衰，头痛少愈。虽然阳明、少阳亦有头痛，不若太阳之专主也。盖太阳为病属表，而头痛专为主表证。虽有风寒之不同，必待发散而后已。太阳病，头痛发热，身疼腰痛，骨节疼痛，恶风无汗而喘者，伤寒也，麻黄汤主之。太阳病，头痛发热，汗出恶风者，中风也，桂枝汤主之。虽有伤寒六七日，不大便，头痛有热者，而与调胃承气汤下之者。又云：若小便清者，知热不在里，仍在表也，当与桂枝汤。以头痛未去，虽不大便六七日，其小便清者，犹为在表。是知头痛属乎表者明矣，头痛一切属三阳经也。而阴病亦有头痛乎，太阴、少阴二经之脉，皆上至颈胸中而还。不上循头则无头痛之证。惟厥阴之脉，循喉咙之后，上入颃颡，连目系，上出额，与督脉会于巅。病亦有头痛。经曰：干呕吐涎沫者，吴茱萸汤主之者是矣。

夫头者，精明之府也，神明居之，小小邪气，作为头痛者，必曰发散而可也。其或痛甚，入连于脑，而手足寒者，又为真痛，岂能发散而已哉？呜呼！头痛为外疾，犹有不可治者，又矧脏腑之疾乎。又伤寒头痛者，是外中风邪，上注脑中。三阳之脉受于风寒，伏留不去，则流传于心肺。故使上焦壅滞，心烦鼻塞，壮热头痛也。

歌括：恶寒发热太阳经，恶热头痛胃气蒸，脉细而弦兼发热，少阳头痛自分明。

又云：三阴本没头痛疼，若有头疼属厥阴，非次头痛涎作病，心烦鼻塞湿家寻。

又论云：太阳恶寒发热，头痛无汗，麻黄汤，有汗桂枝汤。已发汗，未发汗，头疼如破者，连须葱白汤。不已者，葛根葱白汤。阳明头痛，胃气所蒸也，调胃承气汤。少阳头疼，小柴胡汤。涎病头疼，瓜蒂嗃鼻法。湿家鼻塞头疼，瓜蒂嗃鼻法，出鼻中黄水即愈。厥阴头痛，脉必微浮，浮者欲愈也。不愈者，小建中汤。外证发热似疟者，欲愈也，宜桂枝麻黄各半汤。又云：三阴无头疼，唯厥阴有头疼，至吴茱萸证。却云干呕，吐涎沫，头疼属少阴。以此论之。少阴亦有头疼，但稀少耳。孙真人云：少阴伤寒，不壮热，不头疼，其稀少可知。少阴身虽有热，而无头疼。厥阴有头疼，而无身热。而又头疼，属阳证无疑矣。

歌括：头痛恶冷太阳先，恶热阳明胆细弦，湿鼻塞兮痰膈满，厥阴干呕吐清涎。

又头痛属三阳，阳明、少阳皆有之，而太阳则专主是也。太阳专主头痛，则头痛之属表证者居多，阳明、少阳又次而轻耳。以阴经络上不至头，故无头痛。惟厥阴循喉咙之后，上连目系顶巅，有头痛，干呕吐涎，可用吴茱萸汤。一证却无身热，亦与阴症不同也。虽然太阴、少阴，其经从足至胸，并无头痛，是固然耳。然风温病在少阴，湿温病在太阴，而头反痛，至于阴毒亦然，是又某病，则又有某证，脉络相通，不可拘也。

若夫头痛剧甚，入连于脑，手足俱寒，此则真痛，神丹在手，其能救乎。诸头疼无热，如圣饼，用生姜葱白煎汤下。

头疼脉数，发热恶寒，而身不痛，左手脉平和，此名食积也，伤食亦令人头痛。脉数发热，但验左手人迎脉平和，身不疼痛者是也。甲乙经云：人迎盛紧，伤于寒；气口盛紧，伤于食。左手关前一分者，人迎之位也。右手关前一分者，气口之位也。盖人迎主外，气口主中，以此别之。伤食之证，由脾胃伏热，因食不消，发热似伤寒，却身不疼痛，此为异耳。若膈实呕吐者，食在上脘，宜吐之。若心腹满痛者，宜下之。

方

石膏散出圣惠方　治伤寒头痛壮热。

黄芩散　治伤寒头痛，心神烦热，四肢不利。

厚朴散　治伤寒壮热头痛，烦躁无汗。

旋覆花散出圣惠方　治伤寒头痛，心膈痰壅。

甘菊花散　治伤寒痰壅头痛，心烦，四肢拘急，不得睡卧。

通顶吹鼻散出圣惠方　治伤寒头痛不止。

黄芩汤出护命方　治伤寒头痛不止。

吴茱萸汤出金匮方　治伤寒厥阴证，干呕吐涎沫，头痛。

石膏丸出圣济总录　治伤寒头痛痰盛。

圣白散出圣济总录　治伤寒头痛壮热，化痰发汗。

太一散出王氏博济方　治伤寒头痛。

白鲜皮汤出圣济总录　治伤寒头痛。

茶调散出圣济总录　治伤寒头痛不止。

麝香双丸出圣济总录　治伤寒头痛目眩，汗出。

天南星丸出圣济总录　治伤寒头痛。

石膏汤出王氏博济方　治伤寒头疼不可忍。

石膏煮散出圣济总录　治伤寒头痛。

一字散出圣济总录　治伤寒头疼鼻塞。

瓜蒂散出圣济总录　治伤寒头疼，胸中满，及发寒热，脉紧而不大者，膈上有痰涎。

人参汤出圣济总录　治伤寒头痛，自汗，壮热，身体拘急，喘粗，骨节酸疼。

麻黄丸出圣济总录　治伤寒，解表，止头痛，兼治破伤风，及一切诸风。

白雪丸出圣济总录　治伤寒头痛，三日以里可服。

前胡汤出圣济总录　治初得伤寒，头痛壮热。

四白散出圣济总录　治伤寒头痛身热，百节疼痛。

太阳丹出和剂方　治伤寒头痛，感风气积，偏正夹脑，一切头疼，风壅痰盛，咽膈不利，并宜服。

干葛汤出经验良方　治伤寒头痛，不可忍者。

治三阳头痛出济生拔粹方。

石膏汤　太阳病，气逆，面赤，头痛目疼，不可忍者。

表里汤　主太阳、阳明合病，中风，皆大热，头痛目疼，身重，烦躁不便，小便少者。

千秋丸　主少阴病头痛，不可忍者。

治伤寒四五日，头痛壮热，胸中烦痛，用乌梅十四个，盐五合，水一升，煎取一半服，吐之。

和解汤　治少阳病头痛，面赤，身体烦疼，胸中满，胁下痞，腹中痛。

治伤寒四五日，头痛壮热，四肢烦疼，不得饮食，出千金方。

青散出千金方　治春伤寒，头痛发热。

治伤寒头痛壮热，百节疼痛，出千金方。

藿香正气散　治伤寒头疼，憎寒壮热，上喘咳嗽，五劳七伤，八般风疾，五般膈气，心腹冷痛，反胃呕逆，霍乱吐泻，脏腑虚鸣，山岚瘴气，遍身虚肿，妇人胎前产后，小儿脾疳，并皆治之。

治伤寒头疼至甚，不解，出圣惠方。

治伤寒头痛，并太阳头痛，及一切头风，出本事方。

连须葱白汤出活人书　治伤寒已发汗，未发汗，头痛如破。

惺惺散出三因方　治伤寒发热，头疼脑痛。

治伤寒及时气温病，头痛壮热，脉盛，出肘后方。

大安汤　治四时伤寒，头疼，遍身壮热，口苦舌干。

解表汤　治初得伤寒时气，壮热头痛。

僧伽应梦人参散出和剂方　治伤寒体热头痛，及风壅痰嗽咯血等疾，宜服。

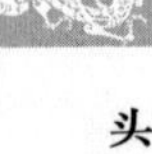

和解散出和剂方　治男女四时伤寒，头痛，憎寒壮热，烦躁自汗，咳嗽吐利。

十味和解散出杨氏家藏方　发散寒邪。治头疼发热，肢体倦怠。

崔宣武人参石膏汤出宣明论方　治伤寒头痛，心烦闷，风热，并汗后余热，自汗多，清头目，定喘嗽。

附子丸　治伤寒头痛壮热，不问阴阳二毒，并宜服之。

五胜散出本事方　治伤寒头痛壮热，骨节疼痛，昏沉困倦，咳嗽鼻塞，不思饮食，兼治伤寒夹食，冷气，慢阴毒。

葛根葱白汤出活人书　治感风热头疼不止，已发汗，未发汗，头痛如破。

芎䓖饮出肘后方　治伤寒头疼不止。

治伤寒及时气温病，头痛壮热，脉盛，取生蘘荷根叶，合捣，绞汁，服三四升止。

人参顺气散出活人书　治伤寒头痛，憎寒壮热，四肢疼痛。

人参败毒方出德生堂方　治伤寒时气，头疼项强，壮热恶寒，身体烦痛，及痰壅咳嗽，鼻塞声重，风痰头痛，呕哕，寒热，并皆治之。

芎辛丸出海上名方　治伤寒非时头痛，常服清利眼目。

太一十神散出广南卫生方　治证与本类六味和解散同。

普救散出广南卫生方　治四时伤寒，浑身发热，四肢疼痛，头重眼疼，不问阴阳二证，并皆治之。

麻黄汤出鲍氏方　治伤寒脉浮紧而数，头痛身痛，发热恶寒，胸满而微喘，无汗，用此得汗。身疼发热，自若中满而呕，桂枝汤倍芍药。入人参、茯苓、半夏、川朴。

瓜蒂散出御药院方　治太阳经头痛，寒热方。

百饼丸出御药院方　解内外伤寒头痛，壮热憎寒，腹胀喘粗。

八解散出杨氏家藏方　解利伤寒，治头痛发热，浑身拘急，四肢疼痛。

葛根解肌汤出和剂方　治伤寒温病，时行寒疫，头痛项强，发热，肢体拘急，骨节烦疼，腰脊强痛，胸膈烦闷。

加减葱豉汤出肘后方　治伤寒初觉头痛，内热，脉洪起，一二日便服此。

中和汤出杨氏家藏方　治四时伤寒，初得病，恶寒发热，头目昏痛，肢节酸疼，未分阴阳表里，并皆治之。

治吹霎伤寒，头重，鼻多清涕，神思不快，胸中痰实，语声不出，喉中时时生痒，出杨子建护命方。

独活汤出济生拔粹方　治伤寒汗下后，头痛起，目眩者。

石膏汤出济生拔粹方　治伤寒汗下后，头痛不止，不可再发汗。

金沸草散出王氏博济方　治伤寒著热，气壅盛，头目心胸不利，妇人血风朝发，丈夫风气上攻，其状如中脘有痰，令人壮热头痛，项筋紧急，时发寒热，皆类伤风，有寒气，则出汗，如风盛，则解利。

治伤寒热毒攻心，头痛烦躁，面赤，舌强硬，言语不快，狂言妄语，忽思狂走入水，烦闷，精神不定，此为伤寒病气在心。诊其脉，左手寸脉一指偏大如众脉，即可服此方。若舌强硬，说话不明，急妙手针舌两岸出恶血，即减得病势也，切不可针舌心。狂言恶口者，加木通草。狂走不住，加硝石，出杨子建护命方。

金屑丸　治伤风寒头痛，肌热，大效。

神术散　治伤风寒湿，头昏鼻塞，咳嗽，四肢疼痛，不喜饮食。

治伤寒头疼，浑身痛，脚手厥冷，阴证者方可服。

《普济方·卷一百四十八·时气门·时气头痛（附论）》

夫时气三阳受病，犹在于表。邪毒之气，攻注于外，循于风府而入于脑，故令壮热头痛，胸膈壅滞，其脉浮数者。可发汗及吐，即愈也。

方

葛根散出圣惠方　治时气头痛壮热。

淋顶汤出圣惠方　治时气头痛不可忍者。

治时气头痛壮热绝甚者出圣惠方。

前胡散出圣惠方　治时气壮热头痛，呕吐不能饮食。

菊花散出圣惠方　治时气头痛至甚，及百骨节疼痛。

参苏汤出圣惠方　治感冒发热头痛，或因痰饮停积，兼以胃热，并宜服。若感冒发热，亦如服养胃汤法，连进数服，取微汗即愈。若尚有余热，更徐徐服之，自然平。治因痰饮发热，但连日频进，以热退为期，不可预止。兼治中脘痞膈，呕逆恶心，开胃进食。及一切发热，咳嗽声重，涕唾稠粘。此药解肌热，宽中快膈，或欲成劳，疗潮热往来。小儿室女亦宜服之，兼治发疟。

参苏败毒散一名败毒散出圣惠方　治伤寒时气头痛项强，壮热恶寒，身体烦疼，及寒壅咳嗽，鼻塞声重，风痰头痛，呕哕寒热，并皆治之。

七圣汤　治时气头疼壮热，肢体烦疼。

防风散　治头痛壮热恶风，百节浸疼，肩背拘急，面赤虚烦，声重咳嗽。

羌活散　治四时伤寒头痛，鼻塞或流清涕，项背拘急，恶风自汗。

五解汤　治时气头痛，五心烦热，语言狂乱。

茵陈麻黄散　治时气头痛壮热，或暑毒伏心，状如疟疾。

麻黄大黄散　治时气头痛壮热，三日内宜服。

豉尿汤　治天行热气头痛，骨肉酸疼，壮热等疾。若初病一日在毛发，二日在皮肤，三日在肌肉，必未得汗利，且宜进此汤。

《普济方·卷一百五十二·热病门·热病头痛（附论）》

夫热病三阳受病，犹在于表。邪毒之气，攻注于外，循于风府而入于脑，故令壮热头痛，胸膈壅滞，其脉浮数者。可汗及吐之即愈也。

方

石膏散出圣惠方　治热病，壮热头痛，百骨酸疼，宜服。

犀角散出圣惠方　治热病，四肢烦闷壮热，头痛，口舌干燥，宜服。

葛根散出圣惠方　治热病头痛，骨节烦疼，宜服。

取吐散出圣惠方　治热病头痛，四肢烦疼，宜服。

瓜蒂散出圣惠方　治热病头痛，宜用吹鼻。

治热病头疼不止方，出圣惠方。

治热病，头痛不可忍方，出圣惠方。

灌顶散出圣惠方　治热病，头疼不可忍。

治热病，头痛不可忍方，出圣惠方（案此方原缺药味及分量）。

治热病头疼，发热进退方，出圣惠方。

热证防风散出圣惠方　治积热上冲，头热如火，痛入顶中。

《普济方·卷二百四十四·脚气门·脚气痰壅头痛（附论）》

夫风毒脚气盛，阴阳否隔，则气脉闭塞，津液不通，水饮停在胸中，而结成痰也。其候，胸腹胀满，身体疼重多唾呕逆。心火风痰相引上冲于头，则令头痛。治之宜兼以消风除痰之剂。

方

羚羊角散　治脚气上攻，胸膈痰盛，头目眩痛。

旋覆花丸　治风毒脚气，壅热生痰，头项强痛。

独活酒方　治脚气痰壅，头痛喘闷，胸膈心背痛。

百合汤　治风毒脚气，痰厥头痛。

半夏散　治脚气上冲，心胸痰壅，头痛目眩，背膊烦痛，不欲饮食。

细辛散　治脚气风动，心隔痰壅，头痛恶闻食气，宜服之。

大腹汤　治风毒脚气，上攻头目，昏眩时痛，脚膝痹弱，不能履地，或时发寒热，呕吐痰涎。

旋覆花散　治脚气，痰壅发动心胸咽喉噎塞，头痛心烦，不能下食，宜服之。

旋覆花丸　治脚气，痰壅头痛，骨节烦疼，兼肿硬行履不稳，不能食。

紫苏散　治脚气欲发，心腹满闷痰壅，头痛不能饮食，宜服。

荆芥散　治脚气心神烦闷，四肢无力，膈上痰壅，口干头痛，不欲饮食。

羌活汤　治脚气攻冲，痰壅头痛，亦治脚气，风经五脏惊悸。

桑白皮汤　治脚气通身肿满，小便涩少，上气痰壅头痛，不能饮食。

犀角汤　治风毒脚气，痰壅头痛。

车前子丸　治脚气痰壅头痛。

前胡汤　治脚气多痰，膈壅头痛。

紫苏汤　治脚气痰壅头痛。

芎䓖散　治脚气痰壅，头牵引而痛。

《普济方·卷二百六十一·乳石门·乳石发寒热头痛（附论）》

夫五行五脏，皆互相主。肝虽处中，而为脏首，位在甲乙，惠养怀仁，故应春而王也，为心之母。余脏循而次生焉。心为王主身，神毅而无纤不察。四脏为四鄙，四鄙有扰，王必怀忧。四脏和平，则王有悦。悦则荣卫不错，忧则经络患生。心不受邪，所病者为忧药能致也。肺为风府，施于太穹，为呼吸之门，气息之道也。诸脏紊乱，气息皆形，谁能出不由户耳。若热风盛心忧则头痛，若过忧则心烦，热盛必寒，寒盛必热，倚伏之道，足可明焉。皆由风狂邪热之谓也。但平风热抑狂邪，荣卫自然通泰也。若乳石发动寒热头痛者，以石热壅积，将适失度，阴阳之气不得和平也。盖阳病发热，阴病发寒。一于热则偏于阳，一于寒则偏于阴。时寒时热，则荣卫交争，阴阳相胜。若伤寒诸疟之状是也。且服乳石之人，将息过温，荣卫壅滞，气血不和，阴阳二气，更相乘克。阳胜则热，阴胜则寒，阴阳不等，虚实相并，则生寒热疾。因其荣卫否塞，石气在于脏腑，不得宣通，致心肺有热毒之气，上攻于头，则令头痛也。

方

麦门冬丸出圣惠方　治诸石发动，口干，时作寒热，似鬼神病。

犀角丸一名麦门冬丸　治乳石发动，口干寒热，似鬼神为病。

石膏散出圣惠方　治乳石发动，寒热，鼻塞头痛。

葛根汤出圣惠方　治乳石热，寒热头痛，后似天行，四肢烦疼，心躁口干多渴，不能下食。

芍药汤出圣济总录　治乳石毒，经二三十年发动为寒热。或寒或热似寒中者，或欲食，或不欲食，若服紫石英发热者，热闷昏昏喜卧，常不欲饮食，腑气所生，脏气不和，礜石发热，燥如战石，硫黄热郁如热极者，身并破裂。

知母散出圣惠方　治乳石发动，寒热头痛，百节酸疼，唇口干焦，舌卷语涩。

麻黄汤出圣惠方　治乳石发动，头痛寒热不可解者。

升麻汤出圣惠方　治乳石发热如火，头痛寒热，烦闷呕逆。

《普济方·卷三百十七·妇人诸疾门·风眩头痛（附论）》

夫妇人风眩是体虚受风，风入于脑也。诸脏腑之精，皆上注于目。其血气与脉并上属于脑，循脉引于目系。目系急，故令眩也。其眩不止，风邪甚者，变为癫疾也。凡妇人患头风者，十居其半每发必掉眩，如在车上。盖因血虚，肝有风邪袭之尔。素问云，徇蒙招尤，目冥耳聋，上虚下实，过在足少阳厥阴，甚则归肝，盖谓此也。

又云：凡妇人头风眩晕，登车乘船眩晕，眼涩手麻，发脱健忘，善怒，皆胸中宿痰所致，可用瓜蒂散吐之。次以长流水煎五苓散、大人参半夏丸。凡头痛发热多汗，六脉虚细，尺脉或绝，作血虚治之，先服术附汤加川芎，次服十全大补汤加附子，又服万安丸、神术散、内补丸、芎䓖汤。若因被风吹，头目昏眩，太阳并脑俱痛，项背拘急，可与蝎附散、都梁丸。治项筋强痛，不可转侧者，以木瓜煎主之。

方

旋覆花散出圣惠方　治妇人风眩头痛，痰壅烦闷，不下饮食。

紫石英柏子仁丸出千金方　治女子遇冬天时行温风，至春夏病热，头痛，热毒风虚，百脉沉重，下赤白，不思饮食，而头眩心悸，酸痛恍惚，不能起居。

蔓荆子散出圣惠方　治妇人风眩，头目昏闷烦疼，言语謇涩，痰逆，不下饮食。

羚羊角散出圣惠方　治妇人风眩头晕，四肢烦热疼痛，痰逆，不思饮食。

石膏散出圣惠方　治妇人风眩头疼，心神闷乱，肩背四肢烦疼，不欲饮食。

天雄散出圣惠方　治妇人风眩头疼，心神昏闷，四肢缓弱。

追风散出大全良方　治年深日远，偏正头痛，又治肝脏久虚，血气衰弱，风毒之气上攻。头眩目晕，心忪烦热，百节疼痛，脑昏目痛，鼻塞身重，项背拘急，皮肤瘙痒，面上游风，状若虫行，及一切头风，兼疗妇人血风攻疰，头目昏痛，并皆治之。

牡丹汤出圣济总录　治妇人血风攻头目不利，不思饮食，手足烦热，肢节拘急疼痛，胸膈不利，大肠不调，阴阳相干，心下忪悸，或时旋晕。

蝎附散出大全良方　治妇人一切风邪，头痛夹脑风气，痰涎壅盛，呕逆恶心，口吐清水，两眼昏晕，时见黑花，牙关紧急，口眼㖞斜，面目瞤动，头项拘急，肩背引痛，耳痒目昏，两太阳穴疼，远年头风，经久岁月，乍瘥乍发者，并皆治之。

都梁丸出大全良方　治偏正头风，一切头疼。

木瓜煎出大全良方　治头项强痛，不可转侧。

芎羌散出永类钤方　治血风头痛。

茯神散出圣惠方　治妇人风眩头疼，心神烦热，恍惚不得睡卧，少思饮食。

钩藤散出大全良方　治肝厥头晕，清头目。

独活散出圣惠方　治妇人风眩，头疼呕逆，身体时痛，情思昏闷。

金乌散出圣惠方　治妇人风眩，头旋卒倒，痰涎壅滞，四肢拘急。

牡丹汤出圣济总录　治妇人血风攻头目疼痛，口苦舌干，或发热。

玉饼子　治妇人头风，恶寒风冷，昏闷呕逆。

细辛散出圣惠方　治妇人风眩，头疼，目被风牵引，偏视不明。

七生丸出大全良方　治男子妇人八般头风，及一切头痛，痰厥肾厥饮厥，伤寒伤风，头痛不可忍者，并皆治之。

芎辛汤出大全良方　治如前症，但发热者不可服。

川芎散出十便良方　治风眩头晕。

当归川芎散出宣明论　治风壅头目昏眩痛闷，筋脉拘卷，肢体麻痹，保护胎气，调和荣卫。

养正丹出大全良方　治妇人虚风头旋，吐涎不能已，此药升降阴阳，补接真气，非止头旋而已。

四神散出大全良方　治妇人血风眩晕头痛。

甘菊花饮子出圣惠方　治妇人头痛目眩，心神烦渴。

玉真丸出大全良方　治头痛筋挛骨重，少气哕噫，腹满，时惊悸，嗜卧，咳嗽烦躁。其脉举之则弦，按之石坚，由肾不足而内著。其气逆而上行，谓之肾厥。头痛服此，并硫黄丸。局方内如圣饼子加北细辛同半夏等分，合服之，见效甚速。

硫黄丸出大全良方　治头痛不可忍，或头风年深暴患，无所不治，服此除根。

白附子散出大全良方　治头痛连齿，时发时止，连年不已，此由风寒中于骨髓，留而不去。脑为髓海，故头痛齿亦痛，谓之厥逆头痛，宜白附子散。灸曲鬓穴，此穴在耳上，将耳掩前正尖上。可灸七壮，左痛灸左，右痛灸右。神效。

龙胆丸出千金方　治妇人经服硫黄丸，忽患头痛项冷冷渴，又心胸烦热，眉骨眼眦痒痛，有时生疮，喉中干燥，四体痛痒。

急风散出大全良方　治年深日远，偏正头痛，又治肝脏久虚，血气衰弱，风毒之气上攻。头眩目晕，心忪烦热，百节酸痛，脑昏目痛，鼻塞身重，项背拘急，皮肤瘙痒，面上游风，状若虫行，及一切头风。兼治妇人血风攻疰，头目昏痛，并皆治之。

治女人头旋，名曰心眩，非血风也，出大全良方。

灵砂丹出危氏方　治妇人头痛恶风发热，六脉沉取无根，浮取却有，乃是虚证。

斗门方出危氏方　治妇人血风攻脑，头旋闷绝，忽死倒地，不知人事者。

加味补虚汤出朱氏集验方　治妇人头痛发热多汗，六脉虚细，尺脉或绝，作血虚治之。服后药见效，术附汤加川芎先服，十全汤加附子次服，又服鹿茸丸、内补丸、芎䓖汤、神术散。治妇人血风，头痛发作有时，不可胜忍方，无问老少皆可进服（出护命方）。

《伤寒证治准绳·卷二·太阳病·头痛》

伤寒头痛，虽属三阳，惟太阳经独多。盖太阳为病属表，而头痛专为主表。虽有伤寒六七日，头痛，不大便，有热而与承气汤下之者，却云若小便清者，知热不在里，仍在表，是知头痛属表明矣。太阴少阴二经之脉，从足至胸而还，不上循头，故无头痛。惟厥阴脉，循喉咙之后，上连目系，与督脉会于巅。亦有头痛，干呕吐涎沫，吴茱萸汤一证，却无身热，亦与阳证不同也。然风温病在少阴，湿温病在太阴而头反痛，至于阴毒亦然，是又不可拘拘为者。内因头痛作止有时，外因头痛常常有之，直须传入里方罢。

发热头痛恶风，属太阳。方论见太阳病发热。大便不利六七日，头痛身热，小便赤者，宜承气汤。若小便利者，知不在里，仍在表，须发汗。若头痛者必衄，宜桂枝汤。论见胃实。服桂枝汤，或下之，仍头项强痛，翕翕发热，兼心下满，微痛，小便不利者，桂枝去桂加茯苓白术汤。方论见项强。太阳中风，下利呕逆，表解者，可攻之。其人漐漐汗出，发作有时，头痛，心下痞硬，引胁下痛，干呕短气，汗出不恶寒者，表解里未和也，十枣汤。方论见胁满痛。

张　或谓十枣汤与桂枝去桂加茯苓白术汤二者，皆属饮家，俱有头项强痛之病，何也？此经络所系，非偶尔而言也。《针经》曰：太阳膀胱之脉，起于目内眦，皆上额交巅上，其支者，从巅上至耳上角，直者，从巅入络脑，还出至下项，循肩髆内，侠脊抵腰中，入循膂，络肾，属膀胱。上文所络肾者，即三焦也。夫三焦者，为阳气之父，决渎之官，引导阴阳，开通闭塞，水道出，以化气而言也。缘太阳经多血少气，既病则气愈弱，其时表病而里热未甚，微渴而恣饮水浆，为水多气弱不能施化，遂停伏于内。则本经血气因而凝滞，致有头痛项强之患矣。若伏饮流行，经络疏利，而头痛自愈矣。

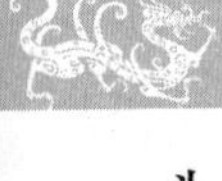

病发热头痛，脉反沉，若不瘥，身痛，当救里，四逆汤。论见发热。太阳病，头痛，至七日以上自愈者，以行其经尽故也。若欲作再经者，针足阳明，使经不传则愈。伤寒自一日至六日，传三阳三阴经尽，至七日当愈。经曰：七日太阳病衰，头痛少愈。若七日不愈，则太阳之邪，再传阳明。针足阳明，为迎而夺之，使经不传，则愈。

吴　脉浮，头痛，太阳也。须刺腕骨、京骨。又云：表证头疼，恶寒发热，刺合谷。

阳明身热头痛，漱水不欲咽，必发衄，脉数者，犀角地黄汤、茅花汤。见鼻衄。阳明病，表里大热，烦渴引饮，头痛如破者，宜竹叶石膏汤。阳明头痛，不恶寒，反恶热，大便实，调胃承气汤。阳明病，反无汗而小便利，二三日，呕而咳，手足厥者，必苦头痛，若不咳、不呕、手足不厥者，头不痛。《内经》曰：巨阳受邪，少阴为里，得热则上从之，厥也。太阳与少阴为合，此证当是太阳未全罢耳。经又曰：阳明厥则喘而惋，惋则恶人，小便利者，寒邪内攻，肢厥头痛者，寒邪外攻也。

吴　阳明头痛，额前目疼，鼻干，脉长也。无汗者，葛根加葱白、白芷汗之。若有汗，曾经发汗，头痛不解者，宜葛根葱白汤主之。若不恶风，而反恶热，自汗烦渴，脉洪数，饮水，头疼者。白虎加白芷汤主之。若内有燥屎，蒸蒸发热，头痛者，调胃承气汤主之。凡阳明头痛，无汗者，葛根、麻黄、葱白、白芷、石膏之属也。有汗则白芷、石膏、葛根、川芎汤也。

伤寒脉弦细，头痛发热者，属少阳，不可发汗。汗之则谵语，此属胃，胃和则愈，胃不和则烦而悸，宜小柴胡汤。论见口苦。

吴　少阳经头痛，头角或耳中痛，脉弦数，口苦，发热，往来寒热者，并用小柴胡汤和之。一方加川芎尤妙。盖川芎亦胆经药也。凡少阳头痛，不分有汗无汗，皆以柴胡汤主之。非次头痛，及发寒热，脉紧不大，即是上膈有痰，瓜蒂散吐之。

《医方选要·卷之五·头痛门》

夫头者，诸阳之会，其圆象天，故居人身之上。若头痛不止，乃三阳受病也。《难经》云：手三阳之脉，受风寒，伏留而不去，名厥头痛。如痛引脑巅，陷至泥丸宫者，名真头痛。其真头痛者，旦发夕死，夕发旦死，不可治也。盖头居其上，当风寒之冲，一有间隙，则若头、若脑、若耳、若鼻，风邪乘虚皆得而入之矣。体虚之人，或为风寒之气所侵，邪正相搏，伏而不散，发为偏正头疼，其脉多浮紧。又有胸膈停痰，厥而头痛。盖厥者，逆也，逆壅而冲于头也。痰厥之脉，时伏时见。亦有肾虚而气厥，并新沐之后，当风露卧，皆能令人头痛。当究其所因，因风邪则驱散之，痰厥则温利之，肾虚则补暖之。

又有头风之证与头痛无异，但有新久去留之分耳。浅而近者，名头痛，其痛卒然而至，易于解散速安也。深而远者，名头风，其痛作止不常，愈后触感复发也。此头痛、头风深浅之不同也。其脉短涩者，难治；浮滑者，易治。若细分六经用药之法，以明湿热、寒湿之证，东垣论之详矣，兹不复论。

芎术汤　治湿头痛，眩晕，痛极。

天香散　治年久头风不得愈者。

芎辛导痰汤　治痰厥头痛。

小芎辛汤　治风寒在脑，头痛眩晕，呕吐不止。

川芎散　治风盛烦壅，鼻塞清涕，热气上攻，眼目多泪、生眵及偏正头痛。

菊花散　治风热上攻，头痛不止。

川芎羌活散　专治头风、头痛。

落盏汤　治偏正头疼、头风。

川芎茶调散　治诸风上攻，头昏重，偏正头疼，鼻塞声重。

如圣饼子　治风寒伏留阳经，气厥痰饮，一切头痛。

都梁丸　治风，项背拘急，头目昏眩，以及脑痛；妇人产前、产后伤风头痛，并皆治之。

定风饼子　治偏正头风，脑顶疼痛不可忍者。

川芎散　治头风，偏正头痛。

抽刀一字散　治偏正头痛、头风。

芎辛丸　治头痛面赤，烦闷咽干，上膈风痰，头目昏晕，百节疼痛，项背拘急。

川芎石膏汤　治风热上攻，头目昏眩、痛闷，风痰喘嗽，鼻塞，口疮，烦渴淋闭，眼生翳膜。此药清神利头目。

调中益气汤　治气血俱虚头痛，其效如神。

《伤寒六书·伤寒家秘的本卷之二·头痛》

头痛者，寒邪入足太阳经，上攻于头，此表证也。头痛，脉浮紧，无汗恶寒，可发汗。头痛，脉浮缓，有汗恶寒，宜解肌，照前时令用药。阳明病，不恶寒反恶热，五六日不大便，胃实燥渴，热气上攻于头目，脉实者，调胃承气下之。少阳头痛者，小柴胡和之。湿家鼻塞头痛者，瓜蒂散搐鼻，黄水出即愈。痰涎头痛，胸满寒热者，瓜蒂散吐之。厥阴干呕吐涎沫，头痛者，吴茱萸汤主之。三阳虽有头疼，不若太阳专主也。三阴无头痛，惟厥阴有头痛者，是脉系络于顶巅也。若痛连于胸，手足俱青，为真头痛，必死矣。

《伤寒六书·伤寒明理续论卷之六·头痛》

大凡头痛属三阳，乃邪气上攻也。太阳专主头痛，阳明、少阳亦有之。三阴络上不过头，惟厥阴循喉咙之后，上连目，系顶巅，故有头痛干呕，吐涎沫之证，却无身热，亦与阳证不同。虽然，风湿在少阴，湿温在太阴，其经从足走至胸中而还，及头痛过于阴毒，是又不可拘也。若两感于寒，太阳、少阴俱病，则头痛口干，烦满而渴，与夫头痛极甚，又连于胸，手足寒者，则为真头痛，不可治矣。

太阳病，头痛发热，恶寒无汗，麻黄汤；有汗，桂枝汤。已发汗，未发汗，头痛如破者，葛根葱白汤。太阳病，下之，脉细数者，头痛未止，连须葱白汤。

阳明头痛，不恶寒反恶热，六七日不大便，胃实，气攻于上也，少与调胃承气汤。少阳头痛，脉弦，发热，小柴胡汤。

湿家头痛，鼻塞，瓜蒂末纳鼻中，黄水出立愈。痰涎头痛，胸满寒热，脉紧，瓜蒂散吐之。

厥阴头痛，干呕吐涎沫，吴茱萸汤。头痛，壮热心烦，栀子黄芩汤。天行、劳复头痛，四肢痛，葱头汤。

《伤寒括要·卷上·头痛》

巅顶脑后痛者，太阳也，头额痛者，阳明也，头角痛者，少阳也。三阴脉至颈而还，故无头痛。惟厥阴脉会于巅，故亦有头痛。然风温病在少阴经，温病在太阴而头反痛，至于阴毒亦然，此痰与气逆壅而上，气不得降，故头痛，是又不可拘拘为也。

太阳头顶痛，有汗，恶风，桂枝汤。无汗，恶寒，麻黄汤。阳明头额痛，目痛，鼻干，不眠，脉微洪，葛根解肌汤加川芎升麻。阳明表里大热，烦渴，头痛，竹叶石膏汤。阳明头痛，不恶寒，反恶热，大便实，调胃承气汤。潮热，谵闭，渴而头痛，脉沉数有力，小承气汤。少阳头角痛，脉弦数，小柴胡汤加川芎。厥阴头痛，吐涎沫，吴茱萸汤。太阴头痛，气逆有痰也，二陈汤加枳实川芎细辛。少阴头痛，足寒而气逆也，麻黄附子细辛汤。

《症因脉治·卷一·头痛论·外感头痛》

【外感头痛之症】初起不因内伤，忽尔头额作痛，沿门多病，大小传染，此外感岁运之气，所谓天行症也。若起居不谨，睡卧当风，冲寒冒雪，不因传染而病头痛，此外感六淫之邪，所谓人自感冒症也。若恶寒发热，头项巅脑发际作痛，太阳症也。咳唠烦心痞满，额前作痛，阳明症也。时寒时热，鬓边作痛，少阳症也。心疼烦闷头痛，痛连胲骨，少阴症也。干呕吐涎沫，痛在

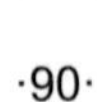

巅顶，厥阴症也。若头旋发热，有汗者，风痛也。恶寒发热，无汗者，寒痛也。夏令头痛，发热汗多口渴者，暑痛也。头重而痛，天阴则发，湿痛也。口干唇裂，烦躁便闭，燥痛也。暴厥昏倒，烦热不卧，火邪痛也。

【外感头痛之脉】脉必浮大。浮缓伤风；浮紧伤寒。虚数者暑；洪数者热。寸大易愈；尺实难脱。

【外感头痛之治】宜详天行、自感，属何经所主。若在太阳经者，选奇方。在阳明经，清震汤。在少阳经，清空膏。在少阴经，独活细辛汤。在太阴经，苍术除湿汤。在厥阴经，头痛吐涎沫者，吴茱萸汤主之。因于风者，加风药；因于寒者，加热药；因于暑湿者，加凉燥之药；因于燥热者，加清润之药。运气加临，须详运气用药。又少阳头痛，耳前后脉涌有热，刺出其血，故余家秘治头痛，不按经穴，随其所痛之处而刺之，则不必出血而痛即减。此宗《内经》缪刺之法也。

《症因脉治·卷一·头痛论·内伤头痛》

【内伤头痛之症】或在半边，或在两边；或痛二三日，或痛七八日，甚则数日之外；痛止仍如平人，偶一触犯，则痛立至。如气怯神衰，遇劳即痛，痛连鱼尾，此气虚痛也。五心烦热，时常牵引刺痛，此血虚痛也。口渴唇焦，二便赤涩，此积热痛也。恶心呕吐，此痰饮痛也。恼怒即发，痛引胁下，此肝火攻冲痛也。以上皆内伤之症也。

【内伤头痛之脉】空大乏神，的是气虚；若见细涩，方是血亏。或见洪数，膏粱积热。或见滑大，痰饮内结。两寸洪大，上焦有火。左关弦数，肝胆郁结。

【内伤头痛之治】若气虚者，家秘和中汤。血亏者，家秘芎归汤。膏粱积热者，栀连平胃散。酒湿上冲，葛根解酲汤。积痰留饮者，半夏天麻汤、导痰汤。食积作痛者，平胃保和汤。肝胆有火者，清空膏、柴胡清肝饮、泻青汤。

《医方集宜·卷之五·头痛门（附眉棱痛）》

形证

仲景云：头痛，颈项强急，恶寒身重，此伤寒头痛也。内经云：头痛耳鸣，九窍不利，肠胃之所生，乃气虚头痛也。丹溪云：头痛多主于痰，头眩目不明，身体沉重，兀兀欲吐，此痰厥头痛也。戴云：人之头面独居于上，惟风邪乘虚而入，与正气相搏，伏留不散发，为偏正头疼。

脉法

脉诀云，头痛短涩应须死，浮滑风痰必易除。又云，阳弦头痛定无疑，寸浮中风头热痛。

治法

伤寒头痛自本门求治。治头痛，若风邪则散之，痰厥则温利之，肾虚则补暖之，治头疼皆用风药，总其大体而言，盖高巅之上惟风可到，故味之薄者乃阴中之阳，自地而升天者也。风邪上攻，偏正头疼，昏眩鼻塞，宜用川芎茶调散、菊花散、川芎羌活汤、细辛散。痰厥头痛，宜用芎半导痰汤、玉壶丸。湿热头痛，宜用清芎膏加减，用羌活清空膏。风热头痛，宜用川芎石膏汤、川芎散、羌活汤。气虚头痛，宜用补中益气汤加川芎、蔓荆子、细辛之类。头痛多是痰痛甚者，火多宜清痰降火，用清上降火汤。太阴头痛，恶风寒，脉浮紧，宜用羌活、川芎、独活、麻黄之类。阳明头痛，自汗，发热，恶风，脉浮长，宜用升麻、石膏、干葛、白芷之类。少阳头痛，往来寒热，宜用柴胡为主。太阴头痛，必有痰，体重腹痛，为痰癖，脉沉缓，宜用苍术、半夏、南星之类。少阴头痛，足寒气逆，为痰厥，脉沉细，宜用麻黄、附子、细辛之类。厥阴头痛，项痛，吐痰沫，厥冷，脉浮缓，宜用吴茱萸汤主之。血虚头痛，宜用川芎、当归。气虚头痛，宜用人参、黄芪。痰厥头痛，宜用白术半夏天麻汤。劳役下虚之人，微恶寒，发热自汗，太阳穴痛甚，此相火自下冲上，乃气虚头痛也，宜用补中益气汤加川芎。

《寿世保元·卷六·头痛》

头痛短涩脉病乖，浮滑风痰必易解。寸口紧急或短或浮或弦，皆主头痛。

夫头者，诸阳所聚之处也，诸阴至颈而还，惟足厥阴有络，上头至颠顶。其脉浮紧弦长洪大者，属风热痰火而致也。其脉微弱虚濡者，属气血两虚。必丹田竭而髓海空虚，为难治也。其有真头痛者，脉无神而脑中劈痛，其心神烦乱，为真头痛也，旦发夕死，夕发旦死。盖头痛暴起者，如鼻塞发热恶寒，乃感冒所致也。其曰头痛者，有虚，有火，有痰厥。头痛者，有偏有正。其偏于左边头痛者，宜小柴胡汤加川芎、当归、防风、羌活。其偏于右边头痛者，补中益气汤加白芷、独活、蔓荆子、酒芩。其眉棱处痛者，二陈汤加酒炒片芩、羌活、薄荷。其脑顶痛者，宜人参败毒散加川芎、藁本、酒炒黄柏、木瓜、红花、酒炒大黄。

《古今医统大全·卷之二十三·内伤门·病机·辨头痛》

内伤头痛，有时而作，有时而止。外伤头痛，常常有之，直须传里方罢。

《古今医统大全·卷之五十三·头痛门·病机·头痛叙论》

《灵枢·厥病》云：厥头痛，取足六经手少阴。真头痛，头痛甚，脑尽痛，手足寒至节，死不治。

《难经》曰：手三阳之脉受风寒，伏留而不去，则厥头痛。入连在脑者，名真头痛。

严氏论云：气血俱虚，风、寒、暑、湿之气所侵，传于阳经，伏留不去，名厥头痛。盖厥者，逆也，逆壅而冲于头也。痛引脑颠，陷至泥丸宫者，名真头痛，非药之能愈，夕发旦死，旦发夕死。

《玉机微义·卷三十四·头痛门·论厥头痛真头痛》

《灵枢》云：厥头痛，取足六经、手少阴。真头痛，头痛甚，脑尽痛，手足寒至节，死不治。详见厥病篇。

《难经》云：手三阳之脉受风寒，伏留而不去，则名厥头痛。入连在脑者，名真头痛。

按：《灵枢》有厥头痛之名，而不指何邪为病，至《难经》始言风寒伏留不去。而《三因》、严氏论云：气血俱虚，风寒暑湿之气所侵，传于阳经，伏留不去，名曰厥头痛。盖厥者，逆也，逆壅而冲于头也。痛引脑巅，陷至泥丸宫者，名真头痛，非药之能愈。夕发旦死，旦发夕死，则根气先绝也，斯言得之矣。

《玉机微义·卷三十四·头痛门·头痛脉法》

《内经》云：寸口脉中短者，曰头痛。

《脉经》云：阳弦则头痛。又云：寸口脉浮中风，发热头痛。脉紧头痛是伤寒。脉紧上寸口者，风头痛。

《脉诀》云：头痛短涩应须死，浮滑风痰皆易除。

《玉机微义·卷三十四·头痛门·伤寒头痛》

《活人书》云：头痛者，阳证也。太阳证头痛，发热恶寒，无汗麻黄汤，有汗桂枝汤。若已发汗，未发汗，头痛如破者，连须葱白汤，不止者，葛根葱白汤。阳明证头痛，不恶寒反恶热，胃实也，调胃承气汤。少阳头痛，小柴胡汤。太阴、少阴并无头痛之证，仲景只有厥阴一证，吴茱萸汤。

按：伤寒以足三阳经上行至头，并厥阴与督脉会于巅，故止言四经头痛。若杂病所感者，诸经皆能头痛也。《活人》用葱白汤，以通上下之阳气也。

《万病回春·卷之五·头痛》

脉：头痛阳弦；浮风紧寒；热必洪数，湿细而坚；气虚头痛，虽弦带数；痰厥则滑；肾厥坚实。

头者，诸阳之首也。其痛有各经之不同，因而治法亦有异也。气虚头痛者，耳鸣、九窍不利也。湿热头痛者，头重如石，属湿也。风寒头痛者，身重恶寒，寒邪从外入，宜汗之也。偏头痛者，手少阳、阳明经受症；左半边属火、属风、属血虚；右半边属痰、属热也。真头痛者，脑尽而疼，手足冷至节者，不治也。少阳头痛者，往来寒热也；阳明头痛者，自汗、发热、恶寒也；太阳头痛者，有痰重或腹痛，为之痰癖也；少阴经痛者，三阴三阳经不流行而足寒，气逆为寒也；厥阴头痛者，或痰多厥冷也；血虚头痛者，夜作苦者是也。眉轮骨痛，痰火之征也；又云风热与痰也。有汗虚羞明眉眶痛者，亦痰火之征也。

肥人头痛者，多是气虚湿痰也。二陈汤（方见痰饮）。依本方加人参、白术、川芎、白芷、细辛、羌活、桔梗、荆芥。

瘦人头痛者，多是血虚痰火也。二陈汤（方见痰饮）。依本方加生地黄、当归、片芩、川芎、细辛、羌活、桔梗。

遇风寒恶心呕吐者，乃头风也。二陈汤（方见痰饮）。

头痛偏左者，属风与血虚也。当归补血汤，治血虚与风头痛；加味四物汤，治血虚阴火冲上头痛。

头痛偏右者，属痰与气虚也。黄芪益气汤，治气虚头痛。

头痛左右俱疼者，气血两虚也。调中益气汤，治气血两虚头痛。

头旋眼黑恶心者，痰厥头痛也。半夏白术天麻汤，治痰厥头痛、眼黑头旋、恶心烦闷、气短促、上喘无力语言、心神颠倒、目不敢开，如在风云之中、头苦痛如裂、身重如山、四肢厥冷、不得安卧，此乃胃气虚损，停痰而致也。

偏正头痛者，风气上攻也。川芎茶调散，治诸风上攻，头目昏沉、偏正头痛、鼻塞声重、伤风壮热、肢体酸疼、肌肉蠕动、膈热痰盛、妇人血气攻疰、太阳穴痛，俱是外感风气，并效。

热厥头痛者，见寒暂止也。清上泻火汤，治热厥头痛，虽冬天严寒，犹喜风寒，其痛暂止。来暖处或见烟火，则痛复作。

颈项强痛者，风所干也。回首散，治颈项强急、筋痛，或挫颈、转项不得者。乌药顺气散加羌活、独活、木瓜（方见中风）。

眉棱骨痛者，风热并痰也。选奇方。

雷头风者，头痛而起核块也。升麻汤，治头面疙瘩、憎寒、拘急、发热，状如伤寒。

一切头痛总治之药也。六圣散，即是赤火金针，治头风牙痛、赤眼脑泻耳鸣、偏正头风头疼、鼻塞声重及蜈蚣蛇蝎所伤。用时口噙凉水，以药搐鼻。此药名为六圣。

七生丸，治男、妇八般头痛及一切头痛，痰厥、肾厥，伤寒、伤风头痛，并皆治之。

《明医指掌·卷六·头痛证一·眉眶痛 附》

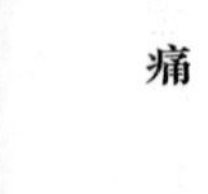

【歌】头痛先须辨厥真，湿痰风火挟邪侵。气虚血少兼寒湿，识者尤当审六经。更有眉眶频作痛，风痰风热客于棱。

【论】如太阳头痛者，恶风寒，脉浮紧，痛在巅顶两额角。少阳头痛者，往来寒热，脉弦，痛连耳根。阳明头痛者，发热自汗，脉浮长大，痛连目眦、颊、齿。太阴头痛者，必有痰，体重，或腹痛，脉沉，头重。少阴头痛者，足寒气逆，为寒厥，脉沉细。厥阴头痛者，吐痰沫，厥冷，脉浮缓，痛引目系。此六经头痛，多挟外邪也。

血虚头痛者，自鱼尾上攻头痛也。气虚头痛者，耳鸣，九窍不利。肠胃之所生湿热头痛者，心烦重痛，病有膈中，过在手太阳、少阴。寒湿头痛者，气上而不下，头痛巅疾，下虚上实，过在手少阴、巨阳，甚则入肾。偏头痛者，头半寒痛，先取手少阳、阳明，后取足少阳、阳明。厥头痛者，所犯大寒至骨髓，髓以脑为主，脑逆，故头痛齿亦痛。真头痛者，痛甚入连于脑，手足寒至节，旦发夕死，夕发旦死也。

丹溪云：头痛多主于痰，甚者火，多有可吐者，有可下者。又若眉眶痛者，属风热与痰。有肝虚而痛者，才见光明，则眶痛甚。有眉棱骨痛者，眼不可开，昼静夜剧，属痰。凡此之类，种种不同，视其所挟，究其所因，定其经络，参以脉理，而施以补、泻、宣、通、汗、利之法，斯无一偏之弊也。

六经痛

太阳，川芎、羌活、藁本、麻黄。少阳，小柴胡汤。阳明，升麻葛根汤加石膏、白芷、葱白。太阴，苍术、半夏、南星、川芎、蔓荆子。少阴，麻黄附子细辛汤。厥阴，吴茱萸汤加柴胡。

虚痛

血虚痛，芎归汤，或四物加酒芩、羌活、柴胡、蔓荆子。气虚痛，四君子汤。气血两虚，调中益气汤加川芎、蔓荆子、细辛。巅顶痛，必用藁本、柴胡、防风。

风湿寒热痛

风热与湿上壅，清空膏。风热盛者，彻清膏。瘦人头痛是火，酒芩为主，加引上药。风热上攻头痛者，防风通圣散，或芎芷散。大寒犯脑，令人头痛，齿亦痛，羌活黑附汤。风热盛，酒芩、天麻、川芎、防风、薄荷，或茶调散。

痰痛

痰厥头痛，二陈汤加苍术、蔓荆子、南星、防风。肥人头痛是湿痰，半夏、苍术为主，加引经向导药。痰厥头痛，痰唾稠粘，头旋眼黑，头苦痛如裂者，半夏白术天麻汤。风痰上攻头痛，白芷、芽茶、川芎、防风、南星、半夏、细辛，或青州白丸子。风痰上盛，三生散。

眉眶痛　附

肝虚羞明，眉眶痛者，熟地黄丸。风热盛眉眶痛，选奇羌防散，或芩芷散。风痰攻上眉棱痛者，导痰汤。寒湿上攻眉棱痛者，芎辛散。风痰风热盛，二乌散。

《明医指掌·卷六·头风证二》

头风在左，属风与血虚。风者，荆芥、薄荷之类。风热者，消风散、茶调散。血虚者，芎归汤，或四物汤加荆芥、防风、白芷、酒芩、薄荷、蔓荆子之类。以上诸方俱见头痛证下。

头风在右者属痰，苍术、半夏之类。湿痰头风，用酒芩三钱，苍术四钱，川芎、细辛各二钱，甘草一钱，末之，姜、茶擂匀调服，或二陈汤加酒芩、薄荷、川芎、细辛，或导痰汤加酒芩、苍术。以上二方，俱见痰证。

《简明医彀·卷之五·头痛·头痛头风　附：眉棱痛》

难经曰：手三阳之脉，受风寒伏留不去，则厥头痛。盖厥者，逆也。逆壅而冲其头，故作痛。如痛引脑、齿，陷于泥丸宫者，名真头痛。手足厥冷至节，旦发夕死，非药可治。夫头痛之证，内成者因气血痰饮，七情抑郁；外感者因风寒暑湿，诸邪致伤，然属风火居多。以人之顶，惟风火二气易升故也。矧面为五脏精华，头为六阳会首。宜疏风散邪，兼清火养血，此其大略也。尤当分别六经及气血寒热、湿痰新久为要。凡太阳巅顶痛连额项，恶风；阳明头目痛连齿颊，身热；少阳头角偏痛连耳，寒热往来；太阴体重有痰，腹满；少阴足寒气逆为厥头痛；厥阴顶痛厥冷，或吐痰沫。有头痛耳鸣，九窍不利，气虚也；眼目昏花，昼宁夜剧，血虚也；痛而多痰，头目眩运，痰厥也；痛而心烦，体麻足热，湿热也。有犯大寒，内至骨髓，髓以脑为主，脑逆为痛，寒也；目颊浮肿，躁热大痛，热也。新发为实，经年为虚。如头痛恶寒身热属伤寒，从本门治。又头风之证，偏正皆属风热伏留，男子迎风露宿，妇人头不包裹者多患此。日久不愈，邪乘空窍，乃致丧明。偏左属风及血虚；偏右属痰与气虚。治疗方法，头痛同类。经曰：寸口脉中手短者，头痛。《脉经》曰：阳弦头痛。凡寸口紧急，或短或浮或弦，皆为头痛。脉浮滑，风痰易治，短涩难痊。

羌活附子汤，治冬月犯寒及风邪入脑，痛甚连齿，亦名脑风。

川芎茶调散，治诸风上攻，偏正头风，头痛，鼻塞声重。

如圣饼，治风寒伏留阳经，痰饮气逆头痛。

九仙丹，男、妇八般头风，一切头痛。

空清膏，偏正头痛久不愈，及风热目痛、脑疼等证。

上清散，头痛连眉骨，眼痛不可忍。

半术天麻汤，痰厥头痛欲裂，眼黑昏运，恶心，如风云中，身重冷不卧。

简便方，决明子为末，水调贴太阳穴，或作枕。血虚痛，当归二两，好酒煎服。

《医学纲目·卷之三十·伤寒部·太阳病·头痛》

发热头痛恶风者，属太阳。方论见发热太阳病。大便不利六七日，头痛身热，小便赤者，宜承气汤。若小便利者，知不在里仍在表也，宜桂枝汤。论见胃实。头痛发热，脉弦细者，属少阳，宜小柴胡汤。论见口苦。若脉反沉者，当救里，宜四逆汤。论见发热。头痛兼心下痞硬满痛，苦眩冒，时如结胸者，刺大椎第一间肺俞、肝俞。论见项强。若下后仍发热无汗，小便不利者，桂枝去桂加茯苓白术汤。方论见项强。若表解汗出，胁痛干呕者，宜十枣汤。方论见胁痛。头痛，干呕吐涎沫者，用吴茱萸汤。方论见吐。若表解汗出，心下硬，引胁痛者，用十枣汤。若阳明胃实，反无汗而小便利，呕咳，手足厥者，为寒邪。方论见胃实。头痛发热，吐利者，为霍乱。方论见吐利。湿家，病身痛发热，面黄而喘，头痛鼻塞而烦，其脉大能食者，纳药鼻中则愈。方论见身痛湿痹条。【批】头痛表里诸症。

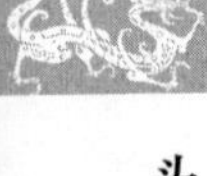

太阳病下之复脉细数者，头痛未止。【批】诊。

《苍生司命·卷五（利集）·头痛证（三十）》

头者，身之元首。一有痛楚，无论标本，宜先治之。但经络有三阴三阳之不同，见证有血虚、气虚之不一；然又有风寒，有暑热，有痰火、痰厥，有内伤，有伤寒，有偏头痛，有眉棱骨痛，有真头痛，症各不同，治之者宜各推类求之。

太阳头痛，恶风寒，脉浮紧，痛在巅顶两额角，宜川芎、羌独活、麻黄、藁本主之。少阳头痛，往来寒热，脉弦，痛连耳根，宜小柴胡主之。阳明头痛，发热自汗，脉浮长大，痛连目眦颊齿，升麻、葛根、石膏、白芷主之。太阴头痛，有痰，体重腹痛，脉沉头重，苍术、半夏、南星主之。少阴头痛，三阴三阳经不流行，而足寒气逆，脉沉细，宜麻黄附子细辛主之。厥阴头痛，吐痰沫，厥冷，脉浮缓，痛引口系，吴萸汤主之。此六经头痛兼挟外邪也。

气虚头痛，耳鸣、九窍不利，肠胃之所生也，痛在清晨，治宜补中益气，倍参、芪、川芎、藁本。血虚头痛者，自鱼尾上攻头痛，多在日晚，治宜四物倍芎、归，加芷、辛。气血两虚者，调中益气加川芎、蔓荆、细辛。痰厥头痛眩晕，白术半夏天麻汤。风湿热头痛，清空膏。风寒感冒头痛，防风、羌活、藁本、白芷。内伤头痛，乍痛乍止，补中益气加川芎、苍术、山楂、神曲。伤寒头痛而不止，治见伤寒门。

偏头痛者，头半边痛是也。在左属风及血虚，风用荆芥、薄荷，血虚芎、归、柏、芍。在右属痰与热，痰用苍术、半夏，热用酒炒芩、连。有眉棱骨痛不可忍者，此属风热与痰，用选奇汤。若真头痛者，甚则脑尽痛，手足冷至节，此火炎水减也，死不治。

凡治头痛，通用茶煎散、茶调散、二陈汤。治头痛皆用风药者，以高巅之上，惟风药可到故也。头痛须用川芎，如不愈，各用引经药。太阳川芎，阳明白芷，少阳柴胡，太阴苍术，少阴细辛，厥阴吴萸，巅顶痛宜藁本、防风，酒炒柴胡、升麻。

《内经》曰：寸口脉中短者，头痛也。《脉经》曰：阳弦则头痛。又曰：寸口脉浮，中风、发热、头痛。脉紧头痛是伤寒。脉紧上寸口者，伤风头痛。《脉诀》云：头痛短涩应须死，浮滑风痰皆易除。

《医宗必读·卷之五·伤寒·头痛》

太阴、少阴有身热，无头痛；厥阴有头痛，无身热。若身热又头痛，属阳经也。头痛发热，无汗恶寒，麻黄汤。大便六七日不通，头疼有热，小便清者，不在里，仍在表，羌活冲和汤。头痛甚者，必衄，葛根葱白汤、川芎石膏汤。少阳头痛，小柴胡汤。头痛寒热，寸脉大，痰厥也，瓜蒂散。厥阴头痛，呕而吐沫，吴茱萸汤。厥阴头痛，脉微迟，为欲愈；如不愈，小建中汤。阳明头痛，不恶寒，微恶热，不大便，调胃承气汤。

《医宗必读·卷之八·头痛》

愚按：经之论头痛，风也、寒也、虚也。运气论头痛十条，伤寒论头痛一条，皆六气相侵，为真气相搏，经气逆上，干于清道，不得运行，壅遏而痛也。

头为天象，六腑清阳之气，五脏精华之血，皆会于此。故天气六淫之邪，人气五贼之变，皆能相害。或蔽覆其清明，或瘀塞其经络，与气相搏，郁而成热，脉满而痛。若邪气稽留，脉满而气血乱，则痛乃甚，此实痛也。寒湿所侵，真气虚弱，虽不相搏成热，然邪客于脉外，则血泣脉寒，卷缩紧急，外引小络而痛，得温则痛止，此虚痛也。

因风痛者，抽掣恶风；因热痛者，烦心恶热；因湿痛者，头重而天阴转甚；因痰痛者，昏重而欲吐不休；因寒痛者，绌急而恶寒战栗；气虚痛者，恶劳动，其脉大；血虚痛者，善惊惕，其脉芤。

头痛自有多因，而古方每用风药何也？高巅之上，惟风可到；味之薄者，阴中之阳，自地升天者也。在风寒湿者，固为正用，即虚与热者亦假引经。须知新而暴者，但名头痛；深而久者，名为头风，头风必害眼者，经所谓东风生于春，病在肝，目者肝之窍，肝风动则邪害空窍也。察内外之因，分虚实之证，胸中洞然，则手到病除矣。

风湿挟热头痛

上壅损目及脑痛。偏正头痛，年深不愈，并以清空膏主之，痛甚加细辛。

痰厥头痛，太阴脉缓，清空膏去羌活、防风，加半夏、天麻。阳明头痛，发热恶热而渴，白虎汤加白芷。

肾厥头痛，即经所谓下虚上实，其脉举之则弦，按之则坚，玉真丸、来复丹。伤食头痛，胸满咽酸，噫败卵臭，恶食，虽发热而身不痛，香砂枳术丸。伤酒头痛，葛花解酲汤。怒气伤肝，沉香降气散、苏子降气散。头痛九窍不利，属气虚，补中益气汤加芍药、川芎、细辛。眉尖后近发际曰鱼尾，鱼尾上攻头痛，属血虚，四物汤加薄荷。动作头痛，胃热也，酒炒大黄五钱，浓茶煎服。心烦头痛，清空膏加麦门冬、丹参。上热头痛，目赤下寒，足骱为甚，大便微秘，既济解毒汤。

半边头痛。左为血虚，右属气虚。

真头痛。手足青至节，旦发夕死，夕发旦死。

《医学正传·卷之四·头痛·脉法》

《内经》曰：寸口脉中手短者，头痛也。

《脉经》曰：阳弦则头痛。又曰：寸口脉浮，中风发热头痛。

脉紧头痛，是伤寒邪。脉紧上寸口者，伤风头痛。

脉诀云：头痛短涩应须死，浮滑风痰皆易除。

《证治准绳·杂病·第四册·诸痛门·头痛》

医书多分头痛、头风为二门，然一病也。但有新久去留之分耳。浅而近者名头痛，其痛卒然而至，易于解散速安也。深而远者为头风，其痛作止不常，愈后遇触复发也。皆当验其邪所从来而治之。世俗治头痛，不从风则从寒，安知其有不一之邪乎。

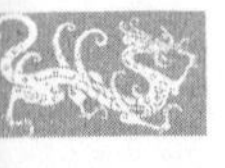

真头痛

天门真痛，上引泥丸，夕发旦死，旦发夕死。为脑为髓海，真气之所聚，卒不受邪，受邪则死，不可治。古方云与黑锡丹，灸百会，猛进参、沉、乌、附，或可生，然天柱折者，亦难为力矣。

《医镜·卷之二·头痛》

药例

风入太阳经，则发际痛。

风入阳明经，则额前痛。

风入少阳经，则两鬓间痛。

风入少阴经，则颏骨紧痛。

风入厥阴、太阴之交，则顶巅痛。

风入后太阳经，则脑后风池、风府及颈项强痛。

血虚头痛者，痛虽不甚，而终日星星作疼，如细筋牵引。

气虚头痛，痛则有微汗，头甚空虚，眼目眩运，必以重帛包裹，方可少宁。

宿食不消者，饱则头痛，饥则不痛，盖食饱则浊气熏蒸于上，故头胀紧而作疼也。

痰涎涌上者，必眉棱骨痛，或云属风热与痰也。

半边头痛，乃邪客于半边，属少阳之分，最为难治，痛久多至害眼。盖肝胆相为表里故也。大抵在左属风属血虚，在右属痰属热。

又有雷头风者，如雷之鸣，为风邪所客，风动则作声也，诸药罔效，惟清震汤主之。

《医辨·卷之上·头痛》

盖头象天，三阳、六腑清阳之气皆会于此，三阴、五脏精华之血亦皆注于此。于是天气所发六淫之邪，人气所变五贼之逆，皆能相害。或蔽覆其清阳，或瘀塞其经络，因与其气相薄，郁而成热则脉满，满则痛。若邪气稽留，则脉亦满，而气血乱，故痛甚，是痛皆为实也。若寒湿所侵，虽真气虚，不与相薄成热，然其邪客于脉外则血泣脉塞，寒则脉缩卷紧急，外引小络而痛，得温则痛止，是痛为虚也。如因风木痛者，则抽掣恶风，或有汗而痛。因暑热痛者，或有汗，或无汗，则皆恶热而痛。因湿而痛者，则头重而痛，遇天阴尤甚。因痰饮而痛者，亦头昏重而痛，愦愦欲吐。因寒而痛者，细急恶寒而痛。各与本脏所属，风寒湿热之气兼为之状而痛。更有气虚而痛者，遇劳则痛甚，其脉大。有血虚而痛者，善惊惕，其脉芤。用是病形分之，更兼所见证察之，无不得之矣。

气血俱虚头痛者，于调中益气汤加川芎、蔓荆子、细辛，其效如神。

当归、川芎、连翘、熟苄各二钱，水煎去渣，入龙脑薄荷末二钱，乘沸泡之，鼻吸其气，候温即服，服即安卧，效（血虚头痛）。

东垣选奇汤，治眉骨痛不可忍，效。

《医学妙谛·卷中·杂症·头痛章》

头痛之症虽主风，亦有痰火虚不同。顶颠属风太阳火，眉棱骨痛由痉攻。脑后血脉虚来大，滑痰弦数火风逢。九味羌活汤主治，芩连治火殊多功。痰合二陈虚四物，气血四君亦可庸（用也）。风亦属阳头为会（诸阳之会），两阳相争痛势凶。气血虚者无力拒，风不与争痛故松。若因痰饮作痛者，胸膈饱闷非风从。

《病机沙篆·卷下·头痛》

头者，天之象也，阳之分也，六腑清阳之气，五脏精华之血，皆朝会于高巅。天气所发六淫之邪，人气所变五贼之逆，皆能犯上而为酷害，或蒙蔽其清明，或壅遏其经隧，与正气相薄。郁而成热，脉满而痛，是皆为实也。若寒湿所侵，虽正气衰微，不与相搏而成热，然邪袭于外，则血凝涩而脉挛缩，收引小络而痛，得温则痛减，是为虚也。

因风而痛，抽掣恶风，或自汗出，川芎、细辛、羌活、防风、升麻、柴胡、荆芥穗，干葛、薄荷、甘菊、藁本、天麻、蔓荆子、白芷。因暑而痛，或有汗无汗，恶热，香薷、扁豆、藿香、黄连、厚朴、甘菊。因痰饮而痛，昏重愦愦欲吐，眼黑头旋，天麻、半夏、白术、陈皮、甘草、芩、连。因湿热头痛，头必重，遇天阴尤甚，令人烦心，川芎、细辛、苍术、芩、连、羌、防、甘草。冬月厥逆而痛，大寒犯脑，深入骨髓，故头痛齿亦痛，麻黄、羌、防、升、芷、苍、柏、黄芪、附子、僵蚕。气虚痛，耳鸣，九窍不利，遇劳则甚，参、芪、归、术、升麻、芎、芍、细辛、蔓荆子、陈皮、甘草。血虚痛，自鱼尾眉尖后近发际上，川芎、生地黄、薄荷、当归，用沸汤泡，乘热吸之，候温服。气血俱虚，参、芪、苓、术、芎、归、升、柴、蔓荆、细辛。凡治头痛，皆取风药者，乃东垣所云高巅之上惟风可到。味之薄者，阴中之阳，自地升天者也。然有三阴三阳之别，太阳恶风寒，脉浮紧，头顶痛，用麻黄、川芎、独活、藁本、杏仁、甘草；少阳头角痛，脉弦，寒热，柴胡、黄芩、半夏、甘草；阳明头额痛，自汗，发热，不恶寒，脉浮长缓实，升、葛、芷、甘、石膏；太阴头痛，体重，有痰，脉沉缓，苍术、半夏、南星、茯苓、陈皮、甘草；少阴头痛，足冷，脉沉，气逆为厥，麻黄附子细辛汤；厥阴头项痛，吐涎沫，冷厥，脉浮缓，人参、吴茱萸、大枣、生姜。

阴经头痛，可用温药，附、桂、姜、萸。风湿生热头痛，上壅损目，及偏正头风，年深不愈，并宜空青膏，芩、连、羌、防、芎、柴、甘、荆。如阳明发热恶寒而渴，白虎汤加白芷。头旋眼黑者，必用安神散，羌、防、升、柴、知、柏、芩、连、生地、甘草；或川芎散，芎、羌、柴、细、荆、薄、菊、草、茵陈、香附、槐子、石膏。热厥头痛，时当严冬，犹喜风寒，略见温暖，其痛便甚，清上泻火汤，荆、防、羌、本、细、蔓、参、归、芪、术、红、生甘、苓、知、柏、芩、连、升等共十九味；次服补气汤，参、芪、辛、归、甘、丁、麻、升，煎服。风热头痛，石膏散，麻黄、石膏、干葛、首乌。头痛及胸痛，食少寒冷，咽嗌不利，左寸弦急，宜麻黄吴萸汤，麻、吴、苍、羌、升、藁、柴、芩、连、柏、芎、细、半、蔓、红、甘、陈。新沐中风为首风，头面多汗恶风，当先一日，则病甚，至其风日则少愈，大川芎汤，川芎、天麻二味为末，蜜丸，茶送下。风气循风府而上，则为脑风，项背恶寒，脑户极冷，神金散，麻黄、细辛、干葛、藿香等分为末，酒下；因发散太过，宜酸收而敛之，乳香落盏散，甘、桔、陈、柴、乳香、粟壳，末服。

肾厥头痛，玉真丸。

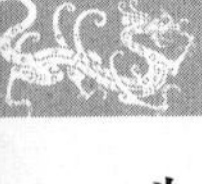

痰厥头痛，眼黑头旋，恶心烦闷，半术天麻汤。

徇蒙招尤，目眩耳聋，肝风虚动也，钩藤散。

雷头风之痛而成核块者是也，或如雷鸣，清震汤。

伤寒头肿如斗，多属天行疫病。

偏正头痛，搐鼻瓜蒂散。

头痛筋挛，惊不嗜卧，谓之肾厥头痛。

脑者髓之海，髓不足，则脑为之痛，宜茸珠丹之类治之。如用风药，久之必死。

《济阳纲目·卷七十·头痛·治风寒头痛方》

加味二陈汤　治诸头痛，随证加减。

上加生姜三片，水煎服。太阳经头痛，恶风寒，脉浮紧，加羌活、麻黄、川芎。阳明自汗，发热，恶寒，脉浮缓长，加升麻、葛根、白芷。渴者，宜合白虎汤加吴茱萸、白芷。少阳寒热往来，脉弦，加柴胡、黄芩。如三阳胸膈宿痰，痛久不止，令人丧明，宜合川芎茶调散探吐；太阴体重腹痛，脉沉必有痰，加苍术、南星；少阴寒厥，脉沉细，加附子、细辛；厥阴吐沫厥冷，脉浮缓，加吴茱萸；头顶项背俱痛者，宜合羌吴萸汤。肥人加二术，瘦人加酒芩，风热加蔓荆子、川芎、酒芩。苦头痛加细辛，巅顶痛加藁本、升麻、防风。因感冒而头痛，加羌活、防风、藁本、升麻、柴胡、葛根之类。气虚头痛，加黄芩、人参。血虚头痛，加川芎、芍药、酒黄柏。

医垒元戎方　治三阳头痛。

三五七散　治风寒人脑，阳虚头痛。

羌活附子汤　治冬月大寒犯脑，令人脑痛，齿亦痛，名曰脑风。

麻黄附子细辛汤　治三阴三阳经不流行，而风寒气逆，为寒厥头痛，其脉沉细。

川芎神功散　治风寒上攻头目，令人偏正头痛。

三因芎辛散　治伤风寒生冷，及气虚痰厥，头痛如破，兼眩晕呕吐。

小芎辛汤　治风寒在脑，或感湿邪，头痛脑晕，及眉棱眼眶痛者。

石膏散　治阳明经头痛，大效。

吴茱萸汤　治厥阴头项强痛，或吐痰沫厥冷，其脉浮缓。

芎术除眩汤　治感寒湿，眩晕头重痛极。

芎辛丸　治头疼，面赤烦闷，咽干，上膈风痰，头目昏晕，百节疼痛，背项拘急。

定风饼子　治偏正头痛。

如圣饼子　治风寒伏留阳经，气厥，痰饮，一切头痛。

天香散　治年久头风头痛不得愈者。

川芎羌活散　专治头风头痛。

白附子散　治风寒客于头中，不时疼痛，牵引两目，遂至失明。

大川芎丸　治首风眩晕，外合阳气，风寒相搏，胸膈痰饮，偏正头痛。

二芎饼子

都梁丸　治风吹项背，头目昏眩，以及脑痛，妇人产前产后，伤风头痛。

九龙丸　治男女八般头风，一切头痛。

黑龙丸　治一切头疼。

香芎散　治偏正头风。

一字散　治头风。

藿香散　治体虚伤风，停聚痰饮，上厥头痛，或偏或正，并治夹脑诸风。

必胜散　治风寒流注阳经，以致偏正头疼，年久不愈，此药最有神效。

神圣散　治脑风，邪气留饮不散，项背怯寒，头痛不可忍者。

乳香盏落散　治男子、妇人偏正头疼不可忍者，大有神效。楼氏曰：风盛则疏散而痛，宜酸收之。

落盏汤　治偏正头疼头风。

透顶散　治偏正头风，夹脑风，并一切头风，不问年深日久，克日取效。

青黛散　治头风。

《济阳纲目·卷七十·头痛·治风热头痛方》

清空膏　治偏正头痛，年深久不愈者，风湿热头痛，上壅及脑痛不止，除血虚头痛不治，余皆治之。

彻清膏

川芎散　治头目不清利。

羌活清空膏

白芷散（一名郁金散）　治诸热苦头痛。

细辛散　治偏正头痛。

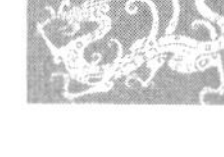

羌活汤　治风热壅盛，上攻头目昏眩。

川芎茶调散　治风上攻，头目昏痛，鼻塞声重。

一方　治风湿热头痛，神效。

经验方　治头风热痛不可忍者。

一方　治伤风感风，一切头痛。

通关散　治感风发热，头疼鼻塞。

芎芷散　治风壅头痛。

川芎散　治偏头痛，神效。

石膏散　治头痛不可忍者。

川芎丸　消风壅，化痰涎，利咽膈，清头目旋晕，心忪烦热，颈项紧急，肩背拘蜷，肢体烦疼，皮肤瘙痒，脑昏目疼，鼻塞声重，面上游风。

川芎散　治头风，偏正头痛，昏眩妙方。

二方汤　治头痛连眼痛。

真珍散　治偏正头痛，头风。

豆粉丸　治风热头痛。

川芎散　治风盛膈壅，鼻塞清涕，热气攻眼，下泪多酸，齿间紧急，作偏头痛。

清上泻火汤　昔有人年少时气弱，常于气海、三里穴节次灸之，至年老成热厥头痛，虽冬天大寒，犹喜寒风，风吹之头痛即愈。微来暖处，或见烟火，其痛复作，五六年不愈，此灸之过也。

补气汤　服前药之后，服此药。

安神汤　治头痛头旋眼黑。

养神汤　治精神短，不得睡，项筋肿急难伸。禁甘温，宜苦味。

碧云散　治头痛。

菊花散　治风热上攻，头痛不止。

灵砂丹　治风热郁结，气血蕴滞，头目昏眩，鼻塞声重，清涕口苦，舌干，咽嗌不利，胸膈痞闷，咳嗽痰实，肠胃燥涩，小便赤黄；或肾水阴虚，心火炽甚及偏正头疼，发落牙痛，遍身麻木，疥癣疮疡，一切风热，并皆治之。

川芎石膏汤　治风热上攻，头目昏眩，痛闷，风痰喘嗽，鼻塞，口疮，烦渴，淋闭，眼生翳膜。此药能清神利头目。

辛夷散　治头风鼻塞。

小清空膏　治诸般头痛，惟血虚头痛不治。

大黄汤　治少年强壮人，气实有痰，头痛如破，或头晕而重。

经验方　敷贴头风热痛。

止痛太阳丹

上清散　治因风头痛，眉骨、眼眶俱痛不可忍者。

谢传点眼丹　治一切急头风，头痛，心腹绞痛。又治搅肠痧，闪气痛，盘肠气痛，小肠疝气及牙痛、猪风、羊风等证。

丹溪搐鼻药　瘦人宜用。

《济阳纲目·卷七十·头痛·治痰厥头痛方》

芎辛导痰汤　治痰厥头痛。

三生丸　治痰厥头痛。

半夏白术天麻汤　治痰厥头痛，眼黑头旋，恶心烦闷，气促上喘，无力以言，心神颠倒，目不敢开，如在风云中，头苦痛如裂，身重如山，四肢厥冷，不得安卧。

丹溪方　治头疼连眼痛，此风痰上壅，须用白芷开之。

加味二陈汤　治头痛常发者，名曰头风。偏于一边而痛者，名曰偏头风。此方主之。

茯苓半夏汤　治风热痰逆，呕吐头痛。

玉壶丸　治风湿头痛，亦治痰患。

生朱丹　治诸风痰盛，头痛目眩，气郁积滞，胸膈不利。

一方　治头痛去风痰。

丹溪方　治湿痰头痛。

治风厥头痛方

芎乌散　治男子风厥头痛，妇人气盛头痛，及产后头疼，皆治之。

玉液汤　治七情气郁生痰，上逆头目眩晕，心嘈怔忡，眉棱骨痛。

胡芦巴散　治气攻头痛，及瘴疟瘥后，头痛如破。

点头散　治偏正头痛，常服除根。

治肾厥头痛方

玉真丸　治肾厥头痛不可忍，其脉举之则弦，按之则坚。

治血气虚头痛方

加味调中益气汤　治气血两虚头痛，其效如神。

顺气和中汤　治气虚头痛，此药升阳补气，头痛自愈。

芎归汤（一名一奇散）治血虚头痛，神妙。

当归汤　治头痛欲裂。

四神散　治妇人血风，眩晕头痛。

《幼科折衷·上卷·头痛（附颈项强痛）》

总括：头痛先须辨六经，湿痰风火夹邪侵。气虚血少兼寒湿，识者尤当审厥真。

脉法:《脉经》云：阳热则头疼。又曰：寸口脉浮，中风发热头疼，脉紧头痛是伤寒，脉紧上寸口者风头痛。《脉诀》云：头痛短涩应须死，浮滑风痰皆易除。

《内经》曰：寸口脉中短者曰头痛。子和曰：头痛不止，乃三阳受病也。夫三阳受病皆胸膈有痰所致，盖指病之壅郁于上而言也。《内经》曰：春气者病在头，盖天气在上，知病气亦升于上也，其法当吐，谓吐之所以宣达在上之邪。仲景曰“大法春宜吐”是也，此特治头痛之一法耳。按头痛之症有自外而生者，如风寒暑湿之邪；有自内而生者，如气血痰饮之动。然又有三阳三阴之异，而又皆以风药治之者，总其大体而言之，高巅之上，惟风可到耳。故太阳头痛者，恶风寒，脉浮紧，痛在巅顶两额角；少阳头痛者，往来寒热，脉弦，痛连耳根；阳明头痛者，发热自汗，脉浮长大，痛连目眦颊齿；太阴头痛者，必有痰，体重或腹痛，脉沉，头重；少阴头痛者，足寒气逆为寒厥，脉沉细；厥阴头痛者，吐痰沫，厥冷，脉浮缓，痛引目系，此六经头痛多挟外邪者也。血虚头痛者，自鱼尾上攻头痛也；气虚头痛者，耳鸣九窍不利也；真头痛者，痛甚入连于脑，手足寒至节，旦发夕死、夕发旦死也。厥逆头痛者，所犯大寒内至骨髓，髓者，以脑为主，脑逆，故令头痛齿亦痛也；痰厥头痛者，头若痛如裂，眼黑头旋，恶心烦闷，目不敢开，如在风云中，此足太阴痰厥头痛也。凡此之类，种种不同，更参大方，究其所因，斯无一偏之弊矣。

补遗

丹溪曰：头痛大率属痰，甚者火多，有可吐者，有可下者。肾虚则头痛，肝虚则头晕。

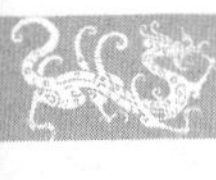

《保命歌括·卷之二十九·头痛头风头眩》

尝稽头痛古诸方，未有东垣法尽详，

《兰室秘藏》开锁钥，得其门入任弛张。

东垣云：太阳头痛，脉浮紧，恶风寒，川芎、羌活、独活、麻黄之类为主；少阳头痛，脉弦细，往来寒热，柴胡为主；阳明头痛，身热，目疼，鼻干，发热恶热，其脉浮大而长，升麻汤或石膏、白芷为主；太阴头痛必有痰，体重或腹痛，为痰癖，其脉沉缓，以苍术、半夏、南星为主；少阴头痛，三阴三阳经不流行而足寒，气逆，为寒热，其脉沉细，麻黄附子细辛汤为主；厥阴头痛，顶痛，或吐涎沫，厥冷，其脉沉缓，吴茱萸汤为主；诸血虚头痛，当归、川芎为主；诸气虚头痛，人参、黄芪为主。为主者，主治也。兼是何证，以佐使药佐之，此立方之大法也。

气血俱虚头痛者，于调中益气汤中少加川芎、蔓荆子、细辛，其效如神。半夏白术天麻汤，治痰厥头痛药也。清空膏乃风湿热头痛药也。羌活附子汤，厥逆头痛药也。如湿气在头者，以苦吐之。

凡头痛者，木也；风则温也。故头痛皆以风药治之。高巅之上，惟风可到。故味之薄者，乃阴中之阳，自地升天者也。

有真头痛，甚则脑尽痛，手足寒至节者，死不治。此经中所谓厥头痛也。厥者逆也，逆壅而冲于头也。痛引脑巅，陷至泥丸宫，故名真头痛，非药之能治，夕发旦死，旦发夕死，真气绝也。

按头痛之证，有自外而生者，知风寒暑湿之邪，则依东垣分六经之类而治于外也；有自内而生者，如气血痰饮之动，则依东垣治气虚、血虚、痰厥之类，以调其内而治于外也。更以脉辨之，《脉诀举要》云：头痛阳弦，浮风紧寒，风热洪数，湿细而坚，气虚头痛，虽弦必涩。痰厥则滑，肾厥则坚实。又《脉诀》云：头痛短涩应须死，浮滑风痰病易除。又参以诸贤之论，其法大备。

伤寒头痛有仲景法。诸经气滞亦作头痛，宜分经理气处治。

夫风从上受之，邪从外入，客于经络为头痛者，宜川芎茶调散、澈清膏主之。

有厥逆头痛者，所犯大寒内至骨髓。髓者以脑为主，脑逆故令头痛，齿亦痛，宜羌活附子汤主之。

有风湿热头痛者，宜东垣青空膏、丹溪方主之。

湿气在上，以苦吐之，此雾露清邪之气中于上窍也，宜搐鼻瓜蒂散。子和云：头痛不止，乃三阳受病也，宜元戎汤主之。

真痰厥头痛者，头苦痛如裂，眼黑头旋，恶心烦闷，目不敢开，如在风云中。此是太阴痰厥头痛也，宜半夏白术天麻汤主之。

有气血俱虚头痛者，宜加味调中益气汤主之。

有劳役下虚之人，似伤寒发热汗出，两太阳痛甚。此相火自下冲上也，宜补中益气汤加川芎、当归，甚者加知母、黄柏、蔓荆子、细辛。

有年高气弱之人，清气不能上升，头目昏闷，本无表邪，因误汗之，清阳之气愈虚，故苦头痛、恶风、不喜饮食、气短，脉弱弦细而微，宜升阳气，顺气和中汤主之。

偏正头风作宿疴，久而不已属痰多，

不分所属论虚实，检尽方书没奈何。

病初得之只是头痛，久而不已，则成头风。头风之病，有偏有正，正头痛者，属足太阳经；偏头痛者，或眉眶骨痛，或额上痛，皆属少阳经，多主于痰。

丹溪云：偏头风在右，属痰属热。痰用苍术、半夏，热用制片黄芩。在左属风及血。风用荆芥、薄荷，血虚用芎、归、芍药、酒黄柏。诸家不分所属，故药多不效。少阳偏头痛者，多大便秘，或可下之。虚者气与血也，实者痰也。

凡偏正头疼，年深不愈者，宜常服玉壶丸以治其痰，灵砂丹以治其热，此因其未至而防之也。病发之时，宜青空膏、川芎散，外用搐鼻散，药如上清散、救苦散，此因其至而攻之也。头痛少愈，病在右者，用二陈汤加苍术、酒炒芩、连、川芎；病在左者，用四物汤加荆芥、薄荷、酒黄柏，此因其至而送之也。更灸百会、风池、侠溪。

有热厥头痛者，虽冬天大寒，常喜寒风吹之头痛即愈。略来暖处，或见烟火，其痛复作。宜清上泻火汤、羌活汤。

久头痛病，略感风寒便发，冬月须重绵厚帕包裹，此属郁热，本热而标寒。世人不知，用辛温解散之药暂时得效，误认为寒，殊不知因其本有郁热，毛窍常疏，故风寒易入，外寒微解，内热固闭，逆而为痛。辛热之药，虽能开通闭逆，散其标之寒邪，然以热济热，病本益深，恶寒愈甚矣。妇人多有此病。当泻火凉血为主，而佐以辛温散表之剂，以从治之法治之，则本可除而病可愈矣，宜常服灵砂丹。

眉棱骨痛属风热与痰，丹溪有方，或选奇汤。

有头痛连眼痛，此风热上攻也，宜菊花茶调散、上清散。

眼黑头旋总是虚，挟痰挟火中风如，

勿从标治专从本，气血平和病自除。

《保命歌括·卷之二十九·头痛头风头眩·头痛风眩诸方》

川芎茶调散　治诸风上攻，头目昏痛，鼻塞声重。

澈青膏

羌活附子汤　治冬月大寒犯脑，令人脑痛，齿亦痛，名曰脑风。

清空膏　治偏正头痛，年深久不愈者。善疗风湿热头痛，上壅头目及脑痛不止者。除血虚头痛不治。

如头苦痛，每服加细辛末二分。

如太阴脉缓有痰，名痰厥头痛，减羌活、防风、川芎、甘草，加半夏曲一两半。

如偏正头痛，服之不愈，减羌活、防风、川芎一半，加柴胡一倍，此少阳经头痛也。

如发热恶热而渴，此阳明头痛，只服白虎汤，加白芷立愈。

丹溪方　治风湿热头痛神效。

搐鼻瓜蒂散　治偏头痛久不愈，服药及灸针不效者，此湿气在头也。用瓜蒂一味，为末，少许吹鼻中，滴水徐徐出，一昼夜湿尽痛止为度。

元戎治三阳头痛方

半夏白术天麻汤　治痰厥头痛，眼黑头旋，恶心烦闷，气促上喘，无力以言，心神颠倒，目不敢开，如在风云中，头苦痛如裂，身重如山，四肢厥冷，不得安卧。此足太阴痰厥头痛也。

加味调中益气汤　治气血俱虚头痛，其效如神。

顺气和中汤　治年高气弱，清气不能上升，头目眩闷，本无表证，因发汗数次，清阳之气愈虚，故苦头痛，恶寒，不喜饮食，气短，脉弱弦细而微，宜服以升阳气。

玉壶丸　治风湿痰头痛。每发时，两颊青黄，眩运目不欲开，懒欲言语，身重，兀兀欲吐，数日方愈。此厥阴太阴合而为病。又名水煮金花丸。

灵砂丹　治风热郁结，气血蕴滞，头目昏眩，鼻塞声重及偏正头痛。

东垣川芎散　治头目不清利，偏正头风。

上清散　治因风头痛，眉骨眼眶俱痛不可忍者。

救苦散　专治伤风伤寒，头目不清。

清上泻火汤　治热厥头痛。

东垣羌活汤　治风热壅盛，上攻头目昏眩。

丹溪治眉棱骨痛方　属风热与痰。

选奇汤　治眉骨痛不可忍，神效。

菊花茶调散　治偏正头痛连眼痛。

雷头风病，宜服升麻汤。

芎芷散　治阳明头痛大效。又名石膏散。

加味六君子汤　治气虚痰盛，兼挟风邪，眩运不休者。

安神汤　治头痛旋黑。

《医学原理·卷之七·头痛门·头痛脉法》

《内经》云：寸口脉短者，头痛也。《脉经》曰：阳脉弦则头痛。又云：寸口脉浮，中风发热头痛。又云：脉紧急头痛是伤寒。又云：紧上寸口者，伤风头痛。《脉诀》云：头痛短涩应须死，浮滑风痰皆易除。

《医学原理·卷之七·头痛门·治头痛方》

东垣白术半夏天麻汤　治头痛眼黑旋晕，恶心烦闷，气促上喘，心神颠倒，目不敢开，如在风云之内，无力以言，身重如山，四肢厥冷，不得安卧. 此乃中气亏败，运动失常，以致脾湿壅郁成痰，阻塞经络，湿热不得疏泄，郁久生风，上壅而作头痛。是以头痛眼黑旋晕，恶心烦闷，气促上喘。夫心恶热，心为热炎，是以心神颠倒，不得安卧，目不敢开，如在风云之内。大热则伤气，是以无力以言，湿胜则身重，是以身重如山。夫阳为卫，而脾主四肢，今脾病不能舒布阳气以通四肢，是以四肢厥冷。治宜补中气以健脾驱风清湿、疏郁豁痰可也。是以用人参、黄芪、茯苓、白术等补中气以健运动，天麻驱风，苍术、泽泻疏郁，黄柏清热，生姜、半夏、橘红等行气豁痰，以神曲、麦芽等健脾和胃。

清空膏　治风热上壅，头因作痛，治宜疏风清热为主，是以用川芎、防风、羌活等诸辛温以疏风，柴胡、黄芩、黄连等诸苦寒之剂以清热。

彻清膏　治一切风头痛。经云：风淫于上，散之以辛。是以用川芎、细辛、藁本、薄荷、蔓荆子等诸温散风以止痛，少佐以生甘草泻火和药。

元戎方　治风淫三阳经而作头疼，经云风伤阳是也。治宜发表驱风为主。是以用葛根、葱白发表，助羌活引防风、荆芥以散太阳经邪，升麻、石膏、白芷等导防风以散阳明经邪，柴胡、川芎等导细辛、荆芥以散少阳经邪，佐芍药伐肝，以治风木之本。

局方如圣饼子　治风寒伏留阳经以成痰厥头疼，治宜疏风散寒为主。用防风、天麻以疏风，川乌、干姜以散寒，二者治本。佐南星、半夏豁痰厥，川芎止头疼，二者治标。少加甘草和药。

宝鉴顺气和中汤　治气血亏败，虚火上炎而作头痛。治宜补益气血为主，经云虚火宜补是也。是以用人参、黄芪、陈皮、白术等以补气，当归、川芎、白芍等以补血，升麻、柴胡行经，佐细辛、蔓荆子以止头痛，少加甘草和药。

选奇方　治风热眉棱骨痛，治宜疏风清热。故用防风、羌活以疏风，用酒芩以清热，佐甘草以和药。

安神汤　治气血不充，风邪外束，阴火内搏。治宜疏风散邪，降阴火而头眩自疗。是以用防风、羌活、升麻等以散风，柴胡、知母、生草、黄柏等以降阴火，黄芪、炙草补气，酒浸生地益血。

天香散　治远年痰厥，头风甚者。治宜散风寒、豁痰厥可也。是以用川乌、白芷以散风寒，南星、半夏以豁痰厥。

紫金散　治诸鼻热头痛。用郁金、白芷、薄荷、雄黄等以散风，用石膏、芒硝下肠胃中之实热。

《赤水玄珠·第三卷·头痛门·头风》

丹溪云：属痰者多，有热，有风，有血虚。在左属风，薄荷、荆芥，血虚川芎、当归。在右属痰，苍术、半夏，热则酒芩为主。

冲和膏　偏正头风肿痛，并眼痛者，涂上立止如神。

川芎散　偏头痛、头风神效。

菊花茶调散　诸风头目昏重，偏正头风，鼻塞。

祛风清上丸　风热上攻，眉棱骨痛。

芎辛导痰汤　痰厥头痛。

清空膏　偏正头痛年深，及疗风湿热痛，上壅损目，及脑痛，年深不止。

小清空膏　诸般头痛，惟血虚头痛不治。

补气汤　服前药之后，服此药。

安神汤　头旋眼黑头痛。

川芎散　头风，偏正头风，昏眩。

石膏散　头痛不可忍。

荆芥散　治头风。王太医方。

玉真丸　寒湿为多，肾气不足，气逆上行，头痛不可忍，谓之肾厥。其脉举之则弦，按之则坚。

玉壶丸　风湿头痛，亦作痰患。

僵蚕散　偏正头痛，并夹脑风，连两太阳头痛。

乳香盏落散　男子妇人，偏正头痛不可忍，大有神效。此风盛疏散而痛，宜酸以收之。

如圣散　眼目偏痛头风。

一奇散　产后头痛。

芎附散　产后败血作梗头痛，诸药不效。

大川芎丸　首风旋晕弦急，外合阳气，风寒相搏，胃膈痰饮，偏正头疼，身体拘倦。

神圣散　脑风邪气，留饮不散，项背怯寒，头痛不可忍者。

大全黑龙丹　产后寒凝血滞，或胞衣不下，或污血奔心，危急恶疾垂死者，但灌药入口便活。妙通神圣。

《赤水玄珠·第三卷·头痛门·雷头风（俗名，非古也）》

张子和曰：雷头风者，结核块于头上，而作痛者是也。可用茶调散吐之，次用神芎丸下之，然后服乌荆丸及愈风饼子之类。消风散热，是其治也，如凉膈散之类。

又云：雷头风，是头上有赤肿结核，或如酸枣状，可用排针出血则愈矣。

生生子曰：所谓雷头风者，必是痰结核块。或先暗有于头上，然后随遇而发。或劳役，或酒色，或食煿炙、动风发毒之物，感而发之。或红，或肿，而痛作矣。急则治其标，针而出血，风散火灭，痛因减去，或有之也。若先无结块痰核，卒然发寒热而肿痛者，乃风毒也，不可不察。

红豆散　头重如山，此湿气在头也。

消风散　诸风上攻，头目昏痛，项背拘急，肢体烦痛，肌肉蠕动，目眩旋运，耳箫蝉鸣，眼涩好睡，鼻塞多嚏，皮肤顽麻，燥痒瘾疹。又治妇人血风，头皮肿痒，眉骨疼，旋欲倒，痰逆恶心。

《万氏秘传外科心法・卷之十二・妇人四症・头风症》

头风症惟妇人最多，盖由产后败血过甚而伤风受冷，或月水来多而受湿感寒，血气虚弱，风寒来顶，致头松弛而畏冷怕风，脑如空筒而髓枯血干，炎天裹包怕寒目如瞑，胀酸痛不止。宜人参四物汤、黄芪补虚汤、防风胜湿汤，更灸风池穴、巅顶穴可愈。

《秘传眼科龙木论・卷之二・十五・雷头风内障》

此眼初患之时，头面多受冷热，毒风冲上，头旋犹如热病相似，俗称雷头风。或呕吐，或恶心，年多，冲入眼内，致令失明。或从一眼先患，瞳人或大或小不定，后乃相损。眼前昏黑，不辨三光，初觉有患。宜服泻肝汤、磁石丸立效。

诗曰：

俗号雷头热毒风，年多冲入眼睛中，瞳人微大或微小，坐对三光黑不红。

脑热流脂来结白，医师不了便针通，虽然翳坠依前暗，自愧庸医不用功。

《审视瑶函・卷三・运气原证・头痛・大小雷头风症》

雷头风痰，来之最急，症类伤寒，头如斧劈，目若锥钻，身犹火炙，大便不通，小便赤涩，痛不可禁，祸亦难测，瘀滞已甚，应知爆出，着意速医，勿延时刻，泻火为先，须防胃液，逼损清纯，终当一失。

此症不论偏正，但头痛挟痰而来，痛之极而不可忍，身热目痛。便秘结者，曰大雷头风。若头痛大便先润后燥，小便先清后涩，曰小雷头风。大者害速，小者稍迟，虽有大小之说，而治则一，若失之缓，祸变不测，目必损坏，轻则粺凸，重则结毒，宜早为之救，以免祸成。宜服：

清震汤　兼治发热恶寒，口渴者服。

加味调中益气汤　治气血俱虚头痛，其效如神。

将军定痛丸　治巅顶痛，挟痰湿实者，动辄眩晕用。

药枕方　治头风目眩。

《审视瑶函・卷三・运气原证・头痛・左右偏头风症》

左右偏头风，发则各不同，左发则左坏，右发则右坏，人多不为虑，致使失光明。此症左边头痛，右不痛者，曰左偏风；右边头痛，左不痛者，曰右偏风。世人往往不以为虑，久则左发损左目，右发损右目，有左损反攻右，右损反攻左，而两目俱损者。若外有赤痛泪涩等病，则外症生；若内有昏渺眩晕等病，则内症生。凡头风痛左害左，痛右害右，此常病易知者。若左攻右，右攻左，痛从内起，止于脑，则攻害也迟。痛从脑起，止于内，则攻害也速。若痛从中间发，及眉棱骨内，上星中发者，两目俱坏，亦各因其人之触犯感受，左右偏盛起患不同，迟速轻重不等，风之害人尤惨。宜服：

羌活芎藁汤　治太阳经头风头痛，夜热恶寒。

柴芎汤　治太阳经头风头痛，寒热而呕。

苍术汤　治太阴经头风头痛，腹满不食，并腹痛。

细辛汤　治少阴经头风头痛，四肢厥，但欲寐者。

吴茱萸汤　治厥阴经头风头痛，四肢厥，呕吐痰沫。

升麻芷葛汤　治阳明经头风头痛，身热口渴者服。

六、清

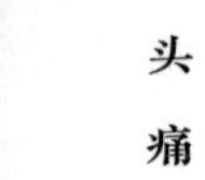

《经验单方汇编·头痛诸症·附脑漏、鼻症》

头乃诸阳之会，症非一端，大约宜分十二症治之。丹溪云：头痛多主于痰，甚者火多。有可吐者、有可下者。又若眉眶痛者，属风热与痰。有肝虚而痛者，才见光明则眶痛，甚有眉棱骨痛者，眼不可开，昼静夜剧，属痰。头风者，经云：首风之状，头面多汗，恶寒当先。风一日则病甚，头痛不可以出内，至其风日，则其病稍愈。盖其人素有痰火，风寒客入骨髓而然。妇人多患头风者，以无巾帻御风寒也。有偏、有正、有热、有风、有血虚。在左属风与血虚，在右属痰与热。头眩者，目花黑暗旋倒也。其状头眩目闭，身转耳聋，如立舟车之上，起则欲倒，虚极乘寒得之。故风则有汗、寒则掣痛、暑则烦闷、湿则重滞，此四气乘虚而眩晕也。或七情郁而生痰动火，随气上厥，此七情致虚而眩晕也。酒色过度，肾虚不能纳气归元，使气逆奔而上，此气虚眩晕也。吐、衄、崩漏，或产后失血，脾虚不能收摄营气，使诸血失道妄行，此血虚眩晕也。

《针灸逢源·卷六·论治补遗·头痛》

头为天象，六腑清阳之气，五脏精华之血，皆会于此。天气六淫之邪，人气五贼之逆，皆能相害，或蒙蔽其清明，或壅遏其经隧，与正气相搏，郁而成热，脉涩而痛。若邪气稽留，脉满而气血乱，则痛乃甚，此实痛也。寒湿所侵，真气虚弱，虽不相搏成热，然邪客于脉外，则血涩脉寒，卷缩紧急，引小络而痛，得温则痛减，此虚痛也。因风痛者，抽掣恶风；因热痛者，烦心恶热；因湿痛者，头重，天阴转甚；因痰痛者，昏重，愦愦欲吐；因寒痛者，绌急而恶寒战栗；气虚痛者，恶劳动，其脉大；血虚痛者，善惊惕，其脉芤。头痛自有多因，而古方每用风药者，高巅之上，惟风可到，味之薄者，阴中之阳，自地升天者也。在风寒湿者，固为正用，即虚与热者，亦假引经。

医书多分头痛、头风为二门，然一病也。浅而暴者名头痛，深而久者名头风。头风必害眼者，经所谓东风生于春，病在肝，目者肝之窍，肝风动，则邪害空窍也。

久头痛而略感风寒便发，须重绵包裹者，此属郁热。盖本热而标寒也，因其本有郁热，毛窍常疏，故风寒易入。束其内热，闭逆为痛，惟泻火凉血，佐以辛温散表。

头痛虽各经皆有火证，阳明为最，正以阳明胃火盛于头面，而直达头维，故其痛必甚，脉必洪，多内热口渴，其或头脑振振痛，而兼脉绝，无表邪者，必火邪也。白虎汤加生地、麦冬、木通、泽泻，他经则芍药、花粉、芩、连、知、柏、龙胆、栀子择用之。但治火不宜佐以升散，盖外邪之火，可散而去，内郁之火，得升愈炽矣。

《伤寒寻源·中集·头痛附项强》

太阳之为病，脉浮，头项强痛而恶寒。是头项强痛专属太阳证，然他经亦互见，特太阳其专主耳。凡邪之自外而入者，必主头痛，如经云：太阳病，头痛发热，身疼腰痛，骨节疼痛，恶风无汗而喘者，麻黄汤主之。太阳病，头痛发热，汗出恶风者，桂枝汤主之。此与发热同机，风寒之邪，自外而入，其脉主浮，故可发之使从汗解也。

其有不从太阳而从少阳者，经云：伤寒脉弦细，头痛发热者，属少阳，少阳不可发汗，此属胃，胃和则愈，胃不和则烦而悸。盖弦为少阳定脉，其头痛特邪之外溢于太阳，而非太阳之自病，故仲景特申发汗之禁。又太阳与少阳并病，头项强痛，或眩冒，时如结胸，心下痞硬者，慎不可汗，而亦不可下，汗下俱不可，而从少阳和解之法，仲景虽不言，在人因证善会矣。

阳明病尤忌发汗，经云：伤寒六七日，不大便，头痛有热者，与承气汤，其小便清者，知不在里仍在表也，当须发汗，若头痛者必衄。此言风寒之邪，由表而入，热未入里，仍宜汗解，既入于里，则宜以承气汤下之矣。由此推之，湿热之邪，本在于里，而外溢于表，其初起每见头痛证，当以清里为主，微兼透表，里和则表自解，若徒与攻表，非但头痛不减，恐里证增剧矣。

太阴病亦有头痛者，经云：霍乱头痛，发热身疼痛，热多欲饮水者，五苓散主之，寒多不用水者，理中汤主之。霍乱，太阴证也，头痛发热，是阴病有转阳之机，惟亟去其里寒，则病出于阳而可治矣。

少阴一经，与太阳相表里，太阳之脉浮，少阴之脉沉。经云：病发热头痛脉反沉，若不瘥，身体疼痛，宜四逆汤。盖沉非太阳之脉，即不得同太阳发表之例，而与以大发其汗矣。

太阴少阴，其脉上至颈胸中而还，不循于头，应无头痛证，然阴阳出入，互相输应，其机正妙于转，不能呆执而论。至厥阴之脉，循喉咙之后，上入颃颡，连目眦，上出额，与督脉会于巅。病亦有头痛者，如经云：干呕吐涎沫头痛者，吴茱萸汤主之是也。厥阴头痛，往往直升巅顶，其有痛甚入连于脑而手足寒者，不治。

太阳经病不解，转传入府者，其人头痛而小便不利，治当不从经解，而从府解。如经云：服桂枝汤或下之，仍头项强痛，翕翕发热，无汗，心下满微痛，小便不利者，桂枝去桂加茯苓白术汤主之。盖所以运胸中之阳，以化寒水之气，使从小便则解，故曰小便利则愈也。由是推之，其有热结于府，头痛，小便不利，而又加以口渴，则宜以甘寒泻其府热，而头痛自愈，其法又可会矣。

太阳之邪并于上，则头项强痛，并于下则项背强痛。经云：太阳病，项背强几几，反汗出恶风者，桂枝加葛根汤主之。太阳病项背强几几，无汗恶风者，葛根汤主之。此以有汗无汗分别风寒，与发热同义。又经云：病者身热足寒，颈项强急，恶寒，时头热面赤，目脉赤，独头面摇，卒口噤，背反张者，痉病也。另详痉门。又结胸者，项亦强，如柔痉状，下之则和，宜大陷胸丸。盖气结于胸，则项牵连而强，故下之则和，此虽见项强证，而其邪又不关太阳也。

《伤寒大白·卷一·头痛》

伤寒头痛，常痛不休，不比内伤头痛，时作时止。故伤寒头痛发热，三阳经者多。然三阳中，惟太阳经更多。故头痛身痛，恶寒发热，两足常冷，皆太阳表证也。无汗脉浮紧，北方冬月麻黄汤，南方羌活败毒散；有汗脉浮缓，北方冬月桂枝汤，南方加减防风汤合川芎汤。少阳经头角痛，痛引耳前后，发热无汗，脉浮紧，柴胡防风汤；脉弦而数，寒热往来，合目自汗，呕而口苦，小柴胡汤。通加川芎入胆，上行头角。阳明经额前痛，痛连眼眶，脉洪而长，发热无汗者，葛根汤加葱白、白芷、升麻；有汗发热，脉洪而数，烦渴引水，白虎汤加葛根、白芷。若手足濈濈多汗，大便不行，脐腹胀满，虽有头痛之表证，亦用大干葛汤下之。又有头痛鼻塞，咳嗽喘急，每夜寒热，此风寒入肺，即伤风头痛也，宜芎苏泻白散；若无汗恶寒，脉浮紧，加羌活。又有风温头痛，宜防风散加石膏、干葛。湿温头痛，宜防风神术汤。又有时常头风痛者，羌活、选奇汤。顽痰头痛，胸满恶心者，二陈汤加南星、海石。饮家头痛，胸胁胀满，恶心呕吐，平胃二陈汤、导痰汤，甚者控涎丹，不愈再加瓜蒂散，搐鼻出黄水。又火痰头痛，栀连二陈汤加胆星。又有阴火头痛，四物汤加黄柏、知母。另有阴证头痛，此直中阴经之寒症，北方人有之，江浙则少。又有冒寒头痛，遇冷头痛，似阴证头痛，实非阴证寒痛，皆是内有痰饮积热，外遇寒冷搏击而痛也。

太阳之病，脉浮，头项强痛而恶寒。

此合论太阳经表证，必脉浮头项强痛而恶寒，宜发汗者。

太阳病，头痛发热，汗出恶风者，桂枝汤主之。太阳病头痛发热，身疼腰痛，骨节疼痛，无汗而喘者，麻黄汤主之。

此分论太阳病中风、伤寒二症，各立方以主治也。

太阳病头痛，至七日以上自愈者，以行其经尽故也。若欲再传经者，针足阳明，使经不传。

针阳明，刺腕骨、余骨、合谷三穴也。言太阳病头痛发热之症，若七日以上行其经尽，自愈者则已。若不愈，针此三穴，使不传经。

伤寒，不大便六七日，头痛有热者，与小承气汤。其小便清者，知不在里，仍在表也，须当发汗。若头痛者，必衄，宜桂枝汤。

不大便六七日，有里热，即头痛，亦宜小承气汤下之。但验其小便，若不赤，邪热未入里，须当发汗，故宜用桂枝汤。若服后头仍痛者，此热邪得桂枝之热，侵入阳明，必迫血从鼻而衄矣。宜桂枝汤句，应在须当发汗句之下。

太阳中风，下利呕逆，表散者，乃可攻之。其人漐漐汗出，发作有时，头痛，心下硬满，引胁下痛，干呕短气，汗出不恶寒者，此表解里未和也，十枣汤主之。此条详注呕吐门。

阳明病，表里大热，烦渴引饮，头痛如破者，宜竹叶石膏汤。

阳明表里之症，当用干葛石膏汤。今因烦渴引饮，头痛如破，此火热上冲猛烈，故用竹叶石膏汤。

阳明头痛，不恶寒反恶热，大便实，宜调胃承气汤。

不恶寒反恶热，大便实，阳明里热证也。不用大承气者，微示头痛症不可大下也。

伤寒脉弦细，头痛发热者，属少阳，不可发汗，汗之则谵语。此属胃，胃和则愈，不和则烦而悸。

头痛发热，是太阳症，今脉弦而细，属少阳之脉，故不可用麻黄汤误汗。

厥阴头痛，干呕吐涎沫，吴茱萸汤主之。

此厥阴经阴证头痛也。

《伤寒绪论·卷下·头痛》

昔人以头痛专主太阳，殊不知三阳经各有部分。如太阳头痛，自脑后上至巅顶，下有项强腰脊痛之异。以太阳经脉行身之后也。当辨中风、伤寒，汗之。

汗后头痛如破，此转属阳明也。

风火相煽，头痛如破，诸药不效，愈表愈痛，痛连眉棱者，选奇汤证也。

阳明头痛，上连目珠，痛在额前，兼鼻孔干，下有身热不眠之分，以阳明经脉行身之前也。

少阳头痛，上至两角，下有耳聋胁痛之殊，以少阳经脉行身之侧也。

三时感冒，皆有头痛，当从芎苏、香苏辈选用。

三阴经至颈而还，惟厥阴之脉上巅与督脉会，故有头痛，上则巅顶收引头角，下有脉沉弦细，手足厥冷。此为在经，当归四逆汤。若在里则干呕吐涎沫，头痛，吴茱萸汤。太阳中湿，则上有鼻塞吐痰，下有腹满自利。

少阴中寒，上则入连脑齿，下则烦躁，爪甲青。此真头痛，不治。

阳明热蒸头痛，必小便黄赤而短数，调胃承气汤。

太阳脉沉，身热头痛，为夹阴，黄芪建中汤。若误汗不差者，四逆汤温之。

太阳证，下之，头痛未除，唇寒面青，指头微厥，复发热者，为表邪内陷于阴分，虽头痛发热，不可用表药，宜竹叶石膏汤。

冬温发热头痛，心烦咽痛自利，阳旦汤。温病、热病、时行疫疠，初起头痛，皆不可用表药，宜黄芩白虎加葱豉，或葛根葱白汤以治外，凉膈双解达原承气加葱、豉、姜、枣，合内外而治之。里气一通，头痛自愈。

内伤火炎，新产血虚，皆有头痛，但时痛时止，而无脑后痛者，盖火炎则痛自两角，血虚则痛连鱼尾，以其自内达外，故必行少阳部分，是以头痛见两角者，则有少阳风热与虚火之别。若见额前者，亦有阳明与食积之殊。其见脑后者，必太阳外感无疑也。

《广瘟疫论·卷之二·表证·头痛》

时疫头痛与风寒不同：风寒是寒束于上部，中、下无邪上逆，头虽甚痛而不昏闷；时疫是热蒸于上部，中焦邪犯上焦，头不甚痛而皆闷，所谓卓然而痛者是也。验得气、色、神、脉、舌苔为时疫头痛，而又有表里之分。初起头痛，脑后、巅顶、目珠略甚，舌苔白而发热者，太阳头痛也，羌活、川芎为主，豆豉、酒芩、知母、生地为辅。额颅胀痛，目痛，鼻孔干，舌苔白而微黄，烦热而渴者，阳明头痛也，葛根为主，豆豉、石膏为辅。两额角痛，眉棱骨痛，寒热往来，口苦咽干，舌苔中黄边白，或中段黄，尖上白，少阳头痛也，柴胡、荆芥、川芎为主，酒芩、石膏为辅。头痛而三阳证悉具者，吴氏三消饮为主。时疫头痛，专见一经证者少，杂见二、三经证者多，此方尤为多效。头痛甚者，加豆豉、芎、防清其头目。头痛，舌苔黄，心下满，蒸蒸发热者，阳明里证也，三黄石膏汤、小承气汤、大柴胡汤、防风通圣散选用。舌苔黄，或半截或旁边有一块白，胸满而呕，头痛兼眩者，痰厥头痛也，前胡为主，半夏、莱菔子、枳、桔、山楂、麦芽为辅，兼烦热者，加大黄、枳实。汗、下、清解后，头痛心悸，四物汤去川芎，加丹皮、知母、黄柏，或归脾汤、逍遥散并加生地、枣仁。凡头痛见证混杂，难分表里者，总以舌苔辨之。

《南病别鉴·卷下·辨寒头痛第十三》

寒头痛脉浮而紧（主脑），或弦或沉更兼迟。恶风与寒四肢冷（大证据），头喜热物包里之（更有刘河间论头痛属热者，亦恶寒喜热，缘热为寒闭，则其痛甚，热气流通，则痛止也，然止后，必复作而益甚为验，脉亦必有异）。理中参人桂天麻，附子细辛重者加，少佐羌防法亦佳。

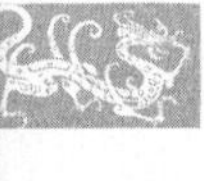

《南病别鉴·卷下·辨热头痛第十四》

热头痛脉浮而数，或滑而长亦有诸。口苦舌干渴欲饮，痛连风府与风池。恶热其常恶风暂，此为风热症已显。羌防柴葛连翘芩，甚则石膏用之验。

《南病别鉴·卷下·辨虚头痛第十五》

虚头痛脉弦而大，弦则为寒大则虚（主脑）。痛极不堪喜得按，日夜呼叫语声嘶（大证据）。其痛或专在额上，遍头皆痛亦有之。急宜参芩耆术加附子，此症失治危即死。

《温证指归·卷二·头痛 附巅顶痛、头目胀》

温病头痛，乃热邪上干清阳，故头痛，面必赤，神必烦，舌必红，脉必数。认明证候，急与清化、升降之方，使清气升，浊气降，头痛自止。如热甚口渴则白虎汤、玉女煎最妙，羌、防、芎、芷，皆非所宜。如兼风寒，面必收束，色必惨暗，舌必白滑，外必恶寒，自当先行散表。审明痛在巅顶，属太阳；痛在满头及眉棱骨者，属阳明；痛在两角，属少阳；兼暑者，必在夏月，皆照加引经药可也。惟温病头痛，浑浑不自知其所苦，所以温邪最易昏人神识也。更有素本真阴真阳皆亏，一遇温病，正不胜邪，阳虚头痛，必现面青、肢逆、恶寒，喜见灯火光，旋又畏之，缘有伏邪故耳。治法从权，暂投参茸膏，贫者党参、桂枝借用亦可。阴虚头痛，面必浮红，舌必干紫，口或渴不饮，恶见灯火光，宜六味地黄，先救肾液，再治温邪可也。

《证治汇补·卷之四·上窍门·头痛》

内因

自外入者，风寒暑湿之邪；自内发者，气血痰郁之异。(《玉机》) 或蔽覆其清明，或瘀塞其经络，与气相搏，脉满而痛。(《汇补》)

外候

头脑痛连两额属太阳，头额痛连目齿属阳明，头角痛连耳根属少阳。太阳穴痛属脾虚，巅顶痛属肾，目系痛属肝。(《汇补》)

痛分内外

外感头痛，如破如裂，无有休歇；内伤头痛，其势稍缓，时作时止。(《入门》)

痛分诸因

因风痛者，抽掣恶风；因热痛者，烦心恶热；因湿痛者，头重而天阴转甚；因寒痛者，绌急而恶寒战栗；因痰痛者，昏重而眩晕欲吐；因食痛者，噫酸发热而恶食。气虚痛者，九窍不利，恶劳动，其脉大；血虚痛者，鱼尾上攻，恶惊惕，其脉芤。肾厥痛者，下虚上实，其脉举之则弦，按之则坚；气逆痛者，心头换痛，其症胸腹胀满，呕吐酸水。(《汇补》)

厥头痛症

厥头痛者，所犯大寒，内至骨髓，髓以脑为主，胸中寒邪，故厥逆而头齿皆痛。

真头痛症

真头痛者，引脑及巅，陷入泥丸大痛。手足青冷至节者，旦发夕死，夕发旦死。用和外灸百会穴，内进参附汤，亦有生者。

脉法

寸口紧盛，或短、或弦、或浮，皆主头痛。又浮弦为风，浮洪为火，细濡为湿，滑大为痰，短涩为虚。

治法

高巅之上，惟风可到。东垣古方治头痛，每用风药者，取其味轻，阴中之阳，自地升天者也。在风寒湿者，固为正用，即虚与热者，亦可假此引经。(《必读》)

郁热当清

头痛多主于痰，甚必兼火，丹溪有久痛而感寒便发，外用重绵包裹者，此属郁热，盖本热而标寒也。因其本有郁热，毛窍常开，风寒易入，束其内火，闭逆为痛。惟泻火凉血，佐以辛凉散表。(《玉纶》)

寒湿当取

湿热头痛，心烦重滞，病在隔中，过在手太阳少阴；寒湿头痛，气上而不下，头痛巅疾，下虚上实，过在手少阴巨阳，甚则入肾。偏头痛者，先取手少阳阳明，后取足少阳阳明。(《准绳》)

附：眉棱痛

眉棱者，目系之所过，上属于脑。外挟风寒，内成郁热，上攻头脑，下注目睛，则眉骨作痛。又有肝火壅热者，有风痰上攻者，有湿气内郁者。(《必读》) 有肝经血虚，见光则痛者；有肝经伤饮，昼静夜剧身重者。若妇人经行将尽，不能安养，或以针指劳神，致令眉骨酸痛者，专以益阴养血。(《汇补》)

附：脑痛

头脑作痛，犹如刀劈，动辄眩晕。脑后抽掣跳动，举发无时，此肝经痰火，名曰厥疾。厥者，逆也。恚怒太过，气与血俱逆于高巅，而胆穴又络于脑，宜清痰降火，以芩、连、花粉、胆草、大黄、芦荟、丹皮、赤芍之类，调猪胆汁服之。若虚弱人患此，宜逍遥散加川芎、生地主之。

《一见能医·卷之六 病因赋中·头风有左右之分（三种）》

头居一身之上，当风寒之冲，一有间隙，则风邪乘虚而入，作为头风之症，此方为主，加对症药，立效。用片姜黄钱半，苍术、防风、白芷、羌活各一钱，细辛六分，加姜三片，水煎，食略远服。左痛属风与血虚，加川芎、当归各一钱，荆芥、薄荷各八分。右痛属痰，加半夏钱半、茯苓、陈皮各一钱，生甘草二分。瘦人多兼热，倍用酒芩，少佐石膏。肥人多是湿痰，加川芎、南星、半夏钱半，倍苍术。痰厥头痛，非半夏不能除；头旋眼黑，风虚内作，非天麻不能退。

《一见能医·卷之六 病因赋中·六经头痛（附五种）》

太阳头痛，恶风寒，脉浮紧，痛在巅顶二额角。阳明头痛，发热自汗，脉长大，痛连目眦颊齿。少阳头痛，往来寒热，脉弦，痛连耳根。太阴头痛，有痰体重，或腹痛，脉沉头重。少阴头痛，足寒气逆，为寒厥，脉沉细。厥阴头痛，吐痰沫，厥冷，脉浮缓，痛引目系，气虚头痛者，脉息虚微，必兼眩晕耳鸣之症。血虚头痛者，痛从奂属上皮，而形体黑瘦。气虚头痛与眉棱骨痛者，其脉皆沉微而涩。发厥头痛，必形貌色白。痛在右，真头痛者，痛连于脑，手足青黑至节，旦发夕死，夕发旦死。治以二陈汤加白芷、川芎为主。太阳加羌活，阳明加石膏，少阳加柴胡、黄芩，太阴加苍术，少阴加细辛，厥阴加吴茱萸。肥人必是湿痰，加苍术、白术。瘦人是热气上壅多，加酒洗片芩。如感冒风邪，加防风、羌活、藁本、升麻、葛根。风热者，加天麻、蔓荆子、川芎、酒芩。气虚加参、芪。血虚加归、芍酒炒。巅顶痛加藁本、升麻，不用川芎。

《张氏医通·卷五·诸痛门·头痛》

（头风　雷头风　眉棱风痛　真头痛　头重　头摇　颈项强痛　天白蚁）

【按】头者，天之象，阳之分也。六腑清阳之气，五脏精华之血，皆朝会于高巅。天气所发，六淫之邪，人气所变，五贼之运，皆能犯上而为灾害。或蔽覆其清明，或坠遏其经隧，与正气相搏，郁而成热，则脉满而痛，若邪气稽留，亦脉满而痛，是皆为实也。若寒湿所侵，虽正气衰微，不与相搏而成热，然邪袭于外，则血凝而脉缩，收引小络而痛，得温则痛减，是为虚也。因风而痛者，抽掣恶风，或汗自出；因暑而痛者，或有汗，或无汗，皆恶热而耳前与额胀痛；因湿而痛者，头必重，遇阴天尤甚；因痰饮而痛者，亦昏重而痛，愦愦欲吐；因寒而痛者，细急恶寒；因气虚而痛者，遇劳则甚，其脉大；因血虚而痛者，痛连鱼尾，善惊惕，其脉芤，或沉数。头痛自有多因，而古方每用风药者，盖高巅之上，惟风可到，味之薄者，阴中之阳，自地升天者也。在风、寒、湿者，固为正用，即虚与热者，亦假引经耳。

薛立斋云：按头痛除风寒外，多主于痰。痛甚者，乃风毒上攻。有血虚者，有气虚者，有诸经气滞者，有六气外伤，有劳役内伤，有可吐者，有可下者，当分虚实寒热兼变而治之。痰多，加味导痰汤；风毒，消风散；血虚，芎归汤加葱、豉、全蝎；气虚，六君子加葱、豉；气滞，苏子降气汤。痰多宜吐者，稀涎散，或栀子豉汤加葱白；火郁宜下者，凉膈散加清酒；痰火俱盛者，滚痰丸。头痛诸药不效，其痛更甚者，此督脉为病也，宜茸朱丹。上热头痛目赤，下寒足跗为甚，大便微秘，即济解毒汤。大寒犯脑，内至骨髓，则头痛齿亦痛，羌活附子汤。头痛干呕吐涎沫，吴茱萸汤。风气循风府而上，则为脑风，项背恶寒，脑户极冷，当归四逆汤。因发散太过，头痛转剧，小建中加当归、童便。风火相煽，额与眉棱俱痛，选奇汤加葱、豉。徇蒙招尤，目瞑耳聋，肝虚风动也，六君子加钩藤、羌、防、芎、归、甘菊。头痛耳鸣，九窍不利，肠胃之所生，或劳役动作则痛，此气虚火动也，补中益气加川芎、蔓荆子。胃热火炎，动作则痛，烦渴引饮，面赤便秘者，川芎茶调散加酒炒芩、连、栀子、石膏。势盛脉实者，酒炒大黄末五钱，浓茶调服。血虚痛连鱼尾，四物加人参、细辛、蔓荆。有霉疮毒发头痛，颐下左右如蚯蚓徐行入耳，顶上起疙瘩块，冷则痛甚者，山牛汤，不应，作结毒治之。头与腹俱痛有五：臭毒头痛，则与腹俱痛，一味香附，煎成放凉服。伤酒伤湿，亦有头腹俱痛，但伤酒食，则兼呕逆眩晕，外台茯苓饮加煨葛根；伤湿则腹隐隐痛，头重不能举，羌活胜湿汤，外用瓜蒂散搐鼻。有不伏水土头腹俱痛者，藿香正气散。有疮毒入腹，头与腹俱痛者，黄连解毒汤加腊茶。有头痛止则腹痛，腹痛止则头痛，此属脾阴血虚，胃中有火，随气辄上辄下而然，草、归、芍药、黄连、木香；不应，加童便、香附、葱白。

〔诊〕寸口脉中手短者曰头痛。寸口紧急，或短、或弦、或浮，皆头痛。浮滑为风痰，易治；短涩为虚，难治。浮弦为风，浮洪为火，沉细或缓为湿。寸弦曰头痛；寸口脉浮，中风发热头痛。

头风　薛立斋云：偏正头风，久而不愈，乃挟痰涎风火，郁遏经络，气血壅滞，甚则目昏紧小，二便秘涩，宜砭其血以开郁解表，逍遥散。偏左，加黄芩、葱、豉；偏右，加石膏、葱、豉；郁甚，合越鞠，兼湿，瓜蒂散搐鼻；兼风火而发，选奇汤加石膏、葱、豉、芽茶；夜甚，加酒白芍，或川芎茶调散加细辛、石膏、甘菊。凡怒则太阳作痛者，先用小柴胡加茯苓、山栀，后用六味丸，常服以滋肾降火，永不再发。凡头痛必吐清水，不拘冬夏，食姜即止者，此中气虚寒，六君子加当归、黄芪、木香、炮姜。烦劳则头痛，此阳虚不能上升，补中益气加蔓荆子。头风宜热药者多，间有挟热而不胜热剂者，消风散，或川芎茶调散加酒黄芩；轻者只用姜汁收入，陈茶叶内煎服，汗出即愈。此屡验者，凡风热头痛，并宜用之，与选奇汤不殊。头风多汗，当先风一日则痛甚，至其风日则病少愈者，半夏苍术汤。湿热头风，遇风即发，选奇汤加川芎、柴胡、黄连，名清空膏，不拘偏正并用。偏正头风作痛，痛连鱼尾，常如牵引之状，发则目不可关，眩晕不能抬举，芎辛汤，每服加全蝎五个；觉上膈有热，川芎茶调散加片芩。有痰湿头痛，其人呕吐痰多，发作无时，停痰上攻所致，导痰汤加减，或合芎辛汤尤妙；寒痰厥逆头痛，三因芎辛汤。一切偏正头风攻注，属虚寒者，大追风散。肾气厥逆头痛，四肢逆冷，胸膈痞闷多痰者，玉真丸。有肾脏阳虚之人，素有头风，发动则挟湿热上攻，头面肿胀，项后两向筋紧作痛，甚则牵引腰脊，其脉虚细而数，千金大三五七散，并用金匮头风摩散，慎不可用清热败毒等药。有风痰头痛，发时面颊青黄晕眩，目不欲开，懒言身体重，兀兀欲吐，此欲成头风也，二陈汤加胆星、天麻、蝎尾。痰厥头痛，两寸脉滑而弦，眼重头旋，恶心烦乱，吐清水，气短促，心神不安，语言颠倒，目不敢开，如在风露中，头疼如裂，身重如山，胸满呕逆，四肢厥冷，半夏白术天麻汤。有肥白气虚多痰人，卒然头痛，脉沉细，四肢厥逆，痰响吐涎，星香汤加生附子。热厥头痛，数年不愈，虽当严冬，犹喜风寒，其痛便止；略近温暖，稍见烟火，其痛便甚，或为炙火，或为热药所致，宜选奇汤加川芎、柴胡、黄连、生地、当归、黄柏、知母、荆芥、芽茶。风热伏于血分，加以寒邪外郁，即痛剧热甚，宝鉴石膏散。湿热头痛，脉数而濡，或两寸脉沉伏而数，身重肢节痛，或四肢面目浮肿，此证多见于酒客，宜散湿解热，二陈、二术、酒芩、羌、防之类；不已，用透顶散搐鼻取涎，随左右搐之，涎出即安。丹方，治头风用蛇蜕炙脆为末，每服一钱，葱、豉煎数沸，和滓热服，不拘偏正皆效，后发渐轻，再发再服，或加蜈蚣末三分，或加全蝎末三分，皆取截风之力也，每发轻者一服，重不过二服也。

偏头风者，其人平素先有湿痰，加以邪风袭之，久而郁热为火，总属少阳厥阴二经。有左痛忽移于右，右痛忽移于左者，风火击动其痰湿之气，所以互换也。痛久不已，令人丧目，目者肝之窍，肝风内动，则害空窍也。盖木邪亢盛，则生风生火，鼓动胸中之痰积，皆随火上逆为患耳，先以川芎茶调散吐之，吐讫，可服川芎、薄荷等辛凉清上搜风之剂。偏头风，亦先风一日即发，湿痰与火伏头中，虽夏月常欲包裹，越婢汤加减。湿，加泔制苍术，黑豆制川乌；火加姜汁炒山栀；左加酒黄芩；右加姜汁、煅石膏；湿热甚，连目肿者，加酒大黄；有邪风，加细辛、川芎、防风之类。妇人头风，兼白带甚者，用白蜀葵花七朵去蒂，川芎、当归各一钱，蕲艾八分，水酒各半煎成，乘热先熏后服。头风兼呕涎者，白槿树花，阴干焙脆为末，每服三钱，热酒调服，或用荷叶蒂七枚，生姜七片，陈芽茶一撮，水酒各半煎服，覆汗瘥。头风脑中空，用当归、川芎各三钱，黄牛脑子一个，和匀分三次，热酒送下，尽醉卧醒即愈。头风诸药不效，用大附子一只切片，同绿豆一升煮熟，去附子，但服绿豆及汁即愈。偏头风，左属风者则浮肿，荆芥、薄荷；左属血者则疼热，川芎、当归。右属痰者必体肥，苍术、半夏；左属热者必形瘦，黄芩、石膏。产后须倍用芎、归。遇寒即痛者，属寒伏于脑，用金匮头风摩散。一法，用川乌末，醋调涂痛处。又法，荜茇、细辛为末，猪胆汁调搐鼻中。蓖麻子五钱去皮，大枣十五个擘，共捣烂，涂纸上，用箸卷之，去箸纳鼻中，良久取下清涕即止，或牙皂末吹鼻中取嚏。又法，以红娘子七枚，茴香七瓣，研为细末，同葱白头七个，连须研烂，涂痛处，痛止，永不再发，不拘偏正皆效。又外用诸方，如搐鼻瓜蒂散、透顶散、蓖麻贴法、一字散、一滴金、火筒散等，皆应用之药，然不若用蒸法最效。方用川芎半两，晚蚕砂二两，僵蚕如患者年岁之数，以水五碗，煎至三碗，就砂锅中以厚纸糊满，中开钱大一孔，取药气熏蒸痛处，每日一次，虽年久者，不过三五次，永不再发。平时置新鲜木瓜于枕边，取香气透达，引散肝风，亦良法也。

雷头风　头痛而起核块者，雷头风也。或头中如雷之鸣，为风客所致，清震汤，肿块宜刺出血。亦有因痰热生风者，半夏用牙皂姜汁制，取净一两，大黄酒浸透纸包煨，再浸再煨，熟极为度，净二两，白僵蚕、连轺、橘红、桔梗、天麻各五钱，片芩七钱，薄荷三钱，硝煅青礞石、白芷、炙甘草各一钱，蒸饼丸绿豆大，临卧茶吞二钱。

眉棱骨痛　此证多属阳明风热，有虚实二途。虚而痛者，见光明即发，选奇汤加归、芎，实则眼不可开，昼静夜剧，选奇汤加葱、豉。风盛加葛根；火盛加石膏。

【按】戴复庵云：二证皆属于肝火，虚则地黄丸，实则导痰汤。大抵此证清火散风不应，即当滋阴，若泛用风药，则火热上升，其痛愈甚矣。痛久成头风，发则眉棱骨痛者，选奇汤加川芎、白芷、荆芥、柴胡。

真头痛　天门真痛，上引泥丸，旦发夕死，夕发旦死。脑为髓海，真气所聚，卒不受邪，受邪则不可治。古法，用黑锡丹，灸百会穴，猛进参、附，可救十中之一；然天柱折，手足寒至节，必死不治。

头重　湿热上攻，所以头重，秋冬春俱宜羌活胜湿汤，夏暑苍术白虎汤，并瓜蒂搐鼻。若时行疫疠之时，患头重者，败毒散加苍术、藁本。内伤元气，头重气乏，补中益气加苍术、蔓荆子。

头摇　头摇有二证：风火相煽，卒然头摇，项背强痛，少阳经证也……里实腹痛，不大便而头摇者，阳明府证也，凉膈散、大柴胡选用。若老人及病后辛苦人，因气血虚，火犯上而鼓动者，十全大补汤、大建中汤并加羌活。

颈项强痛　邪客于三阳则痛，寒搏则筋急，葛根汤；风搏则筋弛，桂枝汤加葛根。然多有挟痰，难以回顾者，乃痰客太阳，二陈加酒芩、羌活、红花。

天白蚁　头内如虫蛀响者，名天白蚁。多属于火，亦有因痰湿在上者。丹溪云：瘦人皆属于火，宜薄荷、栀子、茯苓、甘草、细辛、川芎、黄芩、石膏、芽茶之类；肥人皆属湿痰，半夏、茯苓、枳实、黄连、天麻、胆星、苍术、黄柏、芽茶之类。戴复庵云：头中鸣响，有虚有实。实者用凉膈散、礞石丸下夺之；虚者非独参、保元、六味、八味、茸朱丹、鹿茸丸等药调补不应也。丹方，用茶子为细末，吹鼻中。盖响属火，茶子轻清，行清道，散遏伏之火故也。凡头风药中必用茶引，即此可悟。

《医学心悟·卷三·头痛》

头为诸阳之会，清阳不升，则邪气乘之，致令头痛。然有内伤、外感之异。外感风寒者，宜散之。热邪传入胃腑，热气上攻者，宜清之。直中证，寒气上逼者，宜温之。治法详见伤寒门，兹不赘。

然除正风寒外，复有偏头风、雷头风、客寒犯脑、胃火上冲、痰厥头痛、大头天行、破脑伤风、眉棱骨痛、眼眶痛等证。更有真头痛，朝不保暮，势更危急。皆宜细辨。

偏头风者，半边头痛，有风热，有血虚。风热者，筋脉抽搐，或鼻塞，常流浊涕，清空膏主之；血虚者，昼轻夜重，痛连眼角，逍遥散主之。雷头风者，头痛而起核块，或头中雷鸣，多属痰火，清震汤主之。客寒犯脑者，脑痛连齿，手足厥冷，口鼻气冷，羌活附子汤主之。胃火上冲者，脉洪大，口渴饮冷，头筋扛起者，加味升麻汤主之。痰厥头痛者，胸肺多痰，动则眩晕，半夏白术天麻汤主之。肾厥头痛者，头重足浮，腰膝酸软，《经》所谓“下虚上实”是也。肾气衰，则下虚，浮火上泛，故上实也。然肾经有真水虚者，脉必数而无力；有真火虚者，脉必大而无力。水虚，六味丸，火虚，八味丸。大头天行者，头肿大，甚如斗，时疫之证也。轻者名发颐，肿在耳前后，皆火郁也，普济消毒饮主之，更加针砭以佐之。破脑伤风者，风从破处而入，其症多发搐搦，防风散主之。眉棱骨痛，或眼眶痛，俱属肝经。见光则头痛者，属血虚，逍遥散；痛不可开者，属风热，清空膏。真头痛者，多属阳衰。头统诸阳，而脑为髓海，不任受邪，若阳气大虚，脑受邪侵，则发为真头痛，手足青至节，势难为矣。速用补中益气汤，加蔓荆子、川芎、附子、并进八味丸，间有得生者，不可忽也。

《类证治裁·卷之六·头痛论治·头痛脉候》

寸脉紧急，或浮弦，或短，皆头痛。浮滑为风痰，易治。短涩为虚，难治。浮弦为风，浮洪为火，细或缓为湿。

《杂病源流犀烛·卷二十五 身形门·头痛源流》

太阳经痛在正巅，其证兼恶风寒，其脉必浮紧，宜川芎、麻黄、羌活、独活。少阳经痛在耳前发际，其证兼寒热，其脉必细而弦，宜柴胡、黄芩。阳明经痛在额间，其证兼自汗，发热恶寒，其脉必浮缓长实，宜升麻、葛根、石膏、白芷；或发热，恶热而渴，宜白虎汤加白芷。太阴经头痛，其证兼体重多痰，其脉必沉缓，宜南星、半夏、苍术；或太阴痰厥，亦头痛，宜柴胡、黄芩、黄连、半夏。少阴经头痛，其证足寒气逆，为寒厥，其脉必沉细，宜麻黄附子细辛汤。厥阴经头痛，其证兼项痛，或吐痰沫冷厥，其脉必浮缓，宜吴萸、干姜；或肝风虚动头痛，而兼目眩耳聋，宜生熟地黄丸、钩藤散；或怒气伤肝而亦头痛，宜沉香降气散。肾与膀胱经挟寒湿而头痛，其证亦下虚上实，气上而不能下，宜玉真丸。心与小肠经挟湿热而头痛，其证兼烦心厥逆，宜清空膏加麦冬、丹参。三阳经热郁头痛，不敢见日光，置水于顶上，汗吐下三法并行必愈。

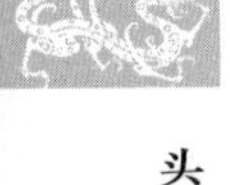

以上各经头痛之异如此，而尤紧要者，凡遇阴经为患，药必用辛温，如桂、附、干姜、吴萸之属皆可。至实痛、虚痛，尤不可混。盖六腑清阳之气，五脏精华之血，皆朝会于头。而六淫五贼之邪，皆能犯上为逆。或与正气相搏，郁而成热，则脉满而痛宜茶调散，或邪气留滞，亦脉满而痛宜菊花散，是为实也。正气衰微，寒湿侵害，虽不与搏而成热，但邪外袭，则血凝涩而脉挛缩，收引小路而痛，得温则痛减宜清空膏，是为虚也。

夫虚实之辨既明，而气血风寒暑湿痰热之因自别。其因气虚痛者，遇劳更甚，耳鸣，九窍不利，两太阳穴痛甚，其脉大，宜补中益气汤。如气上不下，厥而为痛，名气厥头痛，宜芎乌散。因血虚痛者，善惊，眉尖后近发际名鱼尾，自鱼尾上攻头痛，其脉芤，宜四物汤加薄荷。在气血俱虚痛者，兼有二证，宜加味调中益气汤。因风痛者，抽掣，恶风或汗自出，宜选奇汤。因寒痛者，绌急恶寒，宜大川芎丸。因暑痛者，有汗无汗，总皆恶热，宜香薷饮。因湿痛者，或冒雨侵露，头必重，天阴尤甚，宜清空膏去黄芩、黄连，加苍术、茯苓。因痰饮痛者，必昏重，愦愦欲吐，或痰厥痛，每发时，两颊青黄，懒于言语，而兼眼黑头旋，恶心烦乱，此厥阴、太阴合病，宜清空膏去羌活，加半夏、白术、天麻。因热痛者，名热厥头痛，必烦热，虽严冬亦喜风寒，则痛暂止，略见温暖，其痛更甚，宜先服清上泻火汤，次服补气汤。因风热痛者，必兼目昏鼻塞，宜石膏散、神芎散。因风痰痛者，吐逆目眩，胸满吐涎，宜玉壶丸。因湿热痛者，必兼心烦，病在膈中，用吐法大妙，宜清空膏。因风湿热痛者，上壅损目，宜清空膏。因郁热痛者，头旋眼黑，宜川芎散、安神散。审是病因，更察兼证，宁有妄治之过哉！

外此更有伤食头痛，必胸满恶食，吞酸嗳腐，宜红丸子，香砂枳术丸加山楂、神曲、麦芽、莱菔子。有伤酒头痛，必口渴神昏，宜葛花解酲汤。有臭毒头痛，必烦闷恶心，宜炒香附一味煎。有发散太过头痛，必神散气怯，宜乳香落盏散。有肾虚头痛，必下元虚弱，宜硫黄一两，胡粉一钱，饭丸，冷水服五钱，即止。有元阳虚头痛如破，必眼睛如锥刺，宜川乌去皮炮，全蝎糯米炒，等分，韭根汁丸，每十五丸，薄荷汤下。有头痛欲裂，宜当归二两煎，日再服。有卒然头痛，宜僵蚕末，熟水下二钱。有头痛连睛，宜牛蒡、石膏等分，为末，茶清调下。有年久头痛，宜乌头、南星末等分，葱汁调涂太阳穴。有产后头痛，宜川芎、乌药末，茶清下二钱。有因头痛，胸中痛，食少，咽嗌不利，寒冷，左寸脉弦急，宜麻黄吴萸汤。知乎此，而头痛之病，更无余患矣。

乃治之之法，古人多用风药者，以高巅之上，惟风可到，味之薄者，为阴中之阳，自地升天者也，故多以风药取效。然亦只大概言之，宜照前分六经治法，而加以风药方可。惟犯真头痛者，最为难治，乃天门真痛，上引泥丸，故旦发夕死，夕发旦死。以脑为髓海，真气所聚，本不受邪，受邪则不可治也。古法进黑锡丹，灸百会穴，猛用大剂参、附，可救十中之一。然天柱折，或手足青至节者，必死，固不容忽视之也。

【脉法】《脉诀》曰：头痛短涩应须死，浮滑风痰必易除。又曰：头痛阳弦，浮风紧寒，风热洪数，湿细而坚，气虚头痛，虽弦必涩，痰厥则滑，肾厥坚实。又曰：风寒暑湿，气郁生涎，下虚上实，皆晕而眩。风浮寒紧，湿细暑虚，涎弦而滑，虚脉则无。《纲目》曰：病若目痛，头痛，脉急短涩者死。《入门》曰：肝脉溢大，必眩晕，宜预防之。《正传》曰：寸口脉中短者，头痛也。《医鉴》曰：寸口紧急，或浮，或短，或弦，皆主头痛。丹溪曰：肾厥头痛，其脉举之则弦，按之则坚。又曰：头痛，左手脉数，热也，脉涩，有死血也；右手脉实，有痰积也，脉大，是久病。

【头痛证治】《内经》曰：头者，精明之府，头倾视深，精神将夺矣。《灵枢》曰：真头痛者，头痛甚，脑尽痛，手足寒至节，并不治。《入门》曰：伤寒头重不能举，有二证，太阳病及阴阳易，并皆头重不举，皆危证也。又曰：伤寒阳脉不和，则头摇。心藏绝，及痓病风盛，皆摇头，皆凶症也。有里痛而头摇者，亦重证也。又曰：头沉痛入泥丸，手足冷，爪甲青者，谓之真头痛。其连齿痛甚者，属少阴厥症，俱不治。《活人书》曰：三阳有头痛，三阴无矣，惟厥阴脉与督脉会于巅，故有头痛。少阴亦有头痛，但稀少耳。丹溪曰：头痛多主于痰，痛甚者，火多也，有可吐者，亦有可下者。诸经气滞，亦作头痛。又曰：头痛连目痛，此风痰上攻，须白芷开之。又曰：头痛必用川芎，如不愈，各加引经药，太阳羌活，阳明白芷，少阳柴胡，太阴苍术，少阴细辛，厥阴吴萸。东垣曰：风寒伤上部，入客于经络，令人振寒头痛，或风寒之邪，伏留阳经，为偏正头风。《得效》曰：真头痛者，其痛上穿风府，陷入泥丸宫，不可以药愈。盖头中人之根，根气先绝也。《医鉴》曰：头痛目痛，久视无所见者死，卒视无所见者亦死。

头风　风寒入脑髓病也。凡人素有痰火，风寒客之，则热郁而闷痛，故妇人多患此者，无巾栉故也。总之，新而暴者为头痛，深而久者为头风。头风不速治必害眼，其痛有正有偏。丹溪曰：凡偏头风，左为风虚，右为痰热。丹溪虽分言之，其实总属于肝虚有痰。治之者，虽左风必用荆、防、羌、薄，左虚必用芎、归，右痰必用苍、夏，右热必用芩、膏，其实补肝豁痰之品，必当兼用，补肝宜山药、木瓜、枣仁、羚羊角，豁痰宜南星、半夏、苍术、橘红，是所宜知者也。凡患偏正头风，有兼恶寒，头面多汗者宜茶调散加生黄芪，搐鼻出涎法，大妙宜透顶散。有兼鼻流臭涕，他药不效者宜芎犀丸。有头风冷者宜荞麦面二升作饼，更互合头上，微汗即愈。有头风热痛者宜山豆根末油调，涂两太阳。有头风项强者宜八月后取荆芥穗，作枕铺床下，立春日去之。有头风旋运，痰逆恶心懒食者，宜零陵香、藿香叶、莎草根等分，每末二钱，茶下，日三服。有偏正头风，并夹头风，连两太阳穴痛者，宜姜蚕末，葱茶下七八分，及沈氏头风丸。有偏正头风，气上攻不可忍者，宜全蝎散。有偏正头风，痛不可忍者，宜龙香散。有偏正头风，不拘远近，诸药不效者，宜牛脑丹。有脑冷漏下者，宜白鸡冠子，酒煎服效。有头脑鸣响，状如虫蛀，名曰天蚁者，宜茶子末吹鼻效。有头风多白屑作痒者，宜零陵香、白芷煎汁，入鸡子白搅匀，傅数十次，终身不生。各依症治之，自无不效。而半边头痛，另有仙方，宜乩仙方，及外治法，宜蓖麻子纸卷，亦俱效。更有雷头风者，头痛而成核块，头面肿痛，憎寒壮热，状如伤寒，病在三阳，不可过用寒药诛伐，宜沈氏荷叶汤。或头中如雷之鸣，为风邪所客故也，肿核宜刺出血，宜清震汤。亦有因痰热者，痰热者，痰热生风也，宜祛痰丸。更有夹脑风者，两太阳连脑痛是也，宜透顶散。

【头风证治】《医鉴》曰：头风之证，素有痰饮，或栉沐取凉，或久卧当风，以致贼风入脑入项，自颈以上，耳目口鼻眉棱之间，有麻痹不仁之处，或头重，或头晕，或头皮顽厚，不自觉知，或口舌不仁，不知食味，或耳聋，或目痛，或眉棱上下掣痛，或鼻闻香极香，闻臭极臭，或只呵欠而作眩冒之状，热者消风散，冷者追风散。头风发时闷痛，必欲棉裹者，热郁也，二陈汤加酒芩、荆芥、川芎、薄荷、石膏、细辛。妇人头风，宜养血祛风汤。叶天士曰：有气血皆虚，新凉上受，经脉不和，脑后筋掣牵痛，倏起倏静者，乃阳风之邪，宜荷叶边、苦丁茶、蔓荆子、甘菊、连翘。有内风头痛泪冷者，宜杞子、首乌、茯神、柏子仁、菊花炭、橹豆皮。有痛在头左脑后，厥阴风木上触者，宜细生地、白芍、炒杞子、柏子仁、茯神、甘菊。有暑风湿热，混于上窍，津液无以运行，凝滞而成偏头痛，舌强干涸者，宜连翘、石膏、滑石、甘草、荷梗、桑叶、羚羊角、蔓荆子。有失血过多，阴气大伤，阳气浮越，头痛筋惕，脉数虚而动，当用镇摄者，宜人参、阿胶、牡蛎、生地、白芍、天冬、炙草。

【正头风痛】《灵枢》曰：凡手三阳从手走头，足三阳从头走足，是手足六阳脉，俱上于头面也。又曰：足太阳脉上额交巅，直入络脑别下项，其病冲头痛，目似脱，项似拔，即正头痛也。

【偏头风痛】《灵枢》曰：足少阳之脉，起目锐眦，上抵头角，其病头角额痛。子和曰：头风之甚者，久则目昏。偏头风痛者，属少阳相火，久则目缩，小大便秘涩，皆宜出血而大下之。

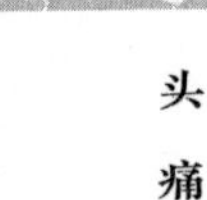

《入门》曰：偏头痛年久，大便燥，目赤眩晕者，此肺乘肝，气郁血壅而然，宜大承气汤大下之，外用大黄、芒硝为末，井泥调贴两太阳穴，乃能愈也。

【首风证】《医说》曰：不概入头风条例，而独立其名曰首风，见此证专由沐后而得，所以别于头风之由于六淫七情者也。古人就病定名，意深哉。

脑风　风邪客脑病也。脑者，居于头，盖骨中百会穴分，即其部也。《灵枢》曰：脑为髓之海，髓海有余，则轻劲多力，不足则脑转耳鸣，胫酸眩冒，目无所见。经文此言，脑之本病也。若风邪入于风府，由风府而上入于脑，则有脑风之证，其状项背怯寒，脑户穴冷，宜神圣散。亦有风邪但攻于上焦，而邪气上熏，令人日夜头痛不止者，亦为脑风，宜太阳丹。宜分别治之也。

【脑风原由】《内经》曰：髓者，骨之充也，髓伤则脑髓消烁，体解㑊然不去也。注云：不去者，不能行去也。《入门》曰：脑者髓之海，诸髓皆属于脑，故上至脑，不至尾骶，皆精髓升降之道路。

《医法圆通·卷一·各症辨认阴阳用药法眼·头痛》

按　头痛一证，有从外而入者，有从内而出者。从外而入者，风、寒、暑、湿、燥、火，六客之邪干之也。干于三阳，俱以表称；干于三阴，俱以里论。此指六客由外入内之谓，非指七情损伤，由内出外之谓。

三阳者何？一曰太阳头痛，脉浮、项强、发热、恶寒、恶风是也。自汗恶风，主以桂枝汤；恶寒无汗，主以麻黄汤，是顺其本经之气机也。二曰阳明头痛，额前、眉棱、眼眶胀甚，脉长，恶热，主以葛根汤，是顺其本经之气机也。三曰少阳头痛，而两侧独甚，寒热往来，目眩口苦，主以小柴胡汤，是顺其本经之气机也。三阳之气机顺，邪不至入于内，而三阴即不病矣。

若三阳之外邪不解，则必传于三阴，三阴者何？四曰太阴。外邪传至太阴，太阴主湿，邪从湿化，湿气上蒸，头痛而重，四肢酸疼而觉冷，腹满、呕吐、不食，主以理中汤，是温中除湿之意也。五曰少阴，少阴乃水火交会之区。邪入少阴，若协火而化为热邪，热气上蒸，头痛而咽干、便赤、少气懒言、肌肤燥熯。法宜养阴，主以鸡子黄连汤，是润燥救阴之意也。邪若协水而化为阴邪，头痛而脉微欲绝，身重而欲寐懒言，咽干而口不渴，主以麻黄附子细辛汤，是温经散寒，扶阳抑阴之意也。六曰厥阴。邪入厥阴，厥阴主风木，邪从风化为病，风主轻清，头痛而巅顶更甚，诸阴之脉至颈而还，惟厥阴脉会顶巅，厥阴又属至阴之所，邪入此，从阴化者亦多。顶痛多兼干呕吐涎，爪甲、唇口青色，肢冷腹痛。主以吴萸四逆汤，是回阳、降逆、祛阴之意也。眉批：此论六经头痛。三阳三阴为病，有界限，有次第，有传、不传，传者病也，著眼。《素问》云：三阳为父，指太阳；二阳为卫，指阳明；一阳为纪，指少阳；三阴为母，指太阴，二阴为雌，指少阴，一阴为使，指厥阴。此篇所论，是从六步流行之气机言之也。邪在三阳，法宜升解，不使入内为要；邪在三阴，法宜温固，由内而释，不使伤表为先。眉批：总结六经。

若内伤日久，七情过度，阳虚阴虚。亦能作头病，但病形无外感可征，头眩、昏晕十居其八，头痛十仅二三。因阳虚日久，不能镇纳浊阴，阴气上腾，有头痛如裂如劈，如泰山压定，有欲绳索紧捆者，其人定见气喘、唇舌青黑、渴饮滚汤，此属阳脱于上，乃系危候。法宜回阳收纳为要，如大剂白通、四逆之类，缓则不救。若误用发散，旦夕即亡。因阴虚而头痛者，乃火邪上冲，其人虽无外感可征，多心烦、咽干、便赤、饮冷，有觉火从脚底而上，火从两腰而上，火从脐下而上，上即头痛，无有定时，非若外感之终日无已时也。法宜扶阴，如六味、八味之类。此条尚有区分。病人自觉火自下而上时，其人安静、不喜冷饮、咽不干、便不赤、心不烦、唇舌若青，则又是阴气上腾。法宜大辛大甘以守之复之，切不可妄用滋阴降火。一滋阴降火，则阴愈胜而阳愈消，脱证立作矣。眉批：推论头痛有阳虚、阴虚危候，析阴阳于微芒。

内外两法，各有攸归。前贤虽称"头为诸阳之首，清气所居，高巅惟风可到，治之专以祛风为主"，此语近是。予谓凡病头痛之人，每由内之正气不足。不能充周，外之一切风邪六客即是六风，"风"字宜活看，内之一切阳虚、阴虚，俱能上逆而为病。外邪则按定六经提纲病情为准，内伤则按定喜怒悲哀忧思恐惧、阳虚阴虚为要。他如诸书所载，有名雷头风者，头响者，头摇者，头重者，偏左、偏右者，大头毒者，宿食头痛者，种种名目，亦不可不知。雷头与响者，气挟肝火而聚于上也，火即是风，言其盛也。雷头，主以清震汤；头响者，主以小柴胡加丹、栀；头摇者，风淫于内也，主以养血汤；头重者，湿气蒸于上也，主以祛风散湿汤；偏于左者，血虚风动也，主以四物加风药；偏于右者，气虚而风袭之也，主以四君加风药；左右二证，余常以封髓丹加吴萸、安桂，屡治屡效。大头毒者，外感时行疠气壅于三阳也，主以普济消毒饮；宿食痛者，饥则安而饱则甚，由胃中浊气上蒸也，主以平胃散加消导药。以上等法，皆前贤所制，亦可择取，姑存之，以便参考。眉批：提顿开下，搜采无遗。名论不刊，医家上乘。

查近市习，一见头痛，不按阴阳，专主祛风，所用无非川芎、白芷、荆芥、防风、蔓荆、藁本、羌活、天麻、辛夷、苍耳。夫此等药品，皆轻清之品，用以祛三阳表分之风，则效如桴鼓，用以治三阴上逆、外越之征则为害最烈，不可不知也。

《医法圆通·卷三·辨认阴盛阳衰及阳脱病情·头痛如劈》

素禀阳虚之人，身无他苦，忽然头痛如劈，多见唇青、爪甲青黑，或气上喘，或脉浮空，或劲如石。此阳竭于上，急宜回阳收纳，十中可救四五。

《医宗说约·卷之二·头痛》

头痛即非真头痛，风寒痰火虚气动。古人羌活冲和汤，加减服之真有用。羌活黄芩及防风，苍术白芷细辛（川）芎。生地甘草引姜枣，葱头发汗自然松。太阳倍羌（活）（症恶风寒，脉浮紧）少阳柴（胡）（症寒热、口苦、脉弦数），阳明石膏干葛攻（自汗、发热、不眠、头额目痛，脉微洪）。太阴腹痛倍苍术（或有痰，身重，脉沉缓），少阴倍用细辛功（症足冷气逆，脉来沉细，甚加麻黄、附子）。厥阴头痛吐痰沫，手足厥冷吴萸通（脉沉缓）。肥人头痛多湿痰，二陈合用术相同。瘦人定是火壅上，酒炒黄芩病可冲。脉来洪数实火升，重剂须知石膏灵。脉来无力是虚火，牛膝车前引火行（导龙入海法）。人参黄芪气虚用（症懒言、倦卧，右脉无力，合四君子

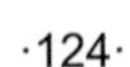

汤），血虚四物酒（黄）柏送（日轻夜重，脉芤涩）。风热在上头痛者，天麻蔓荆酒（炒）（黄）芩共。巅顶头痛加藁本，酒炒片芩用亦中。大便秘结酒大黄，釜底抽薪功最重。若还真痛指甲青，旦发夕死诚危恐。

《金匮翼·卷五·头痛统论》

热厥头痛

热厥头痛者，胃热气盛，不能下行也。其证头中热痛，虽严寒犹喜风寒，微来暖处，或见烟火，则痛复作，其脉数或大者是也。

湿热头痛

湿热头痛者，湿与热合，交蒸互郁，其气上行，与清阳之气相搏，则作痛也。东垣云：诸湿热头痛，清空膏主之。又云：湿热在头而头痛者，必用苦吐之，或用搐鼻药。

寒湿头痛（一门，鹤年补集）

头痛由于湿热上壅者颇多，然亦有因寒湿者。《金匮》所云：头痛鼻塞而烦，其脉大，自能饮食，腹中和无病，病在头中寒湿，故鼻塞，纳药鼻中则愈。愚以为《本事》透顶散，正治寒湿头痛之剂，否则丁香、细辛，治湿热头痛，无乃以火救火欤。

痰厥头痛

痰厥头痛者，病从脾而之胃也。夫脾主为胃行其津液者也，脾病则胃中津液不得宣行，积而为痰，随阳明之经，上攻头脑而作痛也。其证头重闷乱，眩晕不休，兀兀欲吐者是也。

肾虚头痛

肾虚头痛者，肾阴不足，虚阳无附而上攻。《素问》所谓头痛巅疾，下虚上实，过在足少阴巨阳。许学士谓之肾厥头痛是也。

肝厥头痛

肝厥头痛者，肝火厥逆，上攻头脑也。其痛必在巅顶，以肝之脉与督脉会于巅故也。虽太阳之脉，亦上额交巅，然太阳头痛，必恶风寒，而厥阴头痛，必多眩晕，或厥逆抽掣也。

食积头痛

食积头痛者，食气上攻，胃气不清也。子和云：邪在胃而头痛者，必下之。其证必兼痞膈咽酸，噫败卵臭，或饱食则痛甚，其脉右手滑盛者是也。

血虚头痛

血虚头痛者，血虚脉空，自鱼尾上攻头痛者是也。产后多有此证。鱼尾，眉尖后近发际是。鱼尾在眉梢后陷中，即丝竹空穴是也。

气虚头痛

气虚头痛者，清阳气虚，不能上升也。其脉必弦微，其证必倦怠气短，恶风寒，不能食。

偏头痛

偏头痛者，由风邪客于阳经，其经偏虚者，邪气凑于一边，痛连额角，久而不已，故谓之偏头痛也。

节斋云：久病头风，略感风寒，便发寒热，头须重绵厚帕包裹者，此属本热而标寒，世人不识，悉用辛温散之。轻时得效，误认为寒，殊不知其本有郁热，毛窍常疏，故风易入，外寒束其内热，闭逆而为痛。辛热之药，虽能开通闭逆，散其表之寒邪，然以热济热，病本益深，恶寒愈盛矣。惟当泻火凉血，而佐以辛温散表之剂，以从法治之，则病可愈而根可除也。

《杂病心法要诀·卷五·头痛眩晕总括》

要诀　头痛痰热风湿气，或兼气血虚而疼，在右属气多痰热，左属血少更属风，因风眩晕头风痛，热晕烦渴火上攻，气郁不伸痰呕吐，湿则重痛虚动增。

【解释】头痛，属痰、属热、属风、属湿、属气，或兼气虚、血虚。因风而痛，谓之头风，必眩晕。因热而痛晕者，则烦渴。因气郁而痛晕者，则志意不伸。因痰而痛晕者，则呕吐痰涎。因湿而痛晕者，则头重不起。因虚而痛晕者，动则更痛更晕也。

头痛眩晕死证

要诀　真头脑痛朝夕死，手足厥逆至节青，泻多眩晕时时冒，头卒大痛目瞀凶。

【解释】真头痛，痛连脑内，手足青冷至肘膝之节，朝发夕死。凡头痛眩晕，时时迷冒，及头目卒然大痛，目视不见，或泻多之后，皆凶证也。

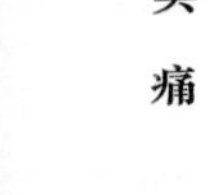

《杂症会心录·卷上·头痛》

头痛一症，病家视其微疾而轻忽之。医家尽认伤寒而妄治之，药投而病渐增，病增而药愈乱，束手无策，待毙莫救。此辨之不可不早也。夫经言外感有头痛，内伤亦有头痛，岂容混治，而无所区别？第外感头痛，有痛在阳经，有痛在阴经。如太阳、阳明、少阳头痛属阳经。厥阴头痛属阴经。然其初发，必寒热，其背必酸痛，其项必强痛。其目珠额前痛。其耳聋两胁痛，其脉必紧数，其厥阴无身热，呕而吐沫。若素无头痛之患。而忽然暴发痛，兼表症，痛亦隐稳，及按之摩之、缚束之，而痛不定者，乃外感之头痛，治在风池、风府，调其阴阳，汗在表而散在巅，清在阳而温在阴也。内伤头痛，有痛在阴虚，有痛在阳虚。如火升巅顶作痛者，必烦躁内热，面赤口渴，大便秘结，其脉必大数而空，或细数而弦，属阴虚；如寒冲髓海作痛者，必羞明畏寒，手足厥冷，面多青惨，大便溏泄，其脉必细迟而微，或虚大无力，属阳虚。然其初发无寒热，无急痛，不可忍，其精神必倦怠，其饮食必不甘。夫六腑清阳之气，五脏精华之血，皆会于头，为至清至高之处，故为天象，谓之元首至尊，而不可犯者也。凡手之三阳，从手走头，足之三阳，从头走足，以为常度，则无头痛之患；苟外因风寒雾露之触，内因痰火湿热之薰，及偏正头风之症，虽痛不见，杀人于数日之间，而杀人于数日之间者，则为内伤之真头痛也。盖脑为神藏，谓之泥丸宫，而精髓藏焉。人生精气，实于下则髓海满于上，精神内守，病安从来？无如以酒为浆，以妄为常，醉以入房，以欲竭其精，以耗散其真，致肾气不充，而髓海空虚，肾阴不足，而阴火冲逆，肾阳不壮，而寒气通脑。医者不达其故，复投羌防辛芷之属温之散之，夫既亏在阴矣，我又从而温之，不益亏其真阴乎？既亏在阳矣，我又从而散之，不愈亏其真阳乎？无怪乎变症蜂起，痛极而厥。吾见神为之昏，目为之定，牙为之噤，舌为之黑，面为之戴阳，手足为之抽掣，语言为之谵妄。斯时真知其亏在阴也，则用六味归芍汤，加人参、童便之属，壮水之主，以镇阳光；真知其亏在阳也，则用八味养血汤，加人参、鹿茸之属，益火之原，以消阴翳。此症尤惟妇人血海空虚者，多有此患，安可不法《内经》精则养神，柔则养筋之旨，而以补元为汲汲耶？奈何庸碌之辈，不明肝肾为髓海之源，精气为神藏之根，一见头痛，概以伤寒目之，湿热疑之，食滞谓之，人事清，则曰病在伤寒三阳经，人事昏，则曰病在伤寒厥阴经。及至病势危笃，险症叠见，医者尚引伤寒书。需待用药，不知病者竟以头痛剧而顷刻亡，医术不精，误人性命，有令人不寒而栗者矣。夫痛在经者，轻而易治；痛在脏者，重而难疗。

若头风而害目者，肝阴亏则内风动摇，邪害空窍，痛在经也。头痛而昏愦者，脑脏伤则神志失守，心火不宁，痛在脏也。头痛而痰厥者，阳虚则气寒而饮聚，阴虚则火炽而液凝，经脉不行，阴阳之气，不相顺接也。头痛而红肿，壮热口渴，脉浮数而有力者，此大头天行，时热之邪，宜从疫法治也。头痛而手足寒，且青至节，脉悬悬欲绝者，此危脱之症，旦发夕死，夕发旦亡，不及药治，药亦不能治也。

予因阅历头痛之害，病家之愚，医药之误，伤人之速，故作是篇。敢谓后学之准绳，亦令其触目警心，不敢以人命为儿戏耳。

《辨症玉函·卷之一·阴症阳症辨·头痛》

头痛之症，人以为阳之病也。然阳虚而头痛与阳实而头痛者有殊，盖阳虚之病，即阴虚之症也。阳气之虚，以致阳邪之旺，倘阴气不衰，则阳邪有制，何能作祟乎？然则头痛不可尽言阳症也，吾今辨明有阳虚之头痛，有阴虚之头痛。或曰头乃六阳之首，阴气不能到头，如何说是阴虚之故？不知阴气到头而还，而阳气既衰，不能接续阴气，以致头痛。虽是阳虚之故，而实亦阴气之衰，阴气苟旺，亦能上接夫阳气也。阴阳原两相根，亦两相接，原不可分为二也。惟其一偏之虚，遂至两相之隔矣。然则治之法，何可不辨阴症与阳症乎？阴症之痛也，颠顶若晕而头重似痛不痛，昏昏欲睡，头重而不可抬，非若阳症之痛之甚也。其症朝轻而晚重，身胝又不觉十分之重，此乃肾水之衰，而肝气克脾，虚火升上之故也。方用平颠化晕汤治之，自然平复，但非一二剂可以奏功。盖阴病多无近效，非药饵之不灵，万勿责之近功可也。此即四物汤之变方。妙在用桔梗、细辛于补阴之中，阴足而二味解其头之晕，是顾阴为本而散邪为末也。若阳虚之头疼，多是风邪侵袭而然，阳气不虚，邪何从入？于脾胃之阳虚，而气遂不能顾首，风邪因而相犯，然则袪风而可不补正乎？但其间阳气之虚，从何辨之？亦观之症以辨之。其症必鼻塞而多涕，口渴而多痰，其痛必走来走去不定于一方，而痛连齿牙，或痛连于项背，彻夜号呼，竟夜不寐者是也。吾有一方最佳，方名解痛神丹。一剂而痛如失。此方用川芎至一两，而又佐之天、麦二冬，纯是补阴之味，如何治之阳虚有邪之头痛也？不知阳邪之旺，终由于阴气之衰，补其阴而阳自旺，阳旺而邪自衰，况方中各有散邪之品，用之于阴药之中，愈足以见其功用之大。倘纯用风药，未尝无功，然真气散尽，头痛虽除而他病将见，又不可不知也。

《辨症玉函·卷之二（亨）·虚症实症辨·头痛》

头痛有虚有实，实痛易除而虚痛难愈。实痛如刀劈，箭伤而不可忍，或走来走去、穿脑连目、连鬓连齿而痛，风痰壅塞于两鼻之间，面目黎黑，胞膈饱胀，叫喊号呼皆实症也。倘以为虚而用补阳之药，转加苦楚，必以散邪去火为先，而病始可去。方名升散汤，此方全是发散之药，必须与前症相同者方可用。二剂而病去如失，否则未可轻投也。至于虚症头痛，有阳虚阴虚之分。阳虚者脾胃之气虚，阴虚者肝肾之气虚也。脾胃之气虚者，或泻后得病，或吐后成灾，因风变火，留恋脑心，以致经年累月而不效。方用补中益气汤加蔓荆子一钱、半夏三钱。一剂而痛如失。阴虚者肾肝之气不能上升于头目，而颠顶之气昏晕，而头岑岑欲卧，或痛，或不痛，两太阳恍若有祟凭之。此症若作阳虚治之，不特无效，而且更甚，往往有双目俱坏，而两耳俱聋者，可慨也。方用肝肾同资汤，一剂而晕少止，再剂而晕更轻，四剂全愈。此方妙在肝肾同治，少加入颠之药，阴水既足，肝气自平，肝气既平，火邪自降。设不如此治法，徒自于头痛救头，风邪未必散而正气消亡，必成废人，而不可救矣。

《沈氏女科辑要·卷下·第十九节·头痛》

沈尧封曰：阴虚于下，则阳易上升，致头痛者，童便最妙。褚侍中云：童便降火甚速，降血甚神，故为疗厥逆头疼之圣药。若血虚受风，宜一奇散，即芎归汤也。

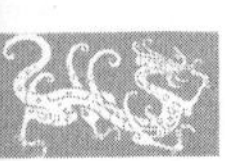

《妇科秘书八种·头痛论》

人身之中，气为阳，血为阴，阴阳和畅，斯无病矣。夫头者，诸阳之会也，产后去血过多，阴气已亏，而虚阳失守，上凑于头，则令头痛，但补其血，则阳气得纵，而头痛自止。间有败血停留子宫，厥阴之位，其脉上贯巅顶，作巅顶痛者，虽有身热恶寒之候，是宜生化汤加减，慎不可用羌、独等药，盖由正阳亏损，浊阴得以犯上，陷入髓海，为胀为痛，是非清阳升复，则浊阴不降，在里内起之邪为病，非若外入之邪可表而愈也。况生化汤中芎、姜亦能散表邪，桃仁亦能逐瘀血，是又可兼治。再少为因症加入，又何用另方施治乎？

《女科切要·卷七·产后头痛》

产后头痛，有气血虚弱、痰厥、着寒着风之不同，不可一例而施治。气血虚弱者，四物汤。痰厥者二陈汤。着寒着风者，芎苏饮，随症加减。有产后感于异症，手足牵搐，咬牙头痛昏冒，先服四物，后服秦艽丸。

《女科精要·卷三·产后杂症门·产后头痛》

头者，诸阳之会也。产后五脏皆虚，胃气亏弱，饮食不充，而虚阳失守，上凑于头，阳实阴虚，则令头痛。间有败血头痛者，总浊气在上也。虽有身热、恶寒之候，只宜生化汤加减，慎不可用羌独等药。盖此由真阳亏损，浊阴得以犯上，陷入髓海，为胀为痛，是非清阳升复，则浊阴不降，在里内起之邪为病，非若外入之邪可表而愈也。

《女科秘要·卷二·胎前头痛》

此风邪入脑，阳气衰也，投芎芷汤一二帖，即安。若原有头风者，不效。

《女科秘要·卷六·产后头痛发热气急喘汗》

产后头痛，发热，气急，喘汗，或喘甚者，是气暴竭，或坐起久劳所致。宜生化汤加人参治之。勿视为气实发喘，误投降气顺气之药。

《竹林女科证治·卷三·保产下·头痛》

产后头痛多由血虚，其证朝轻夜重，时作时止，虽太阳巅顶亦痛，惟眉棱骨不痛，不可作外感治，宜芎归汤加荆芥穗（二钱），或玉露散。若风寒头痛则无时间断，并眉棱骨亦痛，虽属风寒，宜四物汤加柴胡（一钱）。若手足搐搦，咬牙头痛而昏晕者，尤宜急治。先服加减四物汤，后服秦艽汤。若头痛作呕不食，乃血虚火炎上也。宜用麦冬（去心），橘红煎汤服，如呕止而头仍痛，宜加天冬（去心）。

《女科经纶·卷五·产后证 上·产后头痛属阳实阴虚》

《大全》曰：头者，诸阳之会也。产后五脏皆虚，胃气亏弱，饮食不充，谷气尚乏，令虚热；阳气不守，上凑于头，阳实阴虚，则令头痛。又有产后败血头痛，不可不知。薛立斋曰：前证若中气虚，补中汤加蔓荆。若血虚，四物加参、术。气血俱虚，八珍汤。若风寒所伤，补中汤倍加川芎。

《女科经纶·卷五·产后证 上·产后头痛属风寒用生化汤》

单养贤曰：产后头痛，身热恶寒，虽是感冒风寒，只宜服生化汤一二服，慎不可用柴胡、麻黄等药，以表虚。其汗剂中川芎、干姜，其味辛温，亦能散邪退热。如头痛不解，加连须、葱白三枚。

慎斋按：以上二条，序产后有头痛之证也。头痛有三阳三阴经之分，属风寒外感者居多。若产后头痛，虽有风寒，而本之血虚者，其病源也。唯大剂芎、归养血，血行则风自灭。若立斋以补中汤倍川芎，此是治气虚头痛为宜。至污血头痛，产后恒有，若用黑龙丹下蝗虫子，此又病机之不可测者矣。

《女科经纶·卷六·产后证 下·产后头痛发热不可作外伤感冒治》

《大全》曰：凡产后头痛发热，不可便作外伤感冒治。此等多是血虚，或是败血作梗，宜以和平之剂必效，如玉露散，或四物加柴胡。若便以小柴胡、竹叶石膏之类，不救者多矣。

《秘珍济阴·卷之三·产后门·产后头痛》

头者诸阳之会，产后去血过多，阴血已亏，阳气失守，故为头痛，但补其阴血，则阳气得从而头痛自止，芎归汤主之方见《达生》。若败血停留子宫厥阴之位，其脉上贯顶巅头痛者，宜服加味四物汤。

《彤园医书（妇人科）·卷五·产后门·头痛》

八珍汤加蔓荆子研去壳，治产后头痛，面色黄白，外无寒热身痛之表症，内无便秘烦渴之里症。此因去血过多，用此平补气血。

佛手散加酒炒芥穗、元胡，治停瘀上攻，头痛而兼腹痛者。

四物汤加酒炒芥尾二钱，治血虚头痛目眩，属阴痛甚者。

补中益气汤加蔓荆子、川芎，治气虚头痛，产后或感风寒者。

济阴方 治产后风痰头痛。

当归　川芎　白芷　香附（各钱半）　制苍术　羌活　防风　芥尾　甘草　法半　天麻（各

一钱）

痛甚无汗，加细辛五分。痛而有汗，去苍术加炒芍、桂心。热痰头痛，加石膏末、倍白芷。寒厥痛甚，加白附、桂心。眉棱骨痛，加炒芥穗、白菊花、酒炒条芩。头顶痛，加藁本。

《金匮启钥（妇科）·卷三·头痛论·【附】颈项强痛 鼻衄 头目眩晕》

头痛之病一也，而发各别经，由来异类，不可不审慎焉。是故足太阳头痛者，脉浮紧，恶风寒，川芎、羌活、独活、麻黄为主。手少阳头痛者，脉弦细，往来寒热，柴胡为主。足阳明头痛者，身热目疼鼻干，恶寒发热，脉浮缓而长，升麻汤或石膏、白芷为主。手太阳头痛者，有痰体重，或腹痛，为痰癖，脉沉缓，苍术、半夏、南星为主。足少阴头痛者，足寒气逆，为寒厥，脉沉细，麻黄附子细辛汤。足厥阴头痛者，或吐涎沫厥冷，脉浮缓，吴茱萸汤。血虚头痛者，当归、川芎为主。气虚头痛者，参芪为主。气血俱虚者，调中益气汤加川芎、京子、细辛。痰厥头痛者，半夏白术天麻汤。厥逆头痛者，羌活附子汤。头痛连齿，时发时止，连年不已，此风寒中于骨髓，脑为髓海，故头痛，此名厥逆痛，宜白附子散。若头痛筋挛，骨重少气，哕噫腹满，时惊，不嗜卧而咳嗽，其脉举之则弦，按之石坚，由肾气不足，气逆而上谓之肾厥。头痛宜玉真丸、硫黄丸。由此而分治之，宜无不神效矣。至于颈项之处，属足太阳膀胱之经。许学士云属足少阴肾之经。大抵肝火旺，则肝血虚而筋燥，颈项强急疼痛等证发焉。若因被风吹，头目昏眩，大阳并脑俱痛，项背筋脉拘急，可用蝎附散、都梁丸。许氏治项筋强痛，以木瓜煎。薛氏云：若肝火自旺，泻青丸。精血不足，六味丸。风热淫肝，加味逍遥散。怒动肝火，加味小柴胡汤。肝经血虚，加味四物汤。此皆有可验者，由颈项而转之，不有鼻乎。鼻衄一证，妇与男有别。虽曰皆由伤动气血所致，然产后见衄者不可治。若因热郁于胃，用犀角地黄汤。若伏暑于内，用黄连香薷饮。若大怒血蓄于上，用小柴胡汤。脾损不能统血，用归脾汤。五脏热结，用伏龙肝散。夫眩晕者，黑运旋转，其状目闭眼暗，身转耳聋，如立舟上，起则欲倒而各有所由来，治者不可不辨也。彼有郁结生痰而眩晕者，此七情虚火上逆。有淫欲过度而眩晕者，此肾虚气不归元。有因崩漏而眩晕者，此肝虚不能摄血。有早起而眩晕者，此元气虚甚。治法元气虚者，正元饮下黑锡丹。伤湿头晕，肾着汤加川芎。有痰，青州白丸子。肝虚钩藤散。肾虚六味丸。吐痰养正丹，不应，八味丸。血虚四物汤加参苓白术，不应，当归补血汤。气虚，四君子汤加归芪，不应，补中益气汤。肝实，泻青丸，虚用地黄丸，不应，川芎散。脾虚，二陈汤加参术柴胡升麻。脾胃有痰，半夏天麻白术汤。风痰上涌，四神散。寒热八物汤。七情气逆，四七汤。伤湿而晕除湿汤。诚审而用之，庶几无误。

《幼科折衷秘传真本·头痛》

《内经》曰：头痛不止，寸口脉中短者，三阳受病。夫三阳受病，皆胸膈有痰之故，其痰壅遏于上也。春风病在头，盖天气上升病亦升于上也。法当吐之，吐即所以宣达，可祛在上之邪。仲景云：春令头痛，治法宜吐。按头痛之症，有外因者，风寒暑湿之邪；有内因者，气血痰饮之故；又有三阴三阳之异。皆以风药治之。总而言之，高顶之上，惟风可到耳。然太阳头痛，恶风寒，脉浮紧，痛在巅顶两额角；少阳头痛，往来寒热，脉弦，痛连耳根；阳明头痛，发热自汗，

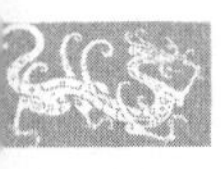

脉浮长大，痛连目眦颊齿；太阴头痛，有痰体重，或腹痛，脉沉，头重；少阴头痛，足冷气逆，寒厥，脉沉细；厥阴头痛，吐痰，厥冷，脉浮缓。自此，六经头痛，多挟外邪者也。血虚痛，自鱼上攻而痛；气虚痛，耳鸣，九窍不利；真头痛，痛甚入脑，手足寒至节，旦起夕死，夕起晨亡；厥逆痛者，如犯大寒，内至骨髓，髓本以脑为主，脑逆故头即痛，而齿亦痛；痰厥痛者，头如裂散，眼黑头旋，恶心烦闷，目不便开，如在云雾空中，此足太阴痰厥之痛。凡此头痛不一，须参大方，究其所因，斯无偏弊也矣。

总括

头痛先须辨六经，湿痰风火挟邪侵。气虚血少兼寒湿，审得精明治必灵。

脉法

阳弦则头痛；又曰：寸口脉浮，中风发热；又曰：头疼短涩应须死，浮滑风痰必易除。

补遗

丹溪云：头痛大率属痰，甚者火多，有可吐者，有可下者。又曰：肾虚则头痛，肝虚则头晕。

《外科大成·卷三·分治部下（小疵）·头部·头痛头疯》

头痛头疯，多由风火湿痰四气所致。或因梅毒上攻，及妇人产后当风，梳洗太早，并宜天麻饼子。新久悉效。及鱼鳔散、无忧散，俱可选用。若头仰视深者危，里痛摇头者重，头痛连脑手足冷者死。脉则浮滑易愈，短涩难医。再如头痛发热气喘，而左手脉大于右手者，虚也。速用参、芪、归、术、陈皮、甘草，加大附子，佐以茯苓、芍药数剂，大汗而愈。若以右大为内伤，左大为外感。宁不误耶。

《疡医大全·卷六·论疮疡发热恶寒烦躁头痛》

又曰：寒邪在表而头痛者，有四经焉，足太阳经脉最长，挟于头顶，其痛居多，足阳明脉上至头维，足少阳脉上行两角，三阴经无头痛，三阴至颈而还，何得头痛？厥阴脉与督脉上会于巅顶，都摄诸阳，故有头痛也。惟太阴少阴，皆无头痛之证，然厥阴头痛，亦不常见，必呕吐涎沫，内无热证，乃直中也，当温之。

《金匮启钥（眼科）·卷三·头痛》

子和云：头痛不止，乃三阳受病也。三阳分部，分头与项痛者，足太阳经也，攒竹痛，俗呼为眉棱骨痛者是也。额角上痛，俗呼为偏头痛者，足太阳经也。如痛久不已，则令人丧目。以三阳受病，皆胸膈有宿痰之所致也。先以茶调散吐之，吐讫，可服川芎、薄荷辛凉清上之药。叔和云，寸脉急而头痛是也。

《奉时旨要·卷七·水属·头痛》

经云：头痛巅疾，下虚上实，过在足少阴、巨阳，甚则入肾。心烦头痛，病在膈中，过在手巨阳、少阴。犯大寒内至骨髓，则脑逆，故头痛，齿亦痛，名曰厥逆。若真头痛，则脑尽痛，手足寒至节，死不治。

头痛宜分外感内伤，其外感头痛者，唯三阳、厥阴有此症。太阳痛在后，阳明痛在前，少阳痛在侧，身必寒热，脉必紧数，或咳嗽项强，散其寒邪而痛自止，如川芎、细辛、蔓荆、柴胡之类，甚者用麻黄、桂枝、紫苏、白芷、生姜、葱白皆宜。大寒犯脑，羌活附子汤。若火邪头痛，惟阳明为甚，必多内热脉洪，痛而兼胀，宜白虎汤加泽泻、木通、生地、麦冬之属。若他经之火，则芍药、花粉、芩、连、知、柏、龙胆、栀子俱可。然治火之法，不宜佐以升散为得。风火相煽，额与眉棱俱痛，选奇汤加葱豉。

其内伤头痛者，久病多有之。血虚则火动，必兼烦热、内热等症，一阴煎、玉女煎、六味地黄丸之类。气虚则沉沉倦怠，脉必微细，如理中汤、补中益气汤皆可，或以五福饮加川芎、细辛、蔓荆以升达阳气更佳。若常吐清水，食姜止痛者，中气虚寒也，六君子加当归、黄芪、木香、炮姜。若痰厥头痛，则恶心烦乱，头旋气短，如在风露中，宜半夏白术天麻汤。有伤酒头痛，则兼呕逆眩晕，用《外台》茯苓饮加煨葛根。有伤湿头痛，则头重不能举，腹隐隐作痛，宜用羌活胜湿散，外用瓜蒂散搐鼻，或清空膏亦佳。大怒则太阳作痛，先用小柴胡汤加山栀，后用六味丸降火。气血俱虚而头痛者，调中益气汤加川芎、蔓荆、细辛甚效。至若偏正头风，痛连鱼尾，如牵引之状，目不可开，眩不能抬，宜用芎辛汤加全蝎五枚。上膈有热，川芎茶调散，加片芩；若久而不愈，乃痰涎风火，郁遏经络，气血壅滞，甚则目昏紧小，二便秘涩，宜砭其血以解郁，逍遥散加葱豉。偏左加黄芩，偏右加石膏。

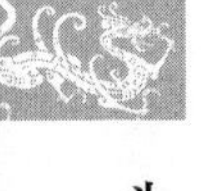

笔花氏曰：头痛之症，外而风邪，内而肝火、胃火、痰火、湿火、阴虚、阳虚，皆能作痛，卷中论治，已详且尽，独有偏头风，最难疗治。其症由于风邪肝火者居多，若妇女梳头及产后受病者，百药不能愈也。若督脉为病，诸药不效，宜茸朱丹。若头痛腹痛互相乘除者，脾阴虚而胃火上下也，用芎、归、芍药、黄连、木香，不效，加童便、香附、葱白。

古方治半片头痛，左合四物，右合四君固妙。更有秘方，用白芷、川芎末、黄牛脑一具，共入磁瓶酒燉，随量一醉，酒醒痛失矣。至目中生翳，白凤仙一株捣烂，火酒一斤浸露七夜，去渣饮之效。

《古今名医汇粹·卷六·病能集四（杂证十门）·头痛眩运风汗证》

李士材曰：经之论头痛，风也，寒也，虚也。运气论头痛十条，《伤寒论》太阳头痛一条，皆六气相侵，与真气相搏，经气逆上，干清道，不得运行，壅遏而痛也。头为天象，六腑清阳之气，五脏清华之血，皆会于此。故天气六淫之邪，人气五贼之变，皆能相害。或蔽覆其清明，或瘀塞其经络，与气相搏，郁而成热，脉满而痛。若邪气稽留，脉满而气血乱，则痛乃甚，此实痛也。寒湿所侵，真气虚弱，虽不相搏成热，然邪客于脉外，则血泣脉寒，卷缩紧急，外引小络而痛，得温则痛止，此虚痛也。因风痛者，抽掣恶风。因热而痛者，烦心恶热。因湿而痛者，头重而天阴转甚。因痰痛者，昏重而欲吐不休。因寒而痛者，绌急而恶寒战栗。气虚痛者，恶劳动，其脉大。血虚痛者，善惊惕，其脉芤。

头痛自有多因，而古方每用风药。盖高巅之上，惟风可到，味之薄者，阴中之阳，自地升天者也，在风寒湿者，固为正用，即虚与热者，亦假引经。

须知新而暴者，但名头痛；深而久者，名为头风。头风必害眼者，经所谓东风生于春，病在肝，目者肝之窍，肝风动则邪害空窍也。

头痛九窍不利属气虚，补中益气汤加芍药、川芎、细辛。眉尖后近发际曰鱼尾，鱼尾上攻头痛属血虚，四物汤加薄荷。动作头痛，胃热也，酒炒大黄，浓茶煎服。心烦并头痛，清空膏加麦冬、丹参。

张三锡曰：《内经》云诸风掉眩，皆属肝木。其气虚肥白之人，湿痰滞于上，阴火起于下，是以痰挟虚火上冲头目，正气虚不能胜敌，故忽然眼黑生花，如坐舟车而旋晕，甚而至于卒倒无所知者有之。丹溪所谓无痰不作晕者，此也。若黑瘦之人，躯体弱，真水亏欠，或劳役过度，相火上炎，亦有时时眩晕，何湿痰之有？《原病式》曰：静顺清谧，水之化也；动乱劳扰，火之用也。脑者，地之所生，故藏阴于目，为瞳子，系肾水至阴所主，二者喜静谧而恶动扰，若掉眩散乱，故脑转目眩也。治法：肥白人作眩运，宜清痰降火，兼补阴；黑瘦人宜滋阴降火而带抑肝之剂。亦有感风邪而为眩运者，宜祛风顺气，伐肝降火为良。有因呕血而眩运，多是血亏气损，虚火泛上，与产后血晕同。《准绳》曰：凡有过节，即随其所动经脏之气而妄起。又或肾水不足，或精血伤败，不能制其五阳之火独光。或中土虚衰，不能提防下气之逆，则龙雷之火得此震动于巅。诸火上至于头，轻则旋转为眩晕，重则搏击而为痛矣。

头痛多主于痰，痛甚者火多。有可吐者，可下者。头痛可用川芎。如不愈，各加引经药：太阳川芎，阳明白芷，少阳柴胡，太阴苍术，少阴细辛，厥阴吴茱萸。肥人是湿痰，宜半夏、苍术；瘦人是热，宜酒制黄芩、防风。感冒头痛，宜羌活、藁本、芷。风热在上，宜天麻、蔓荆子、台芎、酒芩。肥白人是气虚，宜黄芪、生地、南星、秘藏安神汤。形瘦苍黑是血虚，宜芎、归、酒芩。如苦头痛，用细辛。顶巅痛，宜藁本、防风、柴胡。且如太阳头痛，恶风，脉浮紧，川芎、羌活、独活、麻黄之属为主；少阳头痛，脉弦细，往来寒热，柴胡为主；阳明头痛，自汗，发热恶寒，脉浮缓长实，升麻、葛根、石膏、白芷为主；太阴头痛，必有痰，体重，或肠痛，脉沉缓，以苍术、半夏、南星为主；少阴头痛，足寒气逆，为寒厥，其脉沉细，麻黄、附子、细辛为主；厥阴头痛，或吐痰沫，厥冷，其脉浮缓，吴茱萸汤主之。血虚头痛，川芎、当归为主；气虚头痛，参、芪为主；气血俱虚头痛，调中益气，内加川芎、蔓荆子、细辛，其效如神。

头风，属痰者多，有热，有风，有血虚。在左属风，薄荷、荆芥；属血虚，川芎、当归。在右属痰，苍术、半夏；属热，酒芩为主；又，属湿痰，川芎、南星、苍术。偏头风，在左属风者，荆芥、薄荷，此二味即是治之至药。须要察其兼见何症而佐使之，如有痰，即以二陈治痰而佐之。察识病情，全在活法。

王海藏曰：头汗出，剂颈而还，血证也。额上偏多，何谓也？曰：首者，六阳之所会也，故热蒸熏而头汗出也。额上偏多，以部分，左颊属肝，右颊属肺，鼻属中州，颐属肾，额属心。三焦之火，涸其肾水，沟渠之余，迫而上入于心之分，故发为头汗。而额上偏多者，属心之部，而为血证也。饮酒饮食头汗出者，亦血症也。

至于杂症，相火迫肾水上行，入于心，为盗汗，或自汗，传而为头汗出者，或心下痞者，俱用血症例治之，无问伤寒、杂症。

王节斋曰：久头痛，略感风寒便发，寒月须重绵厚帕包裹者，此属郁热，本热而标寒。世人不识，率用辛温解散之剂，暂时得效，误认为寒。殊不知因其本有郁热，毛窍常疏，故风寒易入，外寒束其内热，闭逆而为痛。辛热之药，虽能开通闭逆，散其标之寒邪，然以热济热，病本益深，恶寒益甚矣。惟当泻火凉血为主，而佐以辛温散表之剂，以从法治之，则病可愈而根可除也。

戴院使曰：有头风眩晕，不可谓其无痛而不以为风。切宜详审，未可遽作虚治，若投补剂愈甚。别又无疾，又非诸般病后，卒然得此，是风晕分晓，宜小续命汤加全蝎三四个。

眼眶骨痛，有二症：有肝虚而痛，才见光明，则眶骨痛甚，宜生熟地黄丸；又有肝经停饮一证，发则眉棱骨痛，眼不可开，昼静夜剧，宜导痰饮，或芎辛汤去茶芽，或二陈汤吞青州白丸子。

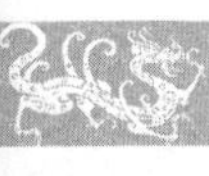

张介宾曰：头痛，须先审久暂，次辨表里。暂痛必因邪气，久病必兼元气。暂痛有表邪，治宜疏散，忌清降；有里邪，治宜清降，忌升散。久病者或发或愈，或表虚，微感则发；阳胜，微热则发；或水亏于下，虚火乘之；或阳虚于上，阴寒胜之而发，所重元气。此大纲也。亦有暂病而虚，久病而实，当以脉证辨之。

火邪痛，诸经有之，阳明为最。无表邪者，白虎汤加生地、麦冬、木通、泽泻。他经则芩、连、知、柏。治火不宜佐以升散，外邪之火，可散而去；内郁之火，得升愈炽矣。

张景岳曰：眩运一证，河间取《内经》诸风掉眩，皆属于肝。丹溪曰：痰在上，火在下，火炎上而动其痰，无痰不能作眩也。据此二说，则凡眩运，无非风火痰症也。然痰饮之症，轩岐绝不言此，但曰上气不足，头为之倾，目为之眩；曰上虚则眩；曰督脉虚则头重高摇；曰髓海不足，则脑转耳鸣而眩冒。凡此，岂皆痰症耶？丹溪以无痰不能作眩，余则以为无虚不能作眩。当以治虚为主，而兼酌其标。

且头痛之与头眩，有虚实之辨。《内经》分别甚明，曰：头痛巅疾，上实下虚，为厥巅疾。此以邪气在上，所以为痛，故曰上实也。若至眩运，则曰上气不足，又曰上虚则眩，未闻言上之实也，岂非头眩为上虚证耶？诸家以气逆奔上，下虚上实，何与《内经》相反若此？夫眩运之症，或为头重，或为眼黑，或脑髓旋转，不可以动。求其言实之由，不过以头重。不知头本不重于往日，惟不胜其重者，乃甚于往日耳。上力不胜，阳之虚也，岂上实乎？

《证治汇补·卷之四·上窍门·头风》

大意

头风，即首风也。新浴中风，即为首风。(《内经》)

头风与头痛无异，浅而近者名头痛，深而远者名头风。(《绳墨》)

内因

因风寒入于脑髓也。盖头为诸阳之会，必其人素有痰火，或栉沐取凉，或醉饱仰卧，贼风

入脑，致令郁热闷痛。妇人多患此者，因无巾帻以遇风寒也。(《入门》)

外候

其状头汗恶风，当先一日则病甚，头痛不可以出内，至其风日则病稍愈。(《内经》)

有头皮浮顽不自觉者，有口舌不知味者，或耳鸣，或目痛，或眉棱之间有一处不若吾体，皆其渐也。(《入门》)

头风偏正

正头风者，满头皆痛，甚则项强，身体拘急，常兼左右。偏头风但在半边，在左多血虚有火或风热，在右多气虚痰郁或风湿。(《汇补》)

头风分辨

血虚者，朝轻夕重；气虚者，朝重夕轻。风热痛者，遇热则发；风湿痛者，阴雨则甚。湿痰痛者，绵密无间，眩晕吐逆；火郁痛者，喜暖畏光，面赤口渴。(《汇补》)

头风瞎眼

木生于春，病在肝。目者肝之窍，肝风动则邪害孔窍也，故有年久头风，便燥目赤眩晕者，乃肺金乘肝，气郁血壅而然，宜清上彻下之法。(《入门》)

世人不知此理，专行苦寒，使火无发越，上攻于目。或专行辛散，使血耗火炎，上瘀于目，宜乎头风之必害眼也？(《汇补》)

治法

宜凉血泻火为主，佐以辛温散表从治。外感发者，散风而邪自去；内伤发者，养血而风自除。(《汇补》)

附：雷头风

内郁痰火，外束风热，故头痛而起核，或脑响如雷鸣，宜清震汤主之。盖雷者，震也，震仰盂。用青荷叶者，象震之形与色也。势重者，先用探吐攻下之法，次用清痰降火之剂。(《汇补》)

《一见能医·卷之三·辨症上·头风分辨》

血虚者，朝轻夕重；气虚者，朝重夕轻。风热痛者，遇热则发；风湿痛者，阴雨则甚。湿痰痛者，绵密无间，眩晕吐逆；火郁痛者，喜暖畏光，面赤口渴。

《古今医彻·卷之三·杂症·头风》

大寒犯脑，头痛齿亦痛，用补中益气汤加麻黄附子细辛。

头痛耳鸣，九窍不利，肠胃之所生，用调中益气汤。

挟热头痛，烦躁不宁，用茶调散。

痰厥头痛，因误服疏风，脾胃虚损，头旋吐痰，身重肢冷，头苦痛如裂者，用半夏白术天麻汤。

头痛巅疾，下虚上实，过在足少阴巨阳，用黑锡丹。

眉棱骨痛，风热痰气上攻者，用选奇汤。

《类证治裁·卷之五·头风论治》

雷头风

风邪上干，新感为头痛，深久则为头风。其症头巅重晕，或头皮麻痹，或耳鸣目眩，眉棱紧掣。旧素有痰火，复因当风取凉，邪从风府入脑，郁而为热为痛，甚则目病昏眩。头风不治必害眼。当分偏正、左右、寒热、气血治之。痛在正顶，多太阳经风郁，宜川芎、羌活、蔓荆、苏叶等散之。太阳经从额至颠，络脑后也。痛在左右，多少阳经火郁，宜甘菊花、丹皮、山栀、桑叶、钩藤等发之。少阳经从头角下耳，及耳之前后也。痛偏左为风虚，宜川芎、当归、防风、薄荷。痛偏右为痰热，宜苍术、半夏、黄芩、石膏。气虚者为劳，补中益气汤加川芎、天麻。血虚者善惊，四物汤加薄荷、白芷。热痛者恶热，消风散。冷痹者畏寒，追风散。寒热久郁，发时闷痛，欲绵裹者多痰，二陈汤加酒芩、荆芥、川芎、薄荷、石膏、细辛。风兼热者，茶调散、菊花散。寒挟湿者，导痰汤加苍术、白芷。痛连齿龈者，钩藤散加荆芥、薄荷。掣眉棱者，选奇汤。鼻流臭涕者，芎犀散，或透顶散搐鼻出涎。脑后筋掣者，钩藤、荷叶边、连翘、苦丁茶、甘菊。气上攻痛者，全蝎散。年久不愈者，乌头、南星末，葱汁调涂太阳穴。妇女血分受风者，养血祛风汤。其有因胆火上逆、为晕痛，治宜泄热者，用羚羊角、生地、丹皮、甘菊、苦丁茶、嫩桑叶。因肝阳乘胃，为呕吐，治宜熄风者，用茯神、甘菊炭、钩藤、半夏曲，薄荷、山栀。因肝阴虚、内风动、治宜滋液者，用复脉汤去参、姜、桂，加鸡子黄、白芍。因暑热上蒙清窍、治宜清渗者，用石膏、荷梗、薄荷、羚羊角、通草、苡米。因阴伤阳浮、齿痛筋惕、治宜镇摄者，用阿胶、牡蛎、生地、人参、白芍、钩藤。因内风头痛、泪冷目昏、治宜润养者，用杞子、首乌、茯神、白芍、柏子仁、甘菊炭。头脑鸣响、状如虫蛀、名天白蚁者，茶子末吹鼻效。头多白屑作痒者，零陵香、白芷煎汁，入鸡子白搅匀敷。雷头风肿痛起块、憎寒壮热、脑震如雷鸣者，清震汤、解雷汤。雷头风病在三阳，不可过用寒凉重剂，诛伐无过，河间立清震汤。脑风项背怯寒、脑户穴冷者，神圣散。首风因于新沐、汗多恶风者，川芎丸、白芷丸。余参头痛门治。

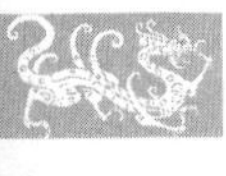

头风脉候

浮为风，紧为寒。浮滑为风痰，洪数为风热。阳弦为头痛，细而坚为湿。弦而涩为气虚，芤为血虚。滑为痰厥，头痛脉急短涩者死。凡诊寸脉短者头痛，寸口紧急，或浮或短或弦，皆主头痛。

《冯氏锦囊秘录·杂症大小合参卷六·头痛头风大小总论合参》

头痛、头风，非二证也，在新久去留之分耳！浅而近者，名头痛，其痛卒然而至，易于解散速安也；深而远者，名头风，其痛作止不常，愈后遇触复发也。手足三阳之脉，皆上循于头，为诸阳之会，六阴脉至颈而还，惟厥阴上入吭嗓，连目系出额，故当于七经辨之。属痰者居多，然有风、寒、湿、热、火、痰，及气虚、血虚、食郁、疮毒之别，皆能伤于脉道而为病也。伤于太阳则在后，阳明在额、挟鼻与齿，少阳两角，厥阳属巅顶，而多吐涎。须寻风寻火，在气在血，晰其虚实表里，而便得病情矣。

经之论头痛，风也，寒也，虚也，皆六气相侵，与真气相搏，经气逆上，干于清道，不得营运，壅遏而痛也。天气六淫之邪，人气五贼之变，皆能相害，或蔽覆其清明，或瘀塞其经络，与气相搏，郁而成热，脉满而痛。若邪气稽留，脉满而气血乱，则痛乃甚，此实痛也。寒湿所侵，真气虚弱，虽不相搏成热，然邪客于脉外，则血泣脉寒，卷缩紧急，外引小络而痛，得温则止，此虚痛也。因风痛者，抽掣恶风；因热痛者，烦心恶热；因湿痛者，头重而天阴转甚；因痰痛者，昏重而欲吐不休；因寒痛者，绌急而恶寒战栗；气虚痛者，恶劳动其脉大；血虚痛者，善惊惕，其脉芤。头痛自有多因，古方必兼风药者，以高巅之上，惟风可到；味之薄者，阴中之阳，自地升上者也。在风寒湿者，固为正用，即虚与热者，亦假引经，且散其抑遏也。若疏散太过而痛，及服辛散而反甚者，不防用酸收以降之。若年衰气弱，清气不能上升，而浊阴犯之，以作痛者，宜升阳补气而自愈。若血虚之头痛，必处眉尖后，近发际而上攻头目，宜用芎、归养血而自愈。然新而暴者，但名头痛，深而久者，名为头风。头风必害眼者。经所谓东风生于春，病在肝。目者，肝之窍，肝风动，则邪害空窍，且由精髓脑之不足，而外邪易于以深入也。

厥头痛者，手三阳之脉，受风寒而伏留不去，上干于头，其气不循经隧而逆行，故名曰厥。

久头痛病，略感风寒便发，而至塞目重绵厚帕包裹者，此属郁热，本热而标寒，世人不识，率用辛温解散之药，暂时得效，误认为寒，殊不知因其本有郁热，毛窍常疏，故风寒易入，外寒束其内热，闭逆而为痛，辛热之药，虽能开通闭逆，散其标之寒邪，然以热济热，病本益深，恶寒愈甚矣。惟当泻火凉血为主，佐以辛温散表之剂，以从治法治之，则病可愈而根可除也。

头痛多主于痰。痛甚者火多，盖火性炎上，其痛如劈。有可吐者，有可下者。东垣曰：湿热在头而痛者，当以苦吐之，如瓜蒂散、浓茶之类是也。痰厥头痛，非半夏不能除，有属于风者，有属于寒者，有属于半寒为偏头痛者，有属于湿者，有属于火郁者，有属于外感有余，有属于内伤不足，伤食伤酒，种种症候，皆以头痛。总由清阳不升，浊阴上犯也。

感冒头痛，宜防风、羌活、藁本、白芷。即所谓新沐中风为首风。风热在上头痛，宜天麻、蔓荆子、台芎、酒制黄芩。肥白人头痛，是气虚，宜黄芪、酒洗生地、南星。形瘦苍黑之人头痛，是血虚，宜当归、川芎、酒黄芩之类。太阳头痛，恶风寒，脉浮紧。其痛在巅顶与两额角，川芎、羌活、独活、麻黄之类为主，为冲头痛。少阳头痛，脉弦细，往来寒热，其痛连耳根，柴胡、黄芩为主。阳明头痛，自汗发热恶寒，脉浮缓长实。其痛连目眦，鼻干齿颊目疼，升麻、葛根、石膏、白芷为主。太阴头痛，必有痰，体重或腹痛，或痰癖，脉沉缓，以苍术、半夏、南星为主。少阴头痛，足寒气逆，为寒厥，其脉沉细，麻黄、细辛、附子汤主之。厥阴头项痛，或吐痰沫，厥冷，其脉浮缓，以吴茱萸汤主之。然太阴、少阴有身热而无头痛，厥阴有头痛而无身热，若身热又头痛，属阳经也。血虚头痛，连鱼尾相连者，当归、川芎为主，以润风燥。经所谓头痛耳鸣，九窍不利，肠胃之所生也。气虚头痛，人参、黄芪为主，以升清阳。经所谓上气不足，脑为之不满，头为之苦倾是也。偏头痛者，少阳相火也，有痰者多。在左属风属火，多血虚，宜薄荷、荆齐、川芎、当归；在右属痰属热，多气虚，宜苍术、半夏、酒芩为主。若属湿痰，川芎、南星、苍术为主之。气血俱虚头痛，调中益气汤内加川芎三分、蔓荆子二分、细辛二分，其效如神。厥逆头痛者，所犯大寒，内至骨髓，髓者以脑为主，脑逆故令头痛，齿亦痛，以羌活附子汤主之。肾虚头痛，即经所谓下虚上实，由相火上冲，气逆上行，痛不可忍，用补中汤加芎、归，或姜附理中汤。太阴头痛，必有痰也。少阴头痛，足寒而气逆也。太阴、少阴二经虽不上头，然痰与气壅于隔中，头上气不得畅而为痛也。痰厥头痛，所感不一，发时恶心，呕吐痰水，甚则手足厥冷，吐去痰涎，其痛见减，虽由乎痰，然痰之始也必有本。是知方者，体也；法者，用也。徒知体而不知用者弊，若体用不失，可谓上工矣。宜以白术半夏天麻汤主之。痰厥头痛，非半夏不能除。眼黑头旋，风虚内作，非天麻不能解。平人头痛，属火与痰者多，若肥人多是湿痰，二陈加苍术；人瘦多是血虚与火，酒炒芩、连，荆、防、薄荷，芎、归之类。巅顶痛甚，加藁本，酒炒升、柴。东垣曰：顶巅痛，须用藁本去川芎。头痛不可专泥风药，愈虚其虚，使风入于脑，永不可拔。亦不可偏于逐火，使风火上乘空窍而从眼出，如腐之，风火相煽而成衣焉。谚云：医得头风瞎了眼，此之谓也。

总之，头痛、头风，皆因清阳之气有亏，精华之血有损，不能交会卫护于首，以致浊阴外邪犯之。若从标疏散清理，不过徒取近功，然益虚其虚，旋踵愈甚，张每重用八味汤加牛膝、五味子，食前早晚服之。浊阴降，真阴生，雷火熄，真火藏，上下肃清，不惟头病既痊，精神亦可倍长矣。

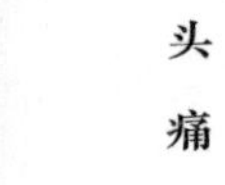

《外科心法要诀·卷三·头部·头风伤目》

心法　头风引目眉棱痛，风火寒痰有四因，或由杨梅毒攻顶，或因产后被风侵。

【注】此证畏寒、恶风，其痛走注不定，得暖少减者，风痛也；寒热口苦，大渴，二便秘，不眠者，火痛也；手足厥冷，面青唇白，气逆不渴，小水白者，寒痛也；身重肢酸，胸烦作呕，口吐痰沫者，痰痛也。以上四证，旧有古方羌活冲和汤倍川芎加菊花，随经形证，加引治之。倘若因循失治，风攻眉棱酸痛，眼皮跳动，渐攻睛珠，起蓝云遮睛，多致损目。若只眉棱酸痛，以碧云散常吸之甚效。

《眼科心法要诀·卷一·雷头风歌》

头响如雷又似风，雷头风热毒冲瞳，脑汁下注瞳色变，瞳仁大小目昏蒙。泻肝芩梗硝黄黑，羌活车归知母龙，虚者磁石丸姜附，味黑丹皮磁石同。

【注】雷头风内障，初患之时，头面多受冷热，毒气冲入头中，致头内响声如风如雷，头旋发热，日久冲入眼内，脑汁下注，瞳人变色，瞳或大小不定。实者宜服泻肝散；虚者宜服磁石丸。

《目经大成·卷之一·头风》

头风即首风也。经曰：首风之状，头面多汗，恶风，当先风一日则头痛甚，至其风日少愈。一风气循风府而上则脑痛，曰脑风。经曰：头风者，本风寒入于脑髓也。头痛数岁不愈，当犯大寒。其人素有痰火，风寒客之，则热郁而瞀闷，似痛非痛，曰头晕。有目花黑暗，视定犹动，且身转耳聋，如立舟车之上，起则欲倒，甚而呕吐，饮食罕御，此肝木为风所撼，鼓动其气，痰火随气上逆。倘因吐衄、崩漏而致，此脾虚不能收摄血气，使诸血失道。或酒色过度，肾虚不能纳气，逆奔而上，或虚极乘寒得之，曰头眩。若头暴痛不可忍，有如劈如绞者，但名头痛，深而久而愈，名头风亦可。痛风必害眼者，经曰春气在头，风气通于肝，肝窍开于目故也。要当首辨六经，次厥痛、偏痛、真痛，次血虚、气虚、湿热、寒湿不等。如太阳头痛者，恶风寒，脉浮紧，痛在巅顶两额角；少阳头痛者，寒热往来，脉弦，痛连耳根；阳明头痛者，发热自汗，脉浮大，痛在巨阳穴，连目眦齿颊；太阴头痛者，必有痰，体重或腹痛，脉沉迟，头重；少阴头痛者，足寒气逆，为寒厥，脉沉小；厥阴头痛者，吐痰沫，厥冷，脉浮缓，痛引目系。此六经头痛，多挟外邪也。血虚头痛者，自鱼尾上攻，脉浮而无力；气虚头痛者，耳鸣，九窍不利，脉沉濡；湿热头痛者，心烦恶热，头重而天阴转甚；寒湿头痛者，气上而不下，或时泄，近湿热之物则稍松；偏头痛者，邪正相持，势不中立，邪气营运，正气则壅遏而痛，在左主风、主血虚，在右主气、主痰热，亦兼有虚寒者；厥头痛者，所犯大寒至骨髓，髓以脑为主，脑逆故头痛，脉沉迟；真头痛者，痛甚连脑户，手足寒至节，脉迟极而止，旦发夕死，夕发旦死。此七种头痛多由内生也。外此，若眉棱骨痛甚，既而上攻头角、下注目睛者，有属心肝壅热，有属风痰上逆，有湿气内郁，有风寒外挟。才见光明则眶痛者，此肝虚。痛而眼不可开，昼静夜剧，此脾胃停饮，土木不和。头痛旋去旋来，倏在此一点，在彼一片，此下虚上实，游风流火。丹溪曰：头痛多主于痰，甚者火，有可吐，有可下者。此未窥全豹，不可轻从。执事者必先视其所挟，究其所因，定以经络，参合脉理，然后施以某阵某方，庶可差救其弊。中工知头风于目不利，绝不考其所自。粗工只就目论症，连头风都不识得，甚至有妄乱激成头风者，为之太息。是故本集于风之一字，言外三致意焉。头风虽另列症内，终乎分辨不清，因不厌琐细，谨编如上，兼志其眩晕、头痛云云。

《目经大成·卷之二·八十一证·大小雷头风四》

雷风人暴患，壮热且憎寒，头脑浑如烙，睛珠酷似钻，气粗痰上易，火秘便通难，怠忽过时刻，天医费往还。

此症不论偏正头风，但憎寒壮热，状如伤寒，头目疙瘩，肿痛极，不能忍耐者是。或挟痰而来，两耳若雷鸣风动，轰轰作声，故曰雷头风。风起目随病，既而身如被杖，二便秘结，曰大雷头风。头风作，大便先润后燥，小便先清长后赤涩，身热徐退不痛，曰小雷头风。大者害速，小者稍缓，二三日目即损坏，神医莫能为治。

目坏而痛不少歇，命其危矣。《难经》曰头痛有厥、有真。厥者，逆也；真者，无他杂也。面肿头重，按之不得，项先痛，腰脊为应耳。前后脉涌有热。此风寒伏手三阳，留而不去，壅逆作病，头为阳首，发为厥痛。若再传入脑户，则手足必寒，爪甲必青，死不治。初起不问大小雷风，三阳厥逆，五邪争并，不辨为火、为风、为痰，脉息对症或否，速与大承气或三黄祛热煎，火得息则痰自散，而风亦渐止。如表症未罢，菊花通圣散先投看效。倘脉浮芤或沉濡而迟，服前方反剧，亟换调中益气、全真一气、大补元等汤。能开导针砭，依图施治，尤为快便。

雷头风，本科第一险症，眇瞽者强半。为此，前人只论其险，绝不究其经络治法，至今私恨。

《目经大成·卷之二·八十一证·左右偏头风五》

右边气胜左边风，风气兼并作火冲，可论一边皆险急，那堪左右两相攻。攻外青睛凹或凸，内攻神散照无瞳。识得六经七种病，按方主治不无功。

此症左边头痛，右不痛者，曰左偏风；右边头痛，左不痛者，曰右偏风。丹溪曰：头风有痰、有热、有风、有血。在左多属风血，在右多属痰热。世人只苦头痛，全不虑及眼目，往往左发损左目，右发损右目。若血虚生风，风盛生热，热生痰，痰逆气，风与痰并，血从中耗，耗虚则寒而痛。风不衰，必损左反攻右，损右反攻左，而两目俱损。更验痛由内起止于外，为祸迟；痛由外起止于内，为祸速；由百会、上星、攒竹中入者，为祸烈。外有赤肿痛泪，得外症；内有昏惑妄见，得内症，症成多不能治。风之害人，惨毒极矣！治法：不问左右，先以艾葱熨头，炒米、炒盐熨太阳穴，一面调神应散，徐徐啜之，俟势稍止，然后按症诊脉。如左偏风，脉浮数有力，心烦口苦，目红狂痛，泪热如汤，二便不利，逐客饮、导赤各半汤，有翳兼服泻青丸；右偏风，脉如左，加大实，目赤肿，眵多，二便秘涩，通气利中丸、凉膈散、清胃散，有痰，清气化痰丸用亦得。依此主持，厥目未必就损。不损，再对病选方，十亦可全五六。

《医学传心录·病因赋·头风有左右之分》

头居一身之上，当风寒之冲，一有间隙，则风邪乘虚而入。如血虚而风邪乘之，则左边痛。如气虚而风邪乘之，则右边痛。脉浮滑者易治，短涩者难治。方以川芎茶调散为主。血虚加熟地、当归；气虚加黄芪、人参；有痰加半夏、南星；有热加黄芩、石膏；风盛加天麻、蔓荆子。其法以加药为君，本方为臣佐也。

《新订痘疹济世真诠·头痛论》

此有邪气与真气相搏，壅遏毒气，上干清道者，故毒热上腾，与风热郁闭，皆能为患。如头面痘出稠密，身体壮热，二便不利，痘晕紫赤，滞暗闷乱，昏痛烦躁，口渴者，毒火上蒸也，大连翘饮加减主之。如风热郁闭，清解散。

有痘晕淡红灰白而痛，此元阳不足，真气散失之证，以头为阳之首也，急重投芪、附、参、茸。

《医学说约·杂症分目·风门·头痛》

头痛多主于痰，痛甚者火多耳，脉必浮弦而滑。若太阳则脉浮而发际痛，阳明则脉长而额前痛，少阳则脉弦而头角痛，太阴则脉沉必吐痰，腹满而痛，少阴则脉微沉而脑痛，厥阴则脉微缓而巅痛，血虚则脉芤而星星，气虚则脉大而眩晕，食积则脉紧而饱后节痛，痰涎则脉滑而眉棱亦痛。大抵风则抽掣，寒则拘急，热则烦心，湿则头重，痰则欲吐。治宜清痰降火兼散风邪。至于偏头痛亦属少阳，左属风与血虚，右属湿痰与热，又当随症治之。如手足青而寒者又为真头痛，不可治也，脉浮滑者生，短涩者死。

《医学说约·杂症分目·风门·头风》

头风起于过暖，反致受寒，太阳则眉棱至脑后痛，脉浮紧弦，阳明则痛达齿颊，脉洪弦数，少阳则耳前后左右痛，脉浮弦数，即偏头痛也。太阴无症，若少阴则虚烦不眠，脉虚数微弱，即血虚头痛也，厥阴则畏寒肢冷，脉沉弦急，当审左为血虚，右为湿痰，久为火郁，而治其风热与痰。

七、中华民国

《通俗内科学·神经系病·偏头痛（半头风）》

（原因）本病多发于十五岁以上之妇女，为神经衰弱，便秘，贫血，萎黄病，悲哀愤怒，脏躁，月经异常，疟疾等。

（症候）初觉不快，欠伸，恶心，眩晕，耳鸣，眼火闪发；次发偏侧头痛，或缓或急，起呕吐，及音响光线等知觉过敏，又有痉挛性与麻痹性偏头痛之二种。

（经过）迟缓数年。

（预后）概良，惟不易全治。

（治法）贫血，宜用铁剂，与砒石剂；便秘，宜下剂，施头部冷罨法，电气疗法，以薄荷油涂布前额。其他一般食物摄生，安息静养，禁酒制欲等。

《儿科萃精·卷八·头痛门·头痛解》

头痛之证不一，怒甚则太阳作痛，小儿无此证也。头痛必吐清水，不拘冬夏，食姜即止，此中气虚寒，小儿无此证也。烦劳则头痛，此阳气虚不能上升，小儿亦无此证。痰湿头痛，发则呕吐痰涎，此湿痰上攻所致，小儿又无此证。热厥头痛，虽当严冬，犹喜风寒，其痛便止，略见温暖，其痛更甚，小儿更无此证。然则小儿头痛之证，何以辨之？曰：只有表里二证，在表者外感风寒也，在里者内热熏蒸也。因作头痛解。

风寒头痛

小儿风寒头痛，因太阳经受邪也。其候恶寒发热，上及巅顶，下连额角，不时作痛，古法主清空膏以取汗（如羌活、防风、柴胡、川芎、黄芩、黄连、生甘草，引用生姜）。痛甚，加细辛；便秘，加川大黄。

〔真按〕小儿因感受风寒而发头痛，羌防柴芎并用，过于表散。但以苏薄荷八分，嫩桑芽一钱，连须葱白二寸，淡黄芩一钱，生甘草五分，引用生姜二片。一剂痛定，不必再剂。

风热头痛

小儿胃热头痛，病在阳明，因平日肥甘无节，胃火上炎，故发时鼻干目痛，上至头，下至齿颊，痛无定时，古法主加味茶调散清之（如荆芥穗、薄荷、黄芩、青茶叶、生石膏、白芷、川芎，引用生姜）。便秘者加川大黄。

〔真按〕小儿因胃腑内热，而发头痛，但宜清解。方用薄荷尖五分，煅石膏二钱，盐知母一钱，炒牛膝八分，麦冬（去心）钱半，宣泽泻一钱，炙甘草五分，引用鲜竹叶十五片。痛甚加粉葛根一钱，灯芯三十寸；便结加清宁丸钱半。

《针灸学纲要·头痛》

偏头风，雷头风，大头痛，眉棱骨痛，真头痛，头重，头摇，内伤头痛。时作时止，外伤头痛。绵绵不已，气虚头痛。耳鸣，九窍不利，湿热头痛。头重如石，风寒头痛。身重恶寒，真头痛者。脑尽疼而手足冷至节者，不治。

头痛门

太阳病头痛发热，汗出恶风者，桂枝汤。伤寒不大便六七日，头痛有热者，与承气汤。其小便清者，知不在里仍在表也，当须发汗，同方。产后中风续得之，数十日不解，头微痛恶寒，时时有热，同方。妇人在草蓐，自发露得风，四肢苦烦热，头痛者，小柴胡汤。干呕吐涎沫头痛者，吴茱萸汤。太阳病脉浮而动数，头痛发热，微盗汗出而反恶寒者，表未解也，膈内拒痛，心下因硬，则为结胸，大陷胸汤。病发热头痛，脉反沉者，若不差，身体疼痛，当救其里，四逆汤。太阳中风，下利呕逆表解者，乃可攻之，其人漐漐汗出，发作有时，头痛心下痞硬，满引胁下痛，十枣汤。头风摩散，一方霍乱头痛。发热身疼痛，热多欲饮水者，五苓散主之。寒多不用水者，理中丸。

《证治摘要·卷上·头痛》

李东垣曰：头痛久不已，则令人丧目，胸膈有宿痰之致然也。先以茶调散吐之。按外台，葛氏，卒头痛如破，用盐汤吐之，方舆载常山甘草汤。张子和亦用瓜蒂散。

本草云：头痛欲死，消石末吹鼻内。又一物瓜蒂，吹鼻中。

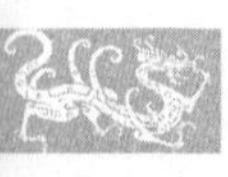

按：小儿卒头痛甚，反覆颠倒，发作有时者，蛔虫也，宜用鹧鸪菜汤。妇人月事之时，及产前后，头痛，轻者，当归芍药散料，兼用单香附子散；宿疾头痛轻者，以三棱针，刺悬颅、悬厘、丝竹空、瞳子髎等。一书云：真头痛者，手足厥冷，爪甲青，引脑巅泥丸尽痛，若其厥冷上肘膝者死速。灸百会数十壮，作大剂参附汤频服免死者，间有焉。头痛脉浮滑易治，短涩难治。(《脉诀》)

《中国内科医鉴·前篇·证候与治法概编·第一章·头痛》

当患者诉头痛之际。应考其头痛起于何病，阳证之头痛乎？阴证之头痛乎？抑为虚证之头痛乎？实证之头痛乎？探求病源，实为汉医最要之事。同一风邪之头痛也，在甲则鼻塞，微恶寒，有热，无汗，脉浮紧；乙则鼻涕交流，恶寒强，体温不升，脉沉而弱。甲病阳证，乙病阴证，处方自异，故甲宜麻黄汤，乙宜麻黄附子细辛汤。同一胃病之头痛也，而胃内所停滞之水毒虽同，而丙则脉浮数、口渴、小便不利、舌苔白而干燥，时欲饮水，饮则屡屡吐出；丁则脉浮数，口不渴，舌苔无，屡屡吐水。丙阳证也，丁阴证也。前者宜五苓散，后者宜吴茱萸汤。又，同一子宫病之头痛也，戊则脉沉实，大便有秘结之倾向，颜面充血，时时眩晕，月经不顺，左腹下疼痛，按其腹部，觉全部有充实之感，以指触于左臂骨窝之部，有过敏之索条物；己则脉虚软，大便每日一次至二次，眩晕，耳鸣，肩凝，月经不顺，一月中有两次，下腹疼痛，腹部全部软弱，腰脚易冷。戊所患者为阳实证，己所患者为阴虚证，前者以桃核承气汤主治药，后者以当归芍药散治之。

易起头痛之疾患，就现代医学之见地，多起于发热、肾脏炎、动脉硬化症、绿内障、脑肿疡、霉毒、外伤、硬结头痛、副鼻腔疾患、耳之慢性化脓、便秘、循环障碍、子宫疾患等，余今大别为四类。一曰外邪之头痛，流行性感冒、肠窒扶斯等头痛属之，痛时多兼发热；二曰痰饮之头痛，水毒停滞于胃肠之内，上冲而起之头痛也；三曰血症性头痛，月经不顺或血液循环受障碍而起者也；四曰食毒性之头痛，便秘或消化不良，食毒停滞于胃肠之内，头中受刺激而起之痛也。四者之中，更分阴阳虚实矣。

外邪之头痛，用桂枝汤、麻黄汤、葛根汤、小柴胡汤及其加减之方以治者为多。痰饮性之头痛，用苓桂术甘汤、茯苓饮、人参汤、大建中、真武汤、吴茱萸汤、五苓散、茯苓泽泻汤等治之。血证性之头痛，用当归芍药散、桂枝茯苓丸、桃核承气汤等以治之。食毒性之头痛则应用泻心汤、大承气汤之类。

评述

《素问·风论》提出“新沐中风，则为首风”。头痛之病因最早以触冒风邪为主。同时《黄帝内经》在论述经络病证时多次提到头痛，后张仲景在其基础上将伤寒热病由表及里的不同阶段所出现的头痛做以概括，提出伤寒六经头痛。伤寒太阳病头痛，症见头项强痛，恶寒发热，脉浮。伤寒阳明病头痛，症见头痛，身热，不恶寒而恶热。伤寒少阳病头痛，主要症候为往来寒热，脉弦细。太阴头痛，由痰湿困脾，清阳不升所致，症见头痛而重，痰多身重，或腹部满痛，脉沉缓。少阴头痛，因寒邪侵犯少阴经所致，症见头痛，足寒气逆，心痛烦闷，脉沉细。伤寒厥阴病头痛，主症为头痛项痛，干呕，吐涎沫，四肢厥冷等。可见，秦汉时期多以外感风邪侵袭作为头痛产生的主要病因，并认为气逆是头痛的病机环节之一，治疗头痛的药物多以辛散祛风之品为主。

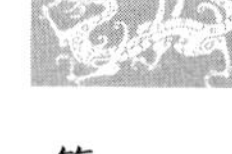

晋唐至宋金元时期，随着医学的发展以及佛教的传入和盛行，风病的概念被提出，头痛因具有风的发病特征而可归属风病。头痛经久不愈，时作时止，痛势较剧，兼症不一者则为头风。外感头痛之病邪以风为先导，兼夹寒、热、湿邪，故表现出明显的寒热的属性。此时期医家开始重视头痛的内因，如气血虚头痛、痰厥头痛等相继被提出。血虚头痛最早在妇人头风中被述及，由气血虚损、风邪客搏所致；多数医家认为痰厥头痛是因胸膈蓄有痰水，复感于寒，气逆而发病。主症为头痛如裂，眩晕，身重，心神不安，语言颠倒，胸闷恶心，烦乱气促，泛吐痰涎或清水，四肢厥冷，脉弦滑。金元时期，李东垣首次论述“内证”“外证”头痛，自此成为头痛辨证总纲。并在《素问·通评虚实论》“头痛耳鸣，九窍不利，肠胃之所生也”基础上重点阐述脾胃与头痛的关系。劳倦、忧思、饥饱失常均可伤脾，脾失运，痰乃生，随气之升降流窜经络，上阻脑窍，发为头痛。朱丹溪认为，偏头风在右，属痰属热；在左属风及血。今已不做此限定。以李东垣为首的诸多医家提倡应用风药治疗头痛，提出风药不仅具有发散风邪之效，还可作为引经药物使用。在此时期，头痛与经络的关系也得到发展完善，将外感头痛明确按照疼痛部位不同划分。足六经之中，太阳、阳明、少阳三阳之脉均上行头面，故出现经络循行所过处之头痛。太阴少阴二经，虽不上头，然痰与气壅于膈中，头上气不得畅而为痛也。

明清时期对头痛病因病机、脉症论治的认识更加深刻，认为内伤于气血痰饮、七情抑郁，外感于风寒暑湿燥火均可致头痛，而导致头风之风多为内风，并且提出气机不畅是头痛的重要病机。如对痰厥头痛与脾胃关系认识的深化。张介宾《景岳全书》提出“痰厥头痛……但以头痛而兼痰者有之，未必因痰头痛也。故兼痰者必见呕恶、胸满、胁胀，或咳嗽气粗多痰，此则不得不兼痰治之，宜二陈汤、六安煎、和胃饮、平胃散加川芎、细辛、蔓荆子之类主之”。元明以降，易水学派首倡“太阴脾病”之说，认为痰厥头痛其本为虚，其标为实。其后又根据痰的性质分为风痰、湿痰、寒痰、肾虚水泛之痰。痰的生成本于脾肾之虚，达于颠顶之上又源于气逆，气逆即厥也，故以健脾化痰、降逆息风为法。叶天士《临证指南医案·肝风》曰：“胃虚，肝风内震，呕痰咳逆，头痛眩晕。”中土虚弱，清阳上行无力，风木过动，即土虚木摇而致头痛，指出了肝风头痛实则不离脾胃。

近现代对头痛因、机、证、治的认识趋于系统而全面。头痛病因多端，病理机转复杂多变，临床辨证首分外感内伤，关键在于辨别虚实。一般外感头痛为时短暂，风为先导，多夹寒、夹热、夹湿，当随症治之；内伤头痛，为时较久，临床所见有虚有实，或虚中夹实，错综复杂。由于病情复杂多变，因此必须分清标本主次，找其所属主因，结合整体病理机转进行治疗。此外，还当辨其新久、轻重、兼症、发作形式、所在部位、疼痛性质、诱发因素、转归预后等。①辨疼痛部位有助于分析病因及脏腑经络。一般气血、肝肾阴虚者，多为全头作痛；阳亢者痛在枕部，多连颈肌；寒厥者痛在颠顶；肝火者痛在两颞。就经络而言，前部为阳明，后部为太阳，两侧为少阳，颠顶为厥阴。②辨疼痛性质有助于分析病因。掣痛、跳痛多为阳亢、火热所致；重痛多为痰湿；冷感而刺痛，为寒厥；刺痛固定，常为瘀血；痛而胀者，多为阳亢；隐痛绵绵或空痛者，多精血亏虚；痛而昏晕者，多气血不足。③辨诱发因素。因劳倦而发，多为内伤，气血阴精不足；因气候变化而发，常为寒湿所致；因情志波动而加重，与肝火有关；因饮酒或暴食而加重，多为阳亢；外伤之后而痛，应属瘀血。④辨兼症。肾虚证可兼腰痛；风热或肝胆火旺者可伴耳聋；顽痰头痛常兼胸满，恶心呕吐；厥阴头痛，伴呕吐涎沫；肝阳头痛可并发眩晕、目盲、中风。⑤辨转归。外感头痛未及时根治，日久耗伤正气可转为内伤头痛；内伤头痛之人再次感邪，也可并发外感头痛。风寒证或风湿证，邪气郁遏化热，可转为风热证；肾虚证水不涵木，可转化肝阳证；肝阳证化火伤阴可转化为肾虚证；痰浊证因痰阻血脉，可转化为痰瘀阻痹证。⑥辨预后。头痛的预后有较大差异，外感头痛，治疗较易，预后良好。内伤头痛，虚实夹杂，治疗较难，但只要辨证准确，精心治疗，也可以使病情得到缓解，甚至治愈。若头痛日久，并发中风、心痛、呕吐等，一般预后较差。

第四章

治则治法

原文精选

一、秦汉

《灵枢·厥病》

头痛不可取于腧者，有所击堕，恶血在于内，若肉伤，痛未已，可则刺，不可远取也。

《灵枢·厥病》

头痛不可刺者，大痹为恶，日作者，可令少愈，不可已。

《华佗神方·卷二·华佗临症神方·二〇〇一·华佗治头痛身热要诀》

表外实，下内实，忌。

世治外实，多用表剂，表则外虚，风寒得入，而病加剧。世治内实，多用下剂，下则内虚，肠胃气促，而肢不畅。华先生治府吏倪寻头痛身热，则下之，以其外实也。治李延头痛身热，则汗之，以其内实也。盖得外实忌表，内实忌下之秘也。又按内实则湿火上冲，犹地气之郁，正待四散也；外实则积垢中留，犹山闭之水，正待下行也。其患头痛身热同，而治法异者，虽得之仙秘，实本天地之道也。余屡试之，果屡见效。（孙思邈注）

《华佗神方·卷二·华佗临症神方·二〇一七·华佗治头风要诀》

胆若寒，效难见。

昔汉郭玉尝言："贵者处尊高以临臣，臣怀怖慑以承之。其为疗也，有四难焉。自用意而不任臣，一难也；将身不谨，二难也；骨节不强，不能使药，三难也；好逸恶劳，四难也。针有分寸，时有破漏，重以恐惧之心，加以裁慎之志，臣意犹且不尽，何有于病哉。此其所以不愈也。"不知先生所得之医经中，已有此言，故先生治曹操头风未除。操曰："佗能愈。此小人养吾病，欲以自重，然吾不杀此子，终当不为吾断此根原耳。"操之为是言，殆即郭氏所谓"贵者处尊高以临臣"之意也。先生之不能根治，即医经所载二语尽之矣。（孙思邈注）

二、隋唐

《银海精微·卷下·患眼头痛》

问曰：人之患眼，偏正头痛者何也？答曰：风毒甚也。头风在右者属痰属热，用苍术、半夏，热用酒制黄芩；在左属风及血虚，风用荆芥、薄荷，血虚者用芎、归、芍药、酒制黄柏，此三症看而用之有验。治法：痛甚者酒调散表之；热痛者，石膏散、清空散、川芎茶调散；冷痛者酒调散、川芎散、神清散主之；风毒作痛，菊花散、如神散主之，不必点丹。

三、宋（北宋、南宋）

《医说·卷九·妇人·产妇头疼寒热》

有妇人方产一两日，间头疼发热或发寒热者何也？其说有三：一则作奶，二则败血不行，三则伤风。先以手按奶子，奶痛者是作奶也，宜服顺气散及栝蒌末之类以通其奶，更以温汤洗之，奶通则无事。奶若不痛即问败血行不行。如败血不行，即是血作也。急服行血药如黑神散，没药当归之类。奶既不痛，败血自行，而乃身热头疼或发寒热是伤风也，依伤寒法随症治之（《医余》）。

四、金元

《丹溪手镜·卷之上·头痛（二十六）》

三阳俱头痛。太阳脉浮，葛根葱白汤；少阳脉弦，柴胡汤；阳明脉长，承气汤。

三阴无头痛，惟厥阴脉会于巅，有头痛干呕涎沫，吴茱萸汤主之。

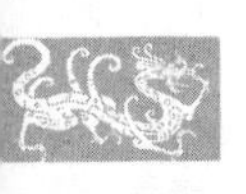

小便清者，热不在里，可发散之。

不大便者，有热头痛，可下之。

《丹溪心法·卷四·头风六十六》

属痰者多，有热、有风、有血虚。在左属风，荆芥、薄荷，属血虚，川芎、当归；在右属痰，苍术、半夏，属热，酒芩为主，又属湿痰，川芎、南星、苍术。偏头风在左而属风者，用荆芥、薄荷，此二味，即是治之主药。有君、臣、佐、使之分，凡主病者为君而多，臣次之，佐又次之，须要察其兼见何症而佐使之。如有痰，即以二陈汤治痰而佐之，他症皆仿此。又须察识病情，全在活法出入加减，不可执方。

五、明

《奇效良方·卷之二十四·头痛头风大头风门（附论）》

头痛为病，《灵枢》云：厥头痛取足六经，手少阴真头痛，其脑尽痛，手足寒至节，死不治。《难经》曰：手三阳之脉，受风寒伏留而不去，则名厥头痛。入连在脑者，名真头痛。《内经》云：寸口脉中短者，曰头痛。《脉经》云：阳弦则头痛。又云：寸口脉浮，中风发热头痛，脉紧头痛，是伤寒。脉紧上寸口者，风头痛。《脉诀》云：头痛短涩应须死，浮滑风痰皆易除。《内经》云：东风生于春，病在肝俞，在头项，故春气者，病在头。又诸阳会于头面，如足太阳膀胱之脉，起于目内眦，上頞交巅，上入络脑，还出别下项，病冲头痛。又足少阳胆之脉，起于目锐眦，上抵头角，病在头角额痛。夫风从上受之，风寒伤上，邪从外入，客于经络，令人振寒头痛，身重恶寒，治在风池风府，调其阴阳，不足则补，有余汗之则愈，此伤寒头痛也。头痛耳鸣，九窍不利者，肠胃之所生，乃气虚头痛也。心烦头痛者，病在膈中，过在手巨阳少阴，乃湿热头痛也。如气上而不下，头痛巅疾者，下虚上实也。过在足少阴巨阳，甚则入肾，寒湿头痛也。如头半寒痛者，先取手少阳阳明，后取足少阳阳明，此偏头痛也。有真头痛者，甚则入连于脑。手足寒至节者，旦发夕死，夕发旦死。有厥逆头痛者，所犯大寒，内至骨髓，髓者以脑为至，脑逆故令头痛，齿亦痛。东垣云：凡头痛皆以风药治之者，终其大体而言之也。高巅之上，惟风可用，缓药之薄者，阴中之阳，乃自地升天者也。然亦有三阴三阳病症者，太阳头痛，恶风脉浮紧，以芎羌活独活麻黄之类为多；少阳头痛，脉弦缓，往来寒热，柴胡为多；阳明头痛，自汗发热，恶寒，脉浮缓长实者，升麻葛根石膏白芷为多；太阴头痛必有痰，体重腹痛，为痰癖，其脉沉缓，苍术半夏南星为多；少阴头痛，三阴三阳，经不流行，两足寒，气逆为寒厥，其脉沉细，麻黄附子细辛为多；厥阴头痛项痛，或痰吐涎沫厥冷，其脉浮缓，吴茱萸汤主之。诸血虚头痛，当归川芎为多；诸气虚头痛，人参黄芪为多。为多者主治实药也，兼见何证以佐使药治之，此立方之大法也。气血俱虚头痛者，调中益气汤中少加川芎蔓荆子细辛，其效不可尽述。半夏白术天麻汤治痰厥头痛药也，清空膏乃风湿热头痛药也，羌活附子汤治厥逆头痛药也。如湿气在头者，以苦吐之，不可执方而治。所论头痛大法甚详著矣，世之方论，又言头风病名，何以此不见发明，请言其略。凡邪令人头痛者，其邪一也，但有新久去留之分耳。浅而近者名头痛，其痛卒然而至，易于解散速安也；深而远者为头风，其痛作止不常，愈后遇触复发也，皆当验其邪所从来而施治之。观于《试效方》载：洁古老人壮岁，时病头痛，每发时两颊青黄，晕眩，目不欲开，懒于言语，身体沉重，兀兀欲吐食，数日方过，乃曰此太阴厥阴合而为病，名曰风痰。以水煮金花丸，更灸侠溪二穴二七壮，不旬日愈。以是观之，岂非头风乎？于此不言风者，是言经之本也，世言风者，是言经之标乎，何不明少阳厥阴头痛者，令人偏头痛，其经肝胆风木为邪也，后人遂以此而名头风，可谓不求其本欤？

《刘纯医学全书·伤寒治例·头痛》

太阳证居多。三阳经受风寒伏留而不去，则名厥头痛。痛甚而手足寒者，为黄病。头顶痛属太阳经，头角痛属少阳，额痛及鼻属阳明。

发汗　伤寒无汗，发热恶寒，不恶风，麻黄汤。不大便六七日，头痛有热，小便清者，知不在里，仍在表也，当汗解。痛甚者必衄，葛根葱白汤、荆防散、川芎石膏汤。

解肌　伤风汗出，发热恶风，不恶寒，桂枝汤。轻者，柴胡桂枝汤。

温经　厥阴、少阴证，呕而吐沫，吴茱萸汤。夏月头痛，身冷自汗，此中暑湿，术附汤。

清上　大头伤寒，须用酒炒黄芩、荷叶、羌活辈。

攻下　表邪入里，不大便，有热，脉沉而滑，尺寸俱长，皆可下之。有热，不恶寒，反恶热，或不大便，小便赤者，胃实也，宜调胃主之。

和解　邪在半表里，少阳往来寒热，脉弦细，宜小柴胡。发热头痛似疟，欲愈，麻桂各半汤。

分利　夏月头痛，恶寒，心下烦躁不快，五苓散。

清镇　自汗头痛，及风暑杂病，俱宜白虎，少加芎、荆芥尤妙，或竹叶石膏汤。

吐　头痛，及发寒热，脉紧寸大，即是痰饮，宜瓜蒂散吐之。

敷痛　汗后不解，用芷、辛、乌辈，同葱白捣膏贴于额角。

吹搐　汗后不解，用不卧散末吹之鼻内。

《古今医统大全·卷之十三·伤寒门（上）·证候·头痛》

（太阴少阴有身热而无头痛，盖二经皆不上头故也。厥阴有头痛而无身热，若身热而又头痛，属阳经也。）

伤寒头痛属三阳，乃邪气上攻也。太阳专主头痛，阳明少阳亦有之。三阴无头痛，太阴少阴二经至胸而还，惟厥阴循喉咙上络于颃颡，会于巅，故有头痛。伤寒头痛，太阳经居多，头角痛属少阳，头额痛及鼻属阳明，头顶痛属厥阴经。厥阴头痛甚而手足寒者，为黄病。若两感于寒，太阳与少阳俱病，则头痛口苦干，烦满而渴，与夫头痛热甚入连于脑，手足寒者，则为真头痛矣。

发汗　伤寒头痛，发热无汗，恶寒不恶风，麻黄汤。大便六七日不通，头痛有热，小便清者，知不在里，仍在表也，须当汗解。头痛甚者必衄，葛根葱白汤、荆防散、川芎石膏汤。

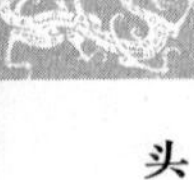

和解　少阳头痛，往来寒热，脉弦细无汗，邪在半表半里，小柴胡汤。发热头痛似疟为欲愈，桂枝麻黄各半汤。

解肌　太阳头痛，发热自汗，表浮缓，桂枝汤。伤风汗出发热，恶风不恶寒，桂枝汤；轻者，柴胡加桂汤。天行劳复，头痛四肢疼，葱豉汤。太阳病下之，脉细数，头痛未止，连须葱白汤。

清　太阳伤寒头痛，须用酒炒黄芩、羌活、薄荷叶辈。自汗头痛及风暑杂病，俱白虎汤，少加芎、荆尤妙，竹叶石膏汤。

利　夏月头痛恶寒，心下烦躁不快，五苓散。

吐　头痛发寒热，脉紧寸大，即是痰厥，瓜蒂散。中寒湿鼻塞声重而头痛，瓜蒂搐鼻法。痰涎胸满，头痛寒热，瓜蒂散。

温　厥阴头痛及少阴证，呕而吐涎沫，吴茱萸汤。夏月头疼，身冷自汗，此中暑温，术附汤。厥阴头痛，脉微迟，为欲愈；不愈者，小建中汤。

下　阳明头痛，不恶寒微恶热，不大便，胃气实也，调胃承气汤。表邪入里，大便秘，有热，脉沉而滑，或尺寸俱长，皆可下。有热不恶寒反恶热，或不大便，小便赤者，胃实也，调胃承气汤。

《古今医统大全·卷之五十三·头痛门·治法·治头痛须分内外为要》

风、寒、暑、湿、火、热皆外邪，气、血、痰、饮，五脏之证，皆内邪，宜随其气血、痰饮、七情、内火，分虚实寒热，而调其内，治其外也。然气血虚而用补，宜用东垣之法，若《三因》等方，用附子以治气虚，此则从阳虚立意，非人身平和之血气也。若夫年久偏正头风者，多因内挟痰涎，风火郁遏经络，气血壅滞之证，然亦有血虚者，须宜分别以治之。

《古今医统大全·卷之五十三·头痛门·治法·分经用药治头痛法》

太阳头痛恶风寒，川芎为引导。阳明头痛，自汗发热恶寒，白芷。少阳头痛，往来寒热而脉浮弦者，柴胡。太阴头痛，体重痰实及腹痛，半夏。少阴头痛，三阴三阳经不流行，而足寒逆，为厥头痛，细辛。厥阴头痛，项痛，脉微浮缓，欲入太阳，其疾痊，然亦当用川芎。气虚头痛，用黄芪。血虚头痛，用当归。气血俱虚头痛，黄芪、当归。伤寒太阳头痛，麻黄汤、桂枝汤。阳明头痛，白虎汤。少阳头痛，小柴胡汤。少阳头痛，大便多秘，或可下之。太阴头痛，脉浮桂枝汤，脉沉理中汤。少阴头痛，脉浮微，麻黄附子细辛汤。厥阴头痛，外伤本经，桂枝麻黄各半汤，呕而微吐清水，吴茱萸汤。

《古今医统大全·卷之五十三·头痛门·治法·治头痛用发散之误》

节斋《杂著》云：久病头痛，略感风寒便发，寒月须重绵厚帕包裹者，此属郁热，本热而标寒也。世人不识，悉用辛温解表之药，暂时得效，误认为寒，殊不知因其本有郁热，毛窍常疏，故风寒易入，外寒束其内热，闭逆而为痛，辛热之药，虽能开发，散其标之寒邪，然以热济热，病本益深，恶寒愈甚矣，惟当泻火凉血为主，而佐以辛温散表之剂，以从法治之，则可愈而根可除也。若有感冒，发散之后，还宜调理正气，则因其病机而补益之，庶无复作之患也。

《松崖医径·卷下·头痛（二十）》

头痛者。非止一端，大概多由风寒所袭。故经曰：风从上受之。然亦有热，有气虚，有血虚，有胸膈停痰。厥气壅逆而痛者，须先调治痰厥。又有肾虚气厥而巅顶痛者，谓之肾虚头痛，或发时左右颈后筋紧掣痛，应于巅顶，甚不可忍。治法：用艾灸百会、囟会、风池等穴，效应尤速。或用灯芯草寻刺脑后，动跳脉，按法随用。医者更宜究东垣六经头痛论，治理了然。

《玉机微义·卷三十四·头痛门·论三阳受病头痛》

子和云：头痛不止，乃三阳受病也。三阳分部分，头与项痛者，足太阳经也。攒竹痛，俗呼为眉虎骨痛者是也。额角上痛，俗呼为偏头痛者，足少阳经也。如痛久不已，则令人丧目，以三阳受病，皆胸膈有宿疾之致然也。先以茶调散吐之，吐讫可服川芎、薄荷，辛凉清上之药。叔和云寸脉急而头痛是也。

按：此云头痛，乃三阳受病，皆胸膈有痰之致，乃指病之壅郁于上而言也。《内经》云：春气者，病在头。盖天气在上，知病气亦升于上也。吐之，所以宣达在上之邪。仲景云大法，春宜吐是也。此亦治头痛之一法，但不可专执于此。

《玉机微义·卷三十四·头痛门·论头痛属火热之病》

子和云：丹阳僧病头热痛，不散见明，以布圜其巅上，置冰于其中，日易数次。戴人曰：此三阳蓄热故也，乃置炭火于暖室中，出汗涌吐三法并行，七日而愈。

《明医杂著·卷之三·续医论·头痛》

久头痛病，略感风寒便发，寒月须重绵厚帕包裹者，此属郁热，本热而标寒。世人不识，率用辛温解散之药，暂时得效，误认为寒。殊不知因其本有郁热，毛窍常疏，故风寒易入，外寒束其内热，闭逆而为痛。辛热之药，虽能开通闭逆，散其标之寒邪，以热济热，病本益深，恶寒愈甚矣。惟当泻火凉血为主，而佐以辛温散表之剂以从法治之，则病可愈而根可除也。

愚按前症多主于痰，痛甚者乃风毒上攻。有血虚者，有诸经气滞者，有气虚者，有四气外伤，有劳役所伤，有可吐者，有可下者，当分虚实寒热兼变而治之。若夫偏正头风，久而不愈，乃内挟痰涎，风火郁遏经络，气血壅滞，甚则目昏紧小，二便秘涩。宜砭出其血，以开郁解表。

余尝治尚宝刘毅斋，但怒则两太阳作痛，先用小柴胡加茯苓、山栀，后用六味丸以生肾水，而不再发。

谭侍御，每头痛必吐清水，不拘冬夏，吃姜便止。余作中气虚寒，用六君、当归、黄芪、木香、炮姜而瘥。

商仪部，劳则头痛。余作阳虚不能上升，以补中益气加蔓荆子而痊。

《秘传证治要诀及类方·卷之五·诸痛门·头痛》

诸头痛，有因气、因痰、因虚及外感四气，或酒食所伤，或作劳失力，以致头痛。不问何证，疑似之际，并可与如圣饼子、乌芎汤。外有臭毒头痛，一味吃炒香附愈。荆公解痛字义云：宜通而塞则为痛。

有偏正夹脑风，服川乌、附不愈，用莲子、草乌而愈者，此乃以毒攻毒之意，不可不知。

有上焦热，头痛，宜败毒散去柴胡，加甘菊花如其数。有头风晕眩，不可谓其无痛而不以为风，切宜详审，未宜遽作虚治。若投补剂愈甚，别又无疾所失血等患，又非诸般病后，卒然得此，是风晕分晓，宜小续命汤，加全蝎三四个。

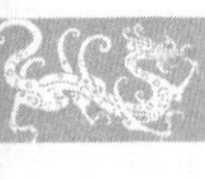

有头风发动，顶后两向筋紧吊起作痛者，看其人挟寒挟虚，宜大三五七散。

头风用热药者多，间有挟热而不胜热剂者，宜消风散、通关散、茶调散清上之类。偏正头风作痛，痛连于脑，常如牵引之状，发则目不可开，眩晕不能抬举，宜芎辛汤，每服加全蝎五个，间进太阳丹及如圣饼子，或用大茶调散、八生散、追风散、大三五七散。觉上膈有热，大茶调散，并一字散。

痰作头痛，其人呕吐。痰多者，宜芎星汤，或芎辛汤去茶牙，导痰汤加芎半钱，八生散亦可用。有病此发作无时，俗名痰饮头风，气不顺，停痰上攻头痛，顺气为上，二陈汤、导痰汤，并有加料法。

头痛挟热，项生磊块作痛，宜都梁丸。

有烂头风，痒而痛者，于服头风药外，用乌醋磨铁锈涂。生姜汁亦可揩擦。

怒气伤肝，及肺气不顺，上冲于脑，令人头痛，宜沉香降气汤，并苏子降气汤，下养正丹，或用芎附饮。

因虚头痛，此为肾厥头痛，宜用正元散，或大三五七散，入盐煎服，或于正元散入炒椒十五粒，下来复丹，间进黑锡丹。有服诸药不效，其痛愈甚，宜茸朱丹。所以用茸者，已于虚损门眩晕证详论之。

感风、寒、暑、湿四气及伤食头痛，见诸伤门。

中酒头痛，见诸伤门酒食证。

作劳失力头痛，见本门身体痛证。颈痛，因头痛牵引致痛者，当于头痛诸证中求药。若别无处，独在颈者，非是风邪，即是气挫，亦有落枕而成痛者，并宜和气饮，食后服。

《景岳全书·卷之二十六必集·杂证谟·头痛·头痛论列方》

论证（共二条）

凡诊头痛者，当先审久暂，次辨表里。盖暂痛者，必因邪气；久病者，必兼元气。以暂病言之，则有表邪者，此风寒外袭于经也，治宜疏散，最忌清降；有里邪者，此三阳之火炽于内也，治宜清降，最忌升散，此治邪之法也。其有久病者，则或发或愈，或以表虚者，微感则发，或以阳胜者，微热则发，或以水亏于下，而虚火乘之则发，或以阳虚于上，而阴寒胜之则发。所以暂病者当重邪气，久病者当重元气，此固其太纲也。然亦有暂病而虚者，久病而实者，又当因脉、因证而详辨之，不可执也。

头痛有各经之辨。凡外感头痛，当察三阳、厥阴。盖三阳之脉俱上头，厥阴之脉亦会于巅，故仲景《伤寒论》则惟三阳有头痛，厥阴亦有头痛，而太阴、少阴则无之。其于辨之之法，则头脑、额颅虽三阳俱有所会，无不可痛，然太阳在后，阳明在前，少阳在侧，此又各有所主，亦外感之所当辨也。至若内伤头痛，则不得以三阳为拘矣。如本经所言，下虚上实，过在足少阴、巨阳；若《厥病篇》所论，则足六经及手少阴、少阳皆有之矣。《奇病论》曰：脑者阴也，髓者骨之充也。凡痛在脑者，岂非少阴之病乎？此内证外证之异，所不可不察也。(《厥病篇》义详《类经》)

论治（共五条）

外感头痛，自有表证可察，盖其身必寒热，脉必紧数，或多清涕，或兼咳嗽，或兼脊背酸痛，或兼项强不可以左右顾，是皆寒邪在经而然，散去寒邪，其痛自止，如川芎、细辛、蔓荆子、柴胡之类，皆最宜也。若寒之甚者，宜麻黄、桂枝、生姜、葱白、紫苏、白芷之类，随其虚实而加减用之。

火邪头痛者，虽各经皆有火证，而独惟阳明为最。正以阳明胃火，盛于头面而直达头维，故其痛必甚，其脉必洪，其证必多内热，其或头脑振振，痛而兼胀，而绝无表邪者，必火邪也。欲治阳明之火，无如白虎汤加泽泻、木通、生地、麦冬之类，以抑其至高之势，其效最速。至若他经之火，则芍药、天花、芩、连、知、柏、龙胆、栀子之类，无不可择而用之。但治火之法，不宜佐以升散，盖外邪之火，可散而去，内郁之火，得升而愈炽矣，此为忌也。

阴虚头痛，即血虚之属也，凡久病者多有之。其证多因水亏，所以虚火易动，火动则痛，必兼烦热、内热等证，治宜壮水为主，当用滋阴八味煎、加减一阴煎、玉女煎之类主之。火微者，宜六味地黄丸、四物汤、三阴煎、左归饮之类主之。

阳虚头痛，即气虚之属也，亦久病者有之。其证必戚戚悠悠，或羞明，或畏寒，或倦怠，或食饮不甘，脉必微细，头必沉沉，遇阴则痛，逢寒亦痛，是皆阳虚阴胜而然。治宜扶阳为主，如理阴煎、理中汤、十全大补汤、补中益气汤之类，皆可择用，或以五福饮，五君子煎加川芎、细辛、蔓荆子之类，以升达阳气，则最善之治也。

痰厥头痛，诸古方书皆有此名目，然以余论之，则必别有所因，但以头痛而兼痰者有之，未必因痰头痛也。故兼痰者必见呕恶、胸满、胁胀，或咳嗽气粗多痰，此则不得不兼痰治之，宜二陈汤、六安煎、和胃饮、平胃散加川芎、细辛、蔓荆子之类主之。如多痰兼火者，宜用清膈煎，或二陈汤、六安煎加黄芩、天花粉之类主之，火甚者加石膏亦可。如多痰兼虚而头痛者，宜金水六君煎，或六君子汤加芎、辛之类，酌而用之。东垣治痰厥头痛，恶心烦闷，头旋眼黑，气短促，上喘无力，懒言，心神颠倒，目不能开，如在风云中，头苦痛如裂，身重如山，四肢厥冷，不得安卧，如范天騋之妻，因两次下之而致头痛者，用半夏白术天麻汤。

《保命歌括·卷之二十九·头痛头风头眩》

尝稽头痛古诸方，未有东垣法尽详，

《兰室秘藏》开锁钥，得其门入任弛张。

东垣云：太阳头痛，脉浮紧，恶风寒，川芎、羌活、独活、麻黄之类为主；少阳头痛，脉弦细，往来寒热，柴胡为主；阳明头痛，身热，目疼，鼻干，发热恶热，其脉浮大而长，升麻汤或石膏、白芷为主；太阴头痛必有痰，体重或腹痛，为痰癖，其脉沉缓，以苍术、半夏、南星为主；少阴头痛，三阴三阳经不流行而足寒，气逆，为寒热，其脉沉细，麻黄附子细辛汤为主；厥阴头痛，顶痛，或吐涎沫，厥冷，其脉沉缓，吴茱萸汤为主；诸血虚头痛，当归、川芎为主；诸气虚头痛，人参、黄芪为主。为主者，主治也。兼是何证，以佐使药佐之，此立方之大法也。

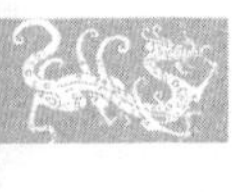

气血俱虚头痛者，于调中益气汤中少加川芎、蔓荆子、细辛，其效如神。半夏白术天麻汤，治痰厥头痛药也。清空膏乃风湿热头痛药也。羌活附子汤，厥逆头痛药也。如湿气在头者，以苦吐之。

凡头痛者，木也；风则温也。故头痛皆以风药治之。高巅之上，惟风可到。故味之薄者，乃阴中之阳，自地升天者也。

有真头痛，甚则脑尽痛，手足寒至节者，死不治。此经中所谓厥头痛也。厥者逆也，逆壅而冲于头也。痛引脑巅，陷至泥丸宫，故名真头痛，非药之能治，夕发旦死，旦发夕死，真气绝也。

按：头痛之证，有自外而生者，知风寒暑湿之邪，则依东垣分六经之类而治于外也；有自内而生者，如气血痰饮之动，则依东垣治气虚、血虚、痰厥之类，以调其内而治于外也。更以脉辨之，《脉诀举要》云：头痛阳弦，浮风紧寒，风热洪数，湿细而坚，气虚头痛，虽弦必涩。痰厥则滑，肾厥则坚实。又《脉诀》云：头痛短涩应须死，浮滑风痰病易除。又参以诸贤之论，其法大备。

伤寒头痛有仲景法。诸经气滞亦作头痛，宜分经理气处治。

夫风从上受之，邪从外入，客于经络为头痛者，宜川芎茶调散、澈清膏主之。

有厥逆头痛者，所犯大寒内至骨髓。髓者以脑为主，脑逆故令头痛，齿亦痛，宜羌活附子汤主之。

有风湿热头痛者，宜东垣青空膏、丹溪方主之。

湿气在上，以苦吐之，此雾露清邪之气中于上窍也，宜搐鼻瓜蒂散。子和云：头痛不止，乃三阳受病也，宜元戎汤主之。

真痰厥头痛者，头苦痛如裂，眼黑头旋，恶心烦闷，目不敢开，如在风云中。此是太阴痰厥头痛也，宜半夏白术天麻汤主之。

有气血俱虚头痛者，宜加味调中益气汤主之。

有劳役下虚之人，似伤寒发热汗出，两太阳痛甚。此相火自下冲上也，宜补中益气汤加川芎、当归，甚者加知母、黄柏、蔓荆子、细辛。

有年高气弱之人，清气不能上升，头目昏闷，本无表邪，因误汗之，清阳之气愈虚，故苦头痛、恶风、不喜饮食、气短，脉弱弦细而微，宜升阳气，顺气和中汤主之。

偏正头风作宿疴，久而不已属痰多，

不分所属论虚实，检尽方书没奈何。

病初得之只是头痛，久而不已，则成头风。头风之病，有偏有正，正头痛者，属足太阳经；偏头痛者，或眉眶骨痛，或额上痛，皆属少阳经，多主于痰。

丹溪云：偏头风在右，属痰属热。痰用苍术、半夏，热用制片黄芩。在左属风及血。风用荆芥、薄荷，血虚用芎、归、芍药、酒黄柏。诸家不分所属，故药多不效。少阳偏头痛者，多大便秘，或可下之。虚者气与血也，实者痰也。

凡偏正头疼，年深不愈者，宜常服玉壶丸以治其痰，灵砂丹以治其热，此因其未至而防之也。病发之时，宜青空膏、川芎散，外用搐鼻散，药如上清散、救苦散，此因其至而攻之也。头痛少愈，病在右者，用二陈汤加苍术、酒炒芩、连、川芎；病在左者，用四物汤加荆芥、薄荷、酒黄柏，此因其至而送之也。更灸百会、风池、侠溪。

有热厥头痛者，虽冬天大寒，常喜寒风吹之头痛即愈。略来暖处，或见烟火，其痛复作。宜清上泻火汤、羌活汤。

久头痛病，略感风寒便发，冬月须重绵厚帕包裹，此属郁热，本热而标寒。世人不知，用辛温解散之药暂时得效，误认为寒，殊不知因其本有郁热，毛窍常疏，故风寒易入，外寒微解，内热固闭，逆而为痛。辛热之药，虽能开通闭逆，散其标之寒邪，然以热济热，病本益深，恶寒愈甚矣。妇人多有此病。当泻火凉血为主，而佐以辛温散表之剂，以从治之法治之，则本可除而病可愈矣，宜常服灵砂丹。

眉棱骨痛属风热与痰，丹溪有方，或选奇汤。

有头痛连眼痛，此风热上攻也，宜菊花茶调散、上清散。

眼黑头旋总是虚，挟痰挟火中风如，勿从标治专从本，气血平和病自除。

眩者，眼黑也，运者，头旋也。痰在上，火在下，火炎上而动其痰，故眼生黑花，头旋神昏，甚则颠卧，有如中风之状。此皆虚，慎勿用辛发之药。误作风治，必致杀人，治宜补虚为主。

如肥白之人，湿痰滞于上，阴火起于下，是以痰挟虚火上冲头目，正气不能制敌，故忽然眼黑生花，若坐舟车而旋转也；甚而至于卒倒无所知者有之，丹溪所谓无痰不作收者是也。宜加味六君子汤主之。

如气虚甚而挟痰者，以四君子汤为主，倍蜜炙黄芪，加半夏、橘红（去白），少加川芎、荆芥穗以清利头目。

如曾有痰盛而挟气虚者，以二陈汤为主，加蜜炙黄芪、人参、白术，或少加熟附子以补其虚，入姜汁、竹沥以行其痰。

如黑瘦之人，躯体薄弱，真水亏欠，或房劳过度，相火上炎，亦有眩运者，此火也。治宜滋阴降火，安神汤主之。

如体瘦血虚而痰火兼盛者，宜四物汤合二陈汤，加酒片芩、薄荷叶，入竹沥、姜汁、童便，以清痰降火。

如无痰证，只见风虚者，宜四物汤为君，少加防风、荆芥、秦艽、羌活。

如有内伤之人，气虚眩晕，目不敢开，兀兀欲吐，如在风云之中，此痰涎作眩运也。宜治痰为主，半夏白术天麻汤主之。

如淫欲过度，肾家不能纳气归元，使诸气逆奔而上，此眩运出于气虚也。当以补肾为主，八味地黄丸主之。或固真丹。

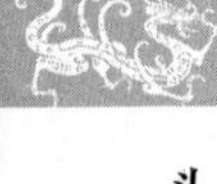

如吐衄、崩漏，肝家不能收摄荣气，使诸血失道妄行，此眩运生于血虚也。当以补肝为主，川芎散加当归、生地黄主之。

如因汗多亡阳，下多亡阴而至眩晕者，亦宜补中益气汤合小建中汤，或十全大补汤，以补其气血为主。又伤寒太阳病，先下之不愈，复发汗，此表里俱虚，其人因致冒家，汗出自愈。又新产妇人有冒者，乃血虚而厥，厥而必冒，冒家欲解，必大汗出。由此观之，眩冒为虚可知矣。若少阴病下利不止而头眩，时时自冒者，必死，谓虚极而脱也。

有因风火所动者，宜清上降火，防风通圣散。（方见中风门。）

有因风寒所伤者，宜温经补虚，附子理中汤加细辛。（方见中寒门。）

有因暑热所中者，宜清暑益气汤。（方见中暑门。）

有因冒雨中湿者，宜和中散、严氏芎术汤。

有因七情感动，痰涎壅盛者，宜开痰导滞，此中气病也，宜乌药顺气散。重则吐下，吐以稀涎散，下以控涎丹。（方见痰饮门。）又苏青丸大效。

有眩运不可当者，以大黄酒炒为末（酒拌炒二次），清茶调下。急则治其标也。

《医学纲目·卷之十五·肝胆部·头风痛》

运气　头痛有四：

一曰火郁于上而痛。经云：少阳司天之政，初之气，风胜乃摇，候乃大湿，其病气怫于上头痛；二之气，火反郁，白埃四起，其病热郁于上头痛。又云：少阳司天，火淫所胜，民病头痛，发热恶寒而疟，治以寒剂为君也。

二曰寒气逐热气上行而痛。经云：岁金不及，炎火乃行，复则阴厥且格，阳反上行，头脑户痛，延及脑顶发热。又云：太阳之胜，热反上行，头项顶巅脑户中痛，目如脱。又云：太阳之复，心痛痞满头痛，治以热剂为君也。

三曰湿邪伤肾膀胱而痛。经云：太阴司天，湿淫所胜，腰脊头项痛，时眩。又云：太阴在泉，湿淫所胜，病冲头痛，目似脱，项似拔。又云：太阴之复，头顶痛重而掉瘛尤甚，亦治以热剂为君也。

四曰阳明复气，兼非位之心病而痛。经曰：阳明之复，咳哕烦心，病在膈中，头痛，治以温剂也。

《医学纲目·卷之十五·肝胆部·头风痛·头风屑》

〔罗〕肝经风盛，木自摇动。《尚书》云：满招损。《老子》云：物壮则老。故木陵脾土，金来克之，是子来与母复仇也。使梳头有雪皮，见肺之证也，肺主皮毛。大便实，泻青丸主之，虚者人参消风散主之。

泻青丸　方见治虚实法。

消风散　治诸风上攻，头目昏痛，项背拘急，肢体烦痛，肌肉蠕动，目眩旋运，耳箫蝉鸣，眼涩好睡，鼻塞多嚏，皮肤顽麻，燥痒瘾疹。又治妇人血风，头皮肿痒，眉骨疼，旋欲倒，痰逆恶心。

《证治准绳·杂病·第四册·诸痛门·头痛·雷头风》

头痛而起核块者是也。或云头如雷之鸣也，为风邪所客，风动则作声也。夫治雷头风，诸药不效者，证与药不相对也。夫雷者，震也，震仰盂，故东垣制药用荷叶者，象震之形，其色又青，乃述类象形。当煎《局方》中升麻汤主之，名曰清震汤。张子和用茶调散吐之，次用神芎丸下之，然后服乌荆丸及愈风饼子之类。衰者用凉膈散消风散热。头上赤肿结核，或如酸枣状，用排针出血则愈。亦有因痰火者，痰生热，热生风故也。痰火上升，壅于气道，兼乎风化，则自然有声，轻如蝉鸣，重如雷声，故名雷头风也。用半夏（牙皂、姜汁煮）一两，大黄（酒浸透，湿纸包煨，再浸再煨三次）二两，白僵蚕、连翘、橘红、桔梗、天麻各五钱，片芩（酒炒）七钱，薄荷叶三钱，白芷、青礞石、粉草各一钱，末之，水浸蒸饼丸如绿豆大。食后、临卧茶吞二钱，以痰利为度，然后用清痰降火煎药调理。

《四圣悬枢·卷一·温病解第一·太阳经证·头痛热渴》

太阳以寒水主令，手太阳以丙火而化气于寒水，阴盛则壬水司气而化寒，阳盛则丙火违令而化热，故太阳以寒水之经，而易于病热。

温病之家，冬不藏精，相火升泄，伤其寒水闭蛰之气，火旺水亏，由来已久。及其春夏病感，卫阳闭秘，营热郁隆，寒水之气愈亏。故受病之一日，即发热作渴，而不恶寒也。

太阳在六经之表，故感则先病。其经自头下项，行身之背，故头项痛而腰脊强。肺主卫，肝主营，而总统于太阳。太阳之经，在皮毛之部，营卫者，皆皮毛之所统辖也。

温病卫闭而营郁，法当清营热而泻卫闭。一日之初，卫闭已见，营热方生，故一日太阳之治，宜凉金补水，而开皮毛，不易之法也。

《四圣悬枢·卷二·疫病解第二·太阳经证·发热头痛》

太阳之经，总统营卫，风伤卫气，遏闭营血，郁迫而生里热。肝木藏血而生火，火者，血中温气蓄积而化热也。太阳寒水之经，应当恶寒，以营郁而生火，故但热而不寒。其经自头走足，行身之背，经逆而不降，故头痛而项强也。

浮萍汤　治一日太阳温疫，发热头痛者。

温疫得之中风，亦是桂枝汤证。但发于春夏之月，但热无寒，不宜桂枝辛温，故以浮萍泻卫气之闭，丹皮、芍药泻营血之郁也。

《四圣悬枢·卷二·疫病解第二·太阳经证·头痛恶寒》

太阳之经，外在皮毛，实为六经之长。肺藏卫气，肝藏营血，而总统于太阳。寒伤营血，裹束卫气，不得外发，故闭藏而生表寒。其经自头下项，行身之背，经气上壅，故头项痛而腰脊强。肺主卫气，而开窍于鼻，卫气遏闭，不能外泄，故逆行鼻窍，而生嗽嚏。卫气逆行，不得下降，故胸膈郁闷，而发喘促也。

紫苏汤　治一日太阳寒疫，头痛，发热，恶寒者。

寒疫得之伤寒，亦是麻黄汤证。但不尽见于冰雪之天，非皆纯寒，未必咸宜麻黄辛温，故以桂枝泻营血之郁，苏叶、杏仁泻卫气之郁也。

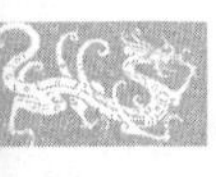

《四圣悬枢·卷三·痘病解第三·太阳经证·头痛腰痛发热恶寒嗽喘嚏喷》

太阳在六经之外，皮毛之分，次则阳明，次则少阳，次则太阴，次则少阴，次则厥阴，近于骨矣。卫司于肺，营司于肝，营行脉中，卫行脉外，而总统于太阳。

寒自外感，而伤营血，故太阳先病。寒性闭涩，窍开寒入，闭其皮毛，血不得泄，是以伤营，阴内阳外，气之常也。寒伤营血，皮毛闭塞，营阴欲泄，肤无透窍，外乘阳位，束其卫气，卫气内郁，则遏闭而为热，营血外束，则收藏而为寒，阴阳易位，彼此缠迫，故发热而恶寒也。太阳之经，自头下项，行身之后，经气迫束，故头项腰脊骨节俱痛也。皮毛外阖，肺气壅遏，逆行上窍，泄之不及，故嗽嚏喘促也。营血遏郁，木气不畅，肝木不升，则振撼而为悸，胆木勿降，则悬虚而为惊也。足少阳行于耳后，手厥阴行于中指，少阳之相火上逆，故耳后筋红，厥阴之相火下陷（手厥阴亦为相火）。故中指节冷也。

营为寒侵，束闭卫气，卫气不达，郁而生热，是营伤而卫病也。宜紫苏汤，苏叶发其皮毛，杏仁利其肺气，桂枝通经而行营血，甘草培土而补中气，使寒随汗散，营开而卫泄，则不生痘病矣。

紫苏汤　治小儿寒疫太阳经证，而未成痘者。冬月寒盛，须以麻黄发之。

《四圣悬枢·卷四·疹病解第四·太阳经证·发热头痛》

太阳在六经之外，感则先病。太阳之经，总统营卫，风自外感，而伤卫气，故太阳先病。风性疏泄，窍闭而风泄之，开其皮毛，气莫能敛，是以卫伤。卫秉肺气，素以收敛为性，风伤卫气，皮毛露泄，而卫气愈敛，其性然也。卫闭而遏营血，血中温气不泄，是以发热。太阳寒水之经，病则令气郁发，证见恶寒，温疫营遏热盛，故但热而不寒。其经自头下项，行身之后，营卫壅塞，不得顺行，故头项腰脊骨节俱痛。卫司于肺，胸中宗气，卫之根本，卫郁窍闭，宗气壅逆，逆行上窍，泄之不及，冲激而出，故生嗽嚏。卫为风袭、遏闭营血，营血不达，郁而生热，是卫伤而营病也。宜青萍汤，浮萍泻卫气之闭，芍药泻营血之郁，甘草、大枣补其脾精，丹皮、生姜调其肝气，使风随汗散，卫开而营泄，则不生疹病矣。以方在太阳，血热不深，用表药发之，只是汗出，尚无红斑也。

青萍汤　治疫疹初起，太阳证之轻者。夏月热甚，须以元参佐之。

《不知医必要·卷二·头痛》

此症有风邪，有火邪。风邪者身必寒热，或多清涕，或兼咳嗽，皆由风寒在经，散去风寒，其病自止。火邪者各经俱有，惟阳明为最，正以阳明胃火，盛于头面，而直达头维，故其病更甚也。暂痛为邪，久痛为虚。邪则分寒热而除之，虚则审阴阳而补之。然亦有久病为邪所缠，暂痛因虚而发者。外邪之火可散而去，内郁之火得升而愈炽。此外又有气虚痛，血虚痛，肾虚痛，痰痛，偏左右痛者。症与眩晕不同。

《济世神验良方·头痛门·余论》

王节斋云：久病头痛，略感风寒便发者，内郁热而标寒也。本有郁热，毛窍常疏，故风易入，寒束其热，故痛愈甚。世人用辛散之剂，虽能散其标之寒邪，然以热济本病益深，当泻火凉血，而佐以辛温，则痛可愈，而根可除。

《资生集·卷五·头痛（附心腹腰胁遍身痛）》

产后头痛属风寒用生化汤

单养贤曰：产后头痛，身热恶寒，虽是感冒风寒，只宜服生化汤一二服，慎不可用柴胡、麻黄等药，以表虚。其汗剂中川芎、干姜，其味辛温，亦能散邪退热。如头痛不解，加连须、葱白三枚。

慎斋按：以上二条，序产后有头痛之证也。头痛有三阳三阴经之分，属风寒外感者居多。若产后头痛，虽有风寒，而本之血虚者，其病源也。唯大剂芎、归养血，血行则风自灭。若立斋以补中汤倍川芎，此是治气虚头痛为宜。至污血头痛，产后恒有，若用黑龙丹下蝗虫子，此又病机之不可测者矣。

《资生集·卷六·发热·产后头痛发热不可作外伤感冒治》

《大全》曰：凡产后头痛发热，不可便作外伤感冒治。此等多是血虚，或是败血作祸，宜以和平之剂必效。如玉露散，或四物加柴胡。若便以小柴胡、竹叶石膏之类，不救者多矣。

《证治针经·卷三·头痛》

医头痛之为病也，由清阳之不升，致风火之上入。风暑淫而邪郁，宜辛散以轻清；荷叶、苦丁茶、蔓荆、山栀、牛蒡、连翘、薄荷、元参、木通之属。气血阻而瘀痹，久痛连及脑后，有高突之状，心下呕逆。赖诸虫之搜剔。全蝎、蜂房、川芎、当归、半夏、姜汁。阴虚阳越，纯甘壮水偏佳；复脉汤、甘麦大枣汤加胶、芍、牡蛎。风动火旋，滋肾凉肝为的。首乌、柏子仁、穞豆、生白芍、枸杞之属。伏邪未解，虽日久而可清；阴液既亏，倏冷倏热，心烦头痛。必峻补而始帖。固本丸加秋石，五更时服。上并约《指南案》论。若夫火邪头痛，绝无表证，内热脉洪，头脑振振，白虎汤加生地、麦冬、泽泻、木通，升散之品宜摈（《景岳全书》）。亦有非风非火，久痛不休，必伏痰于膈上，浓茶取吐斯瘳。又或头痛恶寒，恶心便秘，脚耎形寒，脉濡或细，上病取下，治从脚气。若其食郁有徵，消导亦堪取济（《治法汇》）。至于痰厥为殃，头疼如破，昏晕吐蛔，脉实便阻，已汗未瘥，非下不可。半夏五钱，巴霜一分，面和丸，服三十丸，姜汤下（《生生子案》）。偏头风，左右别，左为风热血虚，右属挟痰或热，热用酒炒黄芩，痰用半夏、陈皮、苍术，风热宜荆芥、薄荷、川芎、元参，血虚利四物汤、知母、黄柏（《治法汇》）。

附:《医级》头痛摘要

表邪头痛属三阳，若腹痛兼利者，乃两感并合之候；厥阴巅疼辨内外，如偏于左右者，多首风厥气之忧。厥气或从背，或从胁而上攻。

《灸法秘传·应灸七十症·头痛》

头痛者，有外感、内伤之分。如痛无休息者，为外感；时痛时止者，属内伤。若因头风而痛，宜灸百会，并灸神庭，合谷、胆俞皆可灸之。若头痛如破，或因内伤，宜灸命门自痊。

《伤寒论纲目·卷二·头痛项强》

【纲】仲景曰：太阳之为病，脉浮，头项强痛而恶寒。

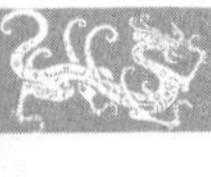

太阳病，头痛发热，汗出恶风者，桂枝汤主之。

太阳病，头痛发热，身疼腰痛，骨节疼痛，恶风，无汗而喘者，麻黄汤主之。

【目】朱肱曰：头疼者，阳症也。太阳症头痛，必发热恶寒，无汗麻黄，有汗桂枝。若已发汗，或未发汗，头疼如破者，连须葱白汤；服汤不止者，葛根葱白汤。

成无己曰：头痛，邪气外在经络，上攻于头也。伤寒头痛者，太阳专主也，故阳明少阳亦有头痛，不若太阳专主也。盖太阳为病属表，而头痛专为主表症，虽有风寒之不同，必待发散而后已。

李杲曰：太阳膀胱脉浮紧，直至寸口，所以头痛者，头与寸口，俱高之分也。盖厥阴与督脉会于巅，逆太阳之经，上而不得下，故壅滞为头痛于上也。左手浮弦，胸中痛也。沉弦，背痛也，右手浮弦亦然。头痛者，木也，最高之分，惟风可到。风则温也，治以辛凉，秋克春之意，故头痛皆以风药治之，总其体之常也。然有三阴三阳之异焉，故太阳宜川芎，阳明宜白芷，少阳宜柴胡，太阴宜苍术，少阴宜细辛，厥阴宜吴茱萸。

王肯堂曰：伤寒头痛，虽属三阳，惟太阳经独多，盖太阳为病属表，而头痛专主表。虽有伤寒六七日，头痛不大便，有热而与承气汤下之者，却云若小便清者，知热不在里仍在表，是知头痛属表明矣。太阴少阴之脉，从足至胸而还，不上循头，故无头痛。惟厥阴脉循喉咙之后，上连目系，与督脉会于巅，亦有头痛干呕吐涎沫吴茱萸汤一症，却无身热，亦与阳症不同也。然风温病在少阴，湿温病在太阴，而头反痛，至于阴毒亦然，是又不可拘者，内因头痛，作止有时；外因头痛，常常有之，直须传入里方罢。

鳌按：太阳经脉营于头，会于项，故头连项而强痛者，为太阳也。

【纲】仲景曰：湿家病，身上疼痛，发热面黄而喘，头痛鼻塞而烦，其脉大，自能饮食，腹中和无病，病在头中寒湿，故鼻塞，内药鼻中则愈。

【目】朱肱曰：内瓜蒂散鼻中也。

柯琴曰：种种皆是表症，鼻塞而不鸣，脉大而不浮，不关风矣。脉不沉细，非湿痹矣。腹初不满，非瘀热在里矣。重于头痛，是头中寒湿可知，寒湿从鼻而入，故鼻塞，亦当从鼻而出，故内药鼻中，塞因塞用也。

【纲】仲景曰：太阳病，发汗太多，因致痉，脉沉而细，身热足寒，头项强急，恶寒，时头热，面赤，目脉赤，独头面摇，卒口噤，背反张者，痉病也。

【目】王肯堂曰：太阳伤寒，项背强，其或太阳中风，加之寒湿而成痉者，亦项强。《金匮》云：太阳病，项背强几几，然脉反沉迟者，此为痉，桂枝加栝蒌汤主之。

陶华曰：项背强者，太阳表邪也，发散则解，结胸项强，大陷胸汤下之。太阴结胸项强，大陷胸丸，或频与理中丸；损甚者，兼与四逆汤；项强胁下满，身热恶风，手足温而渴，小柴胡汤；阴毒初得病，项背强，咽痛，心腹痛，短气，厥逆吐利，身如被杖，附子汤；阴毒甘草汤、正阳散。天行复作热，至晚则腰痛，头项强，身重，葛根生姜豉汤。

鳌按：痉病由来不一，而伤寒发汗不如法者，亦能致之。本症头痛虽止，而头项强急，尚属伤寒，头面摇以下，乃言痉病也，此汗多亡液，不转属阳明而成痉者。

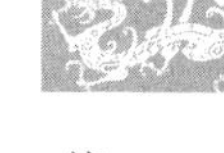

【纲】仲景曰：太阳病，项背强几几，无汗恶风者，葛根汤主之。

太阳病，项背强几几，而汗出恶风者，桂枝加葛根汤主之。

【目】成无己曰：太阳别脉，下项挟脊，故太阳感风寒，则经脉不利，而项为之急，颈为之强，是太阳表症也，必发散而解之。此二条，均是项背强，而发散有轻重者，盖发热汗出恶风者，为表虚，可解肌，无汗恶风者，为表实，可发汗也。

王肯堂曰：此二方，皆发散之剂也，而有轻重，以表虚表实之不同也。

鳌按：太阳脉，自络脑而还出下项挟脊背，此从风池而入，不上干于脑而下行于背，故头不痛，而项背强也几几，项背牵动之象，动中见有强意。

【纲】仲景曰：太阳中风，下利呕逆，表解者，乃可攻之，其人热汗出，发作有时，头痛，心下痞硬引胁下痛，干呕短气，汗出不恶寒者，此表解里未和也，十枣汤主之。

【目】张兼善曰：或谓十枣汤与桂枝去桂加茯苓白术汤，二者皆属饮家。俱有头项强痛之病，何也？此经络所系，非偶然也。《针经》曰，太阳膀胱之脉，起于目内眦，皆上额交巅上；其支者，从巅上至耳上角；直者，从巅入络脑，还出别下项，循肩膊内，挟脊抵腰中，入循膂，络肾。属膀胱。络肾者，即三焦也。夫三焦者，为阳气之父，决渎之官，引导阴阳，开通闭塞，水导得出，以气化而言也。缘太阳经多血少气，既病，则气愈弱，其时表病而里热未甚，微渴而恣饮水浆，为水多气弱，不能施化，遂停伏于内，则本经血气，因而凝滞，致有头痛项强之病。若伏饮流行，经络疏利，而头痛自愈。

方中行曰：头痛本表症，此因心下水气泛溢，上攻于脑也，与伤寒不大便六七日而头痛，与承气汤同。

【纲】仲景曰：太阳病，头痛，至七日以上自愈者，以行其经尽故也，若欲再传经者，针足阳明，使经不传则愈。

阳明病，表里大热，烦渴引饮，头痛如破者，宜竹叶石膏汤。

阳明病，头痛，不恶寒，反恶热，大便实，调胃承气汤。

【目】吴绶曰：阳明病，头痛额前，目疼鼻干，脉长也，无汗者，葛根汤加葱白、白芷汗之。有汗。曾经发汗，头痛不解者，葛根葱白汤。不恶风，反恶热，自汗烦渴，脉洪数，饮水头疼者，白虎加白芷汤。内有燥屎，蒸蒸发热头痛者，调胃承气汤。凡阳明头痛无汗者，葛根、麻黄、葱白、白芷、石膏之属。有汗，则白芷、石膏、葛根、川芎。少阳经头痛，头角或耳中痛，脉弦数，口苦发热，往来寒热者，并用小柴胡汤和之，加川芎尤妙。盖川芎亦胆经药也，凡少阳头痛，不分有汗无汗，皆以柴胡汤主之。非次头痛，及发寒热，脉紧不大，即是上膈有痰，瓜蒂散吐之。

王好古曰：太阳头痛，有汗桂枝汤，无汗麻黄汤；阳明头痛，白虎汤；少阳头痛，小柴胡汤；太阴头痛，脉浮桂枝汤，脉沉理中汤，俱加川芎、细辛；少阴头痛，小柴胡汤、麻黄附子细辛汤；厥阴头痛，外传本经，桂枝麻黄各半汤；呕而微吐苦水者，吴茱萸汤。

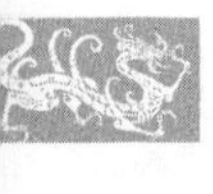

李杲曰：太阴头痛者，必有痰也；少阴头痛者，足寒而气逆也。盖此二经，虽不至头，然痰与气逆壅于膈中，则头上气不得畅降而为痛也。

张云岐曰：如脉浮而头痛，过在手足太阳，刺完骨、京骨；脉浮而长，过在手足阳明，刺合谷、冲阳；脉浮而弦，过在手足少阳，刺阳池、丘墟、风府、风池。此刺头痛之法也。

《伤寒论纲目·卷八·阳明经症·头痛头眩》

【纲】仲景曰：阳明病，头痛，不恶寒，反恶热，大便实，宜调胃承气汤。

阳明病，反无汗而小便利，二三日呕而咳，手足厥者，必苦头痛；若不咳不呕，手足不厥者，头不痛。

【目】王肯堂曰：《内经》云，巨阳受邪，少阴为里，得热则往从之，从之则厥也。太阳与少阴为合，此症当是太阳未全罢耳。经又云，阳明病则喘而啘，啘则恶人，小便利者，寒邪内攻，肢厥头痛者，寒邪外攻也。

喻昌曰：阳明病，本不头痛，若无汗，呕咳，手足厥者，得里因而邪热深也。然小便利，则邪热不在内而在外，不在下而在上，故知必苦头痛也。

魏荔彤曰：此手足之厥，与头痛互见，非少阴之手足厥也，故呕而汗出，与反无汗亦不同，正见少阴之手足厥冷，有汗而不头痛，呕而不咳，与阳明之呕咳而无汗，头痛而手足厥有别。此阳明病有类少阴，而又微带太阳，后学皆茫然不知下手处，故仲师苦心标出。问：少阴亦有咳，何以辨？曰：少阴所云，咳而下利谵语者，被火气劫故也，原文详之矣。不然，何能上炎而咳，其言或咳而呕，渴不得眠者，则必兼呕渴不得眠，而见少阴之阴躁，不与阳明之呕咳兼头痛类也。其言或咳，或悸，或小便不利，或腹中痛，或泄利下重，然必兼四者，诸症虽有似阳明，而头痛一症，必非少阴所有也。此少阴之咳，与阳明所以不同也，故太阳之头痛，入于阳明之小便利呕咳厥逆中，总属阳症，又见阳能统阴，一阳存而群阴悉化为阳，在病气亦如此，正气之在人身者可识矣。

【纲】仲景曰：阳明病，表里大热，烦渴引饮，头痛如破者，竹叶石膏汤。

阳明病，身热头痛，漱水不欲咽，必发衄。

【目】杨士瀛曰：将发衄而脉数者，宜犀角地黄汤，茅花汤亦可。

吴绶曰：阳明头痛额前，目疼鼻干，脉长也，无汗者，葛根加葱白、白芷汗之；有汗，曾经发汗，头痛不解者，葛根葱白汤。若不恶风而反恶热，自汗烦渴，脉洪数，饮水头疼者，白虎加白芷汤；内有燥屎，蒸蒸发热头痛者，调胃承气汤。凡阳明头痛无汗者，葛根、麻黄、葱白、白芷、石膏之类也；有汗，则白芷、石膏、葛根、川芎汤也。

【纲】仲景曰：阳明病，脉迟，食难用饱，饱则微烦，头眩，必小便难，欲作谷疸。须下之，腹满如故，所以然者，脉迟故也。

【目】魏荔彤曰：本条之上条云，食谷欲呕者，属阳明也，吴茱萸汤主之；得汤反剧者，属上焦也。与本条俱言胃虚，然虚寒与虚热又迥不同，虚固不可作实而攻下，热可遽作寒而温补乎？故仲师就上条食谷欲呕中，又示人以推类详义之法。如阳明病脉迟，似属虚寒，但寒则不能食，此能食而但难用饱，饱则微烦头眩者，胃惟不寒故能食，胃惟气虚故不用饱，不用饱者，不受饱也。微烦头眩，俱虚而兼热之象，以此辨胃之虚，与食谷欲呕条同，而热则本条独异。夫迟为寒脉，何云是热？不知此乃兼涩之迟，非沉迟之迟，谓之虚而兼湿热则可，谓之虚寒则大不可也。故又见小便难一症，虚则气不充而湿不除，湿则气不化而热不消，胃中谷气不能化正养身，却蕴酿湿热，蒸作疸黄之兆。如不清热除湿，培土消疸，而妄下之，将湿愈增而虚愈甚，腹满如故，胃累及脾，表里受病，而发黄身肿矣，故又曰：脉迟故也。言迟则濡涩而不滑利，虚而湿之义为主，而热副之，主治者以除湿培土补中为君，以清热消疸为臣佐之用，斯为得仲师心法者。

【纲】仲景曰：阳明病，但头眩，不恶寒，故能食而咳，其人必咽痛。若不咳者，咽不痛。

【目】王肯堂曰：阳明病，身不重，但头眩而不恶寒者，阳明中风而风内攻也。经曰，阳明病，若能食，名中风，风邪攻胃，胃气上逆则咳。咽门者，胃之系，咳甚则咽伤，故咽痛。若胃气不逆则不咳，其咽亦不痛也。

鳌按：此与前头痛款中反无汗一条，俱是阳明病而有类少阴者，然彼条之呕咳而无汗，头痛而手足厥，所以异于少阴之手足厥冷有汗而不头痛，及呕而不咳，此条之咳而咽痛，亦所以异于少阴之咽痛为不咳而痛也。

《伤寒论纲目·卷十一·少阳经症·头痛》

【纲】仲景曰：伤寒，脉弦细，头痛，发热者，属少阳。

少阳不可发汗，发汗则谵语，此属胃，胃和则愈，胃不和，则烦而躁。

【目】李杲曰：假令少阳症，头痛，往来寒热，脉浮弦，此三症但有一者，是为表也；口失滋味，腹中不和，大小便或秘而不通，或泄而不调，但有一者，是为里也。如无上下表里症，余者皆虚热也。

韩祇和曰：少阳初受寒邪，病全在表，故头痛发热与太阳同。

【纲】仲景曰：伤寒五六日，头痛，汗出，微恶寒，手足冷，心下满，口不欲食，大便硬，脉沉细者，此为阳微结，必有表复有里也。脉沉亦在里也。

【目】陶华曰：头痛属三阳，乃邪气上攻也。太阳专主头痛，阳明少阳亦有之。少阳头痛脉弦，发热，小柴胡汤。

鳌按：旧本于此条，有云头痛汗出者；有无痛字，云头汗出者。但此条原属太阳阳明二阳合病，但见少阳细脉，因从少阳为治者。如此则头痛，汗出，微恶寒，手足冷四项，乃是太阳表症；心下满，口不欲食，心下硬三项，乃是阳明里症。所以谓之有表复有里也。前四项既属太阳，太阳主头痛，其见头痛之症无疑，不得曰头汗出也。

【纲】仲景曰：伤寒四五日，身热恶风，头项强，胁下满，手足温而渴者，小柴胡汤主之。

【目】喻昌曰：身热恶风，太阳症也；头项强，太阳兼阳明病也；胁下满，少阳症也。本当从三阳合并病之列，而用表法。但手足温而加渴，外邪辐凑于少阳，而向里之机已著，倘更用辛甘发散，是重增其热而大耗其津也，故从小柴胡和法，则阳邪自罢，而阴津以生，一举而两得矣。此用小柴胡汤，当从加减法，不呕而渴，去半夏加栝蒌根为是。

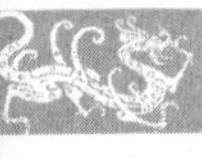

魏荔彤曰：三阳俱见病，仍寻少阳作驱邪之出路。太阳在表之邪，可附少阳之清气，上升而透于表；阳明在里之邪，可附少阳之浊气，下降而泄于下，主以小柴胡，策励半表之清气，逐太阳之表邪；役使半里之浊气，驱阳明之里邪。是藉少阳半表半里之正气，而治表里之邪，犹之用兵，各因其势而致之，易为力也。

【纲】仲景曰：太阳与少阳并病，脉弦，头项强痛，或眩冒，时如结胸，心下痞硬者，当刺大椎第一间、肺俞、肝俞，慎不可发汗。发汗则谵语。若谵语不止，当刺期门。

【目】柯琴曰：是经脉之为眚，汗吐下之法，非少阳所宜。若不明刺法，不足以奏功。

《伤寒论纲目·卷十四·少阴经症·头痛眩冒》

【纲】仲景曰：少阴病，下利止而头眩，时时自冒者死。

【目】李杲曰：内症头痛，有时而作，有时而止。外症头痛，常常有之，直须传入里方罢。此又内外症之不同者也。

王肯堂曰：下利则水谷竭，眩冒则阳气脱，故死。

陈士铎曰：少阴症，下利虽止，而头眩晕，亦是死症，盖阳虽回而阴已绝。下多亡阴，竟致阴绝，而诸阳之上聚于头者，纷然乱动，所以眩冒。此阳欲脱而未脱，补其阳而阳气生，阳生则阴之绝者，可以重续，阴生于阳也。方用参桂汤，人参二两，肉桂二钱，参能返阳气，桂能走肝肾，兼补阴也。

【纲】仲景曰：病发热头疼，脉反沉，若不瘥，身体疼痛，当救其里，宜四逆汤。

【目】鳌按：发热头痛，病在表，本太阳麻黄症也，脉当浮而反沉，故为逆。

【纲】仲景曰：干呕，吐涎沫，头痛者，吴茱萸汤主之。

【目】柯琴曰：呕而无物，胃虚可知。吐惟涎沫，胃寒可知。头痛者，阳气不足，阴寒得以乘之也。

【纲】仲景曰：下利清谷，里寒外热，汗出而厥者，通脉四逆汤主之。

下利，脉沉而迟，其人面少赤，身有微热，下利清谷者，必郁冒汗出而解，病人必微厥。所以然者，其面戴阳，下虚故也。

【目】寇宗奭曰：此条脉症皆轻，故能自作郁冒，汗出而自解也。

《伤寒指掌·卷一·太阳本病述古·头痛》

头痛虽属三阳，惟太阳独多，故头痛专主表。太阳头痛，必兼恶寒发热，表解自除。阳明头痛，在额前目鼻等处，无汗为表症，宜葛根汤加白芷、葱白等汗之。若自汗，不恶寒，反恶热，大便实，小便赤，当以阳明里症治之，承气汤。少阳头痛，在头角耳根，脉弦数，口苦是也，小柴胡去参，加川芎，有痰，加栝蒌。参《准绳》。

《伤寒捷诀·头痛》

三阳往往病头痛，随证须知识病因。太阳恶寒宜解表，羌和汤中倍用芎。蒸蒸发热阳明热，调胃承气方最真。少阳受病脉弦细，痛连项角耳中疼。或加口苦兼寒热，小柴胡症自分明。三阴本没头疼痛，头若疼时属厥阴。更有停痰能作祟，四肢厥逆痛难禁。

《疫疹一得·卷上·疫疹之症·头痛倾侧》

头额目痛，颇似伤寒，然太阳、阳明头痛，不至于倾侧难举，而此则头痛如劈，两目昏晕，势若难支。总因毒火达于两经，毒参阳位。用釜底抽薪之法，彻火下降，其痛立止，其疹自透。误用辛香表散，燔灼火焰，必转闷证。

《痧胀玉衡·卷之下·头痛痧》

痧毒中于脏腑之气闭塞不通，上攻三阳颠顶，故痛入脑髓，发晕沉重，不省人事，名真头痛。朝发夕死，夕发旦死，急刺破巅顶，出毒血以泄其气，药惟破其毒气，清其脏腑为主。痧毒中于脏腑之血，壅瘀不流，上冲三阳头面肌肉，故肌肉肿胀，目闭耳塞，心胸烦闷。急刺破巅顶及诸青筋，出毒血。药宜清其血分，破其壅阻为要。

《傅青主男科重编考释·两病同治门·腰痛又头痛》

腰痛又头痛，上下相殊也，如何治之？治腰乎？治头乎？谁知是肾气不通乎！盖肾气上通于脑，而脑气下达于肾，上下虽殊，而气实相通。法当用温补之药，以大益其肾中之阴，则上下之气通矣。方用：

熟地（一两） 杜仲（五钱） 麦冬（五钱） 北五味（二钱）

水煎服，一剂即愈。

方内熟地、杜仲，肾中之药也，腰痛是其专功。今并头痛而亦愈者，何也？盖头痛乃肾气不上达之故，用熟地补肾之味，则肾气旺而上通于脑，故腰不痛而头亦不痛矣。（合中有分，分中又有合也。）

《云林神彀·卷三·头痛》

头痛短涩应须死，浮滑风疾必易除。

肥人头痛者，气虚有湿痰，化痰与除湿，补气病当安。

加味二陈汤细辛，川芎白芷升人参，羌活桔梗荆芥穗，白术生姜可救人。（十一味）

瘦人头痛者，血虚有痰火，降火与清痰，补血病自可。

加味二陈生地黄，当归川芎细辛羌，酒洗片芩白桔梗，生姜煎服立安康。（十一味）

头痛偏左者，属风与血虚，补血仍清火，祛风病自除。

当归补血用川芎，白芍荆芥藁本同，柴胡防风蔓荆子，香附生黄共有功。（十味）

头痛偏右者，属痰与气虚，化痰仍补气，即此是良医。

黄芪益气用人参，白术陈皮半夏兼，芎归藁本炙甘草，升麻黄柏细辛全。（十二味）

左右头俱痛，气血两般虚，补气兼养血，一服见神奇。

调中益气用参芪，柴柏芎归并陈皮，苍术细辛蔓荆子，甘草升麻总可题。（十二味）

痰厥作头痛，头旋眼黑暗，如在风云中，恶心烦闷乱。

半夏白术天麻汤，参芪曲麦炒干姜，茯苓泽泻并黄柏，苍术陈皮要审详。（十三味）

偏正头痛者，诸风气上攻，头目昏沉闷，壮热鼻伤风。

川芎茶调散薄荷，白芷防风甘草和，更有细辛羌活等，荆芥同煎用者多。（八味）

热厥头痛者，见寒痛暂止，严冬犹喜寒，见暖痛复起。

清上泻火用归芎，芩连升柏柴荆风，苍蔓藁羌细芪草，知母红花生地同。（十九味）

颈项强痛者，风邪气所干，眉棱骨作痛，风热并湿痰。

颈项强痛者：

回首散方见中风（即乌药顺气散加羌活、独活、木瓜）。

眉棱骨痛者：

选奇汤内用防风，酒洗片芩羌活同，甘草更加姜半夏，风痰湿热有奇功。（五味）

余方附后：

此药名为六圣，乳香没药川芎，雄黄白芷二钱停，半两盆硝共用。上件研为细末，专医眼疾头风，耳鸣鼻塞脑不宁，一搐牙痛便定。

头风肿痛用南星，白芷川芎各等平，全蝎细茶荆芥穗，水煎温服保安宁。

都梁丸治头风痛，白芷蜜丸一钱重，食后嚼烂细茶吞，诸般头痛皆可用。

诸般头痛不堪言，花粉胡椒各一钱，新艾不拘多与少，研末纸卷火烧烟，熏入男左女右鼻，口噙凉水立安然。

《赤水玄珠·第十七卷·伤寒门·太阳头痛》

太阳膀胱，脉浮紧直至寸口，所以头痛者，头与寸口俱高之分也。兼厥阴与督脉会于巅，逆太阳之经上而不能得下，故壅滞为头痛于上也。左手浮弦，胸中痛也。沉弦，背俞痛。右手浮弦者亦然，头痛者木也，最高之分，惟风可到，风则温也，治以辛凉，秋克春之意，故头痛皆以风药治之者，总其体之常也。然各有三阴三阳之异焉。故太阳则宜川芎，阳明则宜白芷，少阳则宜柴胡，太阴则宜苍术，少阴则宜细辛，厥阴则宜吴茱萸也。

王执中曰：此即论风而不及寒者，风亦寒气所化，初从下起，后从上来，风与寒本相因，但感之不同耳。故治伤寒者，初分有汗无汗，到传经后则不分矣。由此观之，风药亦能散寒，其理同也。

《医学正传·卷之四·头痛·方法》

丹溪曰：头痛多主于痰，痛甚者火多，宜清痰降火。

劳役下虚之人，似伤寒发热汗出，两太阳穴痛甚，此相火自下冲上，宜补中益气汤加川芎、当归，甚者加知母、蔓荆子、细辛。

诸经气滞，亦作头痛，宜分经理气治之。

偏头风，在右属痰属热，痰用苍术、半夏，热用酒制片黄芩；在左属风及血虚，风用荆芥、薄荷（或云荆芥、薄荷是头痛要药，宜详证加用），血虚用芎、归、芍药、酒黄柏。诸家不分所属，故药多不效。少阳偏头痛者，多大便秘，或可下之。

【丹溪活套】

云：凡治头风，必以二陈汤加川芎、白芷为主。如太阳经头痛，加羌活。少阳经，加柴胡、黄芩。阳明经，加石膏、白芷。太阴经，加苍术。少阴经，加细辛。厥阴经，加吴茱萸。如肥人头痛，必是湿痰，加半夏、苍白术。如瘦人头痛，是热上壅，多加酒洗片黄芩。如因感冒而头痛者，宜加防风、羌活、藁本、升麻、柴胡、葛根之类。如气虚而头痛者，宜加黄芪、人参、东垣安神汤之类。如风热在上而头痛者，加天麻、蔓荆子、台芎、酒片芩之类。如苦头痛者，宜用细辛。如形瘦色弊而头痛者，是血虚，宜用归、芎、芍药、酒黄柏之类。如顶巅痛者，宜藁本，酒炒升、柴。

《刘纯医学全书·杂病治例·头痛》

有风、风热，多主于痰、湿、寒、破伤风、下实内闭之作痛。痛甚者火多，血虚难治。

发散　风邪与寒、破伤风、如圣散葱酒调服。

宣　痰留膈上，气实成郁壅盛者，宜吐之。

消风　川芎茶调散。风热防风通圣散，风寒仲景加味麻黄汤。

清热　清空膏，片子黄芩一味，为末调服。宝鉴石膏散。

散湿　三因芎术汤。

补气　有因虚宝鉴顺气和中汤。阴虚用天雄、川芎类。只灸亦可。

补血　血虚者，四物倍芎，加石膏、荆穗。阴虚用补阴丸。

导痰　青州白丸子、秘藏半夏白术天麻汤。

捷嚏　用不卧散搐之。痛甚以猪牙皂角二钱，玄胡、青黛些少，搐鼻取涎。

灸　疏风散寒。

针　脉浮取腕骨、京骨穴。脉长取合谷、冲阳。脉弦取阳池、风府、风池。

下　少阳偏头痛，多便闭，宜下之。

敷痛　用伤寒汗后法，敷贴细辛、草乌。

各经主治药

阳明（白芷、石膏）　少阳（柴胡、川芎）　太阳（藁本、羌活）　太阴（苍术、半夏）　少

阴（细辛、独活） 厥阴（吴茱、当归）

《痰火点雪·卷三·痰火杂症补遗·头痛眩晕》

夫头为诸阳之首，左脑痛属风与血虚。风，薄荷、荆芥；血虚，川芎、当归。右脑痛属痰，苍术、半夏；属热，酒芩为主；痛甚者属火，黄芩、玄参。头痛须用川芎，如不愈，各加引经药。太阳羌活，阳明白芷，少阳柴胡，太阴苍术，少阴细辛，厥阴吴茱萸。如苦头痛，必加细辛；顶颠痛须用藁本，减川芎；如血气两虚头痛，调中益气汤内加川芎三分，蔓荆子三分，细辛三分，其效如神。大抵痰火头痛眩晕，因火与痰者，多宜加玄参、酒芩以清热，勿轻用川芎、蔓荆子。陈茶为引，更稳。

《济阴纲目·卷之七·前阴诸疾门·论伤丈夫头痛》

薛氏曰：女人交接伤丈夫头痛，当用补中益气汤、六味地黄丸，以滋化源为主。

补遗《局方》来复丹，治妇人与男子交接相伤，因而四肢沉重，头痛昏晕，米饮吞下五十丸。

《集验》方

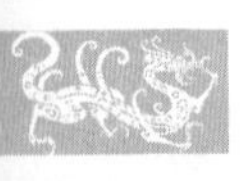

疗女人伤丈夫四肢沉重，嘘吸头痛。（伤丈夫则淫欲过也，或肝阴不足欤？此方既补肝阴，复壮肝气，服之自效。）

桑白皮汤

治妇人伤丈夫，苦头痛，欲呕闷。（此温中药也，于治呕闷固宜，至头痛而用桑皮，则莫为之解。）

《济阴纲目·卷之十一·产后门·上·头痛》

《大全》云：夫头者，诸阳之会也。凡产后五脏皆虚，胃气亏弱，饮食不充，谷气尚乏，则令虚热，阳气不守，上凑于头，阳实阴虚，则令头痛也。又有产后败血头痛，不可不知，黑龙丹言之甚详。

薛氏曰：前证若中气虚，用补中益气汤加蔓荆子。若血虚，用四物加参、术。血气俱虚，用八珍汤。若因风寒所伤，用补中益气汤加川芎（以风寒所伤，而用补中益气，尚须斟酌）。

一奇散（即芎归汤） 治产后血虚头痛。

芎乌散　治产后气滞头痛。

芎附散　治产后气虚头痛，及败血作梗头痛，诸药不效者。

加减四物汤　治产后头痛，血虚、痰癖、寒厥，皆令头痛（产后头痛，至于血虚，正治也，求之瘀血，变法也。似瘀血而非瘀血，反下如蝗虫子者，怪也。若痰癖寒厥气虚，则又寻之杂症矣。经曰：有者求之，无者求之，岂可执一哉？知常知变，斯为上工矣）。

《校注妇人良方·卷四·妇人血风头痛方论第五》

许学士云：妇人患头风者，十居其半。每发必掉眩，如在车船之上。盖因肝经血虚，而风邪袭之尔，用川芎当归散。若头痛连齿，时发时止，连年不已，此风中脑，谓之厥逆头痛，宜白附子散。及灸曲鬓穴，在耳掩前正尖上，灸七壮。左痛灸左，右痛灸右。

《校注妇人良方·卷八·妇人交接伤丈夫头痛方第二十一》

愚按：前症当用补中益气、六味地黄，以滋化源为主。

来复丹　交接相伤，四肢沉重，头痛昏晕。米饮下。上每服五十丸。（方见二十五卷第十论）

《校注妇人良方·卷二十二·产后头痛方论第二》

夫头者，诸阳之会也。产后胃气虚弱，饮食少思，阳气微弱，不能上升，故头痛。若因败血，黑龙丹言之甚详。

愚按：前症若中气虚，用补中益气汤加蔓荆子。若血虚用四物加参、术。血气俱虚用八珍汤。若因风寒所伤，用补中益气汤加川芎。

《万氏女科·卷之二·胎前章·妊娠头痛》

因外感头痛者，此虚也，加味芎归汤主之。

《万氏女科·卷之三·产后章·产后头痛》

问云：云者何？曰：人身之中，气为阳，血为阴，阴阳和畅斯无病。盖产后去血过多，阴气已亏，阳气失守。头者诸阳之会，上凑于头，故为头痛。但补其阴血，则阳气得从，而头痛自止。芎归汤主之。

《证治准绳·疡医·卷之二·痈疽所兼诸证·头痛眩晕》

托里消毒散加减法：初肿头痛发热，邪在表也，加川芎、羌活。若外邪在表，而元气实者，暂用人参败毒散。头痛恶寒表虚也，去金银花、连翘，加参芪。体倦头痛或眩晕，中气虚也，去三味加柴胡、升麻，如不应，暂用补中益气汤，加蔓荆子。日晡头痛或眩晕，阴血虚也，去三味加熟地黄，如不应，佐以六味丸。梦泄遗精，头晕头痛，或痰喘气促，肾虚不能纳气也，去三味并川芎，佐以六味丸，如不应，大虚寒也，用八味丸。

《医学原理·卷之七·头痛门·治头痛大法》

凡头痛之症，多属风木，治法大要，宜用辛凉之剂，故古方悉以辛凉风药为主，然亦详其所挟而疗。如《金匮真言》云：凡风寒伤上，邪从外入，客于经络，令人振寒头痛，身重恶寒，治在风池、风府，调其阴阳，不足则补，有余则泻，汗之则愈，此伤寒头痛也。如头痛耳鸣，九窍不利者，肠胃之所立主，乃气虚头痛也，治当补气。如心烦头痛者，病在膈中，过在手巨阳少阴，乃湿热头痛也，法当清理湿热。如气上不下，头痛颠痛者，乃下虚上实也。过在足少阴巨阳，甚则入肾，乃寒头痛也，治乃散寒清湿。而丹溪又有头痛多生痰，痛甚火多，宜清痰降火。如劳后下虚之人，似伤寒发热汗出，两太阳穴痛甚，此乃相火自下冲上，宜补中益气汤加当归、川芎，甚加知母、蔓荆子、细辛之类。

凡诸经气滞，皆能作头痛，宜分经理气处治。

凡偏头痛，在右属痰属热，热用柴胡、片芩，痰用苍术、半夏；在左属风与血虚，风宜荆芥、薄荷，血用当归、川芎、芍药，稍加酒制黄柏之类。

《医学原理·卷之七·头痛门·丹溪治头痛活套》

凡头痛，用二陈汤加川芎为主，再加各经引用药，如太阳加羌活，阳明加石膏、白芷，少阳加柴胡、黄芩，太阴加苍术，少阴加细辛，厥阴加吴茱萸。

如肥人头痛，多是湿痰，前方加半夏、苍术、白术。

如瘦人头痛，多是火热上壅，前方加酒片芩。

如感冒头痛，前方加防风、羌活、藁本、升麻、柴胡、葛根。

如气虚头痛，前方加人参、黄芪及东垣安神汤之类。

如血虚头痛，前方加川芎、芍药、酒黄柏之类。

如风热头痛，前方加天麻、蔓荆子、台芎、酒片芩之类。

如顶巅痛，前方加藁本、酒炒升麻。

如壮实之人挟痰，或头重眩晕，用大黄，以酒炒三次为末，煎茶送下二三钱。

如眉棱骨痛，乃风热与痰，宜白芷、酒芩为末，茶调服。

《玉机微义·卷三十五·头眩门·论头风眩晕有饮宜吐》

子和云：大风头风眩晕，手足麻痹，胃脘发痛，皆风寒湿三气杂至，合而为痹也。在上谓之停饮，可用独圣散吐之。吐讫，后服清上辛凉之药。

按：此法施于胸膈痰涎，闭塞多年，眩晕不已，血气充实之人，其效甚捷。

六、清

《医学刍言·第二十一章·头痛耳聋》

（凡感冒风寒，必发热恶寒而头痛，宜随六经表证治之，兹不具赘。）

此云头痛，乃杂病，但头痛无他证者，大抵暂痛为邪，久痛为虚。邪则分寒热而治之，虚则分阴阳而补之。然亦有久痛为邪所缠，新病因虚而发者，当察脉证而明辨之。

火头痛治法　火头痛，痛而烦热，或连齿痛，脉洪数，宜石膏、竹叶、薄荷、黄芩、茶叶等味，又有郁火，宜加味逍遥散，加葛根、黄柏、薄荷。

痰火治法　气实有痰，头重眩晕，用大黄酒炒三次为末，清茶调服三钱；又清空膏亦治郁火头痛之圣方也。

偏头痛治法　偏头痛，多有痰火，偏右者，宜二陈汤加沙参、芩、连、川芎、防风、胆星之类；偏左者，二陈加归、芍、芎、柴、白芷之类。

气虚头痛治法　气虚头痛，烦劳则痛甚，宜补中益气汤加川芎、蔓荆。

血虚头痛治法　血虚头痛，痛连眼稍角，其目涩，宜四物汤倍川芎，加知、柏、蔓荆；又当归补血汤加鹿茸五钱，水、酒各半煎服。

眉棱骨痛　眉棱骨痛，用荆芥、防风、羌活、白芷、半夏、沉香末等。

真头痛治法　真正头痛，痛连及脑，手足寒冷至节，死不治，用黑锡丹。

肾虚头痛治法　肾虚头痛，宜六味丸加杞子、甘草、肉苁蓉、川芎、细辛；如命门火衰，八味丸。

又熏法最效方：用川芎五钱，晚蚕沙二两，僵蚕如患者年岁之数，如人年三十岁，可用三十条，毋多用，以水五碗，煎至三碗，就砂锅上以厚纸糊满，中间开钱大一孔，取药气熏蒸痛处，每日一次，熏三五日见效。

《医学真传·头痛》

头痛之证有三：一太阳头痛，一少阳头痛，一厥阴头痛。太阳之脉，上额交巅络脑，而太阳之上，寒气主之；太阳头痛，寒痛也。少阳之脉，上抵头角，而少阳之上，相火主之；少阳头痛，火痛也。厥阴之脉，上出额，与督脉会于巅，而厥阴之上，风气主之；厥阴头痛，风痛也。头痛虽有寒、火、风三者之异，尤当观其微剧，察其阴阳。身有他病而兼头痛，痛之微者也；独患头痛，其痛欲死，痛之剧者也。凡阴血虚而阳热盛，则痛微；若阳气虚而阴寒盛，则痛剧。风火头痛，有余则清散之，不足则滋补之。阴寒头痛，乃阴盛阳虚，所谓阳虚头痛者是也，非桂、附、参、芪不能治之。世遇头痛之证，便谓外受风寒，即与发散；发散不愈，渐加寒凉，非芎、防、荆、羌，即芩、连、栀、膏，风火头痛而遇此，不致丧身，若阳虚头痛而遇此，必致殒命矣。可不慎哉！

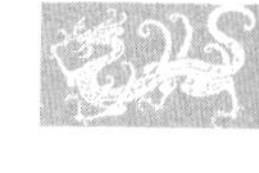

世有三阴无头痛之说，岂知阴虚头痛，纯属阴寒，阳几绝灭，病此者，十无一生。所以然者，一如日不丽天，下沉于海，万方崩陷也。盖人与天地相合，天有日，人亦有日，君火之阳，日也；地有四海，人亦有四海，头为髓海，胸为气海，胃为谷海，胞中为血海。在天之日，昼行于天，夜行于海；在人之日，既行于天，亦行于海。自头项至尾闾，如日之行于天也；自血海至髓海，如日之行于海也。今阳虚头痛，乃阴寒蔽日，逆于髓海，不能上巅至项，以行于背，反从阳入阴，以行于腹。是以头痛不已则心烦，心烦者，阳光逆于气海也；心烦不已则呕吐，呕吐者，阳光逆于谷海也；呕吐不已则神昏，神昏者，阳光逆于血海也。头痛至神昏，则入阴之尽，如日沉海底矣。在天则万方崩陷而大荒，在人则阳光绝灭而身死。不知其源，妄投汤药，至治之不效。有云肝风入脑者，有云客寒犯脑者，有云真头痛者，其言如是，而散风、散寒之药，终以不免。岂知散之之法，非所以治之，适所以害之。旨哉！《灵枢》四海论云：得顺者生，得逆者败；知调者利，不知调者害。其即日逆于海之头痛，而医者倒行逆施，不善治而致死之谓欤！

《类证治裁·卷之六·头痛论治》

大头痛　发颐　眉棱骨痛　眼眶痛附

头为天象，诸阳经会焉。若六气外侵，精华内痹，郁于空窍，清阳不运，其痛乃作。经曰：风气循风府而上，为脑风。新沐中风，为首风。犯大寒，内至骨髓，为脑逆头痛。以上风寒痛。下虚上实，为肾厥头痛。头痛耳鸣，九窍不利，为肠胃所生，头痛甚，脑尽痛，手足青至节，不治。阳气败绝，以上虚痛。条而列之，有因风、因寒、因湿、因痰、因火、因郁热、因伏暑、因伤食、伤酒、伤怒、与气虚、血虚及真头痛、偏头痛、内风扰巅、肾虚水泛、肾虚气逆诸症。因风者恶风，川芎茶调散。因寒者恶寒，桂枝羌活汤。因湿者头重，羌活胜湿汤。因痰者呕眩肢冷，为太阴痰厥头痛，半夏天麻白术汤。因火者齿痛，连翘、丹皮、桑叶、羚羊角、山栀、薄荷、菊叶、苦丁茶。因郁热者心烦，清空膏加麦冬、丹参，或菊花散。因伏暑者口干，荷叶、石膏、山栀、羚羊角、麦冬。因伤食者胸满，香砂枳术丸。因伤酒者气逆，葛花解酲汤。因伤怒者血逆，沉香降气汤。气虚者脉大，补中汤加川芎、细辛。血虚者脉芤，或鱼尾上攻，眉尖后近发际为鱼尾。四物汤加薄荷。真头痛，客邪犯脑，手足青至节，黑锡丹，灸百会穴。偏头痛屡发，日久不痊，菊花茶调散、芎犀丸、透顶散。内风扰巅者，筋惕，肝阳上冒，震动髓海，三才汤加牡蛎、阿胶、白芍、茯神、炒甘菊花。肾虚水泛者，头痛如破，昏重不安，六味汤去丹皮，加沉香，更以七味丸、人参汤下。因肾虚气逆，为肾厥，玉真丸、来复丹。外如雷头风，头痛起块，或鸣如雷震，清震汤。大头痛，头面尽肿，由天行时疫，甚则溃脓，普济消毒饮。轻者发颐，肿耳前后，甘桔汤加薄荷、荆芥、鼠粘子、连翘、黄芩。眉棱骨痛，由风热外干，痰湿内郁，选奇汤。眼眶痛，俱属肝经，肝虚见光则痛，生熟地黄丸。肝经停饮，痛不可开，昼静夜剧，导痰汤。

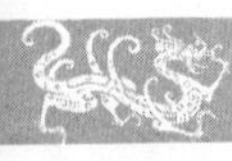

东垣曰：头痛每以风药治者，高巅之上，惟风可到。味之薄者，阴中之阳，自地升天者也。太阳头痛，恶风寒，脉浮紧，川芎、羌活、独活、麻黄之类为主。少阳头痛，脉弦细，往来寒热，柴胡、黄芩为主。阳明头痛，自汗寒热，脉浮缓长实，升麻、葛根、白芷、石膏为主。太阴头痛必有痰，体重腹痛，脉沉缓，苍术、半夏、南星为主。少阴头痛，足寒气逆，为寒厥，脉沉细，麻黄附子细辛汤主之。厥阴头项痛，或吐涎沫厥冷，脉浮缓，吴茱萸汤主之。太阴少阴二经，虽不上头，然痰与气逆壅于膈，头上气不得畅而为痛也。此六经头痛之治也。

《冯氏锦囊秘录·杂症大小合参卷六·头痛头风大小总论合参》

经曰：风气循风府而上，则为脑风。新沐中风，则为首风。又曰：头痛耳鸣，九窍不利，肠胃之所生。总之，头为诸阳之首以象天，六腑清阳之气，五脏精华之血，皆会于头，为至清至高之处，故为天象，谓之元首，言其至尊，不可犯也。凡手之三阳，从手走头。足之三阳，从头走足，以为常度，则无头痛之患。若外因风寒雾露之触，内因痰火湿热之熏，痛由起矣。至于真头痛者，其脑尽痛而手足寒，且青至节，旦发夕死，夕发旦死，盖四肢为诸阳之本，痛尽脑而寒至节，则元阳亏败，气血虚极，阴邪真中髓海，于泥丸宫中，非药所能愈，盖其根先绝也。书又曰：脑为髓海，受邪则死，灸百会穴，猛进大剂参附，亦有生者焉。

头痛、头风，非二证也，在新久去留之分耳！浅而近者，名头痛，其痛卒然而至，易于解散速安也；深而远者，名头风，其痛作止不常，愈后遇触复发也。手足三阳之脉，皆上循于头，为诸阳之会，六阴脉至颈而还，惟厥阴上入吭嗓，连目系出额，故当于七经辨之。属痰者居多，然有风、寒、湿、热、火、痰，及气虚、血虚、食郁、疮毒之别，皆能伤于脉道而为病也。伤于太阳则在后，阳明在额、挟鼻与齿，少阳两角，厥阳属巅顶，而多吐涎。须寻风寻火，在气在血，晰其虚实表里，而便得病情矣。

经之论头痛，风也，寒也，虚也，皆六气相侵，与真气相搏，经气逆上，干于清道，不得营运，壅遏而痛也。天气六淫之邪，人气五贼之变，皆能相害，或蔽覆其清明，或瘀塞其经络，与气相搏，郁而成热，脉满而痛。若邪气稽留，脉满而气血乱，则痛乃甚，此实痛也。寒湿所侵，真气虚弱，虽不相搏成热，然邪客于脉外，则血泣脉寒，卷缩紧急，外引小络而痛，得温则止，此虚痛也。因风痛者，抽掣恶风；因热痛者，烦心恶热；因湿痛者，头重而天阴转甚；因痰痛者，昏重而欲吐不休；因寒痛者，绌急而恶寒战栗；气虚痛者，恶劳动其脉大；血虚痛者，善惊惕，其脉芤。头痛自有多因，古方必兼风药者，以高巅之上，惟风可到；味之薄者，阴中之阳，自地升上者也。在风寒湿者，固为正用，即虚与热者，亦假引经，且散其抑遏也。若疏散太过而痛，及服辛散而反甚者，不防用酸收以降之。若年衰气弱，清气不能上升，而浊阴犯之，以作痛者，宜升阳补气而自愈。若血虚之头痛，必处眉尖后，近发际而上攻头目，宜用芎、归养血而自愈。然新而暴者，但名头痛，深而久者，名为头风。头风必害眼者。经所谓东风生于春，病在肝。目者，肝之窍，肝风动，则邪害空窍，且由精髓脑之不足，而外邪易于以深入也。

厥头痛者，手三阳之脉，受风寒而伏留不去，上干于头，其气不循经隧而逆行，故名曰厥。

久头痛病，略感风寒便发，而至塞目重绵厚帕包裹者，此属郁热，本热而标寒，世人不识，率用辛温解散之药，暂时得效，误认为寒，殊不知因其本有郁热，毛窍常疏，故风寒易入，外寒束其内热，闭逆而为痛，辛热之药，虽能开通闭逆，散其标之寒邪，然以热济热，病本益深，恶寒愈甚矣。惟当泻火凉血为主，佐以辛温散表之剂，以从治法治之，则病可愈而根可除也。

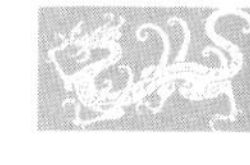

头痛多主于痰。痛甚者火多，盖火性炎上，其痛如劈。有可吐者，有可下者。东垣曰：湿热在头而痛者，当以苦吐之，如瓜蒂散、浓茶之类是也。痰厥头痛，非半夏不能除，有属于风者，有属于寒者，有属于半寒为偏头痛者，有属于湿者，有属于火郁者，有属于外感有余，有属于内伤不足，伤食伤酒，种种症候，皆以头痛。总由清阳不升，浊阴上犯也。

感冒头痛，宜防风、羌活、藁本、白芷。即所谓新沐中风为首风。风热在上头痛，宜天麻、蔓荆子、台芎、酒制黄芩。肥白人头痛，是气虚，宜黄芪、酒洗生地、南星。形瘦苍黑之人头痛，是血虚，宜当归、川芎、酒黄芩之类。太阳头痛，恶风寒，脉浮紧。其痛在巅顶与两额角，川芎、羌活、独活、麻黄之类为主，为冲头痛。少阳头痛，脉弦细，往来寒热，其痛连耳根，柴胡、黄芩为主。阳明头痛，自汗发热恶寒，脉浮缓长实。其痛连目眦，鼻干齿颊目疼，升麻、葛根、石膏、白芷为主。太阴头痛，必有痰，体重或腹痛，或痰癖，脉沉缓，以苍术、半夏、南星为主。少阴头痛，足寒气逆，为寒厥，其脉沉细，麻黄、细辛、附子汤主之。厥阴头项痛，或吐痰沫，厥冷，其脉浮缓，以吴茱萸汤主之。然太阴、少阴有身热而无头痛，厥阴有头痛而无身热，若身热又头痛，属阳经也。血虚头痛，连鱼尾相连者，当归、川芎为主，以润风燥。经所谓头痛耳鸣，九窍不利，肠胃之所生也。气虚头痛，人参、黄芪为主，以升清阳。经所谓上气不足，脑为之不满，头为之苦倾是也。偏头痛者，少阳相火也，有痰者多。在左属风属火，多血虚，宜薄荷、荆齐、川芎、当归；在右属痰属热，多气虚，宜苍术、半夏、酒芩为主。若属湿痰，川芎、南星、苍术为主之。气血俱虚头痛，调中益气汤内加川芎三分、蔓荆子二分、细辛二分，其效如神。厥逆头痛者，所犯大寒，内至骨髓，髓者以脑为主，脑逆故令头痛，齿亦痛，以羌活附子汤主之。肾虚头痛，即经所谓下虚上实，由相火上冲，气逆上行，痛不可忍，用补中汤加芎、归，或姜附理中汤。太阴头痛，必有痰也。少阴头痛，足寒而气逆也。太阴、少阴二经虽不上头，然痰与气壅于隔中，头上气不得畅而为痛也。痰厥头痛，所感不一，发时恶心，呕吐痰水，甚则手足厥冷，吐去痰涎，其痛见减，虽由乎痰，然痰之始也必有本。是知方者，体也；法者，用也。徒知体而不知用者弊，若体用不失，可谓上工矣。宜以白术半夏天麻汤主之。痰厥头痛，非半夏不能除。眼黑头旋，风虚内作，非天麻不能解。平人头痛，属火与痰者多，若肥人多是湿痰，二陈加苍术；人瘦多是血虚与火，酒炒芩、连，荆、防、薄荷，芎、归之类。巅顶痛甚，加藁本，酒炒升、柴。东垣曰：顶巅痛，须用藁本去川芎。头痛不可专泥风药，愈虚其虚，使风入于脑，永不可拔。亦不可偏于逐火，使风火上乘空窍而从眼出，如腐之，风火相煽而成衣焉。谚云：医得头风瞎了眼，此之谓也。

总之，头痛、头风，皆因清阳之气有亏，精华之血有损，不能交会卫护于首，以致浊阴外邪犯之。若从标疏散清理，不过徒取近功，然益虚其虚，旋踵愈甚，张每重用八味汤加牛膝、五味子，食前早晚服之。浊阴降，真阴生，雷火熄，真火藏，上下肃清，不惟头病既痊，精神亦可倍长矣。

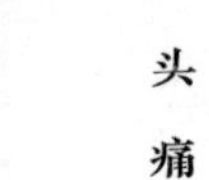

《冯氏锦囊秘录·女科精要卷十八·产后杂症门·产后头痛》

头者，诸阳之会也。产后五脏皆虚，胃气亏弱，饮食不充，而虚阳失守，上凑于头，阳实阴虚，则令头痛。间有败血头痛者，总浊气在上也。虽有身热恶寒之候，只宜生化汤加减，慎不可用羌独等药，盖此由真阳亏损，浊阴得以犯上，陷入髓海，为胀为痛，是非清阳升复，则浊阴不降，在里内起之邪为病，非若外入之邪可表而愈也。

《罗氏会约医镜·卷之六·杂证·一论头痛》

有外感风寒、气虚、血虚、风热、湿热、寒湿、痰厥、肾厥、真痛、偏痛十种。

凡头痛有久暂表里之异。以脉验证，以证合脉，得其源而治之，定奏速效而不难矣。暂病者，必因外感，此风寒外袭于经也，治宜发表，最忌清凉。久病者，必看元气，此三阳之火，炽于内也，治宜清降，最忌升散。此治邪之法也。夫病何以久也？或表虚者，微感则发。或阳旺者，微热则发。或水亏者，虚火乘之则发。或阳虚于上，而阴寒胜之则发。此等病证，当重元气。而治本之药，十之六七，治标之品，亦带一二，自必手到病除，不得少误。然亦有暂病而虚，久病而实者。虚者，痛处必冷而喜热，实者，痛处必热而不寒，其证显然。并验平日之体，以及平日所服之药而细辨之，自可得其源矣。

《罗氏会约医镜·卷十五·妇科（下）产后门·七十二产后头痛》

气为阳，血为阴，平匀则无病。产后血去阴亏，阳气失守，头为诸阳之会，孤阳上凑，故为头痛。但补阴血，则阳气得从，而头痛自愈。或有身热恶寒之候，不可用羌独等药。此内起之邪，当滋阴以配阳，非外入之邪可表而散也。

归地滋阴汤新　治阴虚阳燥，头痛不止。

《顾松园医镜·卷十四·数集·头痛》

头为天象，六腑清阳之气，五脏精华之血，皆会于此。故外感六淫之邪，与脏腑上逆之气，或蔽复其清明，或瘀塞其经络，咸能作痛。昔人云：头者身之元首，一有痛楚，无论标本，宜先治焉。但致痛之因不一，宜各推类求之。如因外感六淫之邪而头痛者，当辨明何邪何经，而从本门以施治。有阴虚头痛者，必挟肾虚内热之症，六味汤加减；有血虚头痛者，痛在日晚，四物汤加减；有气虚头痛者，痛在清晨，补中益气加减；有挟邪热头痛者，宜辛寒解散；有挟痰头痛者，宜豁痰降气；饮食自倍，胃气不行，壅逆头痛者，宜消食下气；怒气伤肝，肝气暴逆上冲头痛者，宜平肝降气；眉棱骨痛，多属阴虚血亏，治宜补血益阴。然亦有挟外邪者，亦当审察。须知浅而暴者，但名头痛；深而远者，即为头风，作止不常，愈后复发。昔人分偏左痛者为血虚，偏右痛为气热。仲淳则俱责之血虚肝家有热，以养血清热为主。若治之不急，必致损目。经谓东风生于春，病在肝。目者，肝之窍，肝风动则邪害空窍矣。察内外之因，分虚实之症，胸中洞然，则手到病除矣。

《济世全书·巽集 卷五·头痛》

脉诀曰：头痛短涩应须死，浮滑风痰皆易除。又云：寸脉急而头痛。

厥头痛者，因气血俱虚，风寒暑湿之气所侵，传于阳经伏留不去，名曰厥头痛。盖厥者，逆也，逆壅而冲于头也。头引脑颠陷至泥丸宫者，手足寒至节，夕发旦死，旦发夕死，名真头痛，非药可疗矣。今之嵘气虚弱者，或风寒之气所侵，邪气相搏，伏留不散，发为偏正头疼，其脉多浮紧。又有停痰厥而头痛，盖厥者，逆也，逆壅而克于头也。痰厥之脉，时伏时见，亦固有肾虚之气厥并之，新沐之后，当风露卧，皆能令人头痛。治之审其所因，风邪则驱散之，痰聚则温利之，肾虚则补暖之。寻常感冒头痛发热，又宜随症治之。

大抵诸血虚头痛，当归、川芎为主；诸气虚头痛，人参、黄芪为主；气血俱虚头痛，补中益气汤加苍术、黄柏酒炒、川芎、蔓荆子、细辛；痰厥头痛，加半夏白术天麻汤。

《医学心悟杂症要义·头痛》

“偏头风者，半边头痛。有风热、有血虚。风热者，筋脉抽搐，或鼻塞，常流浊涕，清空膏主之；血虚者，昼轻夜重，痛连眼角，逍遥散主之。”

血虚头痛，宜四物汤加黄精以补其脑。

“肾厥头痛者，头重足浮，腰膝酸软，经所谓下虚上实是也。肾气衰，则下虚，浮火上泛，故上实也。然肾经有真水虚者，脉必数而无力。有真火虚者，脉必大而无力。水虚六味丸，火虚八味丸。”

火虚则肾寒，脉多沉坚，按之如铁条者多，总以腰痛脊冷，定为阳虚，发烧、手足心皆热；定为阴虚。尽信脉，恐误事！

《医碥·卷之三·杂症·头痛》

头为清阳之分，外而六淫之邪相侵，内而脏腑经脉之邪气上逆，皆能乱其清气，相搏击致痛。须分内外虚实。实者，其人血气本不虚，为外邪所犯，或蔽覆其清明，或壅塞其经络，或内之实火上炎，因而血瘀涎滞，不得通行而痛，其痛必甚，此为实。虚者，其人气血本虚，为外邪所犯，或内之浊阴上干，虽亦血瘀涎滞，不能通行，而搏击无力，其痛不甚，此为虚。(《准绳》谓真气虚寒，遇外之寒湿所侵，血涩脉寒，卷缩紧急，引其小络而痛，得暖则痛止。)实者，邪气实而正气不虚，可任攻。虚者，正气自虚，而邪气自实，补正仍须治邪。若邪亦不实，但补正则邪自退。六淫外邪，惟风寒湿三者，最能郁遏阳气。火暑燥三者皆属热，受其热则汗泄，非有风寒湿袭之，不为患也。然热甚亦气壅脉满，而为痛矣。内邪不一，皆统于风（风即气之飘飏上升者）。以高巅之上，惟风可到也。故不论内外邪，汤剂中必加风药以上引之。风药味之薄者，阴中之阳，自地升天者也，升麻、薄荷之类。痛如破，不能忍，蔓荆子。风在太阳，巅顶连颈强痛，脉浮紧，君羌活，加姜、葱。(葱白宜连须用。)风在少阳，头角痛，口苦，脉弦细，君柴胡，加姜、葱。风在阳明，额痛连目，脉浮长，君白芷，加姜、葱。少阴、太阴，脉至胸颈而还，故无头痛。惟厥阴脉会巅顶，故巅痛，君藁本，如脉沉足冷，干呕吐沫，加吴茱萸、附子。用风药者，由风木虚，不能升散，土寡于畏，得以壅塞而痛。(犹言少阳清气不升，脾湿上壅不降耳。)故用风药以散之。若疏散太过，服风药反甚。(发散太过，清阳之气愈虚，浊阴终不降，且表虚易招外侮。)宜补气实表，顺气和中汤。凡外感头痛，详《伤寒论》。

头痛久不愈者，名头风。头风，头面多汗，恶风，时止时发，先风一日则痛甚，至风日则少愈。(清阳之气被郁，故喜通而恶塞。风者，天气之通者也。先郁后通，先风一日，正郁极欲通之候也，欲通不通，故扰动而痛甚。至风日则天气通，而人气应之亦通，故少愈也。)由内有郁热，或痰火，毛窍常疏，风易入，外寒束内热，闭逆为痛。医用辛温之药散其标寒，虽暂效，以热济热，病益深。宜泻火凉血，佐以辛散，南星、苍耳子、石菖蒲、天麻最当。头风久不愈，恐损目（邪害空窍）。清空膏主之。有痰加半夏，诸般头痛并治。惟血虚头痛（详下）不宜，正巅顶痛者亦勿用。内伤头痛，气虚者耳鸣目眩（清气不升，阴火上冲）。九窍不利（气不能达于九窍也）。自觉空虚，恶劳动，动则痛更甚，脉虚大，必包裹其头乃少宁，四君子汤（见气）加风药。血虚头痛，鱼尾（眉尖后，近发际）终日星星如细筋抽引，痛不甚，脉芤或数，善惊惕，当归、川芎、连翘、熟地各二钱，水煎，泡薄荷末二钱，鼻吸其气，候温服，安卧效。或四物汤（见血）加风药。气血俱虚者，调中益气汤（见劳倦）加川芎、蔓荆子、细辛，神效。阴虚发热，两太阳穴作痛，此相火自下冲上，六味丸（见虚损）。产后血瘀头痛，膈热上干也。热厥头痛，虽严寒犹喜风寒，在暖处或见烟火则甚，宜清上泻火汤，后用补气汤。头目赤肿，胸膈烦闷，大便微秘，身半以下寒，足胻尤甚（此条详寒热篇上热下寒条）。既济解毒汤（见寒热）。痰厥头痛，晕眩烦乱，恶心欲吐，半夏白术天麻汤（见眩晕）。虚风内作，非天麻不治，痰非半夏不除，黄芪实表止自汗，人参补气，二术、泽泻、茯苓除湿，橘皮调中升阳，炒曲、麦芽消食荡胃，干姜除寒，黄柏（酒炒）治伏火发燥。湿热作痛，必昏重欲吐，兼眉棱骨痛，二陈（见痰）加风药。伤食头痛，胸膈痞塞，咽酸，噫败卵臭，恶食，治中汤加砂仁一钱，或红丸子，或平胃散（并见伤饮食）加枳实。伤酒头痛，恶心，昏冒眩晕，葛花解醒汤（见伤饮食）。头痛巅疾，下虚上实也。(寒湿上干。)过在足少阴太阳，甚则入肾，寒湿自经而入脏也。肾主骨髓，髓通脑，寒入骨髓，逆上至脑，阻碍清阳，故脑痛连齿，亦骨之余也。（此几几乎真头痛矣。）湿热上干者，必以苦吐之，轻者透顶散，搐鼻取涎。头重如裹，由湿气在头，头者轻清象天，清故轻也。湿者地之浊气，浊故重也。外湿蒙蔽故如裹，宜微汗，勿大汗，恐汗去湿留，红豆搐鼻散。外有嗅毒头痛，吃炒香附一味愈。真头痛，手足寒至节，全脑连齿皆痛，旦发夕死，不治。与黑锡丹（见呃逆）。灸百会，猛进参、沉、乌、附或可生，然天柱折者必死。（真头痛与真心痛皆寒证，阴灭阳也。）

偏头痛。旧分右属热与痰（热用黄芩，痰用半夏、苍术）。以阳明胃府居右，多热多痰也。分左属风属血虚，以肝木主风居左，又左属血也。（风用荆芥、薄荷，血虚用川芎、当归、菊花。）然不必泥定。生萝卜汁，仰卧注鼻中，左痛注右。（左痛则左壅塞，虽注之亦不通，右通故可注，从右透左，则并通矣。）右痛注左。荜茇（散热），猪胆（清热）。搐鼻。川芎散、细辛散。川芎、柴胡为主，佐以蔓荆子、苍耳叶、升麻、甘草、葱、姜。大便秘，大黄下之。外用蓖麻子五钱，大枣十五枚，捣成泥，涂绵纸上，箸卷成筒，去箸，纳鼻中，良久下涕，痛止。又石膏二钱，牛蒡子二钱，为末酒下，饮大醉立愈。

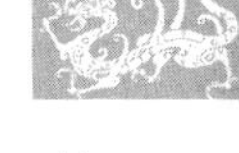

雷头风。头痛而起核块，或头中如雷鸣。（风动作声，如籁之发。）清震汤。或不省人事，地肤子、生姜捣烂，热酒冲服，取汗愈。子和用茶调散（见伤饮食）。吐之，后用神芎丸见肿胀下之，再服乌荆丸（见血），及愈风饼子之类。弱者用凉膈散（见发热）。消风散热。痰热生风作响，半夏、牙皂，姜汁煮过，一两，大黄酒浸透，湿纸包煨，如是者三次，二两，白僵蚕、连翘、橘红、桔梗、天麻各五钱，片芩酒炒，七钱，薄荷叶三钱，白芷、青礞石、粉草各一钱，为末，水浸蒸饼丸，绿豆大，临卧茶吞二钱，以痰利为度，后服清痰降火之药。气挟肝火作响，加味逍遥（见郁）最当。亦有如虫响者，名天白蚁，茶子为细末吹鼻。

眉棱骨痛。或外邪郁成风热，上攻于脑，从目系过眉骨，下注于目。（目系上属于脑，过眉骨也。）或内之风热湿痰上攻，选奇汤主之。（风热者，清上散痰，二陈加酒芩、白芷。风寒羌乌散。）肝虚者，才见光明，眼眶骨痛，生熟地黄丸。（肝血虚火旺也。）肝经停饮，发则眉骨痛，眼不可开，昼静夜剧。（湿为阴邪，故夜病甚。）导痰汤（见痰），或小芎辛汤加半夏、橘红、南星、茯苓。

《金匮启钥（妇科）·卷五·头痛论·【附】颈项强痛 鼻衄 头目眩晕》

头为诸阳之会，凡产后五脏皆虚，阴阳失守，因风寒而痛者有之矣。且有胃气亏弱，饮食不充，谷气尚乏，则令虚热，阳气不守（上凑于头，阳实阴虚）致令头痛，然治之究分气血之偏。气虚则用补中益气汤加蔓荆子。血虚用四物汤加参、术。气血均虚，则用八珍汤。风寒所伤，补中益气汤加川芎。败血作痛，则用黑龙丹。此产后头痛之治，不可谓不详矣。（遍身）虽然凡产之后，百节开张，血脉流散，遇气弱则经络肉分之间，血多凝滞，累日不散，遂致骨节不利，筋脉急引，腰背不能转侧，手足不能摇动，恶寒发热，遍身疼痛之病作焉。使医者不察，谬以伤寒治之，则立见汗出，而筋脉动惕，手足厥冷，奇证纷纷起矣。古人以趁痛散为通治，而亦未可为定评也。顾予思之，病证虽一，而各有因，故因外感者，用熟料五积散。而大法则以手按分之，痛甚者，是血滞于经络，宜补而散之，以四物汤加炮姜、泽兰叶及桃仁、红花之类。按之而痛稍缓者，是经络血虚，亦宜四物汤，然必加人参、白术，补而养之，方有济也。

《沈氏女科辑要笺疏·卷中·头痛》

沈尧封曰：阴虚于下，则阳易上升，致头痛者，童便最妙。褚侍中云：童便降火甚速，降血甚神，故为疗厥逆头疼之圣药。若血虚受风，宜一奇散，即芎归汤也，不可不辨。

（笺疏）阴虚而气火升浮法，宜潜阳涵阴为主，童便本是新产神丹，不仅可已头痛，且无误用之弊。果有风寒外侵，归芎未尝不了然，一降一升，正相对照，辨症胡可不慎。

薛立斋案　一产妇头痛，日用补中益气已三年，稍劳则恶寒内热，拟作阳虚，治加附子一钱，于前汤中数刻不发。

（笺疏）头痛安有可日用益气至三年之理，更何论乎产后。纵使果是清阳下陷之病，亦必升之又升，迸出泥丸宫，去恶寒，虽可谓是阳虚，然内热独非虚乎？明是伪造之案，而敢欺人如是。夫己氏之荒谬，已臻极步，且以误尽初学，实属罪不容诛，尧封采此受其愚矣！

《胎产指南·卷六·产后二十九症医方·产后头痛身热恶寒》

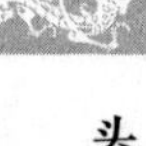

虽明知感冒风寒，只宜服生化汤，连进二三帖，服至热退痛除止药，且不可预加别药。其川芎、干姜性亦散邪，慎不可用麻黄、柴胡等方，以表汗虚产。如服三四帖后，头痛如故，加连须葱头四五个，或用葱放鲞鱼汤内送饭。

《胎产心法·卷之下·头痛论》

人身之中，气为阳，血为阴，阴阳和畅，斯无病矣。夫头者，诸阳之会也。产后去血过多，阴气已亏而虚阳失守，上凑于头，则令头痛。但补其血，则阳气得从，而头痛自止。间有败血停留子宫厥阴之位，其脉上贯巅顶，作巅顶痛者，虽有身热恶寒之候，只宜生化汤加减，慎不可用羌、独等药。盖由真阳亏损，浊阴得以犯上，陷入髓海，为胀为痛。是非清阳升复，则浊阴不降。在里内起之邪为病，非若外入之邪，可表而愈也。况生化汤中，芎、姜亦能散表邪，桃仁亦能逐瘀血，是又可兼治，再少为因证加入，又何用另方轻产而施治乎？《尊生》治血虚头痛，用芎归汤；治感冒头痛，参苏芎归汤。密斋治停瘀头痛，用血证黑神散。如真头痛旦发夕死，不治。

《幼科指南·头痛门》

总括

小儿头痛之证不一，当分在表在里之别。如在里者，属内热熏蒸也；在表者，外感寒风也。如风寒外闭，法宜疏散之；内热熏蒸，以清解攻之。

风寒头痛

风寒头痛者，乃属太阳经受邪也。其候上及巅顶，下连额角之旁，不时作痛，恶寒无汗身体发热。

内热头痛

内热头痛者，属阳明胃经。因小儿肥甘无节，胃火上炎，故发时鼻干目痛，上至头，下至齿颊，疼痛无有定时。

《幼科心法要诀·头痛门》

头痛总括

小儿头痛分表里，里属内热表寒风，风寒外闭须疏散，内热熏蒸以清攻。

风寒头痛

风寒头痛属太阳，上及巅顶额角旁，恶寒无汗身发热，加味清空自堪尝。

内热头痛

内热头痛属阳明，鼻干目痛齿颊疼，清热加味茶调治，便秘加入大黄攻。

《彤园医书（小儿科）·卷之三·头痛门》

风寒头痛

乃因太阳膀胱经感受风寒，其脉浮缓，恶寒发热，上及巅顶，下连额角，不时疼痛，法宜取汗，主以羌活冲和汤随症加减。若风寒湿热上攻，头目及脑痛不止者，主以清空膏。

内热头痛

此病在阳明胃经，因小儿肥甘无节，胃火上炎，故鼻干目痛，上至头脑，下连齿颊，痛无定时，主以加味茶调散。

《痘疹精详·卷二·初热杂症治法·头痛》

初热头疼毋过虑，止因旦晚或伤风，散寒解表痛自止，起发之时治亦同。

释：初热头痛，多因感冒风寒所致，发表即愈，痘起发时，有此症治同。

录方：升麻　川芎　白芷　防风　藁本　薄荷

《痘科辑要·杂症 卷三上·头痛》

初热时头痛，轻，多因感冒风寒所致，用升麻、川芎、白芷、防风、藁本、薄荷。起发时头痛，亦是感冒风寒，治同上。收靥时头痛，身发热，是余毒将攻目也，宜解余毒，用羌活、川芎、连翘、牛子、防风、荆芥、黄芩、黄连，或加栀仁、蒺藜、蒙花、柴胡。痘后大热，头目大痛，余毒上攻，目疾将作也，宜连翘饮（二十九），去木通、车前、滑石，加升麻、桔梗、川芎、薄荷、白芷、蒙花、菊花。目红，去当归，加胆草、红花、生地。必热退痛止，药方可止。

补：头肿，痘后出外，忽然头肿，两目不开，此非痘毒，乃风寒也，宜羌活防风汤（二百廿一）。

《齐氏医案·卷六·摘选〈痧胀玉衡〉要略·头痛痧》

痧毒中于脏腑之气，闭塞不通，上攻三阳颠顶，故痛入脑髓，发晕沉重，不省人事，名曰真头痛，朝发夕死，夕发旦死，速急刺破颠顶，出毒血以泄其气，药惟破其毒气，清其脏腑为主。痧毒中于脏腑之血，壅而不流，上通三阳头面肌肉，故肌肉肿胀，目闭耳塞，心胸烦闷，亦宜急刺颠顶及诸青筋，出紫黑毒血，药宜清其血分，破其壅阻为要。

《辨证奇闻·卷二·头痛》

头痛连脑，目赤红如破裂，此真头痛。一时暴发，不治。盖邪入脑髓，不得出也。犹不比邪犯心与犯脏也，苟得法，亦有生者。盖真头痛虽必死，非即死症，传一奇方，名救脑汤。

头痛如破，去来不定。此饮酒后，当风卧，风邪乘酒气之出入而中之。酒气散，风邪遂留。太阳经本上于头，头为诸阳之首，阳邪与阳战，故往来经络间作痛。痛既得之于酒，似宜兼治，然解酒药转耗气，愈不能效，不若直治风邪奏功尤速。用救破汤。

头痛不甚重，遇劳、遇热皆发，倘加色欲，头岑岑欲卧。此少年过酒色，加气恼，头重，药不效。盖此症得之肾势，无水润肝，肝燥，水中龙雷之火冲击一身，上升脑顶，故头痛且晕。法宜大补肾水，少益补火，水足制火，火归肾宫，火得水养，不再升为头痛。用八味地黄汤加减治之。

半边头风，或左或右，大约多痛左，百药罔效。此郁气不宣，又加风邪袭少阳经，致半边头痛。时重时轻，大约顺适轻，遇逆重，遇拂抑事更加风寒，则大痛不能出户。久后眼必缩小，十年后必坏目，急须解郁。解郁，解肝胆气也。风入少阳胆，似宜解胆，然胆肝为表里，治胆必须治肝。况郁先伤肝，后伤胆，肝舒胆亦舒。用散偏汤。

遇春头痛，昼夜不休，昏闷，恶风寒，不喜饮食。人谓风寒中伤，不知《内经》云：春气者，病在头。气弱，阳气内虚，不能随春气上升于头，故头痛昏闷。凡邪在头，发汗解表可愈。今气不能上升，是无表邪，若发汗，虚虚，清阳之气益难上升，气不升，则阳虚势难外卫，故恶风寒。气弱力难中消，故不喜食。法宜补阳，则清升浊自降，内无所怯，外亦自固。用升清固外汤。

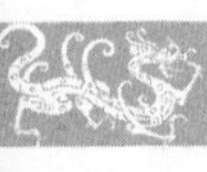

头痛，虽盛暑，必以帕蒙头，头痛少止，苟去帕，少受风寒，痛即不可忍。人谓风寒已入于脑，谁知气血两虚，不上荣于头。夫脑受风寒，用药上治甚难，祛风散寒药，益伤血气，痛愈甚。古有用生莱菔取汁灌鼻者，以鼻窍通脑中，莱菔善开窍，分清浊，故可愈头风。然不若佐生姜自然汁。盖莱菔长于祛风，短于祛寒，二汁同用，则姜得莱菔祛风，莱菔得姜治寒。生莱菔汁十之七，生姜汁十之三，和匀，令病人口含凉水仰卧，以二汁匙挑灌鼻中，至不能忍而止，必眼泪口涎齐出，痛立止。后用四物汤加羌活、甘草数剂调理，断不再发。此巧法也。

《静香楼医案·下卷·头痛门》

火升头痛耳鸣，心下痞满，饭后即发。此阳明少阳二经痰火交郁，得食气而滋甚，与阴虚火炎不同。先与清理，继以补降。

头疼偏左，耳重听，目不明，脉寸大尺小。风火在上，姑为清解。

风热上甚，头痛不已。如鸟巢高巅，宜射而去之。

《医医病书·三十五头痛头晕论》

头痛一症，今人概用羌活、藁本、蔓荆子之通太阳者治之，此外绝无他法。不知有太阳头痛，有阳明头痛，有少阳头痛，此系外感，怒郁少阳偏头痛，此系内伤。厥阴头痛，阳虚头痛，阴虚头痛，胆移热于脑而成鼻渊，头亦晕痛，怒郁上冲满头痛，风袭太阳之络久头痛，各宜分别治之，稍不清楚，则不见效。若真头痛，一痛即死，无可治也，与真心痛同例。

《一见能医·卷之六 病因赋中·头风有左右之分（三种）》

头居一身之上，当风寒之冲，一有间隙，则风邪乘虚而入，作为头风之症，此方为主，加对症药，立效。用片姜黄钱半，苍术、防风、白芷、羌活各一钱，细辛六分，加姜三片，水煎，食略远服。左痛属风与血虚，加川芎、当归各一钱，荆芥、薄荷各八分。右痛属痰，加半夏钱半，茯苓、陈皮各一钱，生甘草二分。瘦人多兼热，倍用酒芩，少佐石膏。肥人多是湿痰，加川芎、南星、半夏钱半，倍苍术。痰厥头痛，非半夏不能除；头旋眼黑，风虚内作，非天麻不能退。

《冯氏锦囊秘录·杂症大小合参卷六·方脉雷头风合参》

雷头风者，结核块于头上而痛者是也。用茶调散吐之，次用神芎丸之下，后服消风散热。又曰：雷头风者，痰结核块，先有于头上随遇而发，或劳役酒色，及食煿炙动风发毒之物，或红或肿而痛作矣。憎寒壮热，状如伤寒。急则治其标，针而血出，风散火灭，痛因减去。东垣曰：病在三阳，盖三阳之脉皆会于头也。不可过用寒药，宜清震汤治之。用荷叶者，取色青而香，形仰象震，如类象形也。

《金匮翼·卷五·头痛统论·雷头风》

雷头风者，头痛而起核块，或头中如雷之鸣。盖为邪风所客，风动则有声也。亦有因痰热者，盖痰生热，热生风也。其法轻则散之，甚则吐之下之。

《银海指南·卷二·头风兼目疾论》

头为诸阳之首，目为七窍之宗，一身之经脉，皆上接于首。而少阴、厥阴、少阳、太阳之脉，皆出于目系。若风邪乘之，则为头痛，故曰头风。然有大、小雷头风，左右偏头风，以及阳邪风、阴邪风之殊。然究其原，不过六经头痛而已，自有表症可察。盖身必寒热，脉必紧数，或涕泪鼻塞，或咳嗽项强，或背脊酸疼，按定何经用药，各有所主。若太阳头痛，羌活、藁本主之，阳明头痛，升麻、葛根主之。若阳明胃火上冲，直达头维而痛者，宜白虎汤主之。少阳头痛，柴胡、川芎主之。太阴头痛，防风、白芷主之。少阴头痛，独活、细辛主之。厥阴头痛，蔓荆子、吴茱萸主之。此六经报使之药。若雷头风者，乃满头作痛，面皮疙瘩，宜清震汤主之。右偏头痛者，宜补气散风。左偏头痛者，宜养血除风。此治外风之大略也。若内风发动，有阴阳气血之辨。阴虚者，乃水亏于下，而虚火乘之则痛。阳虚者，乃阳衰阴胜，遇寒则痛。气虚者，微遇外邪，或劳顿则痛。血虚者，以肝藏血，脾统血，血虚则热自生风，眩运耳鸣，此所谓肝风内动也。故气虚者，人参、黄芪为主。血虚者，当归、川芎为主。阴虚火浮者，壮水为主。阳虚阴胜者，扶阳为主。若三阳之火上炽，夜间作痛者，宜补肝散主之。更有痰厥头痛者，有风痰、湿痰、寒痰、肾虚水泛为痰诸证。风痰者，宜散风祛痰。湿痰者，宜燥湿消痰。寒痰者，宜温胃补气，气不逆则痰自平矣。水泛为痰者，宜养阴补肾，使肾中水火和平，无有偏胜，则痰自愈也。凡头风之症，最易损目者。盖风邪上受，必犯空窍，肝开窍于目，为风木之脏，木动则生风，以风招风，内外合邪，故头风必害目也。或为旋螺泛起，或为蟹睛高凸，或为内外堆云，或为红白垂帘，或为瞳神散大，或为内障青盲，此等症候，皆宜各随其经，考之脉象，临证应变，不可执法而治也。

《金匮启钥（眼科）卷一·眼科针灸要穴图像·正头风及脑痛》

正头风及脑痛

此症针后，或一二日再发，如前痛甚，但头为诸阳会首，宜先补后泻，又宜泻多补少。或错补泻，再发愈重，当再针百会、合谷、上星三穴泻之，无不效也，举发，另刺上星、太阳。

头风目眩

此症多因醉饱行房，未避风寒而卧，贼风入于经络。宜刺解溪、合谷、丰隆。再发后刺风池、上星、三里。

偏正头风

此症乃痰饮停滞胸膈，贼风窜入脑户，偏正头风，发来连半边皮肉疼痛，或手足沉冷，久而不治，变为瘫患，亦分阴阳针之，或针力未到，故不效也。此症宜先针风池、合谷、丝竹空。后可针三里泻之，以去其风，针后穴、前穴、丝竹空、鞋带。

《金匮启钥（眼科）·卷三·头痛·大小雷头风论》

雷头风症，不论偏正，但头痛挟痰而来，痛之极而不可忍，身热目痛便秘结者，曰大雷头风。若头痛，大便先润后燥，小便先清后涩，曰小雷头风。大者害速，小者稍迟，然虽有大小之说，而治则一。若失之缓，祸变不测，目必损坏。轻则粎凸，重则结毒，宜早为之救，以免祸成。治法宜服清震汤、加味补中益气汤、将军定痛丸及药枕方，随宜择用，诚如所治，虽症急如雷，要自有收雷定震之捷效也。

左右偏头风论

偏头风症，痛分左右，两不相涉。左边头痛右不痛者，曰左偏风；右边头痛左不痛者，曰右偏风。世人往往不以为虑，久则左发损左目，右发损右目，且有损左反攻右，损右反攻左，而两目俱损者。若外有赤痛泪涩等病，则外症生，若内有昏眇眩晕等病，则内症生。凡头风痛左害左，痛右害右，此常病易知者。若左攻右，右攻左，痛从内起，止于脑，则攻害也迟，痛从脑起止于内，则攻害也速，若痛从中间发，及眉棱骨内、上星中发者，两目俱坏。亦各因其人之触犯感受，左右偏盛，起患不同，迟速轻重不等，风之害人，至于此哉。治宜审定所发阴阳经络，验明症候，而后于羌活芎藁汤、柴芎汤、苍术汤、细辛汤、吴茱萸汤、升麻芷葛汤，择而下之，庶几无误。

《集喉症诸方·喉风三十六症·偏头风》

无论男妇，一边头肿如破可针，先用开关散、紫地汤，效。但此症多因下部虚弱，致有此疾，合用补药，以紫地汤加四物汤，如头痛加白芷。此症一边头痛或左或右，针风池二穴，又用破皮针针核上，效。

偏头风痛若无休，痛者何须两泪流，敷药不灵宜补药，管教疼痛即时休。

《临证指南医案·卷一·头风》

头风一症，有偏正之分。偏者主乎少阳，而风淫火郁为多。前人立法以柴胡为要药，其补泻之间不离于此，无如与之阴虚火浮，气升吸短者，则厥脱之萌由是而来矣。先生则另出心裁，以桑叶、丹皮、山栀、荷叶边轻清凉泄，使少阳郁遏之邪亦可倏然而解。倘久则伤及肝阴，参入咸凉柔镇可也。所云正者，病情不一，有气虚血虚、痰厥肾厥、阴伤阳浮、火亢邪风之不同，按经设治，自古分晰甚明，兹不再述。至于肝阴久耗，内风日旋，厥阳无一息之宁，痛掣之势已极，此时岂区区汤散可解？计惟与复脉之纯甘壮水，胶、黄之柔婉以熄风和阳，俾刚亢之威一时

顿熄，予用之屡效如神，决不以虚谀为助。（邵新甫）

《临证指南医案·卷八·头痛》

头为诸阳之会，与厥阴肝脉会于巅。诸阴寒邪不能上逆为阳气窒塞，浊邪得以上据，厥阴风火，乃能逆上作痛。故头痛一症，皆由清阳不升，火风乘虚上入所致。观先生于头痛治法，亦不外此。如阳虚浊邪阻塞，气血瘀痹而为头痛者，用虫蚁搜逐血络，宣通阳气为主。如火风变动，与暑风邪气上郁而为头痛者，用鲜荷叶、苦丁茶、蔓荆、山栀等，辛散轻清为主。如阴虚阳越而为头痛者，用仲景复脉汤，甘麦大枣法，加胶芍牡蛎，镇摄益虚，和阳熄风为主。如厥阳风木上触，兼内风而为头痛者，用首乌、柏仁、穞豆、甘菊、生芍、杞子辈，熄肝风，滋肾液为主。一症而条分缕析，如此详明，可谓手法兼到者矣。（邹时乘）

《清代名医医案精华·叶天士医案精华·头风》

右偏头痛，鼻窍流涕，仍不通爽，咽喉疳腐，寤醒肢冷汗出。外邪头风，已留数月，其邪混处，精华气血，咸为蒙闭，岂是发散风寒可解？头巅药饵，务宜清扬。当刺风池、风府。投药仍以通法，苟非气血周行，焉望却除宿病？

西瓜衣　鲜芦根　苡仁　通草　煎送蜡矾丸

头形象天，义不受浊，今久痛有高突之状，似属客邪蒙闭清华气血，然常饵桂附河车，亦未见其害。思身半以上属阳，而元首更为阳中之阳。大凡阳气先虚，清邪上入，气血瘀痹，其痛流连不息。法当宣通清阳，勿事表散，以艾焫按法灸治，是一理也。

熟半夏　北细辛　炮川乌　炙全蝎　姜汁

阳气为邪所阻，清空机窍不宣。考周礼采毒药以攻病，藉虫蚁血中搜逐，以攻通邪结，乃古法而医人忽略者。今痛滋脑后，心下呕逆，厥阴见症，久病延虚，攻邪须兼养正。

川芎　当归　半夏　姜汁　炙全蝎　蜂房

《得心集医案·卷一·头痛门·与龚渔庄先生论头风原委治法书》

头风一症，古无确论。原风虽属阳邪，实有内外之分，浅深之别，病多委曲，治少精详。且更混列于头痛门，悖谬不可胜纪。惟近代叶氏、黄氏始有头风失明之说。仆鉴头风害目之流弊，颇得其旨，知眼科内外诸障，即方脉科之内外头风也。日者仁兄语以头风之病，欲为急治，且谓多因饮食失宜，烦劳过度，以致内风为患。足下虽未习医，不啻深于医理者，及今诊脉，益信不诬。盖头痛一症，或风或火，或寒或痰，而脉遂成或浮或数、或紧或滑之形。今脉来主绪清晰，丝毫不紊，且来去应指纯静，在叔和则谓六阴永寿之征，在《太素》则称脉清品贵之验，正岐伯所言众脉不见，众凶弗闻。然脉既无病，则内无实据之风火寒痰可知，而其所以头痛者，诚以萦思过度，加以夜坐气升，扰动肝阳，化风内起。夫肝为刚脏，体阴而用阳，又经言肝为将军之官，谋虑出焉，内因之病，当从此脏悟之。夫肝喜疏泄，故常有梦遗精泄之症；又上盛而下必虚，故见有足寒筋惕之症；且肝阳既已化风内动，必乘阳明而走空窍，故兼有牙龈牵痛之症。窃拟头形象天，为清虚之界，惟风得以居之。夫肝阳伏则风熄而镇静，肝阳升则风旋而鼓舞，足下之头痛时止时发者，关乎肝阳升伏之故也。《内经》以目为肝窍，内风日旋，肝阴日耗，神水消烁，清窍遂蒙，阳亢阴涸，其明渐丧。然则头风害目之弊，亟宜除之。仆尝揆人身一小天地，天地不外阴阳以为运用，人身不外水火以为健行，审症当求虚实，治法必从标本。足下水非不足，火非有余，只因肝阳上行逆僭，不肯下伏潜藏。至于用药大旨，不过和肝熄风、育阴潜阳已耳。然犹有权宜者，务在识机观变，巧施手眼。风若鼓时，乃标重于本，则兼治标以固本，凡轻清甘缓抑扬之味，不得不为酌投；风若静时，乃本重于标，则当固本以除标，凡介类沉潜柔濡之品，不得不为亟进。审度于可否之间，权衡于化裁之内，必使肾阴上注，肝阳下降，庶几清空之窍永保光明之旧矣。辱承下问，敢抒蠡测，惟仁兄鉴之。

《妇科冰鉴·卷七·产后门·头疼 六》

头者诸阳之会也。产后五脏皆虚，阴血暴亡，孤阳失守，上凑于头而痛，诚阴虚所致也。面色必黄白，脉则寸强尺弱。间有败血攻冲而疼者，必兼腹痛之证，治者详之。

若去血太多者，此血虚头疼也，八珍汤加蔓荆子。如脉寸强尺弱者，六味地黄汤加牛膝、五味子，此余历验者。败血攻冲而致者，芎归汤或冲童便。

《麻科活人全书·卷之四·头疼背强头项肿遍身痛第八十九》

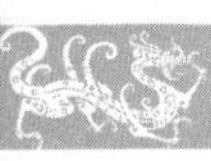

寒热头疼兼背强，遍身痛楚苦难当。更有头项俱肿者，都缘毒火未清降。

麻症本类伤寒，倘或不避风寒，未经清解，邪火内迫，毒攻于里，症生多端。或有伤寒并作，头疼背强，或头面颈项浮肿，或脉强火盛，大热作渴，或麻收之后，发热而遍身疼痛。种种症候，在所不免，急宜清火解毒。如寒热并作，头疼背强者，当用表散。以宣毒发表汤（见第五条）去升麻、桔梗、甘草，略加白芷治之。（有加羌活者，大非所宜。）头面颈项肿者，以宣毒发表汤（见第五条）去升麻、白桔梗、甘草，加葶苈主之。脉强火炽，热盛作渴者，则以白虎解毒汤（见二十六条）主之。如麻出稠密，遍身疼痛烦躁者，以凉血饮子（见四十五条）去赤芍，加连翘、牛蒡子主之。如麻收后，遍身疼痛者，以古方黄连解毒汤（见三十五条）加葛根、前胡、白芷、防风治之。（有加升麻羌活者。亦非所宜。）

朱曰　时医不敢用表散，盖慎之也。惟麻证则必须表散。如项肿遍身痛，以及腹肿腹痛证，皆毒邪闭塞。证虽凶猛，用清热解毒，佐以表散，无不奏效如神。

《大方脉·杂病心法集解卷四·头痛门》

雷头风

因头面感受冷热毒气、痨风，风动作声，头中响如雷鸣，头面突起疙瘩，渐增肿痛，恶寒壮热，状类伤寒。初起，邪在三阳之浅，勿用寒凉重剂诛伐无过，但服清震汤（见发表门），使邪从上越，且固胃气，不致传里也。若初起失治，风毒传里，冲入眼内，脑汁下注，瞳人变色或大小不定。审其脉症尚实，用泻肝散攻之；如形气已虚，用礞石丸服之（俱见表里门）。

真头痛

真头痛，痛连脑内，手足青冷，脉沉迟或微细欲厥，眩晕昏死者，用人参、附子、川芎等分，煎汤频服，良久鼻上出汗者生。此方治一切虚寒头痛。若因风毒暴侵脑袋，脑痛如破，其脉浮数，寒热项强者，此非真头痛症也，用人参败毒散加酒炒黄柏、条芩、红花、藁本（见发表门）。

《大方脉·伤寒辨证篇卷二·辨别诸证》

三阳头痛

凡太阳、阳明、少阳三阳头痛，必兼寒热等证，治从三阳。例见一卷三阳篇。如头痛壮热，大便秘结，小水短赤，烦渴汗蒸，此为里实热痛，用诸承气汤，酌量下之（见攻里门）。若头痛而兼发热恶寒，小便清利，虽大便不通，亦为里热未实，表尚未清，当先清表，按一卷三阳表病篇治之。

厥阴头痛

厥阴头痛则多厥冷而不发热，兼吐涎沫，是肝脏挟寒邪上逆也，用吴茱萸汤温而降之（见祛寒门）。盖太阴、少阴二经无头痛之证，惟厥阴经有头痛，以其脉与督脉上会于巅也。太阴脾经无发热之证，而少阴、厥阴亦有发热者，谓之皮发热，以其脏有相火，阴盛格阳于外也。

七、中华民国

《感症宝筏·卷之二终·瘥后诸病·瘥后诸病新法·汗后头疼》

伤寒发汗后，热势略减，头疼仍在者，邪未尽也，宜再汗之。若汗后反剧而烦扰者，必挟火挟痰，或挟斑疹未透，宜细审之。

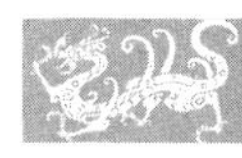

邵评：头疼虽是表证，然有肝阳、痰火、浊热上攻诸内因，且有虚实之不同，当审因治之。若凡大汗后，热不退，脉不静者，作危证断之。或误发温病、湿温之汗，亦反剧。

《感症宝筏·卷之二上·太阳经证·太阳本病述古·头痛》

头痛虽属三阳，惟太阳独多，故头痛专主表。太阳头痛，必兼恶寒发热（太阳头痛，必连项强），表解自除。阳明头痛，在额前、目、鼻等处（阳明表证）。无汗为表证，宜葛根汤加白芷、葱白等汗之。若头痛自汗，不恶寒，反恶热，大便实，小便赤（阳明里热上蒸），当以阳明里证治之，承气汤。少阳头痛，在头角、耳根，脉弦数，口苦是也。小柴胡去参，加川芎，有痰加栝蒌仁（参《准绳·辨三阳头痛》）。

评述

头痛因、机、证、治一脉相承。汉唐时期对其病因认识侧重于外风、阳虚、气虚，多治以疏风、温阳、益气；宋金元时期，病因则以痰、火、内风等为主，治疗重点为化痰、清热、平肝息风，并强调风药的使用；明清时期，头痛病的证型集中于外感风邪、肝火上炎、肝阳上亢、胆郁痰扰、气血两虚、瘀血等，治疗上诸法因证而施，随机圆变。现代论治头痛，应先辨内外虚实，治疗亦相应采用补虚泻实之法。外感头痛以祛邪活络为主，分辨兼夹之邪而分别祛风、散寒、化湿、清热治之。内伤头痛补虚为要，视其虚实性质，分别治以补肾、益气、养血、化痰、祛瘀等法。在辨证基础上，根据病变的脏腑经络，选加引经药效果较好，除服药外还可配合针灸及外治法等，常可提高疗效。

头痛病因多端，病理机转复杂多变，必要时将两法或三法结合运用，以俾法之与证丝丝入扣，取得较好的疗效。如肾阴亏虚而肝阳上亢之头痛，则须兼用滋养肾阴、平肝潜阳之药组合成方；痰瘀阻络之头痛，则又当熔化痰降浊、祛瘀通络之品为一炉。头痛有久暂表里之异，暂病多以风寒外袭，治宜疏散，最忌清降；里邪以三阳之火炽于内者，治宜清降，最忌升散，此治邪之法也。久病者，或以表虚微感则发，或以阳胜微热则发，或以阴亏虚火乘之则发，或以阳虚阴寒胜之则发。所以暂病者当重邪气，久病者当重元气（《景岳全书》）。若久病头风，略感风寒，便发寒热，头部须重棉厚帕包裹者，常属本热而标寒，切勿误认为寒，徒用辛温散之而助纣为虐。殊不知其本有郁热，毛窍常疏，故风易入，外寒束其内热，闭逆而为痛。唯当泻火凉血，而佐以辛温表散之剂，标本同治，方可冀病愈（《古今医统大全》）。以高颠之上，唯风可到也。故不论内外邪，汤剂中必加风药以上引之（《医碥》）。然头风虽称风病，不可一味治风（《冯氏锦囊秘录》），须于方中加川芎、当归、红花少许，兼和其血，盖头风患者络必不和，以和血通络之品佐之，始能增强止痛效果。

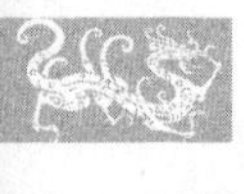

第五章

方药纵横

第一节
中药部分

原文精选

一、魏晋南北朝

《神农本草经·卷上》

鞠（菊）花：味苦平，生川泽。治风头，头眩肿痛，目欲脱，泪出。

细辛：味辛温，生山谷。治咳逆，头痛，脑动，百节拘挛，风湿，痹痛，死肌。久服明目，利九窍，轻身长年。

辛夷：味辛温。治五脏身体寒风，风头脑痛。

《神农本草经·卷中》

防风：味甘温，无毒。治大风，头眩痛，恶风，风邪，目盲无所见，风行周身。

芎䓖：味辛温。治中风入脑头痛，寒痹筋挛缓急。

藁本：味辛温。治妇人疝瘕，阴中寒肿痛，腹中急，除风头痛。

麻黄：味苦温。治中风伤寒头痛，温疟，发表出汗，去邪热气，止咳逆上气，除寒热，破癥坚积聚。

厚朴：味苦温。治中风伤寒头痛，寒热惊气。

白芷：味辛温。治女人漏下赤白，血闭阴肿，寒热，风头侵目泪出。

杜若：味辛微温。治胸胁下逆气，温中，风入脑户，头肿痛，多涕泪出。

白鲜：味苦寒。治头风黄疸，咳逆淋沥，女子阴中肿痛。

枲耳（苍耳）：味甘温。治风头寒痛，风湿周痹，四肢拘挛痛，恶肉死肌。

莽草：味辛温。治风头，痈肿乳痛，疝瘕，除结气。

《神农本草经·卷下》

皂荚：味辛咸温。治风痹死肌，邪气风头泪出，下水利九窍。

腐婢：味辛平。治痎疟寒热，邪气泄利，阴不起，病酒头痛。

《本草经集注·序录下·诸病通用药》

治风通用

防风　防己　秦胶　独活　芎䓖

头面风

芎䓖　薯蓣　天雄　山茱萸　莽草　辛夷　牡荆子　藁本　麋芜　苍耳　蔓荆子

二、隋唐

《新修本草·卷第二·诸病通用药》

疗风通用

防风（《本经》温）

防己（《本经》平，《别录》温）

秦艽（《本经》平，《别录》微温）

独活（《本经》平，《别录》微温）

芎䓖（《本经》温）

羌活（《本经》平，《别录》微温）

麻黄（《本经》温，《别录》微温）

头面风

芎䓖（《本经》温）

薯蓣（《本经》温，《别录》平）

天雄（《本经》温，《别录》大温）

山茱萸（《本经》平，《别录》微温）

莽草（《本经》温）

辛夷（《本经》温）

牡荆实（《别录》温）

蔓荆实（《本经》微寒，《别录》平温）

藁本（《本经》温，《别录》微温、微寒）

蘼芜（《本经》温）

枲耳（《本经》温）

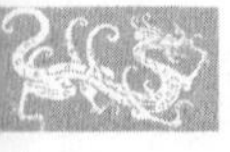

三、宋金元

《证类本草·卷第七》

芎䓖

衍义曰：芎䓖，今出川中，大块，其里色白，不油色，嚼之微辛、甘者佳。他种不入药，止可为末，煎汤沐浴。此药今人所用最多，头面风不可阙也，然须以他药佐之。沈括云：予一族子，旧服芎䓖，医郑叔熊见之云，芎䓖不可久服，多令人暴死，后族子果无疾而卒。又朝士张子通之妻病脑风，服芎䓖甚久，亦一旦暴亡。皆目见者。此盖单服耳，若单服既久，则走散真气。既使他药佐使，又不久服，中病便已，则乌能至此也。

《证类本草·卷第十二》

蔓荆实

味苦、辛，微寒、平、温，无毒。主筋骨间寒热，湿痹拘挛，明目坚齿，利九窍，去白虫、长虫，主风头痛，脑鸣，目泪出，益气。

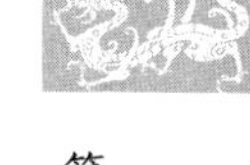

《仁斋直指方论（附补遗）·卷之十九·头风》

附：东垣头痛论

故太阳头痛，恶风，脉浮紧，川芎、羌活、独活、麻黄之类为主；少阳经头痛，脉弦细，往来寒热，柴胡为主；阳明头痛，自汗，发热，恶寒，脉浮缓长实者，升麻、葛根、石膏、白芷为主；太阴头痛，必有痰，体重，或腹痛，为痰癖，其脉沉缓，苍术、半夏、南星为主；少阴经头痛，三阴三阳经不流行，而足寒气逆，为寒厥，其脉沉细，麻黄、附子、细辛为主；厥阴头痛，项痛，或痰吐涎沫，厥冷，其脉浮缓，吴茱萸汤主之；诸血虚头痛，当归、川芎为主；诸气虚头痛，人参、黄芪为主。为主者，主治也。

《医学启源·卷之下 十二、用药备旨》

（八）各经引用

太阳经，羌活；在下者黄柏，小肠、膀胱也。少阳经，柴胡；在下者青皮，胆、三焦也。阳明经，升麻、白芷；在下者石膏，胃、大肠也。太阴经，白芍药，脾、肺也。少阴经，知母，心、肾也。厥阴经，青皮；在下者，柴胡，肝、包络也。以上十二经之的药也。

（十七）药类法象

防风　气温味辛，疗风通用，泻肺实，散头目中滞气，除上焦风邪之仙药也，误服泻人上焦元气。《主治秘要》云：味甘纯阳，太阳经本药也，身去上风，梢去下风。又云：气味俱薄，浮而升，阳也。其用主治诸风及去湿也。去芦。

羌活　气微温，味甘苦，治肢节疼痛，手足太阳经风药也。加川芎治足太阳、少阴头痛，透关利节。《主治秘要》云：性温味辛，气味俱薄，浮而升，阳也。其用有五：手足太阳引经一也。风湿相兼二也。去肢节疼痛三也。除痈疽败血四也。风湿头痛五也。

升麻　气平，味微苦，足阳明胃、足太阴脾引经药。若补其脾胃，非此为引用不能补。若得葱白、香芷之类，亦能走手阳明、太阳，能解肌肉间热，此手足阳明经伤风之的药也。《主治秘要》云：性温味辛，气味俱薄，浮而升，阳也。其用有四：手足阳明引经一也。升阳于至阴之下二也。阳明经分头痛三也。去风邪在皮肤及至高之上四也。又云：甘苦，阳中之阴，脾痹非升麻不能除。

柴胡　气味平，微苦，除虚劳烦热，解散肌热，去早晨潮热，此少阳、厥阴引经药也。妇人产前产后必用之药也。善除本经头痛，非他药所能止。治心下痞，胸膈中痛。《主治秘要》云：味微苦，性平微寒，气味俱轻，阳也，升也，少阳经分药，能引胃气上升，以发散表热。又云：苦为纯阳，去寒热往来，胆痹非柴胡梢不能除。去芦用。

葛根　气平味甘，除脾胃虚热而渴，又能解酒之毒，通行足阳明之经。《主治秘要》云：味甘性寒，气味俱薄，体轻上行，浮而微降，阳中阴也。其用有四：止渴一也，解酒二也，发散表邪三也。发散小儿疮疹难出四也。益阳生津液，不可多用，恐损胃气。去皮用。

细辛　气温，味大辛，治少阴经头痛如神，当少用之，独活为之使。《主治秘要》云：味辛性温，气浓于味，阳也，止诸阳头痛，诸风通用之。辛热，温少阴之经，散水寒，治内寒。又云：味辛，纯阳，止头痛。去芦并叶。华山者佳。

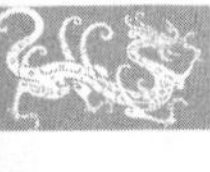

独活　气微温，味甘苦平，足少阴肾引经药也，若与细辛同用，治少阴经头痛。一名独摇草，得风不摇，无风自动。《主治秘要》云：味辛而苦，气温，性味薄而升，治风须用，及能燥湿。经云：风能胜湿。又云：苦头眩目运，非此不能除。去皮净用。

香白芷　气温，味大辛，治手阳明头痛，中风寒热，解利药也，以四味升麻汤中加之，通行手足阳明经。《主治秘要》云：味辛性温，气味俱轻，阳也，阳明经引经之药，治头痛在额，及疗风通用，去肺经风。又云：苦辛，阳明本药。

藁本　气温，味大辛，此太阳经风药，治寒气郁结于本经，治头痛脑痛齿痛。《主治秘要》云：味苦，性微温，气浓味薄而升，阳也，太阳头痛必用之药。又云：辛苦纯阳，足太阳本经药也，顶巅痛，非此不能除。

川芎　气味辛温，补血，治血虚头痛之圣药也……《主治秘要》云：性温，味辛苦，气浓味薄，浮而升，阳也。其用有四：少阳引经一也。诸头痛二也。助清阳之气三也。去湿气在头四也。又云：味辛纯阳，少阳经本药。捣细用。

蔓荆子　气清，味辛温，治太阳头痛、头沉、昏闷，除目暗，散风邪之药也。胃虚人不可服，恐生痰疾。《主治秘要》云：苦甘，阳中之阴，凉诸经之血热，止头痛，主目睛内痛。洗净用。

天麻　气平味苦，治头风，主诸风湿痹，四肢拘急，小儿惊痫，除风气，利腰膝，强筋力。《主治秘要》云：其苗谓之定风草。

干生姜　气味温辛，主伤寒头痛，鼻塞上气，止呕吐，治咳嗽，生与干同治。

桂枝　气热，味辛甘，仲景治伤寒证，发汗用桂枝者，乃桂条，非身干也，取其轻薄而能发散。今又有一种柳桂，乃桂枝嫩小枝条也，尤宜入治上焦药用也。《主治秘要》云：性温，味辛甘，气味俱薄，体轻而上行，浮而升，阳也。其用有四：治伤风头痛一也，开腠理二也，解表三也，去皮肤风湿四也。

半夏　气微寒，味辛平，治寒痰，及形寒饮冷伤肺而咳，大和胃气，除胃寒，进饮食，治太阴痰厥头痛，非此不能除。《主治秘要》云：性温，味辛苦，气味俱薄，沉而降，阴中阳也。其用有四：燥脾胃湿一也，化痰二也，益脾胃之气三也，消肿散结四也。渴则忌之。又云：平，阴中之阳，除胸中痰涎。汤洗七次，干用。

石膏　气寒，味辛甘，治足阳明经中热、发热、恶热、躁热、日晡潮热，自汗，小便浊赤，大渴引饮，身体肌肉壮热，苦头痛之药，白虎汤是也。善治本经头痛，若无此有余之证，医者不识而误用之，则不可胜救也。《主治秘要》云：性寒味淡，气味俱薄，体重而沉降，阴也，乃阳明经大寒药，能伤胃气，令人不食，非腹有极热者，不宜轻用。又云：辛甘，阴中阳也，止阳明头痛，胃弱者不可服，治下牙痛，用香芷为引。捣细用。

香豉　气寒，味苦，主伤寒头痛、烦躁、满闷，生用之。

《珍珠囊补遗药性赋·卷一　总赋·手足三阳表里引经主治例》

太阳（足膀胱手小肠）上羌活，下黄柏。少阴（足肾手心）上黄连，下知母。少阳（足胆手三焦）上柴胡，下青皮。厥阴（足肝手包络）上青皮，下柴胡。阳明（足胃手大肠）上升麻白芷，下石膏。太阴（足脾手肺）上白芍，下桔梗。

《汤液本草·卷上·东垣先生〈用药心法〉·随证治病药品》

如头痛，须用川芎。如不愈，各加引经药：太阳，川芎；阳明，白芷；少阳，柴胡；太阴，苍术；少阴，细辛；厥阴，吴茱萸。

如顶巅痛，须用藁本，去川芎。

《丹溪心法·卷四·头痛六十八》

肥人头痛，是湿痰，宜半夏、苍术；如瘦人是热，宜酒制黄芩、防风；如感冒头痛，宜防风、羌活、藁本、白芷；如气虚头痛，宜黄芪、酒洗生地黄、南星、秘藏安神汤；如风热在上头痛，宜天麻、蔓荆子、台芎、酒制黄芩；如风苦头痛，用细辛；如形苍黑之人头痛，乃是血虚，宜当归，用芎、酒黄芩；如顶颠痛，宜藁本、防风、柴胡。东垣云：顶颠痛须用藁本，去川芎。

四、明清

《本草纲目·百病主治药》

头痛（有外感，气虚，血虚，风热，湿热，寒湿，痰厥，肾厥，真痛，偏痛。右属风虚，左属痰热）

【引经】太阳：麻黄、藁本、羌活、蔓荆。阳明：白芷、葛根、升麻、石膏。少阳：柴胡、芎䓖。太阴：苍术、半夏。少阴：细辛。厥阴：吴茱萸、芎䓖。

【湿热痰湿】

〔草部〕黄芩（一味，酒浸晒研，茶服，治风湿、湿热、相火，偏、正诸般头痛） 荆芥

（散风热，清头目。作枕，去头项风；同石膏末服，去风热头痛） 薄荷（除风热，清头目，蜜丸服） 菊花（头目风热肿痛，同石膏、芎䓖末服） 蔓荆实（头痛，脑鸣，目泪。太阳头痛，为末浸酒服） 水苏（风热痛，同皂荚、芫花丸服） 半夏（痰厥头痛，非此不除，同苍术用） 栝蒌（热病头痛，洗瓤温服） 香附子（气郁头痛，同川芎末，常服；偏头风，同乌头、甘草，丸服） 大黄（热厥头痛，酒炒三次，为末，茶服） 钩藤（平肝风心热） 茺蔚子（血逆，大热头痛） 木通 青黛 大青白藓皮 茵陈 白蒿 泽兰 沙参 丹参 知母 吴蓝景天（并主天行头痛） 前胡 旋覆花

〔菜果〕竹笋（并主痰热头痛） 东风菜 鹿藿 苦茗（并治风热头痛。清上止痛，同葱白煎服；用巴豆烟熏过服，止气虚头痛） 杨梅（头痛，为末茶服） 橘皮

〔木石〕枳壳（并主痰气头痛） 榉皮（时行头痛，热结在肠） 枸杞（寒热头痛） 竹茹（饮酒人头痛，煎服） 竹叶 竹沥 荆沥（并痰热头痛） 黄柏 栀子 茯苓 白垩土（并湿热头痛。合王瓜为末服，止疼） 石膏（阳明头痛如裂，壮热如火。并风热，同竹叶煎；风寒，同葱、茶煎；风痰，同川芎、甘草煎） 铁粉（头痛鼻塞，同龙脑，水服） 光明盐

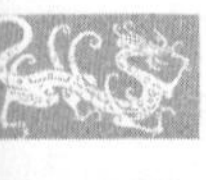

〔兽人〕犀角（伤寒头痛寒热，诸毒痛） 童尿（寒热头痛至极者，一盏，入葱、豉煎服，陶隐居盛称之）

【风寒湿厥】

〔草谷菜果〕芎䓖（风入脑户头痛，行气开郁，必用之药。风热及气虚，为末茶服；偏风，浸酒服；卒厥，同乌药末服） 防风（头面风去来。偏正头风，同白芷，蜜丸服） 天南星（风痰头痛，同荆芥丸服；痰气，同茴香丸服；妇人头风，为末酒服） 乌头 附子（浸酒服，煮豆食，治头风。同白芷末服，治风毒痛。同川芎或同高良姜服，治风寒痛。同葱汁丸，或同钟乳、全蝎丸，治气虚痛；同全蝎、韭根丸，肾厥痛；同釜墨，止痰厥痛） 天雄（头面风去来痛） 草乌头（偏正头风，同苍术，葱汁丸服） 白附子（偏正头风，同牙皂末服；痰厥痛，同半夏、南星丸服） 地肤子（雷头风肿，同生姜擂酒服，取汗） 杜衡（风寒头痛初起，末服，发汗） 蒴藋（煎酒取汁） 蓖麻子（同川芎烧服，取汗） 革薢（同虎骨、旋覆花末服，取汗） 南藤（酿酒服，并治头风） 通草（烧研酒服，治洗头风） 菖蒲（头风泪下） 杜若（风入脑户，痛肿涕泪） 胡芦巴（气攻痛，同三棱、干姜末，酒服） 牛膝（脑中痛） 当归（煮酒） 地黄 芍药（并血虚痛） 葳蕤 天麻 人参 黄芪（并气虚痛） 苍耳 大豆黄卷（并头风痹） 胡麻（头面游风） 百合（头风目眩） 胡荽 葱白 生姜（并风寒头痛） 杏仁（时行头痛，解肌。风虚痛欲破，研汁入粥食，得大汗即解） 茱萸（厥阴头痛呕涎，同姜、枣、人参煎服） 蜀椒 枳椇

〔木石虫鳞兽〕柏实（并主头风） 桂枝（伤风头痛自汗） 乌药（气厥头痛，及产后头痛，同川芎末，茶服） 皂荚（时气头痛，烧研，同姜、蜜，水服，取汗） 山茱萸（脑骨痛） 辛夷 伏牛花 空青 曾青（并风眩头痛） 石硫黄（肾厥头痛、头风，同硝石丸服，同胡粉丸服，同食盐丸服，同乌药丸服） 蜂子 全蝎 白僵蚕（葱汤服，或入高良姜，或以蒜制为末服，治痰厥、肾厥痛） 白花蛇（脑风头痛，及偏头风，同南星、荆芥诸药末服） 鱼鳔（八般头风，同芎

芷末，冲酒热饮，醉醒则愈） 羊肉（头脑大风，汗出虚劳） 羊屎（雷头风，研酒服）

【外治】谷精草（为末嗃鼻，调糊贴脑，烧烟熏鼻） 延胡索（同牙皂、青黛为丸） 瓜蒂 藜芦 细辛 苍耳子 大黄 远志 荜茇 高良姜 牵牛（同砂仁、杨梅末） 芸苔子 皂荚 白棘针（同丁香、麝香） 雄黄（同细辛） 玄精石 硝石 人中白（同地龙末，羊胆为丸） 旱莲汁 萝卜汁 大蒜汁 苦瓠汁（并嗃鼻） 艾叶（揉丸嗅之，取出黄水） 蓖麻仁（同枣肉纸卷，插入鼻内） 半夏烟 木槿子烟 龙脑烟（并熏鼻） 灯火（淬之） 荞麦面（作大饼，更互合头，出汗。或作小饼，贴四眼角，灸之） 黄蜡（和盐作兜鍪，合之即止） 麝香（同皂荚末，安顶上，炒盐熨之） 茱萸叶（蒸热枕之，治大寒犯脑痛，亦浴头） 桐木皮 冬青叶 石南叶 牡荆根 槵子皮 莽草 葶苈 豉汁 驴头汁（并治头风） 全蝎（同地龙、土狗、五倍子末） 柚叶（同葱白） 山豆根 南星（同川乌） 乌头 草乌头（同栀子、葱汁） 乳香（同蓖麻仁） 决明子（并贴太阳穴） 露水（八月朔旦取，磨墨点太阳，止头疼） 桂木（阴雨即发痛，酒调，涂顶额） 井底泥（同硝、黄敷） 朴硝（热痛，涂顶上） 诃子（同芒硝，醋摩之） 牛蒡根（同酒煎膏摩之） 绿豆（作枕去头风） 决明 菊花（皆良） 麦面（头皮虚肿，薄如裹水，口嚼敷之，良） 栀子（蜜和敷舌上，追涎去风甚妙）

《本草纲目拾遗·卷六木部·雨前茶》

产杭之龙井者佳，莲心第一，旗槍次之，土人于谷雨前采撮成茗，故名。三年外陈者入药，新者有火气。清咽喉，明目，补元气，益心神，通七窍，性寒而不烈，以其味甘益土，消而不峻，以其得先春之气，消宿食，下气去噫气，清六经火。

偏正头风　医方集听：升麻六钱，生地五钱，雨前茶四钱，黄芩一钱，黄连一钱，水煎服。

又治头风，百发百中，赤、白首乌各一两，真川芎一两，藁本二钱，细辛一钱，苏叶一钱，此散邪方也。风寒甚者，可加川羌活，川乌服，以此散邪；不愈，便进后方，真雨前茶四钱，赤、白首乌各二钱，北细辛四分，米仁一钱五分，炒牛膝八分，大川芎一钱五分，甘草五分，煎药时令病者以鼻引药气，服后宜密室避风，至重者四帖全愈，加金银花二钱更效。

气虚头痛　不药良方：用上春茶末调成膏，置瓦盏内覆转，以巴豆四十粒，作二次烧烟熏之，晒干擂细，每服一字、别入好茶末，食后绞白汤服之，立愈。

《本草纲目拾遗·卷六·木部·松萝茶》

产徽州。《本经逢原》云：徽州松萝，专于化食。

一切头风兼热者　王站柱不药良方：荜茇为细末，用猪胆汁拌过，嗃鼻中，作嚏立愈。

如兼湿者，以瓜蒂、松萝茶为末，嗃鼻中出黄水，立愈。

评述

1. 魏晋

《本草经集注》是在《神农本草经》的基础上对晋朝以前各个名医的记录进行系统整理和注释而成的综合性本草著作。既继承了前代本草的优良传统，又总结了当代本草的学术成就。在《神农本草经》的基础上总结并增补了魏晋名医的用药经验，如甘草、桔梗止咳，枣仁止汗安眠，陈皮、半夏止吐，桑螵蛸止遗溺、遗精，薏苡仁利水消肿等，较《神农本草经》对药物作用的记载更具有临床实用性。

在治风痛用药物中，防风主治大风、头眩痛、恶风等症，而陶弘景在《神农本草经》的基础上另加有“头面来去”等症以便后人理解，其治疗头痛当属于外感头痛范畴。防己一药，可治风寒，无涉头痛，但有风寒一证兼有头痛者均可用之。陶氏本草经所论秦胶者当属传抄失误，当属秦艽之药，主治风寒湿邪侵袭关节者，历代用其治疗头痛者，鲜有记载，故此略过不述。独活者同属于秦艽类，治头痛、头风者，所留记载少之又少，另有张元素从气味厚薄角度首次提出独活可治疗眩晕及头痛病证，“苦头眩目运，非此不能除”，“若与细辛同用，治少阴经头痛”。李杲言：“细辛……治少阴头疼如神，当少用之，独活为使，为主用药也”，强调了独活治疗少阴头痛的重要作用。然而纵观易水四家著作，发现独活并不常用于治疗眩晕头痛，更鲜少与细辛同用治疗少阴头痛，独活可治风，但其气细，偏于走里而行经，其发散之力弱，欲行升散以治疗头痛者，当需气雄之羌活助之，当然，此乃一家之言，可参之。芎䓖乃川芎也，主治中风入脑，头痛，陶氏加有主头面游风及风头目眩等症，川芎治疗头痛者历代医家多有论述，具有通达气血之功效，属血中之气药，又具升散之性，可上头目，对于外感风寒头痛者可配伍白芷、防风、细辛等，风热头痛者可配伍菊花、石膏等，另有风湿头痛，可配伍羌活、藁本，血瘀头痛可加赤芍、红花、丹参等，血虚者可加当归、地黄、白芍等。薯蓣者，即怀山药者，历代医书仅有《名医别录》《食疗本草》言其可治头痛。[《名医别录》：主头面游风，风头（一作“头风”）眼眩，下气，止腰痛，治虚劳羸瘦，充五脏，除烦热，强阴。《食疗本草》：治头疼，助阴力。] 观其原文可知，薯蓣治疗头痛者，乃阴虚头痛，多在六味地黄丸医案中体现，而后代医家多用其补脾胃中焦，少有提及可治头痛。天雄者，乌头根也，《神农本草经》云其主大风，寒湿痹，历节痛，拘挛缓急，破积聚邪气，金疮，强筋骨，轻身健行。故此处言其可治头痛，应取其温经散寒除湿，通阳化瘀止痛，以治寒凝头痛为主。《素问・奇病论》认为，当有所犯大寒，内至骨髓，髓者以脑为主，脑逆故令头痛，齿亦痛。病名曰厥。故用于治疗头面风。在《外台秘要》卷十五中记载有大三五七散、小三五七散中以天雄为君药，配伍薯蓣等药治疗头风、目眩。山茱萸，属补益药，具有补益肝肾、收涩固脱之功效。陶氏《本草经集注》言：味酸，平、微温，无毒。主治心下邪气，寒热，温中，逐寒湿痹，去三虫。肠胃风邪，寒热，疝瘕，头脑风，风气去来。明代缪希

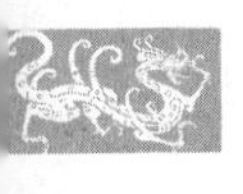

雍《本草经疏》言：此药温能通行，辛能走散，酸能入肝，而敛虚热，风邪消散，则心下肠胃寒热自除，头目亦清利，而鼻塞、面疱悉愈也。故而，籍其补益固涩，可以主头痛。莽草，今中药教材未有记载，《中药大辞典》记载其为木兰科植物狭叶茴香的叶。《神农本草经》及《本草经集注》记载其第一主治为“风头”，即头风也。历代医家未提及，且如今极少用之，故此不做赘述。牡荆子，《本草经集注》记载为牡荆实，未提及其可用于治疗头风、头痛者，故不做注解。麋芜，为双子叶植物药伞形科植物川芎的苗叶。味辛，性温。《名医别录》载：主身中老风，头中久风风眩。《本草汇言》曰：主头风风眩之药也，此药气味芳香清洁，故祛风散湿。辛夷、藁本、苍耳子，参《神农本草经》《本草经集注》及《中药学》之记载，均可用于外感风寒头痛。蔓荆子，《神农本草经》未言其可用于治疗头痛，陶氏《本草经集注》记载：主风头痛，脑鸣，目泪出。现中药教材记载其辛苦平，归膀胱经、肝经、胃经。可用于治疗外感风热所致头昏头痛及偏头痛，多配伍防风、菊花、川芎以增强祛风止痛功效。

2. 隋唐

隋唐时期，无论是政治、经济还是文化都是我国古代历史发展的鼎盛时期，中医药发展在此时期也有了很大发展。此时出现了卷帙浩大的综合性书籍，例如《千金要方》《千金翼方》《外台秘要》以及药物学专著《新修本草》。此时由于社会状况的安定，各医家有时间来对魏晋南北朝时期所产生的大量医学经验进行总结传承。《新修本草》所记载药物可治头风、头痛者，在卷第二诸病通用药之疗风通用药品目录中记载有防风、防己、秦艽、独活、芎䓖、羌活、麻黄可用于治疗头痛、头风，较《本草经集注》添加了羌活与麻黄两味药。羌活在魏晋南北朝头痛用药评述中已言之，故此处略而不解。麻黄者，《神农本草经》《本草经集注》均言其可用于治疗外感风寒头痛，后世医家未作他述，而又有医家用麻黄附子细辛汤治疗少阴寒厥头痛。《新修本草》卷第二诸病通用药之头面风药品目录中芎䓖、薯蓣、天雄、山茱萸、莽草、辛夷、牡荆实、蔓荆实、藁本、靡芜、枲耳，与《本草经集注》所记载之药相同，用药评述可见于魏晋南北朝用药评述，故此不再赘言。

3. 宋金元

宋金元时期治疗头痛中药共计 154 味，其中引经药 10 味，治疗湿热痰湿类头痛 45 味，风寒湿厥类头痛 49 味，外治法治疗头痛 46 味。

（1）引经药物的提出与使用　引经药既是建立在药物归经理论的基础之上的，又有别于药物归经；所谓药物归经，是指药物对于机体某部分的选择性作用，即某药对某些脏腑经络有特殊的亲和作用，因而对这些部位的病变起着主要或特殊的治疗作用。虽然每一药物都有各自的归经作用，但并非每一药物都是引经药，而只有那些既能归入某经，又能引导其他药进入某脏腑经络的才是引经药。本次共录入 10 味引经药，分别入太阳经、阳明经、少阳经、太阴经、少阴经、厥阴经。其中入太阳经的共 4 味药，分别为麻黄、藁本、羌活、蔓荆；入少阳经的有 2 味药，分别为柴胡、芎䓖；入太阴经的有 2 味药，分别为苍术、半夏；入少阴经的是细辛；入厥阴经的有 2 味药，为吴茱萸、芎䓖。

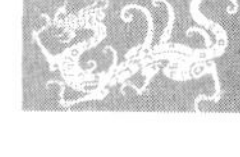

（2）治疗湿热痰湿类头痛药物的发展　此时期治疗湿热痰湿类头痛药物有草部、菜果、木石、兽人四类药。其中黄芩、荆芥、薄荷、菊花、水苏、瓜蒌、大黄、钩藤等寒性药治疗热邪头痛；半夏治痰厥头痛；香附子治疗气郁头痛；木通、青黛、大青、白藓皮、茵陈、白蒿、泽兰、沙参、丹参、知母、吴蓝、景天、前胡、旋覆花并主天行头痛。菜果类有竹笋、东风菜、鹿藿、苦茗，分别治疗痰热与风热头痛。木石类有8味药，枳壳治疗痰气头痛，榉皮治疗时行头痛，枸杞子治疗寒热头痛，竹茹治疗饮酒人头痛，竹叶、竹沥、荆沥并治痰热头痛，黄柏、栀子、茯苓、白垩土并治湿热头痛，石膏治疗阳明头痛，铁粉治疗头痛鼻塞。兽人类有犀角、童尿，分别治诸毒痛与寒热头痛至极者。

（3）治疗风寒湿厥头痛药物的发展　治疗风寒湿厥头痛药物有草谷菜果、木石虫鳞兽两类药。统计草谷菜果类药有30味，其中风药最多，如芎䓖、防风、天雄、胡麻等；祛风寒类药次之，如杜衡、胡荽、葱白、生姜，其中葱白与生姜是大多数寒性病证的要药。木石虫鳞兽类药大多治疗厥证类头痛，如气厥、肾厥、痰厥，此外，此类药也多用于治疗病位在脑的头痛，如脑骨痛、脑风。

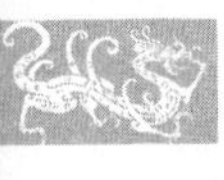

（4）药物外用法增加　外用药物有单方21味，复方8剂。药枕法，将荆芥穗用来做枕头或者用其铺于床下有祛风散寒的作用。药末灌鼻法，头痛属于气滞、血瘀、痰浊所致者均可用延胡索。此方将延胡索研末与青黛、牙皂灌入鼻窍，让鼻腔流出涎末达到治疗目的。李时珍对其评述为“能行血中气滞，气中血滞，故专治一身上下诸痛”。现代研究结果表明，延胡索有麻醉作用但不会导致中毒，是一味安全、有效、作用迅速的药物。药末吹鼻法，用时将雄黄、细辛研末取药末少许吹鼻，可以达到治疗头痛的目的。贴太阳穴法，全蝎、地龙、土狗（蝼蛄）皆为虫类药，长于搜风通络，相须为用搜风通络之力更强；五倍子外用可解毒消肿，酒调可辛散通络止痛，将其直接调敷患处可使药物直达病所。

4. 明清

明朝中医药学发展兴盛，医学述著亦颇为丰富，明朝中外政治及经济等方面的交流日渐增多，使得这一时期本草学的发展获得了巨大的成功，中医药知识也日渐丰富，形成了本草学的空前兴盛。其中我国历史上最具代表性的本草学巨著《本草纲目》中列药达1892种，对明朝以前的药性理论知识进行了全面的总结，被誉为“中国古代的百科全书”。《本草纲目》对头痛病的论治不外内伤、外感两大方面，外感头痛有风气、湿热、伤寒、时气、风寒、风毒、风热诸邪；内伤头痛则包括风疾、痰饮、元气虚、肾虚、气虚、气厥、痰厥、气郁、痰热、饮酒等。祛风止痛常用药如荆芥、白芷、防风、菊花、薄荷、蔓荆子、藿香、牛蒡子、豆豉等；温阳散寒常用药如川乌、草乌、附子、吴茱萸、干姜、高良姜、葱等；活血通络常用药如川芎、当归、全蝎、地龙、三棱、乳香、僵蚕、白花蛇等。

除上述头痛常用药物外，《本草纲目》载：“苦茗，同姜煎饮，或醋同饮，主伤暑泻痢。”茶药合用，或引药入经，或相须相使，增强方剂疗效。关于茶叶药用的最早记载可追溯至汉代，茶叶性苦寒（凉），可入心经，有祛眠醒睡、清利头目、提神助思、去火明目、解渴消暑、下气消食以及解酒等功效。茶文化“兴于唐而盛于宋”，宋元时期，收录茶的本草文献进一步增多，名方“川芎茶调散”即出自宋代官修方书，可见宋人对茶的重视。明代中国茶文化步入发展成熟阶段，同时也是开启后世新观、饮茶史发生重大变革的关键时期。这一时期上至王公贵族，下至平民百姓，饮茶之风盛行，街头茶摊、茶肆满布，对茶入药有着至关重要的作用。李时珍《本草纲目》中记载“茶苦而寒，阴中之阴，沉也降也，最能降火……火降则上清矣”。而引汪机语曰：茶“得春升之气，味虽苦而气则薄，乃阴中之阳，可升可降”，故而能清利头目。清代《随息居饮食谱》称：“茶微苦微甘而凉。清心神，醒睡除烦。”但在清代社会文化政治背景下，茶文化整体发展明显萎缩，这也影响到茶入药的应用。

在清代，头痛用药中川芎的使用频次最高，其辛温升散，“上行头目，下行血海，行血中之气，祛血中之风，走而不守”，一方面是作为引经药物，一方面是其活血疏风止痛的作用较强，并且当归的配伍应用在清代头痛用药中仅次于川芎及甘草，这与清代瘀血致病理论的发展有关。王清任发展了气血理论，提出瘀血致病，擅用活血化瘀，标志着活血化瘀法已经走向成熟。王清任的瘀血学说渊源于《黄帝内经》，同时也是张仲景学说的延续和发展。《素问》曰：“人之所有者，血与气耳”“五脏之道，皆出于经隧，以行血气，血气不和，百病乃变化而生。”又云：“气之盛衰，左右倾疑，以上调下，以左调右”，认为随着人体之气的盛衰变化，气可在左右上下相互流动、调济。《黄帝内经》又云“脉凝泣”“泣则不通”。上述论述主要阐发了气血与人体生理、病理密切相关。在治法上应“谨守病机……疏其气血”，提出了“结者散之”“留者攻之”“实宜决之”“菀陈则除之”等治则。东汉张仲景首先提出瘀血病名，论述蓄血证治，创制了桃仁承气汤、抵当汤、大黄䗪虫丸、鳖甲煎丸、下瘀血汤等十多首活血化瘀方剂，初步构筑了血瘀辨证论治的框架。

王清任在此基础上，创立了独特的瘀血理论。其立论以气血为主，“气为血帅”“血为气母”，气行则血行，气滞则血凝。认为人体的正常生理活动主要在于气血的通畅，气滞血瘀也是临床常见的病因病机。感受寒热之邪致瘀，王氏在论述积块的成因时指出，“气无形不能结块，结块者必有形之血也。血受寒则凝结成块。血受热则煎熬成块”，概括了感受寒热之邪而致血瘀的病因病机。“无论外感、内伤，所伤者无非气血”，强调临证时必须明察气的虚实、血的亏瘀之因。同时，在辨证论治诸方面，亦遵循中医理论的基本规律。其一，辨病证以四诊征象鉴别，十分重视鉴别诊断；其二，辨病因以气血寒热为主；其三，辨病性注重虚实，提出外感、积热、气虚、血瘀所致的证型特点，而以气虚为主；其四，辨病位以上、下、外、内划分；其五，在治法上，提出了补气活血、逐瘀活血两大法则。清代名医唐宗海，直接沿用了王清任所创制的“通窍活血汤”“血府逐瘀汤”等治其所论三焦血瘀诸证（《血证论·卷五》），并在书中推崇“一切不治之证，总由不善去瘀之故，凡治血者，必先以去瘀为要”（《血证论·卷二》），其与王清任学术思想一致，对后世诸多医家产生了深远的影响。

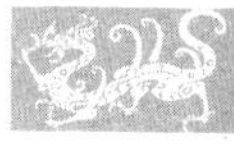

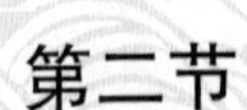

第二节
方剂部分

原文精选

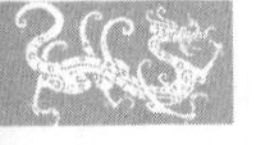

一、秦汉

《华佗神方·卷四·四〇二二·华佗治伤寒头痛神方》

干姜　防风　沙参　细辛　白术　人参　蜀椒　茯苓　麻黄　黄芩　代赭石　桔梗　吴茱萸（各一两）　附子（一枚）

上为末，先食，酒服一钱匕，日三。

《华佗神方·卷四·四二九五·华佗治偏头痛神方》

川芎　朱砂（水飞，内一两为衣）　石膏　龙脑（各四两）　人参　茯苓　甘草（炙）　细辛（各二两）　生犀角　栀子（各一两）　阿胶（炒，一两半）　麦冬（去心，三两）

上为末，蜜丸弹子大。酒下一丸，神效。

《华佗神方·卷四·四二九七·华佗治湿热头痛神方》

羌活　防风（各一两）　柴胡（七钱）　川芎（五钱）　甘草（炙，一两半）　连翘（炒，一两）　黄芩（一半炒，一半酒制，三两）

上为末，每服二钱，入茶少许，汤调如膏，抹在口内，少用白汤送下。

《华佗神方·卷四·四二九八·华佗治风热头痛神方》

菊花　石膏　川芎

上等分为末，每服钱半，茶调下。

《华佗神方·卷七·七〇五〇·华佗治产后虚热头痛神方》

白芍药　干地黄　牡蛎（各五两）　桂心（三两）

水一斗，煮取二升半，去滓，分三服，日三。

《华佗神方·卷四·四二九六·华佗治雷头风神方》

连翘　黄芩　黑山栀　犀角　牛蒡子（各一钱）　薄荷（七分）　桔梗（五分）

等散之。重则用：

瓜蒂　好茶（各等分）

共为末，每服二钱，荠汁调，空心服，取吐。并用：

大黄　黄芩（各二两）　牵牛　滑石（各四两）　黄连　薄荷叶　川芎（各半两）

上为末，水为丸，梧子大，食后温汤下五十丸。

《华佗神方·卷四·四二九三·华佗治头疼神方》

蔓荆子　白芷　甘草　半夏　细辛（各一钱）　川芎（五钱）

以酒煮，一醉即愈，不知再服。

二、魏晋南北朝

《集验方·卷第二·治头风、头痛及风痒诸方》

治风，头眩欲倒，眼旋屋转，头脑痛，防风枳实汤方。

防风（三两）　枳实（三两，炙）　茯神（四两）　麻黄（四两，去节）　细辛（二两）　芎藭（三两）　前胡（四两）　生姜（四两）　半夏（四两，洗）　杏仁（三两）　竹沥（三升）

上十一物，切，以水六升，合竹沥，煮取二升七合，分三服，频服两三剂尤良。(《医心方》卷三）

《小品方·卷第九·治寒食散发动诸方》

论曰：凡服五石散，及钟乳诸石丹药等，既瘥节度，触动多端，发动虽殊，将摄相似。比来人遇其证，专执而治之，或取定古法，则与本性有违，或取决庸医，则昧于时候，皆为自忤。遂推石过，深省其理，未曰合宜。每寻古医，互相晦见，直言沐浴，实未探微，寒温适情，盖须自度，随时之义，易所通焉。故陶正白云：昔有人服寒食散，检古法以冷水淋身满二百罐，登时缰毙。又有取汗，乃于狭室中四角安火，须臾则殒。据兹将息。岂不由人，追之昔事，守株何甚！今列篇章，幸择长而录用耳。寒食药得节度者，一月辄解，或二十日解，堪温不堪寒，即已解之候也。其失节度者，或头痛欲裂，为服药食温作癖，宜急下之。

如解寒食散发，或头痛，或心痛，或腹痛，或胸胁肿满，或寒或热，或手足冷，或口噤，或口疮烂，或目赤，或干呕恶食气便呕吐，或狂言倒错，不与人相当，或气上欲绝，进退经时，散发百端，服前胡汤得下便愈方。

前胡（二两）　芍药（三两）　黄芩（二两）　大枣（二十枚）　甘草（二两）　大黄（二两）

凡六物，以水八升，煮取二升半，分三服。

《医心方·卷第三·治头风方第七》

集验方治风头眩欲倒眼旋屋转头脑痛防风枳实汤方：

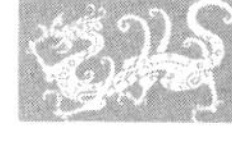

防风（三两） 枳实（三两，炙） 茯神（四两） 麻黄（四两，去节） 细辛（二两） 芎䓖（三两） 前胡（四两） 生姜（四两） 半夏（四两，洗） 杏仁（三两） 竹沥（三升）

十一物，切，以水六升合竹沥，煮取二升七合，分三服，频服两三剂尤良。

葛氏方治患风头每天阴辄发眩冒者方：

取盐一升，以水半升和，涂头絮巾，裹一宿。当黄汁出，愈。附子屑一合，纳盐中尤良。

又方：以桂屑和苦酒，涂顶上。

范汪方治鼻孔偏塞，中有脓血。此乃是头风所作，兼由肺疾。宜服此散方：

天雄（八分，炮） 干姜（五分） 薯蓣（四分） 通草（六分） 山茱萸（六分） 天门冬（八分）

凡六物，冶下筛，为散，酒服方寸匕，日再，稍加至二匕。

僧深方治头风方：

吴茱萸（三升）

以水五升，煮取三升，以绵染汁，以拭发根，数用。

《医心方·卷第十四·治伤寒一二日方第二十七》

葛氏方云：伤寒有数种，庸人不能别。今取一药兼治者，若初举头痛，肉热，脉洪。

起一葱白（一虎口），豉（一升）。以水三升，煮取一升，顿服取汗。（《集验方》：小儿屎三升。）

又方：葛根四两，水一斗，煮取三升，纳豉一升，煮取升半，一服。

又方：捣生葛根汁，服一二升佳。

《医心方·卷第十四·治伤寒病后头痛方第四十八》

千金方云：伤寒瘥后更头痛壮热烦闷方：

服黄龙汤五合，日三。（《集验方》同之。）

《医心方·卷第十九·服石发动救解法第四》

皇甫谧薛侍郎寒食药发动证候四十二变并消息救解法。（今检有五十一变。）

皇甫谧云：寒食药得节度者，一月辄解，或二十日解，堪温不堪寒，即已解之候也。

其失节度者，或头痛欲裂，坐服药，食温作急宜下之。

《医心方·卷第二十·治服石头痛方第三》

皇甫谧云：或头痛欲裂，坐服药食温作澼，急宜下之。

曹歙云：头面苦眩冒者，则解头结散发扇之，热甚，头痛面赤者，以寒水淋头。不瘥，以油囊盛水着头结中。

外台方云：或头痛如刺，眼睛欲脱者，宜以香汤浴。须虚静大屋内，适寒温，先以汤淋大椎及囟上三五十碗，然后乃浴。勿令见风。浴讫，覆被安卧取汗，仍须吃葱根葛豉粥法。

葛根（三大握） 干姜（六两） 豉（三合） 葱白（一大握） 生姜（少许） 椒（十五颗）

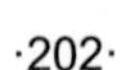

先以水五大升，煮葱根，减半去滓，下葛及豉，煮取二升，去滓，细研少许，米作稀粥，

并着葱白等。煮熟蒸热啜，服之讫，依前覆被取汗，讫令妇人以粉遍身揩（苦骇反，拭也）摩使孔合，半日许始可出外，其病亦瘥。

《医心方·卷第二十·治服石目痛方第五》

皇甫谧云：或目痛如刺，坐，热气冒肝上奔两眼故也。勤冷食，清旦以温小便洗之。又云：或头痛项强，两目疼者，以水洗浴即瘥。

释慧义云：解散治目疼头痛方：

芎䓖（三两） 葛根（二两） 细辛（二两） 防风（三两） 五味子（三两） 术（四两） 茯苓（四两） 黄芩（二两） 人参（二两）

凡九物，以水一斗三升，煮取三升，分三服。

《医心方·卷第二十五·治小儿伤寒方第九十六》

产经云：治小儿伤寒头痛方：

生葛汁（六合） 竹沥（六合）

凡二物，相不（和）煮，两三岁儿，分三服。

《肘后备急方·卷四·治胸膈上痰诸方第二十八》

治卒头痛如破，非中冷，又非中风方。

釜月下墨四分，附子三分，桂一分，捣，筛，以冷水服方寸匕。当吐，一方，无桂。

又方苦参，桂，半夏等分，捣，下筛，苦酒和以涂痛，则瘥。

又方，乌梅三十枚，盐三指撮，酒三升，煮取一升，去滓，顿服。当吐，愈。

此本在杂治中，其病是胸中膈上，痰厥气上冲所致名为厥头痛，吐之，即瘥。

《辅行诀脏腑用药法要·辨肝脏病证文并方》

大泻肝汤：

治头痛目赤，多恚怒，胁下支满而痛，痛连少腹迫急无奈方：

枳实（熬） 芍药 甘草（炙） 黄芩 大黄 生姜（切，各一两）

上六味，以水五升，煮取二升，温分再服。

三、隋唐

《外台秘要·卷第八·痰厥头痛方八首》

《千金翼》葱白汤，主冷热膈痰，发时头痛闷乱，欲吐不得方。

葱白（二七茎） 乌头（二分，炮） 甘草（二分，炙） 真朱（二分，研） 常山（二分） 桃叶（一把）

上六味，切，以酒四升，水四升，合煮取三升，去滓，纳真朱，服一升，得吐止。忌海藻、菘菜、猪肉、冷水、生葱、生菜、生血物等。

《外台秘要·卷第十五·头风及头痛方一十首》

《延年》疗风热头痛掣动方。

防风　黄芩　升麻　芍药（各二两）　龙骨　石膏（碎，各四两）　干葛（三两）　竹沥（二升）

上八味，切，以水六升，和沥煮取二升六合，去滓，分温三服，日晚再。忌蒜、面、猪肉、油腻。

《外台秘要·卷第三十四·女人伤丈夫头痛方二首》

《千金翼》疗诸妇人伤丈夫，若头痛欲呕闷，桑白皮汤方。

桑根白皮（半两）　干姜（二累）　桂心（五寸）　大枣（二十枚）

右四味，切，以酒一斗，煮三四沸，去滓，分温服之，适衣无令汗出。《千金》同。

《银海精微·卷下·患眼头痛》

治法：痛甚者酒调散表之；热痛者，石膏散、清空散、川芎茶调散；冷痛者酒调散、川芎散、神清散主之；风毒作痛，菊花散、如神散主之，不必点丹。

石膏散

石膏（五钱）　麻黄（一两）　何首乌（五钱）　干葛（八钱）

上用水煎，食后服。

清空散

川芎（五钱）　柴胡（七钱）　黄连（炒）　防风（去芦）　甘草（炙）　羌活（各一两）　栀子（两半）　黄芩（炒一半，酒制一半，三两半）

上为细末，每服一钱。热酒内入茶少许调如膏，临卧抹口内，少用白汤下。如头疼每服加细辛二钱。如太阴脉缓有疾，名痰厥头疼，加羌活、防风、川芎、甘草、半夏（一两五钱）。如偏正头痛服之不愈，减羌活、防风、川芎一半，加柴胡一倍。如发热恶寒热而渴，此阳明头痛，只服白虎汤加香白芷。

白虎汤

知母　石膏　甘草　加香白芷

上各等分，入粳米三十粒，水煎服。

川芎茶调散治诸风上攻头目、偏正头痛、热头风。

薄荷（八钱）　防风（一两五钱）　细辛（一两）　羌活　白芷　甘草（各二两）　川芎　荆芥（各四两）

上为末，每服三钱，葱白茶调汤温服。常服清头目。

芎劳散治冷头风。

石膏（二钱五分）　草乌（一分五厘）　芎劳（二分）　薄荷（二分）　白附子（二分）　甘草（一分）　白芷（三分）　细辛（一分）　仙灵脾（二分）

神清散治冷头风。

枳壳　白芷　石膏　甘草　细辛　麻黄

如圣散

白芷　川乌　防风（各一两）　细辛（二分半）　雄黄（二分）　草乌（炮过去皮，两头尖）

上为末，温酒调下，二日服一次。

四、宋金元

《太平圣惠方·卷第十一·治伤寒头痛诸方》

治伤寒头痛壮热，宜服石膏散方。

石膏（半两）　麻黄（三分，去根节）　桂心（半两）　细辛（半两）　白术（半两）　赤芍药（三分）　桔梗（半两，去芦头）　干姜（半两，炮裂，剉）　甘草（一两，炙微赤，剉）　附子（三分，炮裂，去皮脐）　薄荷（半两）

上件药，捣粗罗为散。每服四钱，以水一中盏，入生姜半分，葱白七寸，豉五十粒，煎至六分，去滓。不计时候。稍热频服。

治伤寒头痛，心神烦热，四肢不利，宜服黄芩散方。

黄芩（半两）　麻黄（一两，去根节）　赤芍药（三分）　石膏（二两）　甘草（半两，炙微赤，剉）　桂心（三分）　细辛（三分）　前胡（一两，去芦头）

上件药，捣筛为散。每服三钱，以水一中盏，煎至六分，去滓。不计时候稍热服。

治伤寒壮热头痛，烦躁无汗，宜服厚朴散方。

厚朴一两去粗皮涂生姜汁炙令香熟，吴茱萸半两汤浸七遍焙干微炒，甘草一两炙微赤剉，附子一两炮裂去皮脐，陈橘皮一两汤浸去白瓤焙，麻黄一两去根节，干姜半两炮裂剉，前胡半两去芦头，川大黄一两剉碎微炒。

上件药，捣罗为细散。每服三钱，以水一中盏，入生姜半分，煎至六分，去生姜。不计时候，和滓稍热服，以衣覆取汗，未汗再服。

治伤寒头痛，心膈壅疼，宜服旋覆花散方。

旋覆花（一两）　甘草（半两，炙微赤，剉）　甘菊花（一两）　芎䓖（一两）　皂荚树白皮（三分，涂酥炙赤色）

上件药，捣细罗为散。每服二钱，以水一中盏，入荆芥七穗，煎至六分。不计时候，和滓热服。

治伤寒痰壅，头痛心烦，四肢拘急，不得睡卧，宜服甘菊花散方。

甘菊花（半两）　旋覆花（半两）　防风（一两，去芦头）　芎䓖（一两）　蔓荆子（半两）　细辛（半两）　酸枣仁（一两）　葳蕤（一两）　枳壳（半两，麸炒微黄，去瓤）　甘草（半两，炙微赤，剉）

上件药，捣粗罗为散。每服三钱，以水一中盏，入生姜半分，煎至五分，去滓。不计时候温服。

《太平圣惠方·卷第十五·治时气头痛诸方》

单方：治时气头痛不止方。

右以栀子仁捣罗为散。每服一钱，以温水调下。

又方。

石膏（五两）

上捣细罗为散，研令极细。每服不计时候，以腊面茶调下二钱。

复方：治时气头痛壮热，宜服葛根散方。

葛根（一两） 石膏（二两） 栀子仁（一两） 柴胡（一两，去苗） 赤芍药（一两） 甘草（半两，炙微赤，剉）

上件药，捣筛为散。每服五钱，以水一大盏，入淡竹叶二七片，煎至五分，去滓。不计时候。温服。

治时气壮热，头痛呕吐，不能饮食，宜服前胡散方。

前胡（去芦头） 知母 犀角屑 葛根（剉） 赤芍药（以上各一两） 石膏（二两）

上件药，捣筛为散。每服四钱，以水一中盏，入竹叶二七片，生姜半分，葱白七寸，煎至六分，去滓。不计时候，温服。

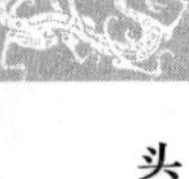

治时气头痛至甚，及百骨节疼痛，宜服菊花散方。

甘菊花 麻黄（去根节） 葛根（剉） 黄芩（以上各一两） 羚羊角屑（三两） 玄参 栀子仁 赤芍药 甘草（炙微赤，剉，以上各三分）

上件药，捣筛为散。每服三钱，以水一中盏，煎至六分，去滓。不计时候，温服。

《太平圣惠方·卷第十七·治热病头痛诸方》

单方：治热病头痛，发热进退方。

栝蒌（一枚大者取瓤）

上件药剉置瓷碗中，用热酒一盏沃之，盖之良久，去滓。不计时候，顿服，未效再服。

复方：治热病壮热头痛，而骨酸疼，宜服石膏散方。

石膏［一（二）两］ 麻黄（一两，去根节） 葛根（一两，剉） 黄芪（三分） 甘菊花（半两） 栀子仁（三分） 赤芍药（三分） 甘草（半两，炙微赤，剉）

上件药，捣筛为散。每服四钱，以水一中盏，入豉少半合，煎至六分，去滓。不计时候，温服。

治热病四肢烦闷，壮热头痛，口舌干燥，宜服犀角散方。

犀角屑（一两） 人参（三分，去芦头） 麦门冬（三分，去心） 甘草（半两，炙微赤，剉） 知母（半两） 赤茯苓（三分） 石膏（二两）

上件药，捣筛为散。每服五钱，以水一大盏，入竹叶二七片，煎至五分，去滓。不计时候，温服。

治热病头痛，骨节烦疼，宜服葛根散方。

葛根（一两，剉） 石膏（二两） 赤芍药（一两） 甘草（一分，炙微赤，剉） 甘菊花（一两） 黄芩（一两） 防风（半两，去芦头）

上件药，捣筛为散。每服四钱，用水一大盏，入生姜半分，煎至六分，去滓。不计时候，温服。

治热病头痛，四肢烦疼，宜服取吐散方。

人参芦头（半两） 柴胡（一分，去苗） 川大黄（一分，剉碎，微炒） 茵陈（一分） 恒山（半两） 鳖甲（半两，涂醋炙令黄，去裙襕）

上件药，捣筛为散。每服四钱，用水一中盏，入豉五十粒，煎至五分，去滓。不计时候，顿服，取吐为度。

《太平圣惠方·卷第二十·治风头痛诸方》

治风头痛，心烦体热，宜服石膏散方。

石膏（二两） 枳壳（三分，麸炒微黄，去瓤） 荠苨（半两） 防风（半两，去芦头） 甘菊花（半两） 独活（半两） 芎䓖（半两） 黄芩（三分） 甘草（半两，炙微赤，剉）

上件药，捣粗罗为散。每服三钱，以水一中盏，入生姜半分，煎至六分。不计时候，温服，忌炙煿热面。

治风头痛，或时旋转，宜服芎䓖散方。

芎䓖（一两） 防风（一两，去芦头） 葛根（一两，剉） 旋覆花（半两） 白蒺藜（二两，微炒，去刺） 枳壳（一两，麸炒微黄，去瓤） 石膏（二两） 甘菊花（半两） 甘草（半两，炙微赤，剉）

上件药，捣筛为散。每服三钱，以水一中盏，煎至六分，去滓。不计时候，温服。

治风头痛掣动，宜服防风散方。

防风（一两，去芦头） 川升麻（一两） 黄芩（一两） 赤芍药（一两） 蔓荆子（一两） 石膏（一两） 葛根（一两，剉） 甘草（半两，炙微赤，剉）

上件药，捣粗罗为散。每服四钱，以水一中盏，煎至六分，去滓，入淡竹沥半合，更煎一两沸。不计时候，温服。

治风头痛，目眩心闷，时复发甚，宜服山茱萸散方。

山茱萸（半两） 当归（半两，剉，微炒） 防风（一两，去芦头） 柴胡（一两，去苗） 薯蓣（一两） 旋覆花（半两） 石膏（一两）

上件药，捣粗罗为散。每服三钱，以水一中盏，煎至五分，去滓。不计时候。调鸡子清一枚服之。

治风头痛，胸膈多痰，时复晕闷，宜服木乳散方。

木乳（一两，酥炙） 旋覆花（半两） 枳壳（三分，麸炒微黄，去瓤） 石膏（二两） 甘菊花（半两） 防风（半两，去芦头） 芎䓖（半两） 甘草（半两，炙微赤，剉） 荆芥（三分）

上件药，捣粗罗为散。每服三钱，以水一中盏，入生姜半分，煎至六分，去滓。不计时候，稍热服之。

治风头痛，语涩健忘，宜服乌金煎方。

黑豆（一升，净淘） 独活（一两） 荆芥（一两） 石膏（三两） 黄芩（一两）

上件药，细剉。以水五大盏，煎至一大盏，入无灰酒一升，搅滤去滓。不计时候。再煎如稀膏，盛于瓷合中，每服，食后用温酒调下一茶匙。

《太平圣惠方·卷第二十二·治头风目眩诸方》

治头风目眩，心胸痰壅，不下饮食，及四肢不利，宜服杜若散方。

杜若（一两） 防风（一两，去芦头） 赤茯苓（一两） 山茱萸（一两） 蔓荆子（三分） 茵芋（三分） 天雄（三分，炮裂去皮脐） 飞廉（三分） 石膏（一两） 藁本（半两） 甘草（半两，炙微赤，剉） 芎䓖（半两）

上件药，捣粗罗为散。每服三钱，以水一中盏，入生姜半分，煎至六分，去滓。不计时候，温服。

治头风，目眩眼旋欲倒，头痛，宜服防风散方。

防风（一两，去芦头） 枳壳（三分，麸炒微黄，去瓤） 麻黄（三分，去根节） 茯神（一两） 芎䓖（半两） 前胡（半两，去芦头） 细辛（半两） 石膏（二两） 虎掌（半两，汤浸洗七遍，生姜汁拌，炒令黄） 黄芩（半两） 甘草（半两，炙微赤，剉）

上件药，捣粗罗为散。每服三钱，以水一中盏，煎至六分，去滓，入淡竹沥、荆沥各半合，更煎二三沸。不计时候温服。

治头风目眩，痰逆头痛，水浆不下，宜服前胡散方。

前胡（一两半，去芦头） 旋覆花（三分） 防风（一两，去芦头） 甘草（半两，炙微赤，剉） 飞廉（半两） 黄芩（半两） 杜若（半两） 防己（半两） 赤茯苓（一两） 石膏（二两） 芎䓖（半两）

上件药，捣粗罗为散。每服三钱，以水一中盏，入甜竹茹一分，煎至六分，去滓。不计时候温服。

治头风目眩，水浆不下，食辄呕吐，即眩倒，宜服汉防己散方。

汉防己（一两） 杜若（一两） 防风（一两，去芦头） 细辛（半两） 虎掌（半两，汤洗七遍，生姜汁拌，炒令黄） 附子（半两，炮裂去皮脐） 桂心（半两） 甘草（一分，炙微赤，剉） 芎䓖（三分）

上件药，捣粗罗为散。每服三钱，以水一中盏，煎至六分，去滓。不计时候，温服。

治头风目眩，心腹满闷，不下饮食，宜服芎䓖散方。

芎䓖（三分） 杜若（三分） 天雄（三分，炮裂去皮脐） 半夏（半两，汤洗七遍，去滑） 防风（半两，去芦头） 白术（半两） 赤茯苓（三分） 人参（三分，去芦头） 陈橘皮（三分，汤浸去白瓤，焙） 甘草（一分，炙微赤，剉）

上件药，捣粗罗为散。每服三钱，以水一中盏，入生姜半分，煎至六分，去滓。不计时候温服。

治头风目眩晕闷，起即欲倒，不下饮食，宜服赤茯苓散方。

赤茯苓（三分） 防风（三分，去芦头） 甘菊花（三分） 天雄（半两，炮裂去皮脐） 麻黄（半两，去根节） 细辛（半两） 芎䓖（半两） 杜若（三分） 前胡（三分，去芦头） 白术（三分） 杏仁（半两，汤浸去皮尖、双仁，麸炒微黄） 甘草（半两，炙微赤，剉）

上件药，捣粗罗为散。每服三钱，以水一中盏，入生姜半分，煎至六分，去滓。不计时候温服。

治风热上攻，头旋晕闷，喜卧怔忡，起即欲倒，项背急强，宜服旋覆花散方。

旋覆花（半两） 蔓荆子（半两） 白术（三分） 麦门冬（一两，去心焙） 前胡（一两，去芦头） 枳壳（三分，麸炒微黄，去瓤） 甘菊花（三分） 半夏（半两，汤洗七遍，去滑） 防风（半两，去芦头） 川大黄（一两，剉碎，微炒） 独活（半两） 甘草（半两，炙微赤，剉）

上件药，捣粗罗为散。每服三钱，以水一中盏，入生姜半分，煎至六分，去滓。不计时候温服。

治头风目眩痛，宜服甘菊花散方。

甘菊花（三分） 茯神（一两） 犀角屑（三分） 防风（一两，去芦头） 川升麻（三分） 石膏（二两） 白芷（半两） 芎䓖（半两） 甘草（半两，炙微赤，剉） 牡荆子（一两） 葛根（一两，剉） 枳壳（半两，麸炒微黄，去瓤）

上件药，捣粗罗为散。每服三钱，以水一中盏，入生姜半分，竹叶二七片，煎至六分，去滓。不计时候温服。

治头风目眩晕，如屋转旋倒者，宜服天雄散方。

天雄（一两，炮裂去皮脐） 防风（一两，去芦头） 芎䓖（一两） 人参（一两，去芦头） 独活（一两） 葛根（一两，剉） 桂心（一两） 山茱萸（一两） 白术（一两） 远志（一两，去心） 薯蓣（一两） 茯神（三分） 莽草（半两）

上件药，捣细罗为散。每服，不计时候，以温酒调下二钱。

治头风目眩，宜服茯神散方。

茯神（一两） 甘菊花（一两） 蔓荆子（一两） 白蒺藜（一两，微炒去刺） 地骨皮（一两） 石膏（二两） 防风（三分，去芦头） 甘草（三分，炙微赤，剉） 枳壳（三分，麸炒微黄，去瓤）

上件药，捣细罗为散。每服，不计时候，以熟水调下二钱。

治头风，目眩痛及耳聋，宜服薯蓣散方。

薯蓣（一两） 防风（一两，去芦头） 细辛（半两） 山茱萸（三分） 杜若（三分） 白茯苓（三分） 芎䓖（半两） 甘菊花（半两） 蔓荆子（半两）

上件药，捣细罗为散。每服，不计时候，以温酒调下二钱。

治头风目眩，恶风冷，心闷，不下饮食，宜服白芷散方。

白芷（半两） 防风（一两，去芦头） 白茯苓（一两） 细辛（一两） 芎䓖（一两） 天雄（一两，炮裂去皮脐） 薯蓣（一两） 人参（一两，去芦头） 杜若（半两） 桂心（三分） 白术

（一两） 前胡（一两，去芦头）

上件药，捣细罗为散。每服，不计时候，以暖酒调下二钱。

治风毒气上攻，头痛目眩，宜服踯躅散方。

踯躅花（一两，酒拌，微炒） 白花蛇肉（一两，酒浸，炙令微黄） 天雄（一两，炮裂去皮脐） 甘菊花（半两） 天麻（一两） 肉桂（一两，去皱皮） 藁本（一两） 细辛（三分） 羌活（一两） 秦艽（一两，去苗） 防风（三分，去芦头） 羚羊角屑（三分） 甘草（半两，炙微赤，剉）

上件药，捣细罗为散。每服，不计时候，以温酒调下二钱。

《太平圣惠方·卷第三十二·治眼眉骨及头疼痛诸方》

治眼风毒攻眉骨，及目睛，疼痛如欲破，碜涩泪出，目不能开，菊花散方。

甘菊花 羌活 蔓荆子 半夏（汤浸七遍，去滑） 芎䓖（各一两） 枳壳（一两半，麸炒黄，去瓤） 石膏［一（二）两］ 赤芍药（一两） 甘草（半两，炙微赤，剉）

上件药，捣筛为散。每服四钱，以水一中盏，入生姜半分，煎至六分，去滓。不计时候，温服。

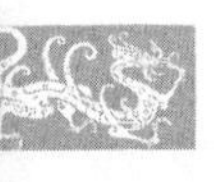

治风热所攻，眉骨及眼睛鼻頞遍疼，眼生赤脉，及翳晕，宜服黄芪散方。

黄芪（剉） 甘草（炙微赤，剉） 旋覆花 甘菊花 川大黄（剉碎，微炒） 枳壳（麸炒微黄，去瓤，以上各二两） 荠苨（三两） 石膏（三两） 羚羊角屑（一两）

上件药，捣筛为散。每服三钱，以水一中盏，煎至六分，去滓。不计时候，温服。

治肝壅风热，眼眉骨连头疼痛，心神烦躁，大小便难，宜服羚羊角散方。

羚羊角屑（三分） 柴胡（一两，去苗） 赤芍药（三分） 黄芩（三分） 石膏（二两） 芎䓖（三分） 川芒硝（三分） 枳壳（一两，麸炒微黄，去瓤） 川大黄（三分，剉碎，微炒）

上件药，捣粗罗为散。每服三钱，以水一中盏，入竹叶二七片，煎至六分，去滓。每于食后温服。

治肝风热眼，眉骨连头疼痛，胸膈烦满，不欲食，宜服羌活散方。

羌活（一两） 防风（三分，去芦头） 甘菊花（一两） 藁本（三分） 旋覆花（半两） 蔓荆子（半两） 石膏（二两） 甘草（半两，炙微赤，剉）

上件药，捣粗罗为散。每服四钱，以水一中盏，入生姜半分，煎至六分，去滓。每于食后，温服。

治眼眉骨遍痛，及头疼心躁，小便赤黄，四肢烦热，不得睡卧，宜服犀角丸方。

犀角屑（半两） 羚羊角屑（半两） 麦门冬（一两半，去心焙） 黄芪（一两，剉） 甘草（半两，炙微赤，剉） 玄参（一两） 牛黄（一分，细研） 天竹黄（半两，细研） 郁金（半两） 川芒硝（一两，去苗） 柴胡（一两）

上件药，捣罗为末，入牛黄、天竹黄同研令匀，炼蜜和捣三二百杵，丸如梧桐子大。每于食后，煎甘豆汤，下二十丸。

《太平圣惠方·卷第三十八·治乳石发动头痛寒热诸方》

治乳石发动，寒热头痛复似天行，四肢烦疼，心躁口干多渴，不能下食，宜服葛根汤方。

葛根（三分） 石膏（二两，捣碎） 麻黄（三分，去根节） 栀子仁（三七枚） 甘草（半两，生用） 胡竹叶（一握） 生姜（半分） 豉（一合） 葱白（七茎，去须）

上件药细剉。以水五大盏，煎至两盏半，去滓。分温五服，不计时候服之。

治乳石发动，寒热头痛，百节酸疼，唇口干燥，舌卷语涩，宜服知母散方。

知母（一两） 石膏［三（一）两］ 川升麻（一两） 木通（一两，剉） 川芒硝（一两） 黄芩（一两） 独活（一两） 甘草（半两，生用）

上件药，捣筛为散。每服四钱，以水一中盏半，生姜半分，竹茹一分，黑豆半合，煎至六分，去滓。不计时候，温服。

治乳石发动，头痛，寒热不可解者，宜服麻黄汤方。

麻黄（三分，去根节） 豉（一合） 甘草（半两，生用） 栀子仁（半两） 赤芍药（半两） 荠苨（半两） 生姜（半两）

上件药，细剉。都以水五大盏，煎至两盏半，去滓。不计时候，分温五服。

治乳石发动，头痛鼻塞，寒热，宜服石膏散方。

石膏［一（二）两］ 白藓皮（三分） 枳壳（三分，麸炒微黄，去瓤） 玄参（三分） 荠苨（一分） 黄芩（三分） 前胡（一两，去芦头） 葳蕤［二（三）分］ 甘草（半两，生用）

上件药，捣筛为散。每服四钱，以水一中盏，入生姜半分，葱白七寸，煎至六分，去滓。不计时候，温服。

治乳石发动，头痛，口舌干焦寒热，发歇似鬼神为病者，宜服麦门冬丸方。

麦门冬（一两半，去心，焙） 五加皮（半两，剉） 犀角屑（半两） 川大黄（三分，剉碎，微炒） 赤芍药（二分） 黄芩［一（三）分］ 大青（半两） 甘草（半两，生，剉） 苦参（三分，剉）

上件药，捣罗为末，炼蜜和捣三二百杵，丸如梧桐子大。每服，不计时候，煎竹叶汤下三十丸。

治乳石发动，头痛寒热，如伤寒又似疟状，宜服前胡散方。

前胡（二两，去芦头） 黄芩（三分） 甘草（半两，生，剉） 知母（一两） 牡蛎（一两，烧为粉） 石膏（二两）

上件药，捣筛为散。每服四钱，以水一中盏，入生姜半分，煎至六分，去滓。不计时候，温服。

《太平圣惠方·卷第四十·治头痛诸方》

治上焦风壅头痛，口干烦热，宜服防风散方。

防风（一两，去芦头） 甘菊花（一两） 赤芍药（二两） 石膏（四两） 葛根（一两，剉） 柴胡（二两，去苗） 蔓荆子（一两） 甘草（一两，炙微赤，剉） 杏仁（一两，汤浸去皮尖、

双仁，麸炒微黄）

上件药，捣筛为散。每服四两（钱），以水一中盏，入生姜半分，煎至五分，去滓，入竹沥半合，更煎二三沸。不计时候，温服，忌炙煿热面大蒜等。

治胸膈风壅上攻，头痛不止，宜服旋覆花散方。

旋覆花（半两） 枳壳（一两，麸炒微黄，去瓤） 蔓荆子（一两） 石膏（二两） 甘草（半两，炙微赤，剉） 甘菊花（半两）

上件药，捣筛为散。每服三钱，以水一中盏，煎至六分，去滓。不计时候，温服。忌热面炙煿物。

治头痛不止，心神烦闷，宜服石膏圆方。

石膏（一两，细研以水飞过） 马牙消（半两） 太阴玄精（半两） 硫黄（半两） 雄黄（半两） 朱砂（半两）

上件药，都细研，入麝香末一钱，重研令匀，用汤浸蒸饼和丸，如梧桐子大。每服。不计时候，以葱汤下五圆。

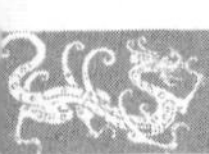

治头痛，往来寒热，心膈痰壅，宜服恒山散方。

恒山（一两，捣罗为末） 云母粉（一两）

上件药相和，研令匀。每服。以温水调下一钱，良久当吐，如吐未快，即再服之。

《太平圣惠方·卷第四十五·治脚气痰壅头痛诸方》

治脚气，上攻心胸，痰壅，头痛目眩，背膊烦痛，不欲饮食，半夏散方。

半夏（一两，汤洗七遍，去滑） 黄芩（三分） 前胡（三分，去芦头） 芎䓖（半两） 防风（半两，去芦头） 枳壳（三分，麸炒微黄，去瓤） 紫苏茎叶（一两） 羚羊角屑（三分） 甘草（半两，炙微赤，剉） 旋覆花（半两） 赤茯苓（一两） 石膏（二两） 桑根白皮（三分，剉） 独活（三分） 槟榔（一两）

上件药，捣粗罗为散。每服三钱，以水一中盏，入生姜半分，煎至六分，去滓。不计时候，温服。

治脚气发动，心膈痰壅，头痛呕逆，恶闻食气，宜服细辛散方。

细辛（半两） 羚羊角屑（半两） 旋覆花（半两） 枳壳（半两，麸炒微黄，去瓤） 紫苏茎叶（一两） 半夏（半两，汤洗七遍，去滑） 赤茯苓（三分） 石膏（二两） 黄芩（半两） 防风（半两，去芦头） 蔓荆子（半两） 芎䓖（半两） 槟榔（一两） 甘草（半两，炙微赤，剉）

上件药，捣粗罗为散。每服三钱，以水一中盏，入生姜半分，煎至六分，去滓。不计时候，温服。

治脚气发动，心胸痰壅，咽喉噎塞，头痛心烦，不能下食，宜服旋覆花散方。

旋覆花（半两） 前胡（一两，去芦头） 赤茯苓（一两） 射干（三分） 石膏（二两） 枳壳（三分，麸炒微黄，去瓤） 半夏（半两，汤洗七遍，去滑） 紫苏茎叶（一两） 槟榔（一两）

甘草（半两，炙微赤，剉） 红雪（一两） 羚羊角屑（三分） 木通（三分，剉）

上件药，捣粗罗为散。每服四钱，以水一中盏，入生姜半分，煎至六分，去滓。不计时候，温服。

治脚气欲发，心腹满闷，痰壅头痛，不能饮食，宜服紫苏散方。

紫苏茎叶（一两） 半夏（半两，汤洗七遍，去滑） 槟榔（一两） 麦门冬（半两，去心） 赤茯苓（一两） 枳壳（三分，麸炒微黄，去瓤） 前胡（一两，去芦头） 陈橘皮（一两，汤浸去白瓤，焙） 枇杷叶（一两，拭去毛，炙微黄） 甘草（半两，炙微赤，剉）

上件药，捣粗罗为散。每服四钱，以水一中盏，入生姜半分，煎至六分，去滓。不计时候，温服。

治脚气，心神烦闷，四肢无力，膈上痰壅，口干头痛，不欲饮食，宜服荆芥散方。

荆芥（三分） 细辛（三分） 石膏（二两） 前胡（一两，去芦头） 枳壳［二（一）两，麸炒微黄，去瓤］ 半夏（半两，汤洗七遍，去滑） 槟榔（一两） 赤茯苓（一两） 甘草（半两，炙微赤，剉）

上件药，捣筛为散。每服三钱，以水一中盏，入生姜半分，煎至六分，去滓。不计时候，温服。

《太平圣惠方·卷第五十一·治痰厥头痛诸方》

治痰厥头痛，胸满短气，呕吐白沫，饮食不消，附子散方。

附子（半两，炮裂去皮脐） 前胡（半两，去芦头） 半夏（半两，汤洗七遍，去滑） 人参（半两，去芦头） 枳壳（半两，麸炒微黄，去瓤） 槟榔（半两） 石膏［二（一）两，捣碎］ 芎䓖（半两）

上件药，细剉，和匀。每服四钱，以水一大盏，入生姜半分，煎至五分，去滓。不计时候，温服。

治痰厥头痛，防风散方。

防风（一两，去芦头） 甘菊花（一两） 牛蒡子（一两，微炒） 白附子（一两，炮裂） 前胡（一两，去芦头） 石膏（二两，细研水飞过）

上件药，捣细罗为散。每于食后，以生姜茶清调下二钱。

治痰厥头痛，目眩，心膈不利，石膏丸方。

石膏（二两，细研水飞过） 甘菊花［一（二）两］ 附子（一两，炮裂去皮脐） 防风（二两，去芦头） 枳壳（一两，麸炒微黄，去瓤） 郁李仁（一两，汤浸去皮尖，微炒）

上件药，捣罗为末，炼蜜和捣三二百杵，丸如梧桐子大。每于食前，及夜临卧时，以温水下二十丸。

《太平圣惠方·卷第六十九·治妇人风眩头疼诸方》

治妇人风眩，头目昏闷烦疼，言语謇涩，痰逆，不下饮食，蔓荆子散方。

蔓荆子（三分） 防风（三分，去芦头） 羌活（三分） 芎䓖（二分） 羚羊角屑（三分）

细辛（半两） 枳壳［二（三）分，麸炒微黄，去瓤］ 甘菊花（半两） 前胡（三分，去芦头） 白芷（半两） 藁本（半两） 石膏（二两） 赤茯苓（三分） 旋覆花［三（半）两］ 麻黄（三分，去根节） 荆芥（三分） 甘草（半两，炙微赤，剉）

上件药，捣筛为散。每服四钱，以水一中盏，入生姜半分，煎至六分，去滓。不计时候，温服。

治妇人风眩头疼，痰壅烦闷，不下饮食，旋覆花散方。

旋覆花（半两） 白芷（半两） 芎䓖（半两） 藁本（半两） 蔓荆子（半两） 赤茯苓（一两） 防风（半两，去芦头） 枳壳（半两，麸炒微黄，去瓤） 独活（半两） 细辛（半两） 羌活（半两） 石膏（二两） 半夏（半两，汤洗七遍，去滑） 前胡（一两，去芦头） 羚羊角屑［二（三）分］ 杜若（三分） 甘草（半两，炙微赤，剉） 甘菊花（半两）

上件药，捣粗罗为散。每服三钱，以水一中盏，入生姜半分，薄荷七叶，煎至六分，去滓。不计时候，温服。

治妇人风眩，头疼呕逆，身体时痛，情思昏闷，独活散方。

独活（一两） 白术（三分） 防风（二分，去芦头） 细辛（三分） 人参（三分，去芦头） 石膏（二两） 半夏（半两，汤洗七遍，去滑） 赤芍药（半两） 甘草（半两，炙微赤，剉） 芎䓖（三分） 荆芥（三分）

上件药，捣粗罗为散。每服三钱，以水一中盏，入生姜半分，薄荷七叶，煎至六分，去滓。不计时候，温服。

治妇人风眩头疼，心神烦热，恍惚不得睡卧，少思饮食，茯神散方。

茯神（一两） 黄芪（三分，剉） 赤芍药（三分） 麦门冬（三分，去心） 石膏（一两半） 蔓荆子（三分） 人参（一两，去芦头） 防风（半两，去芦头） 酸枣仁（三分，微炒） 羚羊角屑［三（二）分］ 柴胡（一两，去苗） 甘草（半两，炙微赤，剉）

上件药，捣粗罗为散。每服四钱，以水一中盏，入生姜半分，煎至六分，去滓。不计时候，温服。

治妇人风眩头疼，四肢烦热疼痛，痰逆不思饮食，羚羊角散方。

羚羊角屑（半两） 人参（三分，去芦头） 茯神［二（三）分］ 半夏（半两，汤洗七遍，去滑） 防风（半两，去芦头） 犀角屑（半两） 赤箭（一两） 枳壳（半两，麸炒微黄，去瓤） 蔓荆子（半两） 石膏（二两） 芎䓖（三分） 杜若（三分） 细辛（半两） 前胡（一两，去芦头） 甘草（半两，炙微赤，剉）

上件药，捣粗罗为散。每服三钱，以水一中盏，入生姜半分，煎至六分，去滓。不计时候，温服。

治妇人风眩头疼，心神闷乱，肩背四肢烦疼，不欲饮食，石膏散方。

石膏（二两） 羌活（半两） 防风（半两，去芦头） 桑根白皮（三分，剉） 赤茯苓（三分） 枳壳（三分，麸炒微黄，去瓤） 赤芍药（三分） 芎䓖（三分） 黄芩（三分） 当归（三

分，剉，微炒） 甘草（半两，炙微赤，剉） 柴胡（一两，去苗） 羚羊角屑（半两） 酸枣仁（半两，微炒） 甘菊花（半两）

上件药，捣粗罗为散。每服四钱，以水一中盏，入生姜半分，煎至六分，去滓。不计时候，温服。

治妇人头痛目眩，心神烦渴，甘菊花饮子方。

甘菊花（一分） 石膏（一两，捣碎） 葛根（半两，剉） 薄荷（一握，切） 生姜（一分，拍碎） 葱白（一握，切） 豉（一合）

上件药，以水二大盏，煎至一盏，去滓。不计时候，分温二服。

治妇人风眩头疼，目被风牵引，偏视不明，细辛散方。

细辛（三分） 秦艽（一两，去苗） 独活（一两） 桂心（一两） 山茱萸（一两） 天雄（一两，炮裂去皮脐） 薯蓣（一两）

上件药，捣细罗为散。每服不计时候，以温酒调下一钱。

《太平圣惠方·卷第七十八·治产后头痛诸方》

治产后体虚，劳动过多，致头痛烦热，汗出不止，四肢少力，不思饮食，白术散方。

白术（三分） 石膏（一两半） 白芍药（半两） 白茯苓（三分） 麦门冬（一两半，去心，焙） 牡蛎粉（一两） 生干地黄（一两） 人参（三分，去芦头） 五味子（半两） 黄芪（三分，剉） 甘草（一分，炙微赤，剉）

上件药，捣粗罗为散。每服四钱，以水一中盏，入生姜半分，枣三枚，煎至六分，去滓。不计时候，温服。

治产后体虚头痛，芍药散方。

白芍药（一两） 生干地黄（一两） 牡蛎粉（一两） 桂心（半两） 甘草（一分，炙微赤，剉） 石膏（一两）

上件药，捣罗为散。每服四钱，以水一中盏，入生姜半分，枣三枚，煎至六分，去滓。不计时候，温服。

治产后虚热头痛，四肢烦疼，不思饮食，黄芪散方。

黄芪（一两，剉） 赤芍药（半两） 生干地黄（一两） 桂心（半两） 麦门冬（一两，去心，焙） 牡蛎粉（一两） 黄芩（半两） 石膏（二两） 甘草（半两，炙微赤，剉）

上件药，捣粗罗为散。每服四钱，以水一中盏，入生姜半分，煎至六分，去滓。不计时候，温服。

治产后体虚，头痛烦热，石膏散方。

石膏（二两） 当归（剉，微炒） 羚羊角屑 白芍药 白术 子芩 生干地黄 甘草（炙微赤，剉，以上各半两） 茯神（三分） 前胡（三分，去芦头） 麦门冬（一两，去心，焙）

上件药，捣粗罗为散。每服四钱，以水一中盏，入生姜半分，枣三枚，煎至六分，去滓。不计时候，温服。

治产后风虚头痛，四肢烦疼，口干微渴，茯神散方。

茯神　甘菊　羌活　当归（剉，微炒）　生干地黄　白芍药　前胡（去芦头）　桂心　甘草（炙微赤，剉，各半两）　葛根（三分，剉）　石膏（二两）　蔓荆子（一两）　麦门冬（一两半，去心，焙）

上件药，捣粗罗为散。每服四钱，以水一中盏，入生姜半分，煎至六分，去滓。不计时候，温服。

治产后痰壅头痛，心胸不利，少思饮食，前胡散方。

前胡（去芦头）　半夏（汤洗七遍，去滑）　旋覆花　当归（剉，微炒）　甘菊花　甘草（炙微赤，剉）　赤茯苓（以上各半两）　石膏（二两）　枳壳（一两，麸炒微黄，去瓤）

上件药，捣粗罗为散。每服四钱，以水一中盏，入生姜半分，煎至六分，去滓。不计时候，温服。

治产后风虚头痛，身体壮热，言语时错，心神烦闷，羚羊角散方。

羚羊角屑［三（一）分］　防风（一两，去芦头）　茯神（三分）　黄芪（二分，剉）　生干地黄（一两）　人参（三分，去芦头）　麦门冬（一两半，去心，焙）　芎䓖（一两）　赤芍药（半两）　石膏（一两）　独活（半两）　秦艽（半两，去苗）　甘草（一分，炙微赤，剉）

上件药，捣粗罗为散。每服四钱，以水一中盏，入生姜半分，煎至六分，去滓。不计时候，温服。

治产后因伤风冷，头痛壮热，胸膈满闷，不得睡卧，人参散方。

人参（三分，去芦头）　前胡（一两，去芦头）　白术（半两）　葛根（三分，剉）　枳壳（半两，麸炒微黄，去瓤）　酸枣仁（三分，微炒）　芎䓖（三分）　石膏（二两）　甘草（半两，炙微赤，剉）　桂心（半两）

上件药，捣粗罗为散。每服四钱，以水一中盏，入生姜半分，煎至六分，去滓。不计时候，温服。

治产后头痛，白僵蚕丸方。

白僵蚕（一两，微炒）　白附子（一两，炮裂）　地龙（一两，微炒）　黄丹（一两，微炒）　人中白（半两，炒灰）

上件药，捣罗为末，用葱津和丸，如梧桐子大。不计时候，荆芥汤下十丸。

《苏沈良方·卷第七》

头痛硫黄丸

硫黄（二两，细研）　硝石（一两）

上水丸，指头大，空心，腊茶嚼下。

《苏沈良方·卷第七》

胡芦巴散

治气攻头痛

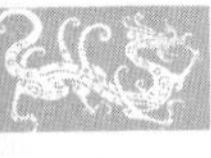

胡芦巴（微炒） 三棱（剉，醋浸一宿，炒干，各一两） 干姜（一分，炮）

上为末，每服二钱，温生姜汤，或酒调下。凡气攻头痛，一服即瘥。万法不愈，头痛如破者，服之即愈，尤利妇人。

《类证活人书·卷十九·妇人伤寒药方》

黄龙汤

妊妇寒热头疼，嘿嘿不欲饮食，胁下痛，呕逆，痰气，及产后伤风，热入胞宫，寒热如疟，并经水适来适断，病后劳复，余热不解。

柴胡（一两） 黄芩 人参 甘草（炙，各一分半）

上剉如麻豆大，每服五钱，水一盏半，煎一盏，去滓温服。

《圣济总录·卷第二十四·伤寒头痛》

单方：治伤寒头疼，胸中满，及发寒热，脉紧而不大者，是膈上有涎。宜用瓜蒂散方。

瓜蒂（一两）

右一味，捣罗为散，每服一钱匕，温熟水调下，吐涎愈。

复方：治伤寒太阳病，头痛发热，汗出恶风，桂枝汤方。

桂枝（去粗皮） 芍药（各三两） 甘草（炙，二两）

右三味，㕮咀如麻豆，每服五钱匕，水一盏半，入生姜一枣大，拍碎，枣三枚，去核，同煎至八分，去滓，温服，以热稀粥投之助药力。

治伤寒后不大便六七日，头痛有热。承气汤方：

大黄（四两） 厚朴（去粗皮，生姜汁炙，二两） 枳实（去瓤，麸炒，三个）

右三味，㕮咀如麻豆，每服三钱匕，水一盏半，煎至八分，去滓，温服。

治伤寒太阳病，头痛发热，身疼腰痛，骨节疼，恶风无汗而喘者。麻黄汤方：

麻黄（去根节，煮去沫，三两，焙） 桂（去粗皮，二两） 甘草（炙，一两） 杏仁（七十个，去皮尖、双仁）

右四味，㕮咀如麻豆，每服五钱匕，水一盏半，煎至八分，去滓，温服取汗。

治伤寒已发汗，或未发汗，头疼如破。连须葱白汤方：

连须葱白（寸切，三茎） 生姜（切，二两）

右二味分作三服，每服以水二盏，煎至一盏，去滓，通口服。此汤不瘥者，服葛根葱白汤。

治伤寒头疼不止，葛根葱白汤方：

葛根（剉） 芍药 知母（各半两） 芎䓖（三分）

右四味，㕮咀如麻豆大，每服五钱匕，水一盏半，入葱白三寸，生姜一枣大，各拍碎，同煎至一盏，去滓，通口服。

治伤寒脉弦细，头痛发热者，属少阳也，少阳不可发汗。宜用小柴胡汤方：

柴胡（去苗，二两） 黄芩（去黑心） 人参 甘草（炙，各三分） 半夏（六钱，洗去滑）

右五味，㕮咀如麻豆大，每服五钱匕，水一盏半，生姜一枣大，枣三枚去核，同煎至八分，去滓，温服。

治伤寒厥阴证，干呕吐涎沫头痛，吴茱萸汤方：

吴茱萸（三两，洗，焙） 人参（一两半）

右二味，㕮咀如麻豆大，每服五钱匕，水一盏半，入生姜一枣大，拍碎，枣三枚去核，同煎至八分，去滓，温服。

治伤寒头痛，痰盛，石膏丸方：

石膏（细研，水飞过，四两） 乌头（去皮脐，生用，一两） 硝石（研，一两半） 太阴玄精石（研，二两）

右四味，捣研为末，和匀如粉，以生姜自然汁，煮面糊和丸，如梧桐子大，每服十丸至十五丸，荆芥茶下，甚者不过三服。

治伤寒头疼壮热，化痰发汗，圣白散方：

附子（一枚大者，炮裂去皮脐） 白附子（生） 天南星（炮） 半夏（洗去滑，为末，生姜汁和作饼，焙干） 麻黄（去根节，各半两） 石膏（碎，研，一两） 麝香（研，半钱） 白芷（一分）

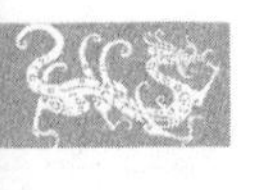

右八味，捣罗六味为末，入石膏麝香末，同研令匀，每服半钱匕，热葱茶调下，甚者连进三服。

治伤寒头痛，太一散方：

附子（大者，炮裂去皮脐，一两） 甘草（生） 石苇（去毛，各半两） 石膏（研） 滑石（研，各二两）

右五味，捣罗三味为细散，入石膏、滑石末同研匀，每服二钱匕，葱白薄荷茶调下。

治伤寒头痛，白藓皮汤方：

白藓皮 菊花 石膏（研） 荆芥穗（各一两） 桂（去粗皮，一分） 甘草（炙，半两） 麻黄（去节，二两）

右七味，粗捣筛，每服三钱匕，水一盏，煎七分，去滓，温服。

治伤寒头痛不止，茶调散方：

石膏（碎，研，二两） 羌活（去芦头，生用） 苍术（去皮） 甘草（半生半炙） 芎䓖 茵陈蒿 荆芥穗（各一两） 桂（去粗皮，半两）

右八味，捣罗为散，每服一钱匕，用腊茶末一钱匕，同葱白煎，汤点热服。

治伤寒头痛，目眩汗出，麝香丸方：

麝香（研） 龙脑（研，各一分） 丹砂（一两半，研） 雄黄（研） 木香 赤箭（各一两） 牛黄（研） 白花蛇肉 乌蛇肉（各酒浸，炙） 干蝎（炒去土） 羚羊角（镑，各半两） 天南星（炮） 麻黄（去根节，各二两） 白附子（生） 天麻（酒浸，焙） 防风（去叉） 零陵香叶 藿香叶 天雄（炮裂去皮脐，各三分）

右一十九味，捣罗十四味为末，入麝香等五味，研匀炼蜜。丸如小鸡头实大，每服二丸，细嚼，温酒下，不拘时候。

治伤寒头痛，天南星丸方：

天南星（末，二两） 石膏（末，一两，水飞过）

右二味，填牛胆中，用薄荷包，更用荷叶外包，于风道中挂，以清明节候入龙脑少许，滴雪水，丸如鸡头大，每服一丸，烂嚼，薄荷汤下。

治伤寒头痛不止，黄芩汤方：

黄芩（去黑心） 石膏（碎） 茵陈蒿 柴胡（去苗） 桔梗（剉，炒） 牡丹皮 荆芥穗 栀子仁（各一分） 麻黄（去根节，半两）

右九味，粗捣筛，每服三钱匕，水一盏，煎至七分，去滓，食后温服。

治伤寒头疼不可忍，石膏汤方：

石膏（碎） 麻黄（去根节，各一两） 何首乌（去黑皮，半两） 葛根（剉，三分）

右四味，粗捣筛，每服三钱匕，生姜三片，水一盏，同煎至八分，去滓，温服。

治伤寒头痛，石膏煮散方：

石膏（研，水飞过，一两半） 旋覆花（一两） 白蒺藜（炒） 甘菊花 山栀子仁 茵陈蒿 太阴玄精石（研） 芎䓖（各半两）

右八味，捣罗六味为细末，入石膏等研匀，每服三钱匕，水一盏，入荆芥少许，同煎至七分，不去滓，温服，不拘时候。

治伤寒头疼不止，芎䓖饮方：

芎䓖（半两） 马牙硝（研） 石膏（研，各一两）

右三味，粗捣筛，每服二钱匕，水一盏，入生姜三片，好茶一钱匕，同煎至六分，去滓，温服，不拘时候。

治伤寒头疼，鼻塞，一字散方：

芎䓖（一两） 草乌（头，炮裂去皮尖，一两半） 石膏（研，一两） 雄黄（二钱，醋浸一宿，焙，研）

右四味，捣罗三味为散，入雄黄末研匀，每服一字，入腊茶半钱匕，葱白一寸，煎汤点服。

治伤寒头痛，自汗，壮热，身体拘急，喘粗，骨节酸疼，人参汤方：

人参 甘草（炙，各二两） 桂（去粗皮） 陈橘皮（汤浸去白，焙） 白茯苓（去黑皮） 防风（去叉） 五味子 柴胡（去苗，各一两） 附子（炮裂去皮脐） 半夏（生姜汁浸一复时，各半两）

右一十味，剉如麻豆大，每服三钱匕，水一盏，入生姜二片，枣二枚劈破，同煎至七分，去滓热服，不拘时候。

治伤寒解表止头痛，兼治破伤风，及一切诸风，麻黄丸方：

麻黄（去根节，汤煮掠去沫，焙干） 乌头（水浸三日，日一易，曝干，炮裂去皮脐） 天南星（炮，捣末） 半夏（汤洗去滑，七遍） 石膏（泥裹火煅通赤，研，各四两） 白芷（三两）

甘草（炙，剉，一两） 龙脑（研，半两） 麝香（研，一分）

右九味，将八味捣研为末，水煮天南星和丸，如小弹子大，每服一丸，葱茶或葱酒嚼下，薄荷茶亦得，连二三服，此本白龙丸，后又加麻黄、寒水石，用石膏末为衣，治伤寒至佳，小伤风服之立瘥，解表药中，此尤神速。

治伤寒头痛，三日以里。可服白雪丸方：

乌头（去皮脐） 附子（去皮脐） 白附子 天南星 天麻 麻黄（去根节） 甘草（并生用，等分）

右七味，捣罗为末，水浸宿，炊饼和丸，如樱桃大，火煅，寒水石粉为衣，每服一丸，热酒或葱茶嚼下，良久以热粥投之。

治初得伤寒，头痛壮热，前胡汤方：

前胡（去芦头） 半夏（汤洗七遍，去滑，生姜汁炙，切，焙） 玄参（坚者） 旋覆花 甘草（炙，剉） 桂（去粗皮） 黄芩（去黑心） 桔梗（剉，炒） 生干地黄（焙，各一两）

右九味，粗捣筛，每服五钱匕，水一盏半，生姜五片，煎至八分，去滓热服，不拘时候。

治伤寒头痛身热，百节疼痛，四白散方：

蒺藜子（炒去角） 白芷 白附子（炮） 白僵蚕（炒，等分）

上四味，捣罗为散，每服二钱匕，茶清或酒调下，不拘时候。

《圣济总录·卷第六十四·膈痰风厥头痛》

治风痰气厥，攻击头痛，胸膈不利，呕逆食少，玉露丸方：

半夏（汤洗七遍，为末，用姜汁和作饼子，焙） 白附子（炮） 天南星（炮，各二两） 龙脑（研，一分） 白矾（研）

右五味，以前三味捣罗为末，研入白矾，脑子令匀，煮生姜汁，面糊为丸如豌豆大。每服二十丸。食后生姜汤下。

治风痰气厥，头疼昏眩，菊花散方：

菊花（一两） 白附子（炮，三分） 防风（去叉，半两） 甘草（炙，一分） 枳壳（去瓤，麸炒，三分）

右五味，捣罗为散，每服二钱匕，以腊茶清调服。不计时候。

治风痰气厥头痛，心胸壅滞，喘满恶心，牛黄铁粉丸方：

牛黄（研，一钱） 铁粉（研，一两半） 水银沙子 半夏（生） 天南星（炮，各一两） 腻粉（研，一分） 粉霜（研，二钱） 丹参（研，三分） 干蝎（去土，炒，一分） 白附子（半两，生）

右一十味，捣研为细末，拌匀，煮枣肉和丸梧桐子大，每服五丸至七丸，以生姜汤下，临卧服，如要动利，服二十丸，更看脏腑虚实加减。

治风痰气厥头痛，利胸膈，进饮食，化痰丸方：

半夏（汤洗去滑，别捣取末，二两） 天南星（炮） 白附子（炮） 丹砂（细研，各一两）

槟榔（煨，剉，半两） 丁香（一分）

右六味，除半夏外，捣研为细末，以生姜自然汁煮前半夏末，作糊和丸如梧桐子大，每服十五丸，加至二十丸，生姜汤下，不计时候。

治风痰攻冲头痛，利咽膈，和胃气，进饮食，去风气，犀角半夏丸方：

犀角（生，镑） 木香 桔梗（剉，炒，各半两） 半夏（汤洗七遍，去滑，焙，二两） 天麻 人参（各一两） 丹砂（细研） 槟榔（煨，剉） 青橘皮（浸去白，焙，各三分）

右九味，捣研为细末，拌和匀，以生姜自然汁，煮面糊和丸，梧桐子大，每服十五丸，加至二十丸，淡生姜汤下，不计时候。

治风痰攻击，头痛恶心，胸膈烦满，咽干多渴，乳香丸方：

乳香（一两，以姜自然汁一盏煮乳香，令软，于乳钵内研细，滤去滓，入面少许，银器内慢火熬成膏） 半夏（汤洗七遍，焙，二两） 铁粉（研水飞过） 丹砂（研水飞过） 铅白霜（研，各一两） 天南星（半两，生用） 皂荚根白皮（剉，二分）

右七味，除乳香膏外，捣研为细末，拌和，再研匀，以乳香膏和丸梧桐子大，每服十丸，加至十五丸。以生姜薄荷汤下，食后服。

治风痰气厥，攻击头痛，痰逆恶心，退风壅化痰，金犀丸方：

金薄（三十片） 犀角（镑，一两） 龙脑（研，一钱） 麝香（研，一分） 丹砂（研，水飞过，二两） 胆南星（一两） 半夏（二两，洗去滑，焙） 天麻（半两） 白矾（一两，枯过） 丁香（一分）

右一十味，捣研为细末，拌和，再研匀，入煮枣肉和丸梧桐子大，每服十五丸。以温生姜汤下，不计时候。

治胸膈风痰，气厥上攻，头痛呕吐痰饮，芎䓖汤方：

芎䓖 独活（去芦头） 旋覆花 防风（去叉） 藁本（去苗土） 细辛（去苗叶） 蔓荆实（各一两） 石膏（碎） 甘草（炙，各半两）

右九味，粗捣筛，每服三钱匕，生姜二片，荆芥三五穗，水一盏，同煎至七分，去滓，食后稍热服之。

治风痰壅盛，胸膈不利，攻击头痛，天南星丸方：

天南星（炮） 半夏（浆水浸三日，切作片，焙） 白附子（炮，各一两） 木香（一分）

右四味，捣罗为末，以生姜汁搜和为丸如绿豆大，每服十丸，食后生姜汤下。

治风痰气厥，头痛目眩，旋运欲倒。四肢倦怠，精神不爽，多饶伸欠，眠睡不宁，麝香天麻丸方：

天麻（酒浸一宿，焙干） 芎䓖 防风（去叉，各一两） 甘菊花（三分） 天南星（一个及一两者，先用白矾汤洗七遍，然后水煮软，切作片，焙干） 麝香（研，二钱）

右六味，捣研为末，拌匀，炼蜜和丸如鸡头实大，每服一丸，细嚼荆芥汤下，不拘时候。

治风痰气厥头痛。呕吐痰涎，天南星丸方：

天南星（用韭汁煮软，切作片，焙干，半斤） 芎䓖（三两） 香墨（烧，研，半两）

右三味，捣研为末，以白面煮糊和丸梧桐子大，每服二十丸，荆芥汤下，不计时候。

治痰饮呕逆，头目不利，前胡饮方：

前胡（去芦头） 赤茯苓（去黑皮） 陈橘皮（汤浸去白，焙） 人参 半夏（汤洗七遍，去滑） 枇杷叶（去毛） 旋覆花（等分）

右七味，剉如麻豆大，每服五钱匕，水一盏半，入生姜七片，煎取七分，去滓，温服，食后良久服。

《圣济总录·卷第八十三·脚气痰壅头痛》

治风毒脚气，壅热生痰，头项强痛，旋覆花丸方。

旋覆花（微炒） 薏苡仁（炒） 升麻 赤茯苓（去黑皮） 地骨皮（各一两） 白槟榔（煨，剉，五枚） 前胡（去芦头，微炙） 防风（去叉） 芍药 羌活（去芦头） 麦门冬（去心，焙） 大麻子仁（别研如膏） 马牙消（别研，各一两半） 枳壳（去瓤，麸炒） 羚羊角（镑） 黑参 白蒺藜（炒去角，各三分）

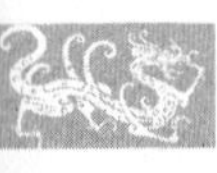

右一十七味，先将一十五味捣罗为末，入马牙硝，大麻仁膏相和捣罗，炼蜜和丸如梧桐子大，食后温浆水下二十丸，日二夜一。

治脚气上攻，胸膈痰盛，头目眩痛，羚羊角散方。

羚羊角（镑） 白藓皮 黄芪（剉） 白槟榔（煨，剉） 山栀子仁（各三分） 羌活（去芦头） 甘草（炙，剉） 恶实（炒） 茯神（去木） 桂（去粗皮） 海桐皮（剉） 附子（炮裂去皮脐） 郁李仁（炒去皮） 大黄（剉，醋炒） 麻黄（去根节，汤煮掠去沫，焙） 酸枣仁（炒） 独活（去芦头） 芎䓖 防风（去叉，各一两） 葛根（取粉） 枳壳（麸炒，去瓤） 地骨皮 车前子（炒，各三分）

右二十三味，捣罗为散，拌匀，空心晚食前温酒调下二钱至三钱匕。

治风毒脚气，痰厥头痛，百合汤方。

百合 旋覆花（去枝、蒂） 桑根白皮（剉） 木通（剉） 前胡（去芦头） 赤茯苓（去黑皮） 防己 槟榔（剉） 天蓼子 半夏（汤洗去滑，焙） 郁李仁（汤浸去皮尖，炒，别研） 桃仁（汤浸去皮尖、双仁，麸炒，别研） 防风（去叉） 防葵 木香 陈橘皮（汤浸去白，焙，各一两）

右一十六味，粗捣筛，每服三钱匕，水一盏半，入生姜半分拍碎，同煎至七分，去滓，食前温服，日三。

治风毒脚气上攻，头目昏眩时痛，脚膝痹弱，不能履地，或时发寒热，呕吐痰涎，大腹汤方。

大腹皮（剉，一两半） 紫苏茎叶 干木瓜 桑根白皮（剉，各一两） 沉香（剉） 木香 香子根（切，焙） 羌活（去芦头） 木通（剉） 枳壳（麸炒，去瓤） 青橘皮（汤浸去白，焙） 陈橘皮（汤浸去白，焙） 槟榔（剉） 莱菔子（焙，各半两）

右一十四味，粗捣筛。每服二钱匕，水一盏，入葱白三寸切，生姜三片，煎至六分，早、晚、食后服。

治脚气攻冲，痰壅头痛，羌活汤方。

羌活（去芦头） 白茯苓（去黑皮） 防葵（生，各一两一分） 麻黄（去根节，汤煮掠去沫，炒黄） 半夏（汤洗七度，去滑，各一两半） 陈橘皮（汤浸去白，焙，三分） 槟榔（剉，十枚） 桂（去粗皮，一两） 杏仁（汤浸去皮尖、双仁，炒，四十枚）

右九味，粗捣筛，每服三钱匕，水一盏，入生姜半分拍碎，同煎至六分，去滓，空心，温服，日三，以利为度。

治脚气通身肿满，小便涩少，上气痰壅头痛，不能饮食，桑白皮汤方。

桑根白皮（炙，剉，五两） 大豆（炒，一升） 陈橘皮（汤浸去白，焙） 防风（去叉） 麻黄（去根节，汤煮掠去沫） 赤茯苓（去黑皮，各二两） 旋覆花 紫苏茎叶（各一两） 杏仁（汤浸去皮尖、双仁，炒，半两）

右九味，粗捣筛。每服五钱匕，水一盏半，入生姜半分拍碎，同煎至七分，去滓，空腹温服，衣复出汗。若冷多加吴茱萸，热多加玄参，各二两。

治风毒脚气，痰壅头痛，犀角汤方。

犀角（镑，半两） 防风（去叉） 牛膝（切，焙，各一两半） 羌活（去芦头） 陈橘皮（汤浸去白，焙，各一两） 秦艽（去苗） 桂（去粗皮，各三分） 大腹（三枚并子，细剉）

右八味，粗捣筛。每服五钱匕，水一盏半，入生姜一分拍碎，同煎至七分，去滓，空心，温服，日三。

治脚气痰壅头痛，车前子丸方。

车前子 麦门冬（去心，焙，各三两） 玄参 泽泻 苦参（各二两半） 羚羊角（镑，二两） 枳壳（去瓤，麸炒，四两） 菊花（一两一分）

上八味，捣罗为末，炼蜜和丸如梧桐子大，食前浆水下四十丸，日一服。

治脚气多痰，膈壅头痛，前胡汤方。

前胡（去苗） 半夏（汤洗三度，去滑，焙） 枳壳（去瓤，麸炒） 赤茯苓（去黑皮） 芦根（剉碎） 麦门冬（去心，焙，各三分） 旋覆花（半两）

右七味，粗捣筛，每服三钱匕，水一盏半，入生姜半分，拍碎，同煎至六分，去滓，食前温服日三。

治脚气痰壅头痛，紫苏汤方。

紫苏 防风（去叉） 麦门冬（去心，焙，各一两半） 桑根白皮（剉，一两） 大腹（二枚，连皮子剉）

上五味粗捣筛，每服三钱匕，水一盏半，煎至七分，去滓，入童子小便二合，再煎一两沸，温服，日三。

治风湿脚气，痰壅头痛，半夏丸方。

半夏（汤洗七度，去滑，曝干，二两）

右一味，捣罗为末，生姜自然汁和丸如梧桐子大，每服二十丸，食前生姜汤下，日三。

治脚气痰壅，头痛喘闷，胸膈心背痛，独活酒方。

独活（去芦头） 山茱萸 天门冬（去心，焙） 黄芪 甘菊花 防风（去叉） 天雄（炮裂，去皮脐） 侧子（炮裂，去皮脐） 防己 白术 赤茯苓（去黑皮） 牛膝 枸杞子（焙，各三两） 磁石（生，捣研，九两） 生姜（切，五两） 贯众（剉去黄，末，二两） 生地黄（七两）

右一十七味，㕮咀如麻豆，生绢袋盛，以无灰酒五斗浸七日，开封初饮三两合，渐加，常令酒力相接。

治风毒脚气，痰壅头痛，骨节烦疼，兼肿硬，行履不稳，不能食，旋覆花丸方。

旋覆花（炒） 防风（去叉） 麦门冬（去心，焙，各半两） 柴胡（去苗） 枳壳（去瓤，麸炒） 桂（去粗皮） 诃黎勒皮 槟榔（剉，各半两） 木香 酸枣仁（炒） 桑根白皮（剉） 芍药（各一分） 郁李仁（三分，别研入）

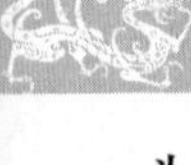

右一十三味，捣罗为末，炼蜜为丸如梧桐子大，煎大腹汤下二十五丸，日再服。

治脚气痰壅，头牵引而痛，芎䓖散方。

芎䓖（剉，一两半） 附子（炮裂，去皮脐，一两） 槟榔（剉） 羌活（去芦头） 桑根白皮（剉，炒，各三分）

右五味，捣罗为散，每服一钱匕，煎绿豆汤调下，空心食前，日三。

《圣济总录·卷第一百八·眼眉骨及头痛》

治风热上攻，眼眉骨连头疼痛，防风汤方。

防风（去叉，三分） 甘菊花 羌活（去芦头） 藁本（去苗土，各一两） 石膏（二两） 旋覆花 蔓荆实 甘草（炙，各半两）

右八味，粗捣筛，每服四钱匕，以水一盏，入生姜一枣大切，煎取七分，去滓，温服，食后，日二。

治目痛，上连头脑，芎䓖汤方。

芎䓖 羌活（去芦头） 蔓荆实 甘菊花 黄芩（去黑心） 防风（去叉，各一两） 枳壳（去瓤，麸炒） 甘草（炙，各半两） 石膏（二两）

上九味，粗捣筛，每服三钱匕，以水一盏，煎取七分，去滓温服，食后临卧，日再。

治风毒所攻，头目俱痛，及眉骨额角疼，羚羊角汤方。

羚羊角（屑） 防风（去叉） 地骨皮 麦门冬（去心，焙） 茯神（去木，各一两） 黄芩（去黑心） 枳壳（去瓤，麸炒） 蕤仁（汤浸，去皮） 芒硝（各半两） 甘草（炙，三分） 升麻（三分） 石膏（二两）

右一十二味，粗捣筛，每服三钱匕，以水一盏，煎取七分，去滓温服，食后。

治风热毒气，攻冲阳经，头痛目疼，连绕眉额，荆芥汤方。

荆芥穗　防风（去叉）　甘菊　旋覆花　芎䓖　枳壳（去瓤，麸炒）　甘草（炙，各一两）　石膏（二两）　黄芩（去黑心，半两）

右九味，粗捣筛，每服五钱匕，以水一盏半，入生姜半分切，煎取七分，去滓温服。食后，日二。

治风热头目疼痛，连绕额角，香甲散方。

甘菊花（二两）　芎䓖（一两）　甘草（生用）　青橘皮（汤浸，去白，焙）　檀香（剉，各半两）

右五味，捣罗为散，每服二盏匕，沸汤入盐少许点服，不拘时候。

治风气上攻，眼睛疼痛，牵连头脑，细辛散方。

细辛（去苗叶）　甘菊花　枳壳（去瓤，麸炒）　赤芍药（各半两）　石膏（细研，水飞）　藁本（去苗土）　芎䓖　防风（去叉，各一两）　甘草（炙，一分）

右九味，捣研为散，每服二钱匕，沸汤调下，食后，日二三服。

治肝脏受风，胸膈痰饮，头目俱痛，渐生翳障，独活丸方。

独活（去芦头，二两）　旋覆花（去土，半两）　牵牛子（微炒，半两）　天南星（炮，半两）　藁本（去苗土，半两）　天麻（二两）　芎䓖（二两）　细辛（去苗叶，半两）　菊花（一两）

右九味，捣罗为细末，生姜汁煮糊，丸如梧桐子大，每服二十丸，荆芥汤下，食后服。

治眉骨太阳穴头面俱痛，眼见黑花，目渐昏暗，芎菊散方。

芎䓖（二两）　菊花（一两）　白芷（二两）　细辛（去苗叶，半两）　石膏（水飞，半两）　防风（去叉，二两）　甘草（炙，半两）

右七味，捣罗为细散，每服一钱匕，茶调食后服。

治胸膈风痰，头目旋晕，时发昏痛，天麻丸方。

天麻（一两半）　羌活（去芦头，一两半）　芎䓖（一两半）　羚羊角（镑，一两）　干薄荷叶（二两）　人参（一两）　干蝎（炒，四钱）　白僵蚕（直者微炙，一两）　天南星（牛胆制者，半两）　龙脑麝香（各二钱，研）

右一十一味，先将九味捣罗为末，入龙脑麝香同研匀，炼蜜和丸，如鸡头大，以丹砂为衣，每服一丸，细嚼、茶酒任下，食后服。

《圣济总录·卷第一百六十二·产后头痛》

治产后气血虚，头痛不定，茯苓汤方。

白茯苓（去黑皮）　羌活（去芦头）　当归（切，焙）　人参　附子（炮裂，去皮脐）　芎䓖　石膏（火煨）　黄芪（剉，各一两）

右八味，剉如麻豆，每服三钱匕，水一盏，煎至七分，去滓温服，不拘时候。

治产后风虚，头痛昏眩，羌活汤方。

羌活（去芦头）　当归（切，焙）　白茯苓（去黑皮）　甘菊花　石膏（火煅）　乌头（炮裂，

去皮脐） 甘草（炙，剉） 芍药（各一两）

右八味，粗捣筛，每服三钱匕，水一盏，煎至七分，去滓温服，不拘时候。

治产后伤风头痛，风眩口㖞，耳聋，大三五七散方。

天雄（炮裂，去皮脐） 细辛（去苗叶，各二两） 山茱萸 干姜（炮，各五两） 山芋 防风（去叉，各七两）

右六味，捣罗为散，每服二钱匕，清酒调下，日再，未知稍加。

治产后伤风冷，头疼痛，目眩恶心，防风汤方。

防风（去叉） 独活（去芦头） 黄芪 羚羊角（镑） 枳壳（去瓤，麸炒） 乌头（炮裂，去皮脐） 旋覆花 生干地黄（焙） 桂（去粗皮，各一两）

右九味，剉如麻豆，每服三钱匕，水一盏，入生姜三片，薄荷三叶，同煎至七分，去滓温服，不拘时候。

治产后风虚，头痛运旋，干呕不能饮食，人参煮散方。

人参 前胡（去芦头，洗切） 白术 枳壳（去瓤，麸炒） 葛根（剉） 芎䓖 石膏（火煅） 甘草（炙，剉） 桂（去粗皮） 酸枣仁（炒，各一两）

右一十味，捣罗为粗散，每服三钱匕，水一盏，煎至七分，去滓温服，不拘时候。

治产后伤寒，头痛目眩，麻黄汤方。

麻黄（去根节，汤煮，掠去沫） 葛根 石膏（火煅） 桂（去粗皮） 附子（炮裂，去皮脐） 芍药 甘草（炙剉） 秦艽（去土） 防风（去叉） 当归（切，焙，各一两）

右一十味，剉如麻豆，每服三钱匕，水一盏，煎至七分，去滓温服，不拘时候。

治产后风热，头痛目掣动，防风汤方。

防风（去叉） 升麻 黄芩（去黑心） 芍药 石膏（生） 葛根（剉） 芎䓖 羌活（各一两）

右八味，粗捣筛，每服三钱匕，水一盏，煎至七分，去滓服，不拘时候。

治产后伤风头痛，眩闷倒旋，茯苓前胡汤方。

白茯苓（去黑皮） 前胡（去芦头） 菊花 白术 附子（炮裂，去皮脐） 细辛（去苗叶） 芎䓖 麻黄（去根节，各一两）

右八味，剉如麻豆，每服二钱匕，水一盏，煎至七分，去滓温服，不拘时候。

治产后伤风头痛，目昏眩，茯苓黄芪汤方。

白茯苓（去黑皮） 黄芪（剉） 菊花 独活（去芦头） 枳壳（去瓤，麸炒） 当归（切，焙） 生干地黄（焙） 人参 乌头（炮裂，去皮脐，各一两）

右九味，剉如麻豆，每服三钱匕，水一盏，煎至七分，去滓温服，不拘时候。

治产后伤风寒，头目热痛。羚羊角汤方。

羚羊角（镑） 石膏（火煅） 当归（切，焙） 芍药 生干地黄 白茯苓（去黑皮） 麦门冬（去心，焙） 前胡（去芦头） 甘草（炙，各一两）

右九味粗捣筛，每服三钱匕，水一盏，煎至七分，去滓温服，不拘时候。

《普济本事方·卷第二·头痛头晕方》

玉真丸

治肾气不足，气逆上行，头痛不可忍，谓之肾厥，其脉举之则弦，按之石坚。

硫黄（二两） 石膏（硬者不煅，研） 半夏（汤浸洗七次，各一两） 硝石（一分，研）

上为细末，研匀，生姜汁糊丸如梧子大，阴干。

白附子散

治风寒客于头中，偏痛无时，久之牵引两目，遂致失明。

白附子（一两，炮） 麻黄（不去节） 川乌（炮去皮尖） 南星（各半两，炮） 全蝎（五个，去毒） 干姜（炮） 朱砂（水飞） 麝香（各一分）

上为细末，酒调一字服之，去枕少时，此方见《必用方》。

黑龙丸

治一切中风头疼。

天南星 川乌（各半斤，黑豆熏三次） 石膏（半斤） 麻黄（去根节） 干薄荷（各四两） 藁本（去芦，洗） 白芷（不见火，各二两） 京墨（一两半）

上为细末，炼蜜杵，丸如弹子大。每服一丸，薄荷茶汤嚼下。

《妇人大全良方·卷第四·妇人血风头痛方论第五》

川芎当归散

川芎（一两） 当归（三分） 羌活 旋覆花 华阴细辛 蔓荆子 防风 石膏 藁本 荆芥穗 半夏曲 干地黄 甘草（各半两）

上㕮咀，每服三钱。水一盏，姜三片，煎至七分，去滓温服。

七生丸

治男子、妇人八般头风及一切头痛，痰厥、肾厥、饮厥、伤寒，伤风头痛不可忍者，并皆治疗。（徐明仲先生方）

川乌 草乌 南星（三味并生，去皮） 半夏（冷水洗，去滑） 川芎 石膏 白芷（并生用，等分）

上为细末，研韭菜自然汁，丸如梧子大。每服七丸，加至十丸，嚼生葱，茶送下。

芎辛汤

治状如前，但发热者不可服。

生附子（去皮） 生乌头（去皮尖） 南星 干姜（炮） 北细辛 川芎各（一两） 甘草（三分）

上㕮咀，每服四钱。水二盏，姜七片，茶牙少许，煎至六分去滓，食前温服。中脘素有寒者，不用茶牙。

《妇人大全良方·卷第二十二·产后头痛方论第二》

川芎散

治产后头痛。

真天台乌药皮，大川芎等分，上为细末，每服三钱。秤锤淬酒调服。

芎附散

治产后败血作梗，头痛，诸药不效者。（徐明仲先生传）

大附子一枚，酽醋一碗，用火四畔炙透，蘸醋令尽，去皮脐，川芎一两，并为细末，每服二钱，茶清调下。

一奇散

治产后头疼。

取当归、川芎为细末，每服二钱。水一盏，煎七分，温服。

《仁斋直指方论（附补遗）·卷之十九·头风》

附：东垣头痛论

加减三五七散《和剂方》，治八风，五痹，肢体不仁。又治风寒入脑，阳虚头痛，畏闻人声，目旋晕转，耳内蝉鸣。应风寒湿痹，脚气缓弱，并皆治之。

山茱萸（去核） 干姜（炮） 茯苓（去皮，各三两） 细辛（一两半） 防风（去芦，四两） 附子（三个半，炮，去皮脐）

上为细末，每服二钱，温酒食前调服。

川芎散《圣惠方》，治头风，偏正头痛。

羌活 细辛 川芎 香附子 槐花 甘草炙 石膏 荆芥穗 薄荷 菊花 茵陈 防风

上为末，每服二钱，茶清调，食后服，忌动风物。

清空膏，治偏正头痛，年深不愈者。又治风温，热气上壅及脑痛，除血虚头痛不治，余皆治之。

川芎（五钱） 柴胡（七钱） 黄连（酒炒） 防风 羌活（各一两） 炙甘草（一两五钱） 细挺子黄芩（三两，去皮，一半酒制，一半炒）

上为末。每服二钱，于盏内入茶少许，汤调如膏，抹在口内，少用白汤送下，临卧。如苦头痛，每服加细辛二分；痰厥头痛，脉缓，减羌活、防风、川芎、甘草，加半夏一两五钱；如偏正头痛，服之不愈；减羌活、防风、川芎一半，加柴胡一倍；如发热，恶寒，口渴，此阳明头痛，只与白虎汤加吴白芷。白虎汤方见暑门。

宝鉴石膏散，治头疼。

川芎 石膏 白芷（各等分）

上为末，每服四钱，热茶清调下。

豆粉丸（《圣惠方》），治风热头疼。

川芎 细辛 甘草 白芷 豆粉（各二钱半） 薄荷 石膏（各半两） 朴硝（二钱）

上为细末，炼蜜和丸如弹子大。石膏末为衣。每服一丸，细嚼，茶清下。

彻清膏

蔓荆子 细辛（各一分） 薄荷叶 川芎（各二分） 生甘草 炙甘草（各五分） 藁本（一钱）

上为末，茶清调二钱下。

半夏白术天麻汤，治脾胃证已经服疏风丸。下二三次，原证不瘳，增以吐逆痰唾稠粘，眼黑头旋，目不敢开，头苦痛如裂，四肢厥冷，不得安卧，此气虚头痛也。

黄柏（二分，酒洗） 干姜（三分） 泽泻 白茯苓 天麻 黄芪 人参 苍术（各五分） 炒神曲 白术（各一钱） 麦芽 半夏（汤洗） 陈皮（各一钱半）

上每服五钱，水煎热服。

顺气和中汤，治气虚头痛，此药升阳补气头痛自愈。

黄芪（一钱半） 人参（一钱） 甘草（炙，七分） 白术 陈皮 当归 芍药（各二分） 升麻 柴胡（各三分） 细辛 蔓荆子 川芎（各二分）

上作一服，水煎食后服，亦治气血俱虚头痛。

安神汤，治头旋眼黑头痛。

羌活（一两） 防风（二钱半） 柴胡 升麻（各半两） 黄柏（酒制，一两） 知母（酒制，一两） 生地黄（半两） 黄芪（二两） 炙甘草 生甘草（各二钱）

上件每服秤半两，水二盏，煎至一盏半，加蔓荆子半钱，川芎三分，再煎至一盏，去滓，临卧热服。

《严氏济生方·头面门·头痛论治》

单方：都梁丸

治偏正头风，一切头疼。

香白芷（日干，二两）

上件，研为细末，炼蜜为丸，如龙眼大，每服二丸，食后细嚼，用茶芽煎汤咽下。

复方：菊花散

治风热上攻，头痛不止，口干颊热。

石膏 甘菊花（去梗） 防风（去芦） 旋覆花子 甘草（炙） 川羌活（去芦，各等分）

上㕮咀，每服四钱，水一盏半，姜五片，煎至七分，去滓，温服，不拘时候。

葱附丸

治气虚头痛。

附子（一只，炮，去皮脐）

上为细末，葱涎为丸，如梧桐子大，每服五十丸，空心，茶清送下。

三生丸

治痰厥头痛。

半夏 白附子 天南星（各等分）

上细末，生姜自然汁浸，蒸饼为丸，如绿豆大，每服四十丸，食后，姜汤送下。

二芎饼子

治气厥，上盛下虚，痰饮，风寒伏留阳经，偏正头疼，痛连脑巅，吐逆恶心，目瞑耳聋。

常服清头目，化风痰。

抚芎　川芎　干姜（炮）藁本（去芦）苍耳（炒）天南星芦　甘草（炙）

上等分，为细末，生姜汁浸，蒸饼为丸，如鸡头大，捏作饼子，晒干，每服五饼，细嚼，茶。

蝎附丸

治气虚头疼。

大附子（一枚）全蝎（去毒，二个）钟乳粉（二钱半）

上用附子剜去子内，却以余附子为末，用钟乳粉面少许，水和作剂，包裹，煨令熟。上为细末，并擂葱涎为丸，如梧桐子大，每服七十丸，空心食前，用椒盐汤送下。

芎乌散

治男子气厥头疼，妇人气盛头疼，及产后头痛，悉皆治之。

川芎　天台乌药

上等分，为细末，每服二钱，茶清调服，或用葱茶汤调服，并食后。

一字散

治头风。

雄黄（研令极细，半两）细辛（洗去叶，半两）川乌尖（去皮，五个，生用）

上为细末，每服一字，入姜汁少许，茶芽煎汤调服，食后。

《类编朱氏集验医方·卷之十·妇人门·头痛》

灵砂丹

有妇人头痛，恶风发热，六脉沉取无根，浮取却有，医者谓之虚证。

灵砂丹，以人参一二两，银铫煎汤，空心下十粒，五更又下十粒，天明则愈矣。

加味补虚汤

治妇人头痛，发热多汗，六脉虚细，尺脉或绝。作血虚治之，服后药见效。

术附汤加川芎先服，十全汤加附子次服。又服鹿茸丸、内补丸、芎䓖汤、神术散。

《三因极一病证方论·卷之十六·头痛证治》

藿香散

治伤风挟涎饮上厥头疼，偏正夹脑诸风。

藿香（半两）川乌头（汤浸七次，去皮尖，一两）乳香（三皂角子大）草乌头（炮制去皮尖，半两）

上为末，每服一字，薄荷茶清调下，食后服。

惺惺散

治伤寒发热，头疼脑痛。

石膏　甘草（生）麻黄（去节汤，各等分）

上为末，每服二钱，水一小盏，茶半钱，葱白三寸，碎擘，煎三五沸，先嚼葱白，细咽下，去枕仰卧；如发热，再投一服，出汗立愈。

芎术汤

治着湿头重眩晕，苦极不知食味。暖肌补中，益精气。

川芎（半两） 白术（半两） 附子（生，去皮尖，半两） 甘草 桂心（一分）

上为锉散，每服四大钱，水二盏，姜七片，枣一个，煎七分，去滓，食前服。

救生散

治外伤风冷，内积忧思，气郁聚涎，随气上厥，伏留阳经，头疼壮热，眩晕，或胸膈塞痞。兼服宽中丸，并攻之。

菊花蒂 川芎 石膏（各一两） 甘草（一分）

上日干为末，每服三钱，煎葱汤调下；如觉胸痞，即调此下宽中丸，不计时服。

宽中丸

治气滞不快，饮食不消，胸膈痞塞，凝痰聚饮，状如伤寒，头疼胸痞。

大附子（炮去皮脐） 木香（炮） 青皮 大黄（湿纸裹煨，各等分）

上为末，醋煮糊丸，如梧子大。每服十丸，姜汤下；头疼甚，则调救生散送下。

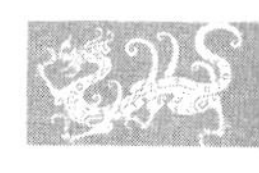

天南星丸

治肾厥头疼不可忍。

硫黄 石膏 天南星（炮） 焰硝（各等分）

上为末，糊丸，如梧子大。每服三十丸，空心食前温酒下。

硫朱丸

治肾厥及痰厥头疼，诸药不效。

硫黄 川乌头（炮去皮，各半两） 朱砂（水飞，二两） 天南星（一两，炮制）

上为末，姜汁煮糊丸，梧子大。每服十五丸，生姜薄荷汤下。

雄黄丸

治八般头风，及眩晕恶心吐逆，诸药不治。

通明雄黄（一两） 川乌头（生，去皮尖，一两半）

上二味为末，滴水丸，如梧子大。每服十丸，煨葱白茶清下。即用后药搐鼻。

大附丸

治元气虚壅上攻，偏正头疼，不可忍。

大附子（炮去皮脐，一枚）

上为末，葱汁糊丸，绿豆大。每服十丸至十五丸，茶清下。

如圣饼子

治气厥上盛下虚，痰饮风寒伏留阳经，偏正头疼，痛连脑巅，吐逆恶心，目瞑耳聋。常服清头目，消风痰，暖胃气。

川乌头（生，去皮） 天南星 干姜（各一两） 甘草 川芎（各二两） 天麻 防风 半夏（洗去滑，各半两）

上为末，汤浸蒸饼和丸，鸡头大，捻作饼子，晒干。每服五饼，同荆芥三五穗细嚼，茶、酒任下；熟水亦得，不拘时候。

《是斋百一选方·卷之九·第十二门·治头风》

叶椿方

白僵蚕（去丝嘴） 良姜（等分）

上为细末，每服半钱，白梅茶清调下，临发时服。

十味如神丸

治偏正头风，坠痰涎，散滞气，宽胸膈。久服清头目，强腰膝，十味如神丸。

晋矾（枯过） 天门冬（去心） 五味子（各半两） 半夏（四十九粒，汤浸七次） 南星（一个，大） 术 人参（各一分）

上为末，生姜自然汁调，飞罗面煮糊，丸梧桐子大，朱砂一分为衣。

《黄帝素问宣明论方·卷二·诸证门》

首风证

秘方茶酒调散，治一切诸风痰壅，目涩昏眩，头疼心愦，烦热，皮肤痛痒，并风毒壅滞。清爽神志，通和关窍，消恶汗。

石膏（另为细末） 菊花 细辛（去苗） 香附子（去须，炒，各等分）

上为末，每服二钱，温茶、酒调下，食后，日三服。

《丹溪手镜·卷之中·头痛（三十）》

家珍方

治偏头痛连睛。

石膏 黍粘子（炒）

香芎散

治一切头风。

香附（二两炒） 甘草 川芎（一两） 石膏（五钱） 细茶 荆芥（点服二钱） 细辛 防风 川乌 草乌 白芷 荆芥 羌活（煎服）

《丹溪手镜·卷四·头风（六十六）》

消风散

荆芥穗 甘草（炙） 川芎 羌活 人参 茯苓 防风 白僵蚕（炒） 藿香 蝉蜕（去土，炒，各二两） 厚朴（姜制，半两） 陈皮（去白，半两）

上为末，每服二钱，荆芥汤或茶清调下。

茶调散

薄荷（去梗不见火，八两） 川芎（四两） 羌活 甘草 白芷（各二两） 细辛（去叶，一两） 防风（二两半） 荆芥（去梗，四两）

上为细末，每服二钱，食后，茶清调下。常服清头目。

《卫生宝鉴·卷九·头面诸病·头风论并方》

龙脑芎犀丸　治头面诸风，偏正头痛，心肺邪热，痰热咳嗽。

石膏、川芎（各四两），生龙脑、生犀屑、山栀（各一两），朱砂（四两，二两为衣），人参、茯苓、细辛、甘草（各二两），阿胶（炒，一两半），麦门冬（三两）。

上为细末，蜜丸如樱桃大，每服一丸至二丸，细嚼茶清送下。一方加白豆蔻、龙脑，以金箔为衣。

神清散　治头昏目眩，脑痛耳鸣，鼻塞声重，消风壅，化痰涎。

檀香、人参、羌活、防风（各十两），薄荷、荆芥穗、甘草（各二十两），石膏（研，四十两），细辛（五两）。

上为末，每服二钱，沸汤点服。

《卫生宝鉴·卷九·头面诸病·雷头风方》

清震汤　治头面疙瘩肿痛，憎寒发热，四肢拘急，状如伤寒。

升麻（一两），苍术（一两），荷叶（一个，全，一方荷叶一个，烧研细，煎药调服亦可）。

上㕮咀，每服五钱，水一盏半，煎至七分，去渣，温服，食后。雷头风诸药不效者，证与药不相对也。夫雷者震卦主之，震仰盂，故药内加荷叶，象其震之形状，其色又青，乃述类象形也。

五、明清

《绛雪丹书·附录·又明产后二十九症医方》

竹叶汤

产后中风，痉病发热，面正赤喘而头痛。出《金匮》。

鲜竹叶四十九片，葛根三钱，防风、桔梗、桂枝、人参、附子炮、甘草各一钱，大枣五枚，生姜五钱。水煎服，覆汗出。自汗者去葛根加天花粉三钱，附子五分。

《普济方·卷四十五·头门·偏正头痛（附论）》

白芷丸

白芷　石斛　干姜（各一两半）　细辛　五味子　厚朴　肉桂　防风　茯苓　甘草　陈皮（各一两）　白术（一两半）

上为细末，炼蜜为丸，如梧桐子大，每服三十丸，不饥不饱时，清米汤饮下。

飞虎散

专治偏正头疼。

白附子　香白芷　荆芥穗　石膏（煅研）　川芎　天麻　薄荷叶　防风（以上各半两）　苍术（一两，米泔浸）　乌头尖（一两，黑心者不用，明白者佳）

上为细末，每服一钱，临卧，茶清调。服后忌食热物。

千金散

治偏正头疼诸证。

川芎　细辛　防风　甘菊花　甘草　石菖蒲　青藤根　全蝎　细茶芽　藁本（各一两）

上粗捣，每服五钱，水一盏半，葱白一根，同煎至七分，去滓，食后临卧服，滓再煎。一方如眼目疼痛者，加贯众一两。

王瓜散

专治偏正头痛。

王瓜　灯心（炒黄色）　木香　川芎　天麻　麻黄（去节）　防风（去芦头）　细辛（去苗）　甘草（炙，各半两）　荆芥穗（一两半）

上为细末，每服二三钱，食后，热茶清调下。

川乌散

治偏正头痛，伤寒冷，打扑折碎破伤风，头面虚肿，呕逆恶心。

川乌　草乌头　藿香叶　川芎　甘草　白芷　川蝎（各半两）　雄黄（六分）

上为细末，每服一钱，入好茶半钱，百沸汤点，趁热服之。如破伤风每用大半钱，以葱白三寸，细嚼，滚热酒大半碗调服，甚者如人行五里，再一服即愈。

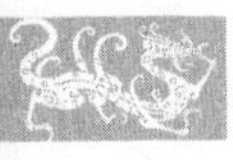

芎黄汤

治偏正头疼，外伤风邪，鼻塞声重，清涕多嚏者。

川芎（半两）　雄黄（研，水飞，一钱）　细辛（去苗叶，一钱半）　荆芥穗（三钱）　全蝎（五枚，炒）　大川乌（一两枚，炮去皮脐，切碎，炒黄色）

上为细末，每服半钱，茶少许，白汤点服，不拘时候。

盏落汤

治偏正头痛头风。

麻黄（去根节，七钱半）　人参（去芦，五钱）　陈皮（去白，七钱）　甘草（去皮，八钱）　御米壳（去隔瓤顶蒂，三分，蜜炒黄色）

上㕮咀，每服五钱，生姜七片，煎至七分，去滓温服，食远服。

白龙丸

治一切风偏正头疼，鼻塞脑闷，大解伤寒及头风，遍身疮癣，手足顽麻。

川芎　藁本　细辛　白芷　甘草

上等分为末，每药四两，入煅了石膏末一斤，水和为丸。每一两作八丸。每服一丸，食后薄荷茶嚼下。风蛀牙痛一丸分作三服，干揩后，用盐汤漱之，更用葱茶嚼下一丸，一方有陈皮。

梅煎散

川乌（去皮尖）　白附子　石膏　半夏　南星（各一两）

上为细末，每服二钱，水一盏，薄荷七叶，白梅一个，煎至七分，食后临卧服。或呕吐加生姜十片，昏晕入葱白，茶调下。

半字散

川乌（一个，去皮尖，炮）　草乌（七个，去尖，炮）　川芎（半两）　石膏（一两，煅）

荆芥（一两）

上为细末，每服半钱，茶清调服。忌食鲤鱼。

神效散

治偏正头痛。

川芎（一钱） 牡丹皮（二钱半，去骨） 滑石（二钱，研） 米壳（三钱，蜜炒黄）

上㕮咀，每服五钱，生姜一两，水一盏半，煎至七分，去滓，临卧温服。

抽刀一字散

生乌头（去皮，盐水浸一月，取出切片，又以生姜汁浸一宿，炒干，如急用，只炮去皮尖，不必浸也） 细辛 蝉蜕 川芎（各半钱，一处炒）

上为细末，每服一字，茶清调下。

盏落散

治偏正头疼不可忍。

米壳（去顶膈净，二两） 柴胡（五钱） 桔梗（五钱） 甘草（五钱）

上罗捣，每服五钱，水一盏，煎至七分，入灯草一茎，去滓，食后服。若不住疼痛，加生姜五片，依前煎服。药先闻，药汁后服。

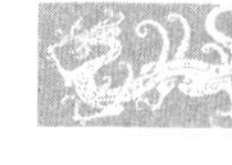

川附散

川芎 白附子 牛蒡子 荆芥（各等分）

上为细末，每服二钱，腊茶调服。

悬楼散

治偏正头疼。

悬楼（一枚，焙干，剉细） 赤瓜子（七枚，焙干） 大力子（四两，焙黄色，牛蒡子是也）

上为细末，每服三钱，食后，温酒茶清任下，忌动风热之食。

石膏散

治偏正头痛。

石膏（二两） 芍药（一两，赤白皆可用） 川芎（三钱）

上各生用，为细末，每服一钱，茶清调下，并吃三服。

星乌石膏散

南星 草乌 石膏（煅，以上各两）

上为细末，每服一钱，姜三片，薄荷七叶，盐梅一个，水一盏，煎至半盏。如头风注眼，先将此药熏，服时再温，连白梅服之。

必胜散（一名必效散）

治风寒流注阳经以致偏正头疼，久年不愈，此药最有神效。

附子（大者一只，生，去皮脐，切为四段，以自然生姜汁一大盏浸一宿，火炙干，再于姜汁内蘸，再炙再蘸，以尽为度） 高良姜（与附子等分）

上为末，每服二钱，腊茶清调下，食后，连进二服，忌热物少时。

点头散

治偏正头痛。

川芎（二两） 香附子（去毛，四两，炒）

上为细末，每服一钱，好茶清调下，常服可除根，一方等分，空心热酒调下，明目，又治妇人血风。

治偏正头疼。

白僵蚕方

治偏正头疼，并夹脑风，连两太阳穴疼痛。

上用白僵蚕细研为末，用葱茶调服方寸匕，一方治卒头痛，熟水调下。

救苦神白散（卫生宝鉴）

治男子妇人偏正头疼，眉骨痛，两太阳穴痛，及热上攻头目，目赤不已，项筋拘急，耳作蝉鸣。

川芎 甘草（炙，一钱） 甘松（去土） 赤芍药 香白芷（两头尖） 川乌头（去皮脐，各六钱）

上为细末，每服二钱，温茶清调下，服药饮热水半盏许。

川芎神效散（卫生宝鉴）

治风热上攻，偏正头痛，无问微甚久新。

川芎 川乌头（生去皮脐） 吴白芷 天南星 麻黄（去根，以上各半两） 甘草（一分）

上为细末，每服三钱，水一盏，生姜三片，煎至七分，投清茶（酒）半盏，和滓温服，密室避风，如人行至七里再服，汗出为度，其痛立愈。

通关散（杨氏家藏方）

治偏正头风，头旋脑痛，鼻塞声重，四肢倦怠，又治目赤肿痒，昏涩羞明，冷泪不止，渐生翳膜，胬肉遮障，数年不愈者，服之神验。

山茵陈 薄荷叶（去土） 藁本（去土） 木贼（去节） 当归（洗焙） 川乌头（炮去皮脐尖） 蝉蜕（去土，七味各二两） 川芎 甘草（炙） 香白芷 羌活（去芦头） 荜茇（以上五味各三两） 石膏（一两半） 麻黄（一两，去根节） 荆芥穗（五两） 防风（去芦头，五两）

上件为细末，每服一大钱，腊茶调下，食后。

雄黄散（杨氏家藏方）

治一切风虚气攻，火炎上，偏正头痛，呕吐涎沫，服之神效。

草乌头（肥实心白者，水浸三宿，切作片，慢火焙干，二两） 干姜（一两，炮） 防风（去芦头） 当归（洗，焙） 天南星（炮） 藁本（去土） 肉桂（去粗皮） 甘草（炙） 雄黄（不夹石，通明者，别研） 白僵蚕（炒，去丝嘴） 川芎（以上九味各半两）

上件为细末，入雄黄研匀，每服一钱，先嚼煨葱三寸，入生姜汁五七点，茶清调下，食后，忌热物少许。

茶调散（余居士选奇方）

治偏正头风，诸药不愈者，宜服此。

香白芷（二两半，炒） 川芎（一两，剉，炒） 甘草（一两，剉，炒） 川乌头（半两，炮，剉）

上四味，捣罗为末，每服二钱，好茶少许，薄荷三叶，沸汤调下，如暴伤风头疼，可加葱白二寸，细切，和茶调下。

风头痛附论

天麻散（即川芎天麻散）

治头项痛，头面肿拘急，风伤荣卫，发燥热。

川芎 细辛 地骨皮 苦参 何首乌 菖蒲 蔓荆子 薄荷叶 杜蒺藜 牛蒡子 荆芥穗 蚵蚾草 威灵仙 防风（各半两） 天麻（一两） 甘草［三（二）两，炙］

右为末，每服二三钱，用蜜水调下，茶酒任下，不计时候。

防风汤

治风头痛。

防风（去叉） 柴胡（去苗） 黄连（去须） 当归（炙） 枳壳（去瓤，麸炒） 大黄（锉，熬） 天雄（炮裂去皮脐） 地骨皮（各一两） 桑根白皮（锉，炒） 羌活（去芦头） 芎䓖（各一两半） 石膏（杵碎，一两） 旋覆花 桂（去粗皮） 菊花（各半两）

右锉如麻豆大，每服五钱，以水一盏半，入生姜半分，切，煎取八分，去滓温服。

比金散

治伤寒冒风，头目痛，四肢拘急鼻塞。

荆芥穗 麻黄 白芷 细辛 何首乌 菊花 防风 石膏 川芎 薄荷 干蝎 草乌头（各等分）

右为末，每服一钱，水一盏煎，温服，酒茶亦得。

人参顺气散

治感风头痛，鼻塞身重，及一切中风，宜服，疏风顺气。

干姜 人参（各一两） 川芎（去芦） 甘草（炙） 桔梗（去芦） 厚朴（制去粗皮） 白术（去芦） 陈皮（净） 白芷 麻黄（去根节，各四两） 干葛（三两半）

每服三钱，水一盏，姜三片，枣一个，薄荷五七叶，煎热，服无时。如感风头疼，咳嗽鼻塞，加葱白煎，一方加僵蚕一两，干姜半两，去白术人参。尤觉简易，加乌药、枳壳，去厚朴、干葛，专通滞气也。

治伤风感风一切头痛。

生犀鸡苏丸

治风壅，头痛目眩。

犀角屑（半两） 鸡苏叶 荆芥穗 天麻（各一两） 细辛（去苗叶，半两） 独活（去芦头，一两） 甘草（炙） 人参 芎䓖（各一两）

右为末，炼蜜和丸，如鸡子大，每服一丸，食后，茶清嚼下。

小消风散

治伤风头痛，鼻渊声重，面赤多嚏，自汗恶风。

川芎（半两） 荆芥穗 薄荷叶 苍术（炒） 川乌（炮去皮） 石膏 甘草（炙） 防风（各一两）

右为细末，每服一钱，热酒或茶调下，不拘时候服。

芦荟散

治风头痛。

芦荟 防风（去叉，各半两） 白附子（炮） 白术 天麻 白芷（各一两） 丹砂（研） 龙脑（研，各半两）

右为细末，每服半钱，葱白薄荷茶调下，食后服。

天南星丸

治风头痛，化痰涎。

天南星（牛胆内煮） 白附子（炮，一两） 石膏（三两，碎研） 犀角屑（一分） 甘草（炙，半两） 丹砂（研，一两） 龙脑（研，一分）

右为末，次入研者和匀。以生鸡苏茎叶，捣取汁，和蜜炼熟，丸如鸡头子大。每服一丸，茶清嚼下，食后临卧服。

龙脑芎辛丸

治风热头痛，痰涎壅闷，眩晕昏倦。

芎䓖（二两） 细辛（去苗叶） 甘草［炙，各一（半）两］ 龙脑（研，一分） 天南星（炮） 秦艽（去苗土） 丹砂（研，各一两）

右为末，炼蜜和丸，如樱桃大，每服一丸，食后嚼，以茶清或荆芥汤下。

通关散

治感风，发热头痛，鼻塞声重，肩背拘急，身体酸疼，肌肉瞤动，牙关紧急，及久新头风，攻注眼暗。

抚芎（二两） 川芎（一两） 川乌（一两半） 细辛（半两） 白芷 甘草 龙脑 薄荷各（一两半）

右为末，每服二钱，葱白茶清调下，薄荷汤亦得。

石膏汤

治风头痛。

石膏（碎） 枳壳（去瓤，麸炒） 荠苨 防风（去叉） 菊花 旋覆花 芎䓖（各等分）

右粗捣筛，每服四钱，水一盏，入生姜三片，薄荷五叶，同煎取七分，去滓，食后温服。

知母汤

治头痛口干，烦闷寒热。

知母（焙） 升麻 子芩 葛根（锉） 麦门冬（去心，焙，各半两） 甘草（炙，一分） 石膏（研，一两）

右粗捣筛，每服三钱，水一盏，煎至七分，去滓温服，食后。

石膏散

治风壅头痛，眉骨痛。

石膏（研） 芎䓖 旋覆花（各一两） 细辛（去苗叶） 防风（一两） 甘草（炙） 白附子（炮，各一分）

右为散，每服半钱，腊茶调下，不拘时服。

羌活饮

治伤风，头目昏痛，吐逆不下食。

羌活（去芦头，一两） 防风（去叉） 茯神（去木） 藁本（各一两半） 甘菊花（择去梗） 桂（去粗皮，各一两）

右粗捣筛，每服三钱，水一盏半，入生姜五片，煎至一盏，去滓，食前温服。如人行五里再服。

天南星丸

治风头痛，痰逆烦满，筋脉拘急，手足麻痹。

天南星（浆水煮，切，焙） 半夏（浆水煮，焙） 天麻（酒浸，切，焙） 石膏（各半两） 白附子（生，一两） 滑石（二两）

右为细末，面糊和丸，如梧桐子大。每服十丸，食后，荆芥汤下。

立效丸

治头风痛不可忍。

豆豉（四两，焙） 川乌（二两，生，去皮脐） 僵蚕（一两，炒） 石膏（二两，煅） 地龙（半两，去土，炒） 葱子（半两，生）

右为末，葱汁煮糊为丸，如梧桐子大，每服二十丸，生葱茶下。

通顶散

治风头痛，偏正头痛不可忍者。

龙脑（研） 地龙（去土，炒） 瓜蒂 赤小豆（炒） 马牙硝（研，各等分）

右为散，每用一小豆许，食后。

地龙散

治风头痛。

地龙（去土，炒） 半夏（生姜汁捣作饼，焙令干，再捣为末） 赤茯苓（去黑皮，各半两）

右为散，每服一字，至半钱，生姜荆芥汤调下，兼治妇人产后头痛。

旋覆花汤

治风头痛。

旋覆花　菊花　芎䓖　甘草（炙，各半两）皂荚（酥炙 去皮子，一两）

右粗捣筛，每服三钱，水一盏，荆芥穗三茎，茶末一钱，同煎至七分，去滓温服。

活人书葛根汤

治太阳病颈项强，无汗恶风为表实。

葛根（一两）麻黄（去节，三分）官桂　芍药　甘草（炙，各半两）

右锉散，每服四钱，姜五片，大枣一枚，水一盏半，煎服。

芎䓖散

治风头痛。

芎䓖　莎草根（炒去毛，各一两）藿香叶　荆芥穗（各一两）石膏（碎研，一两半）

右为散，每服二钱，荆芥汤调下，食后服。

石膏丸

治风盛痰壅，头疼不止。

石膏（煅通赤净地出火毒以器覆之，一两）白附子（炮，一分半）铅霜（研）丹砂（研）龙脑（研，各一分）

右研如粉，薄荷汁煮面糊和丸，如梧桐子大，丹砂为衣，每服二丸，好茶嚼下。

槐实散

治风头痛，清头目，化风痰。

槐实（炒，八两）荆芥穗（四两）甘草（炙，一两）防风（去叉，三两）

右为散，每服一钱，茶酒任调下，食后服。

天南星散

治风头痛，心膈烦热壅滞，头面虚汗，及上焦壅热并治之。

天南星　半夏（各一两，二味为末，水八升浸两伏时，逐日换水，日足取出，阴干）附子（生，末，六钱）乌头（生，末，七钱）

右同研匀，大人半钱，小儿一字，生葱薄荷茶调下。

桂枝葛根汤

治太阳病颈项强，汗出恶风表虚。

桂枝　芍药　甘草（各七钱）葛根（一两三钱）

右锉散，每服四钱，姜五片，大枣一枚，煎服。

皂荚散

治风头痛。

皂荚（猪牙者，七梃，烧灰）乌头（一枚，炮裂去皮脐）莎草根（七枚，生）

右为散，每服一钱，腊茶调下，并三两服。

上清丸（出经效济世方）

治风痰头痛不可忍者。

大天南星　茴香（等分）

右生用为末，盐醋煮糊为丸，如梧桐子大，食后姜汤下二十粒。

南荆散（出经效济世方）

天南星（一个重一两）荆芥穗（一两）

右为末，生姜汁煮糊为丸，如梧桐子大，食后姜汤下二十丸。

石膏丸（出圣济总录）

治风毒上攻头痛。

石膏（研）菊花　防风（去叉）葛根（锉，各二两）

右为末，炼蜜和丸，如梧桐子大，每服二十丸，加至三十丸，食后临卧熟水下。

荆芥散（出圣济总录）

治风邪客于阳经，头目重，及头面虚汗，连脑痛。

荆芥穗（半两）乌头尖（一分）雄黄（研，一钱）白僵蚕（直者炒，一分）

右为散，每服一钱，荆芥茶调下，每服药讫，卧少时。

神术散（出华佗中藏经方）

治伤风头痛声重。

苍术（四两）川芎（一两）藁本（二两）甘草（一两，炙）

右㕮咀，每服二钱，水一盏，生姜三片，同煎至七分，通口服，不拘时候。

消风散（出保生回车论）

治风头疼。

龙脑薄荷（二两，去土令净）荆芥穗（二两）羌活（半两）川芎（半两）细辛（去苗用，一分）白术（二两，锉）石膏（研极细，水飞，日干，一分）甘草（半两，炙紫色）

右杵罗为末，每服二钱，茶清或醇酒调下，热服，日三服，不计时候，一切风寒或沐浴之后，并宜服之。

《普济方·卷四十七·头门·膈痰风厥头痛（附论）》

天南星丸

治风虚痰，头目旋晕，肢节拘急。

天南星（半两，炮裂）华阴细辛（半两）附子（半两，去皮脐）防风（半两，去芦）白附子（半两，炮裂）芎䓖（半两）天麻（一两）半夏（半两，汤洗七遍，去滑）旋覆花（半两）

上为细末，薄糊为丸，如豌豆大，每服三十丸，至五十丸，荆芥薄荷汤下，不计时候。

附子散

治痰厥头痛，胸满短气，呕吐白沫，饮食不消。

附子（半两，炮裂去皮脐） 前胡（半两，去芦头） 半夏（半两，汤洗七遍，去滑） 枳壳（半两，麸炒微黄，去瓤） 槟榔（半两） 石膏（二两，杵碎） 芎䓖（半两） 人参（半两，去芦头）

右细剉和匀，每服四钱，以水一大盏，入生姜半分，煎至五分，去滓，不计时候，温服。

导痰汤

治一切痰厥，头目旋运，或痰饮留积不散，胸膈痞塞，胁肋胀满，头痛吐逆，喘急痰嗽，涕唾稠粘，坐卧不安，饮食不思。

半夏（汤泡七次，四两） 天南星（炮去皮） 橘红（去瓤，面炒） 枳实（去瓤，麸炒） 赤茯苓（去皮，各一两） 甘草（炙，半两）

右㕮咀，每服四钱，水二盏，生姜十片，煎至八分，去滓温服，食后，一方无甘草。

灵砂丹（出仁存方）

治痰饮头痛。

南星（炮） 半夏（炮） 白附子（炮） 白矾（各一两） 牙皂（半两）

右为末，别用皂角膏，丸如梧桐子大，每服三十丸，朱砂为衣，食后，姜汤下。

顺元散（出医方大成）

治体虚痰气不顺，头目眩晕。

南星（一两，炮） 川乌头 附子（各半两） 木香（二钱半）

右粗捣，每用三钱，水一盏，姜十片，煎热服。

附子汤

治风寒内著骨髓，上连于脑，头痛齿痛。

附子（炮裂去皮脐） 桂（去粗皮） 五味子 白茯苓（去黑皮） 石膏（煅） 人参 补骨脂（炒，各一两）

右剉如麻豆大，每服三钱，水一盏，煎至七分，去滓温服。

椒附丸

治厥逆头痛，齿痛骨寒。

蜀椒（去目并闭口者，炒出汗，一分） 附子（炮裂去皮脐，一两） 木香（炮） 细辛（去苗叶，各半两）

右为细末，酒煮面糊为丸，如梧桐子大，每服二十丸，空心日午临睡温酒下。

石膏散（出卫生家宝方）

治痰热蓄于胸中，呕吐，上热头痛。

石膏（一两，研） 天麻 防风（去芦） 大青 白附子 僵蚕（去丝嘴，炒令赤） 羌活（以上各用半两） 麝香（一分，别研） 甘草（一分，炙）

上件为末，香豉一合，汤浸软，碾细和药，杵一千下，丸如弹子大，微火焙干，每服一丸细嚼，浓煎薄荷汤下。

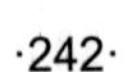

八风丹（出杨氏家藏方）

治体虚有风痰壅盛，头目昏重，口眼牵引，面若虫行，及瘫缓诸风，并宜服之。

附子（去皮脐） 川乌头（去皮脐，炙） 草乌头（去皮尖） 白附子 半夏 天南星 香白芷 天麻（去苗） 川芎 细辛（去土叶，以上十味各半两，并生用） 朱砂（半两，别研） 麝香（一两，别研）

上件并为细末，入白面五两，一处研匀，水和为丸，每一两作一十二丸，阴干，每服一丸，细嚼，茶清或温酒送下，食后临卧。

十珍丸（出杨氏家藏方）

治诸风掉眩，痰厥头旋，项背拘急，肢体疼痛，麻木不仁。

草乌头（八两，一半生去，皮脐尖，一半炮） 天南星（五两三钱，河水浸三日，炮） 缩砂仁（二两） 肉桂（去粗皮） 川芎 防风（去芦头） 香白芷 桔梗（去芦头，炒，以上五味各二两七钱） 麻黄（去根节，七两） 细松烟墨（二两，烧，醋研）

上件为细末，炼蜜为丸，每一两作三十丸，每服一丸嚼细，茶酒下，食后。

拒风丸（出杨氏家藏方）

治风虚痰厥，头痛眩晕，如在舟车之上。

天南星（二两，炮） 半夏（二两，浸洗七次，切，焙） 藁本（去土） 细辛（去叶土） 防风（去芦头） 羌活（去芦头） 独活（去芦头） 川芎（以上六味各一两）

上件为细末，生姜汁煮面糊为丸，如梧桐子大，每服三（二）十丸生姜汤下，食后。

《普济方·卷八十四·眼目门·眼眉骨及头痛》

羚羊角散（出圣济总录）

治风毒所攻，头偏痛，及眉骨头角疼。

羚羊角（屑） 防风（去叉） 地骨皮 麦门冬（去心） 茯神（去木，各一两） 黄芩（去黑心） 枳壳（去瓤，麸炒） 芒硝（各半两） 甘草（三分） 升麻（三分） 石膏（二两）

右粗捣筛，每服三钱匕，水一盏，煎至七分，去滓，食后温服。

天麻丸（出圣济总录）

治肝心壅热，目睛疼痛，牵连眉额。

天麻 鸡苏 独活（去芦头） 人参 芎䓖 细辛（去苗叶） 荆芥穗 甘草（炙） 犀角屑（各半两）

右为末，炼蜜丸如樱桃大，每服一丸，嚼细，茶清下，食后服。

羚羊角散（出圣惠方）

治肝壅风热，眼眉骨连头疼痛，心神烦躁，大小便难。

羚羊角（屑） 赤芍药 黄芩 芎䓖 川芒硝 川大黄（剉碎，微炒，三分） 枳壳 柴胡（各一两） 石膏（二两）

右为散，每服三钱，以水一盏，入竹叶三七片，煎至六分，去滓，每于食后温服。

《普济方·卷一百三十六·伤寒门·伤寒头痛（附论）》

单方：解伤寒头痛。

以升麻一两，细剉，水一升，煎炼，取浓汁服之。

治伤寒及时气温病，头痛壮热，脉盛，出肘后方。

用干艾叶三升，以水一斗，煮取一升，去滓，顿服，取汗愈，不拘时候服。

治伤寒及时气温病，头痛壮热，脉盛。

取生蘘荷根叶，合捣，绞汁，服三四升止。

复方：太阳丹出和剂方

治伤寒头痛，感风气积，偏正夹脑，一切头疼，风壅痰盛，咽膈不利，并宜服。

脑子（二两，别研） 川芎 甘草 白芷（各一斤） 石膏（别研，二斤） 大川乌（炮去皮脐，一斤）

右为细末，蜜同面糊丸，每两作一十八粒，朱砂为衣，每服一粒，薄荷茶嚼下。

干葛汤（出经验良方）

治伤寒头痛，不可忍者。

石膏（二两） 麻黄（去根节） 干葛 川芎（各一两）

上为细末，每服四钱，姜三片，水一盏，煎至七分，温服。

表里汤

主太阳、阳明合病，中风，皆大热，头痛目疼，身重，烦躁不便，小便少者。

桂枝 麻黄（去节） 大黄（酒浸） 甘草（炙，各一两）

右水煎，热服。

千秋丸

主少阴病头痛，不可忍者。

芎䓖（三两） 天南星（三两） 草乌头（四两，生）

右捣筛，以千年韭根汁，和丸梧子大，白饮下三粒。

和解汤

治少阳病头痛，面赤，身体烦疼，胸中满，胁下痞，腹中痛。

前胡 芍药 厚朴 桔梗 枳实（炙） 甘草 黄芩 半夏 生姜［各三（二）两］ 葱白（四茎）

右以水一斗二升，只煮取六升，去滓，再煮取三升，温服一升，日三服。咳者，加五味子二两。

青散（出千金方）

治春伤寒，头痛发热。

苦参 厚朴 石膏（各三十铢） 大黄 细辛（各二两） 麻黄（五两） 乌头（五枚）

上治下筛，觉伤寒头痛发热，以白汤半升，和药方寸匕，投汤中，熟讫去滓，尽服，覆取汗，汗出，温粉粉之，良久一服。不除，宜重服之。或当微下利者，有大黄故也。

藿香正气散

治伤寒头疼。

大腹皮　白芷　茯苓　枳壳　羌活（去芦）独活（去芦）川芎　防风　半夏　荆芥　薄荷　桑白皮（各一两）

右㕮咀，如法修制，每服五钱重，水盏半，生姜三片，枣一枚，同煎八分，去滓，温服，滓再煎，不拘时。如要汗，加连须葱白一根，同煎。

大安汤

治四时伤寒，头疼，遍身壮热，口苦舌干。

麻黄（去根节，煎，掠去沫）恶实（炒，各三两）甘草（炙，剉，二两）人参　赤茯苓（去黑皮，各半两）天门冬（去心，焙）麦门冬（去心，焙，各一两）

右粗捣筛，每服三钱匕，水一盏，生姜三片，枣二枚，同煎七分，去滓，温服，并三服，取汗差。

解表汤

治初得伤寒时气，壮热头痛。

甘草［炙，剉，一（二）两］生姜（二两半）黑豆（二合）

右㕮咀，每服五钱匕，水一盏半，煎至八分，去滓，顿服，厚衣盖覆取汗。

僧伽应梦人参散（出和剂方）

治伤寒体热头痛，及风壅痰嗽咯血等疾，宜服。

甘草（炙，六两）人参　桔梗（微炒）青皮（去瓤）白芷　干葛　白术（各三两）干姜（炮，五钱半）

右为细末，每服二钱，水一盏，姜二片，枣二枚，煎七分，通口进。如伤寒，入豆豉同煎，热进，大效，不拘时。

和解散（出和剂方）

治男女四时伤寒，头痛，憎寒壮热，烦躁自汗，咳嗽吐利。

厚朴（去粗皮，姜汁炙）陈皮（洗，各四两）藁本　桔梗　甘草（各半斤）苍术（去皮，一斤）

右为粗末，每服三钱，水一盏半，生姜三片，枣二枚，煎至七分，不拘时候，热服，热盛，加干姜四两。头痛甚，间以葱白汤下。

十味和解散（出杨氏家藏方）

发散寒邪。治头疼发热，肢体倦怠。

白术［一（二）两］桔梗（一两）人参（去芦）当归（洗，焙）陈皮（去白）枳壳（去瓤，炒）赤芍药　防风　甘草（炙，各一分）厚朴（姜制，半两）

右㕮咀，每服四钱，水一盏，姜五片，葱三茎，热服，不拘时候。

治身热头痛昏重，未辨阴阳，夹食伤寒暑等疾，名橘姜饮，出百一选方。

陈橘皮（水洗不去白，二两） 生姜（捶碎不去皮，四两）

右以水四碗，煎至一碗半，每服一盏，通口并服。吕侍讲希哲，居和州，岁疫，服者多安，吴内翰家，用之数效。

崔宣武人参石膏汤（出宣明论方）

治伤寒头痛，心烦闷，风热，并汗后余热，自汗多，清头目，定喘嗽。

人参（二钱三分） 石膏（一两） 川芎（二两） 黄芩（二钱） 茯苓（三钱） 甘草（半两） 防风（三钱）

右为末，每服五钱，水一盏半，煎至六分，去滓，温服，不计时候。

五胜散（出本事方）

治伤寒头痛壮热，骨节疼痛，昏沉困倦，咳嗽鼻塞，不思饮食，兼治伤寒夹食，冷气，慢阴毒。

甘草 五味子 石膏（各一两） 干姜（三两半） 白术（一两半）

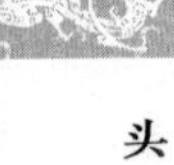

右为细末，每服二钱，入盐少许，煎至七分，通口服。若治阴毒，入艾叶少许同煎。

人参败毒方（出德生堂方）

治伤寒时气，头疼项强，壮热恶寒，身体烦痛，及痰壅咳嗽，鼻塞声重，风痰头痛，呕哕，寒热，并皆治之。

人参 赤茯苓 甘草 前胡 柴胡（去芦） 桔梗 枳壳 羌活（去芦） 川芎 防风 独活（去芦） 半夏 荆芥 薄荷 桑白皮（各一两）

右㕮咀，每服五钱重，水盏半，姜三片，枣一枚，同煎八分，去滓，温服，滓再煎。不拘时。如要汗，加连须葱白一根，同煎。

芎辛丸（出海上名方）

治伤寒非时头痛，常服清利眼目。

大川芎（二两） 华阴细辛（半两，去叶） 甘草（一分，炙）

右为细末，炼蜜为丸，每两作八丸，每服一丸，细嚼，用薄荷茶送下，食后服。

太一十神散（出广南卫生方）

升麻 白芍药 紫苏叶 香附子 干葛 白芷 川芎 陈皮 青皮 甘草

上等分，为剉散，每服三钱，用姜三片，葱白三寸，煎热服，取汗出为度。

普救散（出广南卫生方）

治四时伤寒，浑身发热，四肢疼痛，头重眼疼，不问阴阳二证，并皆治之。

苍术（一斤，米汤水浸三日，切，焙干） 干葛（半斤，切，焙） 甘草（四两，炙赤色，切细）

右为粗末，每服二大钱，水一中盏，煎至七分，去滓，热服。如要出汗，加连根葱白二寸，共煎，并两服，滓再煎一服，不拘时候。仍用沙铫，不得犯铜铁物。初发伤寒，亦下此药，汗后勿服。

百饼丸（出御药院方）

解内外伤寒头痛，壮热憎寒，腹胀喘粗。

辰砂（研） 黄蜡（各半两） 硇砂（研，二分） 巴豆（去皮心膜油，一钱）

右除黄蜡外，同研令匀，次入蜡溶开，和成剂，丸如绿豆大。每服二丸，新水送下，候少时，用热粥投之，汗出立愈。

八解散（出杨氏家藏方）

解利伤寒，治头痛发热，浑身拘急，四肢疼痛。

荆芥穗（三两） 防风（去芦头） 人参 黄芩 麻黄（去根节） 肉桂（去皮） 苍术（米泔水浸一宿） 甘草（炙，各一两半）

右㕮咀，每服五钱，水一盏半，生姜三片，大枣一枚，淡豆豉三十粒，同煎至一盏，去滓，温服，并进三服。汗出即瘥，不拘时候。

葛根解肌汤（出和剂方）

治伤寒温病，时行寒疫，头痛项强，发热，肢体拘急，骨节烦疼，腰脊强痛，胸膈烦闷。

葛根（四两） 麻黄（去节，三两） 肉桂（去粗皮，一两） 甘草（炙，二两） 黄芩（二两） 芍药（二两）

右为粗末，每服三钱，水一盏半，入枣二枚，擘破，煎至八分，去滓，稍热服，不拘时候，取汗出为度。

升麻葛根汤（出危氏方）

治伤寒时疫，头疼，憎寒壮热，肢体痛，发热恶寒，鼻干，不得睡。

升麻（一两） 白芍药（一两） 甘草（一两） 葛根（二两）

右剉散，每服四钱，水一盏半，不拘时。潮热头痛，生姜三片，葱白二根，煎。咳嗽涎盛，生姜三片，桑白皮七寸煎。上膈热，薄荷、黄芩各少许煎。斑疮未出，加紫草、楂根各半钱，葱白二根煎。挟热，酒后伤风感寒，痰盛气促，金沸草散。合和，用生姜三片，薄荷七叶，桑白皮七寸，乌梅一个煎。小儿量度多少。老人加人参，倍芍药，各五钱。大段寒，即热服，热即温服。

加减葱豉汤（出肘后方）

治伤寒初觉头痛，内热，脉洪起，一二日便服此。

葱白（一虎口大） 豉（一升）

右用绵裹，水三升，煮取一升，顿服，取汗，若不许汗，更作，加葛根三两，水五升，煮取二升。

中和汤（出杨氏家藏方）

治四时伤寒，初得病，恶寒发热，头目昏痛，肢节酸疼，未分阴阳表里，并皆治之。

苍术 干葛 桔梗 碎桂 白芷（各二两） 麻黄 茱萸 厚朴 陈皮（各一两） 甘草

（半两）

右为细末，酒汤任意调下，粗末，生姜葱头，水煎亦可。

独活汤（出济生拔粹方）

治伤寒汗下后，头痛起，目眩者。

防风　独活　旋覆花　当归（各七钱）

右㕮细，每服七钱，生姜同煎。

石膏汤（出济生拔粹方）

治伤寒汗下后，头痛不止，不可再发汗。

石膏　葛根　麻黄（各五钱）　黄芩　芍药　甘草（各七钱）

右㕮细，每服七钱，生姜同煎。

金沸草散（出王氏博济方）

治伤寒著热，气壅盛，头目心胸不利，妇人血风朝发，丈夫风气上攻，其状如中脘有痰。令人壮热头痛，项筋紧急，时发寒热，皆类伤风。有寒气，则出汗。如风盛，则解利。

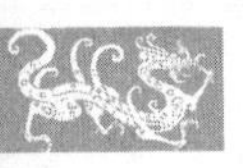

荆芥穗（四两）　旋覆花（三两）　麻黄（去节，三两）　甘草（一两，炙）　半夏（一两，净洗，姜汁略浸）　赤芍药（一两）　前胡（三两）

右为末，每服三（二）钱，水一盏，入生姜、枣，同煎至六分，热服。如出汗，并三服。活人书。用赤茯苓、细辛，无麻黄、赤芍药。

金屑丸

治伤风寒头痛，肌热，大效。

大天南星（五个）　半夏（二两，洗七遍）　石膏（二两）　甘草（半两）　郁金（一两）

右为末，以生姜自然汁为丸，如鸡头大，每服二丸。伤寒头痛，荆芥茶汤下。四肢厥冷，灯焰上烧存性，四分服。小便不通，大戟汤下。大便不通，大黄汤下。破伤风，豆淋酒下。常服茶清下，并嚼咽。

防风汤

防风（二两，去芦头）　芍药（二两）　羌活（一两）　熟地黄（二两，切，焙）　甘草（炙，半两）

右为粗末，每服四钱，水一盏半，生姜五片，同煎至七分，去滓，温服，日三服，夜一服，取瘥为度。

羌术汤

羌活（一两）　独活（一两）　芍药（二两）　白术（二两）　甘草（半两）

右为粗散，每服四钱，水一盏半，生姜五片，同煎至七分，去滓，温服，不计时候。

《普济方·卷一百四十八·时气门·时气头痛》

单方：治时气二三日，壮热头痛甚者，出圣惠方。

以不蛀皂荚一梃，去皮子，以湿纸裹，煨令焦黑。捣细罗为散，每服二钱，以热酒调下，衣覆取汗。仍先以白矾汤密室中浴后服之。

复方：参苏汤出圣惠方，治感冒发热头痛。

木香（五钱） 紫苏叶（三分） 干葛（三分，洗） 半夏（洗七次，姜制，炒，三分） 前胡（三分，去苗） 甘草（三分，炙） 人参（三分） 茯苓（去皮，三分） 枳壳（去瓤，麸炒，五钱） 桔梗（三钱，去芦） 陈皮（去白，五钱）

右㕮咀，每服四钱，水一盏半，姜七片，枣一个，煎至六分，去滓，微热服，不拘时候。一方，以气盛者不用木香，只十味。

参苏败毒散，一名败毒散，出圣惠方，治伤寒时气头痛项强，壮热恶寒，身体烦疼，及寒壅咳嗽，鼻塞声重，风痰头痛，呕哕寒热，并皆治之。

柴胡（去苗） 甘草（炙） 桔梗 人参（去芦） 芎䓖 茯苓（去皮） 枳壳（去瓤麸炒） 前胡（去苗，洗） 羌活（去苗） 独活（去苗，各三十两）

右为粗末，每服二钱，水一盏，生姜、薄荷同煎至七分，去滓，不拘时候。

七圣汤

治时气头疼壮热，肢体烦疼。

麻黄（去根节，煎，掠去沫，炒，焙，三两） 苍术（二两，炒） 甘草（二两，炙，剉） 橘皮（汤浸去白，焙，一两） 木通（一两，剉） 山茵陈（一两） 桔梗（炒，一两五钱）

右粗捣筛，每服三钱，以水一盏，入生姜三片，同煎至七分，去滓，温服。

防风散

治头痛壮热恶风，百节浸疼，肩背拘急，面赤虚烦，声重咳嗽。

厚朴（二两，姜制） 陈皮（二两） 甘草（二两，炙） 藁本（二两） 桔梗（三钱，炒） 独活 防风 苍术（折去皮，四两）

上为细末，每服三钱，水一大盏，姜三片，枣二枚，煎至七分，温服，沸汤点亦可，春夏宜用之。

羌活散

治四时伤寒头痛，鼻塞或流清涕，项背拘急，恶风自汗。

柴胡（四两） 白芷（一两） 川芎（一两） 藁本（一两） 桔梗（五钱） 甘草（五钱） 独活（五钱） 羌活（五钱）

右㕮咀，每服三钱，水一钟半，葱、姜煎至七分，热服。

山茵陈散

治时行身热头痛，四肢疼痛。

山茵陈（四两） 石膏（一两，碎研） 苍术（米泔浸一宿，去皮，作片炒，三两） 麻黄（去根节，煎，掠去沫，焙，一两）

右为散，每服二钱匕，热葱茶清调下，连并三服，衣覆取汗。

五解汤

治时气头痛，五心烦热，语言狂乱。

麻黄（去根节，煎，去沫，二两） 越桃（一半生一半炒） 白术 桔梗（炒） 石膏（研） 杏仁（去皮尖、双仁，炒，各一两）

右粗捣筛，每服三钱，以水一盏，生姜三片，豉七粒，葱白一寸，薄荷五叶，同煎至七分，去滓，热服。如欲出汗，并煎两服，衣被盖覆瘥。

茵陈麻黄散

治时气头痛壮热，或暑毒伏心，状如疟疾。

山茵陈（四两） 麻黄（去根节，煎，去沫，焙，五两） 石膏（碎，一两） 苍术（水浸，去粗皮，二两） 蜀椒（去目并闭口者，炒出汗，二两）

右为细散，为服二钱匕，点茶调下，如狂言热燥，沙糖冷水调下。

麻黄大黄散

治时气头痛壮热，三日内宜服。

麻黄（去根节，一两） 大黄（剉，五钱） 桂（去粗皮，五钱） 黄芩（去黑心，半两） 甘草（炙，剉，半两） 芍药（五钱） 干姜（半两，炮）

右为散，每服三钱，以暖酒调下，衣被盖取汗。

石膏汤

治时行疫疠病，壮热头痛，唇干。

石膏（碎，一两） 葛根（剉，三分） 芍药（五钱） 贝母（五钱） 百合（五钱） 升麻（半两） 栀子仁（一分） 甘草（炙，一分）

右粗捣筛，每服三钱，用水一盏半，豆豉五十粒，葱白三寸，同煎一盏，去滓，温服。

豉尿汤

治天行热气头痛，骨肉酸疼，壮热等疾。若初病一日在毛发，二日在皮肤，三日在肌肉，必未得汗利，且宜进此汤。

豉（一升） 葱白（切，一升） 小便（三升，童子者为佳）

右先熬豉及葱白令相得，则投小便煮取一升，澄清，及热顿服。或汗或利，但得则瘥。如未歇，依前更进一剂，频用有效。

神明白术散（出活人书）

治瘟疫病，头痛壮热，恶寒不解。

白术（剉，炒，二两） 附子（炮裂去皮脐，二两） 桔梗（一两） 细辛（去苗叶，一两） 乌头（炮裂去皮脐，四两）

右为散，以绢囊盛，带之。居间皆无病。有病疫疠者，温酒服方寸匕，覆取汗，或得吐即瘥。若经三四日，抄三钱，以水二盏，煎一盏半，去滓，分温三服。

《普济方·卷一百五十二·热病门·热病头痛》

热证防风散（出圣惠方）

治积热上冲，头热如火，痛入顶中。

防风（去芦） 羌活（去芦） 薄荷（去粗梗） 当归（去尾） 大黄 栀子（去须） 川芎（各一两） 蝉蜕（二十个，去足翼） 粉草（五钱）

右为散，每服四钱，水一盏半，灯心二十茎，苦竹叶十片煎，食后服。

《普济方·卷二百四十四·脚气门·脚气痰壅头痛（附论）》

羌活汤

治脚气攻冲，痰壅头痛，亦治脚气，风经五脏惊悸。

羌活（去芦头） 白茯苓（去黑皮） 防葵（生，各一两一钱） 槟榔（剉，六枚） 麻黄（去根节，汤煮去沫，炒黄） 半夏（汤洗七次，去滑，各一两半） 陈橘皮（汤洗去白，炒，三钱） 桂（去粗皮，一两） 杏仁（汤洗去皮尖、双仁，炒，四十枚）

上捣筛，每服五钱，水一盏半，生姜半分，拍碎同煎至六分，去滓，空心温服，日三次为度。

犀角汤

治风毒脚气，痰壅头痛。

犀角（镑，半两） 防风（去芦） 牛膝（切，焙，各一两半） 羌活（去芦头） 陈橘皮（汤浸去白，焙，各一两） 秦艽（去芦） 桂（去粗皮，各三分） 大腹（三枚并子，细剉）

上捣筛，每服五钱，水一盏半，入生姜一分，同煎至七分，去滓，空心温服，日三。

《普济方·卷二百六十一·乳石门·乳石发寒热头痛（附论）》

升麻汤（出圣惠方）

治乳石发热如火，头痛寒热，烦闷呕逆。

升麻 前胡（去芦头） 甘草（炙，各二两，剉） 黄芩（去黑心，三两） 枳壳（去瓤，麸炒） 黄连（去须） 栝蒌 生地黄（切，焙，三两） 栀子仁（十四枚）

上粗捣筛，每服四钱，水二盏，入豉一合，绵裹，煎至一盏，去滓，温服，早晨日午各一。

《普济方·卷三百十七·妇人诸疾门·风眩头痛》

单方：治妇人一切头目攻痛。

用天南星一个，掘地坑子烧令赤，安于坑中。以醋一盏，以盏盖之，不令透气。候冷取出为末，每服一字，以酒调服。重者半钱妙。

治妇人偏头疼。

用香附子为末。每服三钱。腊茶调下。食后日三五服之。

复方：紫石英柏子仁丸（出千金方）

治女子遇冬天时行温风，至春夏病热，头痛，热毒风虚，百脉沉重，下赤白，不思饮食，而头眩心悸，酸痛恍惚，不能起居。

紫石英 柏子仁（各三两） 乌头 桂心 当归 山茱萸 泽泻 芎䓖 石斛 远志 寄生 苁蓉 干姜 甘草（各二两） 蜀椒 杜衡（一名杜仲） 辛夷（各一两） 细辛（一两半）

上为末，蜜和丸如梧桐子大，酒服二十丸，渐加至三十丸，日三服。

追风散（出大全良方）

治年深日远，偏正头痛。又治肝脏久虚，血气衰弱。风毒之气上攻，头眩目晕，心忪烦热，百节疼痛，脑昏目痛，鼻塞身重，项背拘急，皮肤瘙痒，面上游风，状若虫行。及一切头风，兼疗妇人血风攻疰，头目昏痛，并皆治之。

川乌（炮去皮脐尖） 防风（去芦） 石膏（煅） 川芎 甘草（炙） 荆芥穗 白僵蚕（炒去丝，各一两） 天南星（炮） 羌活 天麻 地龙 白附子（炮） 全蝎（去尾针） 白芷（各半两） 草乌（炮去皮脐尖） 没药（研） 乳香（研） 雄黄（研，各一分）

上为细末，每服半钱，入好茶少许同调，食后及卧间服。常服清头目，利咽膈，消风化痰。

蝎附散（出大全良方）

治妇人一切风邪，头痛夹脑风气，痰涎壅盛，呕逆恶心，口吐清水，两眼昏晕，时见黑花，牙关紧急，口眼㖞斜，面目瞤动，头项拘急，肩背引痛，耳痒目昏，两太阳穴疼。远年头风，经久岁月，乍瘥乍发者，并皆治之。

附子（炮去皮脐） 川乌（炮去皮尖） 麻黄（去节） 僵蚕（炒） 南星 防风（去芦，各三钱） 雄黄（水飞） 朱砂（水飞） 全蝎（各半两） 白芷 藁本（各半两）

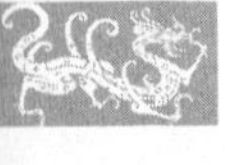

上为细末，每服半钱，葱茶调下，食后服。

木瓜煎（出大全良方）

治头项强痛，不可转侧。

木瓜（不犯铁器，二个，取盖去瓤） 没药（二两，研） 乳香（一两，研）

上以木瓜去核，入二药，仍盖合之，饭上蒸烂，研成膏。每服三匙，生地黄汁半盏，无灰酒和服。

芎羌散（出永类钤方）

治血风头痛。

川芎（一两） 当归（三分） 羌活 旋覆花 蔓荆子 华阴细辛 石膏 藁本 荆芥穗 半夏曲（炙） 防风 熟地黄 甘草（各半两）

上为末，每服三钱，水一大盏，姜五三片同煎，至七分去滓温服，不拘时候。

牡丹汤（出圣济总录）

治妇人血风攻头目疼痛，口苦舌干，或发热。

牡丹皮 赤芍药 防风（去叉芦） 甘菊花（各二两） 芎䓖 羌活（去芦头，各两半） 半夏（汤洗七次，去滑，生姜汁炙，炒） 甘草（炙，各一两）

上㕮咀，每服三钱，水一盏，生姜三片，薄荷三叶，煎至七分，去滓温服。

玉饼子

治妇人头风，恶寒风冷，昏闷呕逆。

川乌（炮） 干姜（炮） 天南星（炮，各半两） 川芎 甘草（炒） 防风（各一两） 天麻 半夏（姜制，各一分）

上为细末，蒸饼为丸，如弹子大捏作饼子，每服一丸，荆芥穗同嚼，茶下，不拘时候。

当归川芎散（出宣明论）

治风壅头目昏眩痛闷，筋脉拘卷，肢体麻痹。

当归　川芎（各半两）　甘草（二两）　黄芩（四两）　薄荷（一两）　缩砂仁（一分）

上为末，温水调下一钱，渐加至二钱，食后日进三服。

四神散（出大全良方）

治妇人血风眩晕头痛。

菊花　当归　旋覆花　荆芥穗（各等分）

上为细末，每服一钱，水一盏，葱白三寸，茶末一钱，煎至七分，通口调服，良久去枕仰卧少时。

龙胆丸（出千金方）

治妇人经服硫黄丸，忽患头痛项冷，冷歇，又心胸烦热，眉骨眼眦痒痛，有时生疮，喉中干燥，四体痛痒。

栝蒌根　麦门冬　龙胆草（各三两）　大黄（二两）　杏仁（二升）　土瓜根（八两）

上为末，蜜丸梧桐子大，每服十丸，日三，后渐加之。

灵砂丹（出危氏方）

治妇人头痛恶风发热，六脉沉取无根，浮取却有，乃是虚证。

水银（一斤）　硫黄（四两）

上二味，用新铁铫炒成沙子。或有烟焰，即以醋洒。候研细，入水火鼎，醋调赤石脂，封口，铁线扎缚，晒干，盐泥固济，用炭二十斤煅，如鼎子裂，笔蘸赤石脂，频抹其处，火尽为度。经宿取出，研为细末，糯米糊为丸如麻子大。用人参一二两，银铫煎汤，空心下二十粒，五更又下二十粒，天明而愈。

加味补虚汤（出朱氏集验方）

治妇人头痛发热多汗，六脉虚细，尺脉或绝，作血虚治之，服后药见效。

伏牛花（一两）　川芎　防风（各一分）　甘草（三株）

上为细末，每服二钱，不拘时熟汤调下。

《证治准绳·类方·第四册·头痛》

安神散东垣

黄芪　羌活　酒黄柏（各一两）　防风（二钱半）　酒知母　酒生地黄　柴胡　升麻（各五钱）　炙甘草　生甘草（各三钱）

每服半两，水二盏，煎至一盏半，加蔓荆子半钱，川芎三分，再煎至一盏，临卧去渣热服。东垣、丹溪治虚热头痛，大率皆以酒芩、酒连、酒柏加风剂也。

清上泻火汤东垣

昔有人年少时气弱，于气海、三里节次约灸五七百壮，至年老添热厥头痛，虽冬天大寒，独喜风寒，其头痛便愈，微来暖处，或见烟火，其痛复作，五七年不愈，皆灸之过也。

羌活（三钱） 酒知母 酒黄芩（各一钱半） 黄芪 酒黄柏（各一钱） 防风 升麻（各七分） 柴胡 藁本 酒黄连 生地黄 甘草（各五分） 川芎 荆芥 蔓荆子（各二分） 苍术 当归（各三分） 细辛 红花（各少许）

分作二服，每服水二盏，煎至一盏，去渣，稍热服，食远。

补气汤东垣

服前药之后服此药。

黄芪（八分） 甘草（炙） 当归身（各二钱） 柴胡 升麻（各二分） 细辛（少许） 麻黄（炒） 苦丁香（各半钱）

上水煎服。

荆芥散《本事》

治头风。

荆芥 石膏（煅存性，等分）

上为细末，每服二钱，姜三片，葱白三寸和须，使水一盏，煎至七分，食后服。

治丈夫妇人风虚头疼，气虚头疼，妇人胎前产后伤风头疼，一切头疼，并皆治之。

茵陈（拣净，五两） 麻黄 石膏（煅存性，各二两）

上为末，每服一钱，腊茶调下，食后服，服毕仰卧霎时。

羌活附子汤东垣

黄芪 麻黄（各一钱） 羌活 苍术（各半钱） 防风 升麻 甘草（各二分） 黑附子（一分） 白芷 白僵蚕 黄柏（各三分）

水煎，去渣温服，食后。若有寒嗽，加佛耳草三分。

麻黄吴茱萸汤东垣

苍术（一钱） 麻黄 羌活（各五分） 吴茱萸（三分） 藁本 柴胡 升麻 黄芪 当归 黄柏 黄连 黄芩（各二分） 半夏 川乌 蔓荆子（各一分） 细辛 红花（各少许）

水二盏，煎至一盏，去渣，稍热服，食远。

大川芎丸河间

治头风旋晕眩急，外合阳气，风寒相搏，胃膈痰饮，偏正头疼，身体拘倦。

川芎（一斤） 天麻（四两，用郓州者）

上为末，炼蜜丸，每两作十丸。每服一丸，细嚼，茶、酒下，食后服。

神圣散河间

治脑风，邪气留饮不散，项背怯寒，头痛不可忍者。

麻黄（去节） 细辛（去苗） 干葛（生一半，炒一半） 藿香叶（各等分）

上为末，每服二钱，煮荆芥、薄荷，酒调下，茶调亦得。并治血风证。

乳香盏落散《宝鉴》

治男子妇人偏正头疼不可忍者。

御米壳（去蒂，四两） 陈皮 甘草（炙） 桔梗（去芦） 柴胡（去苗，各一两）

上为细末，每服一钱，水一盅，入灯芯十茎，长四指，同煎七分，去渣，食后温服。

玉壶丸《和剂》

治风痰吐逆，头痛目眩，胸膈烦满，饮食不下，及咳嗽痰盛，呕吐涎沫。

天南星（生） 半夏（生，各一两） 天麻（半两） 头白面（三两）

上为细末，滴水为丸，如梧桐子大。每服三十丸，用水一大盏，先煎令沸，下药煮五七沸，候药浮即熟，漉出放温，别用生姜汤下，不计时候服。

茸朱丹《魏氏》

好辰砂 草乌 瞿麦 黄药子（各一两）

上为粗末，瓷碗一个，以姜汁涂炙数次，入砂在内，上铺诸药，复以盏盖了，掘一个小坑，安碗在内，用熟炭五斤，煅令火尽，吹去草药灰，取辰砂研细，或只独用辰砂末。每服一钱半，淡姜汤下。或加用鹿茸，爁去毛，切片酒浸，为末三两，和黄枣肉丸，如梧桐子大。每服三四十丸，人参汤下，空心服。（熟砂有毒，更宜斟酌。）

秘方茶调散《玄珠》

治风热上攻，头目昏痛，及头风热痛不可忍。

片芩（二两，酒拌炒三次，不可令焦） 小川芎（一两） 细芽茶（三钱） 白芷（五钱） 薄荷（三钱） 荆芥穗（四钱）

头巅及脑痛，加细辛、藁本、蔓荆子各三钱。

上为细末，每服二三钱，用茶清调下。

川芎散

治风盛膈壅，鼻塞清涕，热气上攻，眼目多泪生眵，及偏正头痛。

川芎 柴胡（各二钱） 细辛 半夏曲 人参 前胡 防风 甘菊花 甘草（炙，各一钱） 薄荷（少许）

上作一服，水二盅，姜三片，煎至一盅，食后服。

芎辛导痰汤

治痰厥头痛。

川芎 细辛 南星 陈皮（去白） 茯苓（以上各一钱半） 半夏（二钱） 枳实（麸炒） 甘草（各一钱）

上作一服，水二盅，姜七片，煎至一盅，食后服。

〔偏头风〕

川芎散《宝鉴》

甘菊花 石膏 川芎 白僵蚕（各六钱）

上为极细末，每服三钱，茶清调下。

洁古方

治头痛连睛痛。

石膏　鼠粘子（炒）

上为细末，茶清食前调下。

细辛散东垣

细辛（两分）　川芎（七分）　柴胡（两分）　黄芩（酒炒，一钱）　生黄芩（五分）　瓦粉（两分）　甘草（炙，一钱半）　黄连（酒炒，七分）　芍药（半钱）

每服三钱，水煎，食后温服。

白附散《本事》

治风寒客于头中疼痛，牵引两目，遂至失明。

白附子（一两）　麻黄（不去节）　川乌　南星（各半两）　全蝎（五个）　干姜　朱砂　麝香（各两钱半）

上为细末，酒调一字服。略睡少时效。

〔雷头风〕

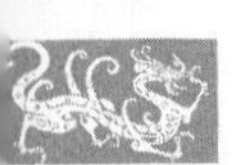

茶调散即二仙散[①]

大黄　黄芩（各二两）　牵牛　滑石（各四两）

上为细末，滴水为丸，如小豆大。温水下十五丸，每服加十丸，以利为度，日三服。

神芎丸子和

治心经积热，风痰壅滞，头目赤肿，或有疮疖，咽膈不利，大小便闭涩，一切风热之证，并宜服之。

大黄（生）　黄芩（各二两）　牵牛（生）　滑石（各四两）　黄连　薄荷叶　川芎（各半两）

为末，滴水丸，梧桐子大，每服五十丸，食后温水送下。

黑锡丹《和剂》

治真头痛。

沉香　附子（制）　胡芦巴　肉桂（各半两）　茴香　破故纸　肉豆蔻　金铃子　木香（各一两）　黑锡　硫黄（与黑锡结砂子，各二两）

上为末，同研匀，酒煮面糊和丸，如梧桐子大，阴干，以布袋擦令光莹。每服四十丸，空心姜、盐汤送下。

〔眉棱骨痛〕

选奇汤东垣

防风　羌活（各三钱）　酒黄芩（一钱，冬不用。如能食，热痛者加之）　甘草（三钱，夏生，冬炙用）

每服三钱，水煎，稍热服，食后时时。

① 《儒门事亲·卷十二》中此方由瓜蒂、茶组成，齑汁调，空腹服，催吐。

祛风清上散《统旨》

治风热上攻，眉棱骨痛。

酒黄芩（二钱） 白芷（一钱半） 羌活 防风 柴胡梢（各一钱） 川芎（一钱二分） 荆芥（八分） 甘草（五分）

水二盅，煎八分，食后服。

小芎辛汤《良方》

治风寒在脑，或感湿邪头痛脑晕，及眉棱眼眶痛者。

川芎（三钱） 细辛（洗去土） 白术（各二钱） 甘草（一钱）

水二盅，姜二片，煎八分，食远服。

《医方选要·卷之五·头痛门》

天香散

治年久头风不得愈者。

天南星 半夏（汤泡） 川乌（去皮） 白芷（各一钱）

上㕮咀，作一服，用水二盅，入生姜自然汁小半盏，煎至八分，食远服。

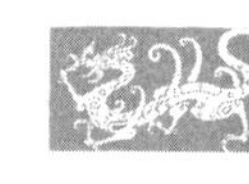

川芎羌活散

专治头风、头痛。

川芎 细辛 蔓荆子 藁本（以上各二钱） 羌活 防风（各一钱半） 白芷（半钱）

上㕮咀，作一服，水二盅，煎至八分，食后临卧热服。

落盏汤

治偏正头疼、头风。

麻黄（二钱） 人参（一钱半） 陈皮（去白，二钱） 甘草（炙，二钱） 御米壳（去膈穰顶蒂，蜜炒，一钱半）

上㕮咀，用水二盅，生姜七片，煎至八分，食后温服。

芎辛丸

治头痛面赤，烦闷咽干，上膈风痰，头目昏晕，百节疼痛，项背拘急。

川芎 防风 僵蚕 独活（以上各一两） 桔梗（三两） 细辛 羌活 白附子 甘草（以上各半两） 天麻（四两） 薄荷 荆芥（各一两半）

上为细末，炼蜜和丸如弹子大，每服一丸，食后茶、酒化下。

川芎石膏汤

治风热上攻，头目昏眩、痛闷，风痰喘嗽，鼻塞，口疮，烦渴淋闭，眼生翳膜。此药清神利头目。

川芎 山栀子 芍药 荆芥 当归 黄芩 大黄 菊花 人参 白术（各半钱） 石膏 防风（去芦） 薄荷 连翘（各二钱） 桔梗 寒水石 甘草 滑石（各一钱） 砂仁（二分半）

上㕮咀，分二服，每服用水一盅半，煎至八分，食后温服。忌姜、蒜、热物。

《寿世保元·卷六·头痛》

清上蠲痛汤

当归（酒洗，一钱） 小川芎（一钱） 白芷（一钱） 细辛（三分） 羌活（一钱） 防风（一钱） 菊花（五分） 蔓荆子（五分） 苍术（米泔浸，一钱） 麦冬（一钱） 独活（一钱） 生甘草（三分） 片芩（酒炒，一钱五分）

上剉一剂，生姜煎服。

一论年深日近偏正头疼，又治肝脏久虚，血气衰弱，风毒之气上攻，头脑而痛，头眩目晕，怔忡烦热，百节酸疼，脑昏目痛，鼻塞声重，项背拘急，皮肤瘙痒，面上游风，状若虫行，及一切头风，兼治妇人血风攻注，头目昏痛，并皆治之。

加味四物汤

当归 川芎 生地黄 黄柏（酒炒） 知母（酒炒） 蔓荆子 黄芩（酒炒） 黄连（酒炒） 栀子（炒，各等分）

上剉一剂，水煎，温服，风盛，加防风、荆芥。

一论头痛偏右者，属痰与气虚也。

黄芪益气汤

黄芪（蜜炙） 人参 白术（去芦） 陈皮 半夏（姜汁炒） 当归（酒洗） 川芎 藁本 甘草（炙，各五分） 升麻 黄柏（酒炒） 细辛（各三分）

上剉一剂，姜、枣煎服。

一论头左右俱痛者，气血两虚也。

调中益气汤

黄芪（蜜炒） 人参 甘草（炙） 苍术（米泔浸，炒） 川芎（各六分） 升麻 柴胡 陈皮 黄柏（酒炒） 蔓荆子（各三分） 当归（六分） 细辛（二分）

上剉一剂，水煎温服。

一论偏正头风，一切头痛，诸风眩晕，头目昏重。

升麻汤

升麻 苍术（米泔浸） 薄荷叶（各等分）

上剉，水煎服。

《古今医统大全·卷之五十三·头痛门·药方·痰火头痛诸剂》

(《良方》)既济解毒汤

治上热，头目肿痛，胸膈烦闷，不得安卧，身半以下皆寒，足尤甚，大便微秘。

升麻 柴胡 当归身 连翘 黄芩（酒炒） 蔓荆子 黄连（酒炒） 甘草（炙） 大黄（大便利者勿用） 桔梗（各二钱）

右㕮咀，水二盏，煎一盏，食后温服。忌酒湿面食大料、生冷硬物。

（《医林》）茶酒调散

治一切诸风痰壅，头痛，目眩，心热，皮风瘙痒并风毒壅滞，清爽神志，通和关窍。

石膏（细研） 菊花 细辛 香附子（各等分）

上为细末，茶酒任调服。

《古今医统大全·卷之五十三·头痛门·药方·风热头痛诸剂》

（《御药》）灵砂丹

治风热郁结，气血蕴滞，头目昏眩，鼻塞声重，清涕，口苦舌干，咽嗌不利，胸膈痞闷，咳嗽痰实，肠胃燥涩，小便赤黄，阴虚，心火炽甚，及偏正头痛，遍身麻木，疮痒，一切风热并宜治之。

天麻 独活 羌活 细辛 石膏 防风 连翘 薄荷（各二两） 川芎 栀子 荆芥穗 当归 黄芩 大黄（生用） 全蝎（去毒，微炒） 菊花 人参 白术（各五钱） 朱砂（为衣） 寒水石（生） 桔梗（各二两） 砂仁（二钱半） 生甘草（二两） 滑石（四两）

上为末，炼蜜和，每两作十丸，朱砂为衣，每服一丸，细嚼，茶清下。

《古今医统大全·卷之五十三·头痛门·药方·气虚头痛诸剂》

（《宝鉴》）升气和中汤

治年高气弱，清气不能上升，头昏闷，本无表邪，因发汗数次，表气愈虚，故苦头痛恶风，不喜饮食，气短脉弱，弦细而微，宜升阳气。

黄芪（钱半） 人参（一钱） 白术 陈皮 当归 芍药（各五分） 甘草 升麻 柴胡（各三分） 川芎 细辛 蔓荆子（各一分）

右㕮咀，水二盏煎一盏，食后温服。

《古今医统大全·卷之五十三·头痛门·药方·血虚头痛诸剂》

（《元戎》）当归酒

治血虚头痛欲裂。

当归（二两） 酒（一升）

煮取六合服。

《玉机微义·卷三十四·头痛治法》

治风之剂

宝鉴川芎神功散，治风热上攻偏正头痛。

川芎 川乌 白芷 南星 麻黄（各半两） 甘草（一分）

上为末，每服三钱，姜水煎服。

秘藏青空膏，治偏头疼年深不愈者，及疗风湿热，头痛上壅损目。

羌活 防风（各一两） 柴胡（七钱） 川芎（五钱） 甘草（炙一两半） 黄连（炒一两） 细挺子黄芩（三两，一半酒洗，一半炒）

上为末，每服二钱匕，热茶调如膏抄在口内少用白汤送下。

痰厥头痛之剂

宝鉴茯苓半夏汤，治风热痰逆，呕吐，头痛。

大半夏（二枚） 赤茯苓（一分） 黄芩 甘草 陈皮（各一分）

上剉，姜三片，煎。

《万病回春·卷之五·头痛》

补血之剂

当归补血汤，治血虚与风头痛。

当归 川芎 白芍药 生地黄 枯芩（酒炒） 香附（酒炒，各一钱） 防风 蔓荆子 柴胡（各五分） 荆芥 藁本（各四分）

上剉一剂，水煎服。

《简明医彀·卷之五·头痛》

头痛 头风 附：眉棱痛

九仙丹

男、妇八般头风，一切头痛。

川乌（炮） 石膏（水飞） 白芷 川芎 草乌 南星 半夏（各五钱） 细辛 全蝎（各二钱半）

右末，韭汁丸桐子大，每五十丸茶下。

空清膏

偏正头痛久不愈，及风热目痛、脑疼等证。

羌活 防风 黄连 甘草（各两半） 柴胡（七钱） 川芎（五钱） 枯芩（两半，酒炒一半）

右末，每三钱茶清调如膏，抹口内，临卧白汤下。头痛甚加细辛三钱，痰厥痛加半夏，偏头痛倍羌、防、芎。

《医学纲目·卷之十五·肝胆部·头风痛》

神妙丸

治头疼及脑风。

食盐 硫黄（各等分）

上为末，水调生面为丸，如桐子大。每服十五丸，用薄荷茶，食前，下荆芥酒亦得。

〔罗〕川芎神功散

治风热上攻，偏正头痛，无问微甚久新，并皆治之。

川芎（一两） 甘草（二钱半） 川乌（生，去皮脐） 白芷 天南星 麻黄（去根，各半两）

上为末，每服三钱，水二盏，生姜三片，煎至七分，投清酒半盏，和渣温服，密室避风，如人行五七里，再服，汗出为度，其病立愈。

〔丹〕头风方

羌活（三钱） 细辛（一钱） 川芎（二钱） 干葛（二钱） 甘草（一钱半） 防风（二钱） 半夏（一钱）

上除川芎、细辛二味外，研为末，用酒和炒，晒干，入川、细二味末和匀，每服一钱，茶清调下。

〔《保》〕治产后头痛，血虚、痰癖、寒厥，皆令头痛，加减四物汤。

苍术（一两六钱） 羌活 川芎 防风 香附（炒） 白芷（各一两） 石膏（二两半） 细辛（一两半） 当归 甘草（各五钱）

上粗末，每一两水煎，服无时。

雷头风

愈风饼子

川乌（炮，半两） 川芎 甘菊 白芷 防风 细辛 天麻 羌活 荆芥 薄荷 甘草（炙，以上各一两）

上为细末，水浸蒸饼为剂，捏作饼子。每服三五饼，细嚼茶酒送下，不计时候。

《医学纲目·卷之三十·伤寒部·太阳病·头痛续法》

伤寒热病后，头痛不止者，用石膏川芎汤。

石膏 川芎（各二两）

上㕮咀，每服五钱，水煎服。

《济阳纲目·卷七十·头痛·治风寒头痛方》

加味二陈汤

治诸头痛，随证加减。

陈皮 半夏 白茯苓 甘草 川芎 白芷（各一钱）

上加生姜三片，水煎服。

医垒元戎方

治三阳头痛。

羌活 防风 荆芥穗 升麻 葛根 白芷 石膏 柴胡 川芎 芍药 细辛 葱白（各等分）

上剉，每服五钱，水煎服。

麻黄附子细辛汤

治三阴三阳经不流行，而风寒气逆，为寒厥头痛，其脉沉细。

麻黄 细辛（各六钱） 附子（一个，去皮脐，生用）

上剉，用水三升三合，先煮麻黄令沸，减七合，掠去上沫，纳诸药，煎取一升，去柤，分三服。

三因芎辛散

治伤风寒生冷，及气虚痰厥，头痛如破，兼眩晕呕吐。

附子（去皮脐，生用） 乌头（去皮，生用） 南星 干姜 甘草（炙） 川芎 细辛（各一钱）

上剉，作一服，加生姜五片，茶芽少许，水煎服。

芎术除眩汤

治感寒湿，眩晕头重痛极。

川芎 白术 附子（生用，各一钱） 官桂 甘草（各五分）

上加生姜七片，枣一枚，水煎服。

定风饼子

治偏正头痛。

草乌头（微炮） 细辛（各半两） 川芎（二两） 白芷 防风 天麻 甘草（炙，各一两）

上为末，姜汁丸如龙眼大，捏作饼子，每服一饼，食后茶汤下。

九龙丸

治男女八般头风，一切头痛。

川芎 石膏 白芷 川乌头 半夏 南星（各半两） 细辛 全蝎（各二钱五分）

上为末，韭汁为丸，如梧桐子大，每服五十丸，茶清下。

《济阳纲目·卷七十·头痛·治风热头痛方》

羌活清空膏

蔓荆子（一钱） 黄连（三钱） 羌活 防风 甘草（各四钱） 片黄芩（一两）

上为细末，每服一钱，清茶调下，食后或临卧服。

羌活汤

治风热壅盛，上攻头目昏眩。

炙甘草（七分） 泽泻（三钱） 瓜蒌根（酒洗） 白茯苓 黄柏（酒炒，各五钱） 柴胡（七钱） 防风 细黄芩（酒洗） 黄连（酒炒） 羌活（各一两）

上剉，每服五钱，水煎，食后或临卧服。

芎芷散

治风壅头痛。

川芎 白芷 荆芥穗 软石膏（煅，各等分）

上为末，每服一钱，食后沸汤调下。

川芎丸

消风壅，化痰涎，利咽膈，清头目旋晕，心忪烦热，颈项紧急，肩背拘蜷，肢体烦疼，皮肤瘙痒，脑昏目疼，鼻塞声重，面上游风。

川芎 薄荷（各七两五钱） 甘草 细辛 防风（各二两五钱） 桔梗（十两）

上为末，炼蜜丸，每两半作五十丸，每服一丸细嚼茶清，食后临卧时下。

补气汤

服前药之后，服此药。

黄芪（八分） 当归身（二钱） 炙甘草（四钱） 升麻（三分） 柴胡（二分） 红花（少许）

上㕮咀，作二服，水煎，食后稍热服。

养神汤

治精神短，不得睡，项筋肿急难伸。禁甘温，宜苦味。

木香 橘皮 柴胡（各一分） 酒黄芩（二分） 人参 黄柏 白术 川芎（各三分） 升麻（四分） 苍术 麦蘖面 当归身 黄连（各五分） 甘草 半夏（各七分） 黄芪（一钱）

上㕮咀，每服五钱，水煎，稍热服。

《济阳纲目·卷七十·头痛·治痰厥头痛方》

生朱丹

治诸风痰盛，头痛目眩，气郁积滞，胸膈不利。

朱砂（一两二钱） 龙脑（一钱） 白附子（炮，去皮脐，半斤） 石膏（烧通红令冷，半斤）

上为末，烧粟米饭为丸，如小豆大，朱砂为衣，每服三十丸，食后茶酒任下。

《济阳纲目·卷七十·头痛·治风厥头痛方》

玉液汤

治七情气郁生痰，上逆头目眩晕，心嘈怔忡，眉棱骨痛。

半夏（四钱） 生姜（十片）

上水煎，入沉香水，一呷温服。

《万氏女科·卷之二·胎前章·妊娠头痛》

因外感头痛者，此虚也，加味芎归汤主之。

川芎 当归（各一钱半） 黄芩（酒炒） 白术（各一钱）

细芽茶二钱为引，食后服。

《万氏女科·卷之三·产后章·产后头痛》

芎归汤

川芎 当归（用酒洗，各五钱） 葱白（连须，五根） 生姜（焙干，五片）

水煎，食后服。

《赤水玄珠·第三卷·头痛门·头风》

祛风清上丸

风热上攻，眉棱骨痛。

酒芩（二钱） 白芷（一钱半） 防风（一钱） 柴胡（一钱） 荆芥（八分） 川芎（一钱二分） 羌活（一钱） 甘草（五分）

水二盅，煎八分，食后服。

僵蚕散

偏正头痛，并夹脑风，连两太阳头痛。

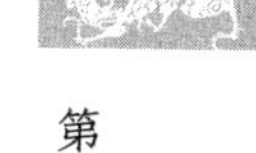

白僵蚕为末，用葱茶调服。

大全黑龙丹

产后寒凝血滞，或胞衣不下，或污血奔心，危急恶疾垂死者，但灌药入口便活。妙通神圣。

当归　五灵脂　川芎　良姜　熟地（各三两）

上为末，入罐，盐泥固济，抿口，炭十斤，煅令通赤，冷定取开看，成黑糟色，细研入后药：

百草霜（五钱）　硫黄　乳香（各一两）　花蕊石　琥珀（各三钱）

上五味，为末，并前和匀，如芡实大，每服一丸。

《赤水玄珠·第三卷·头痛门·雷头风》

神芎散

实者下之是也，能去膈上滞痰。

大黄　黄芩（各二两）　牵牛　滑石（各四两）

为细末，滴水为丸，如小豆大，温水下十五丸，每服加十丸，以利为度，日三服。

《审视瑶函·卷三·运气原证·头痛·左右偏头风症》

羌活芎藁汤

治太阳经头风头痛，夜热恶寒。

半夏（姜汁炒）　杏仁（去皮尖）　川羌活　藁本　川芎　防风　白茯苓　甘草　白芷　麻黄　广陈皮　桂枝（各等分）

上剉剂，白水煎服，内热加酒制黄芩、薄荷叶，生姜三片，煎服。

柴芎汤

治太阳经头风头痛，寒热而呕。

川芎　白茯苓　柴胡　苏薄荷　细辛　制半夏　黄芩　炙甘草　陈皮　蔓荆子（各等分）

上剉剂，生姜三片，白水二盅，煎至八分，食后服。

苍术汤

治太阴经头风头痛，腹满不食，并腹痛。

苍术（制）　白芍药　枳壳　白茯苓　白芷　广陈皮　川芎　炙半夏　升麻　炙甘草（各等分）

上剉剂，生姜三片，白水二盅，煎至八分，食后服。

细辛汤

治少阴经头风头痛，四肢厥，但欲寐者。

细辛　广陈皮　川芎　制半夏　独活　白茯苓　白芷　炙甘草（各等分）

上剉剂，生姜三片，白水二盅，煎至八分，食后服。

吴茱萸汤

治厥阴经头风头痛，四肢厥，呕吐痰沫。

半夏（姜制）　吴茱萸　川芎　炙甘草　人参　白茯苓　白芷　广陈皮（各等分）

上剉剂，生姜三片，白水二盅，煎至八分，食后服。

升麻芷葛汤

治阳明经头风头痛，身热口渴者服。

升麻　家干葛　白芷　苏薄荷　石膏　广陈皮　川芎　制半夏　甘草（各等分）

上剉剂，生姜三片，白水二盅，煎至八分，食后服。

《四圣悬枢·卷一·温病解第一·太阳经证·头痛热渴》

玄霜丹

浮萍（三钱）麦冬（三钱）甘草（二钱，炙）元参（三钱）丹皮（三钱）芍药（三钱）生姜（三钱，切）大枣（三枚，擘，流水五杯，煎大半杯，热服，覆衣，饮热稀粥，取少汗）

治一日太阳温病，头项痛，腰脊强，发热作渴者。

《四圣悬枢·卷二·疫病解第二·太阳经证·发热头痛》

浮萍汤

浮萍（三钱）丹皮（三钱）芍药（三钱）甘草（二钱，炙）生姜（三钱，切）大枣（三枚，擘）

流水煎大半杯，热服，覆衣，取汗。

治一日太阳温疫，发热头痛者。

《四圣悬枢·卷二·疫病解第二·太阳经证·头痛恶寒》

紫苏汤

苏叶（三钱）桂枝（三钱）杏仁（三钱，泡）甘草（二钱，炙）

流水煎大半杯，热服，覆衣，取汗。

治一日太阳寒疫，头痛，发热，恶寒者。

《四圣悬枢·卷四·疹病解第四·太阳经证·发热头痛》

青萍汤

浮萍（三钱）芍药（二钱）甘草（一钱，生）大枣（三枚，劈）生姜（二钱）丹皮（二钱）

流水煎半杯，温服，覆衣，取汗。

治疫疹初起，太阳证之轻者。

夏月热甚，须以元参佐之。

《不知医必要·卷二·头痛列方》

羌活汤

散，治外感邪在太阳头痛。

防风　羌活　川芎（各一钱五分）苍术（米泔水浸）白芷（各一钱）甘草（七分）

加生姜三片，连须葱白二寸，煎。如有汗去苍术。

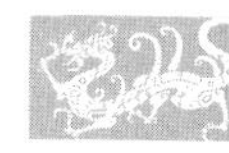

逍遥散

补，微散，治少阳头痛，兼两胁痛者。

柴胡　当归　白术（净）　白芍（酒炒）　茯苓（各一钱五分）　炙草（一钱）　薄荷（五分）

加生姜二片煎。如有热，加丹皮一钱，栀子一钱五分。

生地芍药汤

凉，治火邪头痛。

生地（二钱）　花粉　白芍　知母　泽泻（盐水炒）　黄柏（各一钱五分）　木通（一钱）

竹叶石膏汤

寒，治阳明火邪盛极而头痛者。

生石膏（杵，三钱）　桔梗　木通　淡竹叶（各一钱）　薄荷叶（八分）　甘草（一钱）

六味地黄加减汤

补，治肾水虚头痛。

熟地（四钱）　杞子（二钱）　萸肉　川芎　茯苓（各一钱五分）　淮山（二钱）　炙草（一钱）

八味地黄加减汤

热补，治命门火虚头痛。

熟地（四钱）　淮山（炒，二钱）　杞子（三钱）　萸肉　川芎　茯苓（各一钱五分）　附子（制，一钱）　肉桂（去皮，另炖，四分）　炙草（一钱）

加酒洗淡肉苁蓉二钱。

《名家方选·上部病·头痛》

姜黄汤

治诸头项痛引肩背者，甚妙。

防风　独活（各五分）　桂枝　芍药　樱皮　姜黄（各三分）　甘草（一分）

上七味，水煎服。

石亭丸

治头痛，诸药不效者。

硫黄（三十钱）　硝石（十五钱）　百草霜（五钱）

上三味，为末糊丸，梧子大，每服自五丸至一钱五分，冷茶送下。原方出于本事方无百草霜。

《类证普济本事方释义·卷第二·治头痛头晕方》

治肝厥头晕，清头目，钓藤散（按：钓藤，宋本俱作钩藤，与《本草纲目》合，今从之）。

钓藤　陈皮　半夏　麦门冬　茯苓　茯神　人参　甘菊花　防风（各半两）　甘草（一分）　石膏（一两）

上为粗末，每服四钱，水一盏半，生姜七片，煎至八分，去滓，食远时温服。

治气虚头晕，白芷圆。

白芷　石斛　干姜（各一两半）细辛　五味子　厚朴　肉桂　防风　茯苓　甘草　陈皮（各一两）白术（一两一分）

上为细末，炼蜜圆如梧子大。每服三十圆，清米饮下，不饥不饱服。乡人邵致远年八十有三，有此疾，得此方，数服即愈。

治虚风头旋，吐涎不已，养正丹。

黑铅　水银　硫黄　朱砂（各一两）

上用建盆一只（按：宋本盆作盏），火上熔铅成汁，次下水银，用柳杖子打匀（按：宋本杖作枝）。取下放少时，下二味末，打匀，令冷取下，研为粉。用米饮圆或用枣肉圆如梧子大。每服三十粒，盐汤下。此药升降阴阳，补接真气，非止头旋吐涎而已（按：宋本无吐涎二字）。

治一切中风头疼，黑龙圆。

天南星（泡洗）川乌（黑豆蒸三次，各半斤）石膏（半斤）麻黄　干薄荷（各四两）藁本　白芷（各二两）京墨（一两半）

上为细末，炼蜜杵圆如弹子大。每服一圆，煎薄荷茶汤嚼化下。

《伤寒大白·卷一·头痛》

川芎汤

川芎　苍术　羌活　防风　荆芥　甘草

此治太阳经风湿头痛方也。兼寒者，加细辛；阳明见症，加白芷；少阳见症，加柴胡；有火者，加黄芩，即合选奇汤。

二白干葛汤

葱白　白芷　干葛　升麻

此阳明表邪头痛之方。症兼太阳者，加羌活、防风、川芎。症兼少阳者，加柴胡、川芎；胸前呕恶，合二陈平胃散；有火者，加栀连。

白虎葛根汤

知母　石膏　葛根　白芷

此阳明里热头痛之方。若带太阳表邪，加羌活、防风。症兼少阳，加柴胡、川芎；小便黄赤，加木通、滑石；大便不通，有下症者，加酒煮大黄。

大葛根汤

干葛　石膏　枳壳　大黄　广皮　甘草　知母

此治阳明表邪未尽，大便秘结，积热上冲头痛之方。若带恶寒表热，症兼太阳者，即不可用。

芎苏泻白散

川芎　紫苏　防风　桑白皮　地骨皮　荆芥　甘草

此治风伤肺气，咳嗽寒热头痛之方。若症兼太阳，加羌活；兼阳明，加干葛、白芷；兼少阳，加柴胡。

防风神术汤

防风　苍术　甘草　石膏

此治风湿热三气头痛之方。风气胜者，倍防风加羌活，湿气胜者，倍苍术加白芷，热气胜者，倍石膏加黄柏。太阳见症，加藁本；阳明见症，加升麻；少阳见症，加柴胡。通加川芎少许，上行头角。

羌活选奇汤

羌活　防风　黄芩　甘草

此治太阳风热头痛之方。若少阳见症，加柴胡、川芎；阳明见症，加升麻、白芷。风热甚，加薄荷、荆芥、藁本；里有积热，加栀、连；若时常痛发，俗名头风痛者，加蔓荆子、藁本；冒寒即痛，加细辛、川芎。

控涎丹

甘遂　大戟　白芥子

痰饮伏于胁下作痛，名悬饮支饮，用十枣汤。痰伏胃家，上攻头额作痛，则用控涎丹。同用甘遂、大戟，彼以芫花易白芥子，此以白芥子易芫花。同一痰饮病，一痛于胁，一痛于头，故有上散下行之不同。

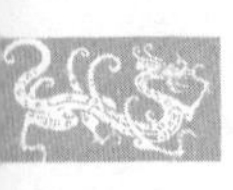

《证治汇补·卷之四·上窍门·头痛》

来复丹《和剂》

治上盛下虚。

硝石（同硫黄研）　玄精石　硫黄（各一两）　五灵脂（水澄去砂）　青皮　陈皮（各二两）

为末，醋糊丸，米饮下。

生熟地黄丸

治肝虚头痛。

生地　熟地（上）　天麻　川芎　茯苓（下）　当归　白芍　黑豆　石斛　玄参　地骨皮（中）

蜜丸。

羌活黑附汤东垣

治寒厥头痛。

麻黄　羌活　防风　苍术（各一钱）　升麻（二分）　甘草（二分）　附子（一分）　白芷（三分）

水煎。

《张氏医通·卷十四·头痛》

半夏苍术汤（即柴胡半夏汤）

治素有风证，目涩头疼眩晕，胸中有痰，兀兀欲吐，如居暖室，则微汗出，其证乃减，见风其证复作，当先风一日痛甚。

升麻　柴胡　藁本（各五分）　茯苓　神曲（姜汁炒，各一钱）　苍术（泔制）　半夏（各二

钱） 生姜（十片） 甘草（炙，四分）

水煎，食远稍热服。

《金匮翼·卷五·头痛统论·痰厥头痛》

半夏茯苓汤

治热痰呕逆头痛。

半夏（二钱） 赤苓（一钱） 陈皮（去白） 甘草（各五分） 黄芩（五分） 生姜（三片）

煎作一服。

《金匮翼·卷五·头痛统论·肝厥头痛》

抑青丸

黄连一味，吴茱萸汤浸一宿，为末粥丸。

泻青丸

当归（去芦，焙） 龙胆草 川芎 栀子 川大黄（煨） 羌活 防风（去芦，各等分）

上为末，炼蜜丸鸡豆大，每服一丸，竹叶汤同砂糖温水化下。

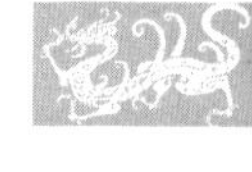

《杂症会心录·卷上·头痛》

贞元饮

熟地（五钱） 当归（三钱） 炙甘草（一钱）

水二盅，煎服。

定痛明目饮

治头痛，目生翳膜，红肿如破。

生地（五钱） 龟板（三钱） 当归（三钱） 白芍（一钱五分，炒） 石斛（一钱） 丹皮（一钱） 菊花（一钱） 夏枯草（一钱） 羚羊角（水磨冲入）

加桑叶五片煎，好童便一杯冲入。

救元补髓汤

治头痛昏愦，心主不明，则十二官危。此方救之。

熟地（五钱） 人参（三钱） 当归（三钱） 紫河车（一钱） 茯苓（一钱） 麦冬（一钱五分） 枣仁（一钱五分，炒研） 熟附（五分） 鹿茸（一钱） 五味子（七粒）

加桂圆肉五枚，水二盅，煎服。

醒迷汤

治头痛厥逆，痰聚胞络，目定口噤，手足冷过肘膝，阳气虚寒者宜之。

人参（三钱） 白术（二钱，土炒） 当归（三钱） 茯苓（一钱） 白芍（一钱，炒） 半夏（一钱） 杜仲（二钱，炒） 陈皮（八分） 枣仁（一钱，炒，研） 炙甘草（八分） 川附子（五分）

加大枣三枚，煨姜三片，水二盅，煎服。

既济豁痰汤

治头痛厥逆，痰聚胞络，目定口噤，手足冷不过肘膝，阴虚有火者宜之。

生地（三钱） 白芍（一钱，炒） 茯神（一钱） 钩藤（一钱） 丹皮（一钱五分） 当归（二钱） 柏子仁（一钱） 枣仁（二钱，炒，研） 龟板（一钱）

竹沥十匙，水二盅煎服。

《辨症玉函·卷之一·阴症阳症辨·头痛》

平颠化晕汤

熟地（一两） 麦冬（一两） 细辛（三分） 山茱萸（五钱） 川芎（五钱） 当归（三钱） 白芍（三钱） 北五味（一钱） 白芥子（三钱） 桔梗（一钱，水煎服）

解痛神丹

川芎（一两） 辛夷（一钱） 黄芩（三钱） 蔓荆子（一钱） 细辛（五分） 麦冬（五钱） 甘草（一钱） 天门冬（五钱） 桔梗（三钱） 天花粉（二钱，水煎服）

《辨症玉函·卷之二·虚症实症辨·头痛》

升散汤

蔓荆子（二钱） 白芷（二钱） 细辛（一钱） 藁本（五分） 半夏（三钱） 甘草（一钱）

水煎服。

肝肾同资汤

熟地（一两） 白芍（二钱） 当归（一两） 川芎（一两） 细辛（五分） 郁李仁（五分） 白芥子（五钱）

水煎好，半钟加入酒一碗其饮。

《女科切要·卷七·产后头痛》

芎苏饮

川芎 苏叶 枳壳 前胡 葛根 木香 桔梗 甘草 陈皮 半夏

姜三片，水煎服。

秦艽丸

川芎 当归 秦艽 荆芥

共为末，醋糊丸，每服四钱。

《彤园医书·卷之三·头痛门·风寒头痛》

羌活冲和汤

羌活 防风 川芎 白芷 白菊花 制苍术（各钱半） 黄芩 生地 甘草（各一钱） 北细辛（五分） 姜 葱（引）

加味法：痛由顶后起者，属膀胱经，倍羌活，加藁本；便秘，加酒炒大黄；痛由太阳起，牵引眉目脑额者，属胃经，倍白芷，加葛根、石膏末；痛由耳后起，属胆经，重加柴胡；头痛兼足冷气逆，属肾经，倍用细辛；痛兼腹痛身重，属脾经，加苍术；痛兼肢冷，呕吐涎沫，属肝，加炒吴萸；火痛，烦渴、肌热，倍炒黄芩，加石膏；痛吐痰饮，手足温者，加茯苓、制半夏。

《彤园医书·卷之三·头痛门·内热头痛》

芎芷石膏汤

川芎　白芷　羌活　藁本　白菊花　熟石膏

随症加味，热甚，加炒芩、薄荷、连翘、栀子；风盛眩晕，加芥穗、防风；头痛、烦渴、脉实、便秘，加酒炒大黄、芒硝；肢冷苦痛，加北细辛。

《验方新编·卷十七·头面部·偏正头风》

半边或两边俱痛

单方：石菖蒲根，捣汁冲酒服。如无鲜者，即以干石菖蒲水泡，捣汁亦可。至多不过三四服即愈。

《奇效简便良方·卷一·头面》

雷头风痛（头痛而起核块，或头中如雷鸣者是也）

单方：山羊粪（炒枯，研），每服二钱，酒下极效。

《类证治裁·卷之五·头风论治》

消风百解散

治半边头风作痛，因火热上冲之证。

荆芥（一钱）　白芷（一钱）　陈皮（八分）　麻黄（一钱）　苍术（一钱，米泔浸，冬七日、夏三日、春秋五日，晒干，炒燥）　甘草（八分）

上剉，一剂，水二盏，煎八分，食远服。

《金匮翼·卷五·头痛统论·雷头风》

神芎丸

治痰火上升，壅于气道，兼乎风火，头中痛而有声，轻如蝉鸣，重如雷响。

半夏（一两，牙皂姜汁煮）　大黄（酒浸透，湿纸包煨，再浸再煨三次，二两）　天虫　连翘　橘红　桔梗　天麻（各五钱）　片芩（七钱，酒炒）　薄荷叶（三钱）　香白芷　青礞石　粉草（各一钱）

上为末，水浸蒸饼丸，如绿豆大，食后临卧，茶吞二钱，以痰利为度。然后用清痰降火，煎药调理。

《外科心法要诀·卷三·头部·头风伤目》

心法　头风引目眉棱痛，风火寒痰有四因，或由杨梅毒攻顶，或因产后被风侵。

羌活冲和汤

防风　白芷（各一钱）　细辛　甘草（生，各五分）　生地　苍术　黄芩（各一钱）　羌活（一钱五分）　川芎（二钱）

引加葱头三根，生姜一片，红枣肉二枚，水煎食远服。痛由顶后起，属膀胱经，倍羌活加藁本。痛由耳后起，属胆经，加柴胡。痛由太阳牵引头额两目，属胃经，倍白芷加葛根、煅石膏。头痛兼有腹痛身重，属脾经，倍苍术。头痛兼有足冷，气逆，属肾经，倍细辛；甚者加麻黄、生附子，减黄芩。头痛兼有呕涎沫，手足厥冷者，属肝经，加吴茱萸。头痛有火热渴，倍酒洗黄芩，加生石膏。便秘者加生大黄。头痛吐痰涎，四肢不冷者，加半夏。

《奇方类编·卷上·头面门》

单方：治久患头疼年久不愈者

用川连一两，好黄酒三碗，煮一碗服之即愈。

《眼科心法要诀·卷一·雷头风歌》

泻肝散方

黄芩　桔梗　芒硝　大黄　黑参　羌活　车前子　当归　知母（各一钱）　龙胆草（五分）

上为粗末，以水二盏，煎至一盏，食后，去渣温服。

磁石丸方

干姜（一两）　附子（炮，五钱）　五味子（半两）　黑参（一两）　牡丹皮（一两）　磁石（烧红，醋淬三次，一两）

上为细末，炼蜜为丸，如桐子大，食前茶清送下一钱。

《良朋汇集经验神方·卷之三·头疼门》

三黄丸

专清上焦之火，润大便。凡觉有火而大便稍滞者，宜服，以顺畅为度。

黄芩（酒炒）　黄连（姜汁炒，各五两）　大黄（酒煮九次黑色为度，三两）

上为细末，炼蜜为丸，如桐子大。每服四五十丸，白滚水送下。

加味三黄丸

黄连（酒炒）　黄芩（酒炒）　黄柏（盐水炒，各三两）　大黄（酒浸蒸炒）　栀子（酒炒，各二两）

共为细末，酒糊为丸，桐子大。每服三四十丸，空心滚水送下。

三清神异丸

川乌（生用）　巴豆（去油，各一两）　干姜（炮，二两）

上共为末，醋糊为丸，如急性子大。朱砂为衣，每服五七丸、十一丸，量人加减。头疼、遍身疼、伤风，好酒下。伤食，原物汤下。

评述

1. 秦汉

（1）头痛方剂用药频次统计及分析　治疗头痛使用最为频繁的前几种中药为：川芎（6次）、防风（4次）、细辛（4次）、黄芩（4次）、茯苓（3次）、人参（2次）、桔梗（2次）、牛膝（2次）、石膏（2次）、栀子（2次）、连翘（2次）。

川芎在秦汉时期治疗头痛的药物中最为常见，在总共47味中药中共出现6次。川芎别名芎䓖，性味辛温，有“血中之气药”之称，因其善于活血祛风而止头痛，亦称为“诸经头痛要药”。临床上更有“头痛不离川芎”一说，目前已发现川芎具有镇痛、抗炎、抗氧化、抗肿瘤、抗凝血、抗抑郁、抗衰老、抗动脉粥样硬化、细胞保护、改善心功能等作用。川芎载于《本草汇言》，其能“上行头目”，长于祛风止痛，为治头痛之要药，川芎辛散温通，能“旁通络脉”，具有祛风通络止痛之功。川芎是风湿痹痛、风头痛以及瘀血阻滞类心脑血管疾病的常用中药。川芎为血中之气药，辛温，善于通达升散，上行颠顶头目，中开郁结，旁达肌腠，下调经水，具有活血行气、祛风止痛散寒等功效。川芎临床使用剂量多为6～30g，属于药典和临床教材规定使用的剂量范围。有研究显示，不同剂量具有不同的功效，如小剂量（3～6g）能够祛风止痛；中剂量（9～15g）可安神、止痛、活血行气；大剂量（15g以上）则能通络止痛。另有报道认为，大剂量（30g）川芎在治疗偏头痛中取得最大的临床疗效，能够明显缩短头痛发作频率和持续时间，个别情况甚至用至50g，且并未发现明显的不良反应。但在大剂量应用川芎时应当要注意药物配伍，如应当配伍一些养阴寒凉之品如菊花、制首乌、赤芍等。现代药理学研究显示，川芎具有明显的镇静、舒张外周血管平滑肌作用，能扩张血管，增加血流量，还能保护脑血管内皮，调节脑内灌注压，抗炎抗氧化，改善脑微循环，具有显著的脑血管和脑神经保护功效。

防风出现4次。防风是伞形科植物防风的干燥根，其药用历史悠久，作用广泛，在中医临床实践中已有2000多年的历史，是我国传统中药材的重要组成部分。《神农本草经》中将其列为上品，可见其极高的药用价值。其味辛、甘、微温，归肝、脾、膀胱经，功效有祛风解表、胜湿止痛、止痉等。

细辛出现4次，其性味辛温香走，具有祛风、散寒、除湿等作用，作为一味治疗风寒、风湿、厥阴、少阴头痛的要药被古今医家所首肯。由于其辛温走窜的特性，有耗气、伤阴、助火之嫌，故一般认为热证、虚证头痛时当慎用细辛。

黄芩出现4次，其“大寒，无毒”，始见于《神农本草经》，位列中品，为泄热之要药。其性苦寒，归肺、胆、脾、大肠、小肠经，可清热燥湿、泻火解毒、止血、安胎。在秦汉魏晋时期，治疗头痛黄芩常与川芎、细辛等配伍，意在制诸药之温燥，又可上清头目，且入少阳。

茯苓出现4次，其功效有渗湿利水，益脾和胃，宁心安神。常与人参相伍，宣金之气可助其行四肢百骸以散足巨阳之寒，从而治疗头痛不适。

人参出现2次，其性温，味甘、微苦，微温，归脾、肺经。大补元气，复脉固脱，补脾益肺，生津，安神。人参能调节中枢神经系统，可以治疗神经衰弱。对兴奋型神经衰弱的患者，常配以远志、酸枣仁；对抑郁型患者，常配以黄芩、龙骨；对于自主神经功能紊乱而自汗的患者，配以五味子、白芍、浮小麦。患者服用人参后，可减轻或消除头痛、心悸、失眠、健忘、全身无力等症状，并使体重增加。人参对无力型和抑郁型精神病、精神分裂症、中毒或传染病引起的精神病、退化性精神病亦有疗效。人参还可以提高人的记忆力，提高工作效率，增强身体耐力和运动器官的准确度。

桔梗出现2次，其味苦、辛，性平，归肺经，具有宣肺利咽、祛痰排脓之功。常用于治疗咳嗽痰多、胸闷不畅、咽痛、喑哑、肺痈吐脓或疮疡脓成不溃。《重庆堂随笔》：桔梗，开肺气之结，宣心气之郁，上焦药也。李杲云其利胸膈，咽喉气壅及痛，破滞气及积块，肺部风热，清利头目，利窍。

牛膝出现2次，其味苦、甘、酸，性平，归肝肾经，可逐瘀通经，补肝肾，强筋骨，利尿通淋，引血下行。常用于经闭，痛经，腰膝酸痛，筋骨无力，淋证，水肿，头痛，眩晕，牙痛，口疮，吐血，衄血。

石膏出现2次，其味甘、辛，性大寒，归肺、胃经，有清热泻火、除烦止渴之功。《别录》认为其除时气头痛身热，三焦大热，皮肤热，肠胃中膈气。《药性论》：治伤寒头痛如裂，壮热，皮如火燥，烦渴，解肌。

栀子出现2次，其苦、寒，归心、肺、三焦经，有泻火除烦、清热利尿、凉血解毒之功。栀子轻清上行，能泻肺火，去肌表热，清气分热；又有苦寒泄降之性，能泄三焦火，凉血清心热，可用于热病心烦；治疗血热妄行及热淋尿血等症。故栀子有表里双解之功，既能清气分热，又能清血分热。

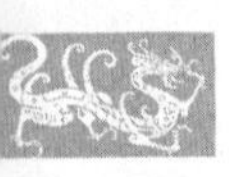

连翘出现2次，其苦、微寒，归肺、心、小肠经，清热解毒，消肿散结。常用于风热感冒，温病初起，温热入营。

（2）从致病因素讨论用药规律　综上可得，秦汉时期治疗头痛的药物最为频繁的药物分类为解表药、清热药、利水渗湿药、补益药、活血化瘀药。从药物分类可以推得在秦汉时期对于头痛的致病因素主要为外感（寒邪、风热），内伤（湿热、血瘀）等。并且创造性地提出了“雷头风”与妇人产后虚热头痛的治疗。现从致病因素出发来论证秦汉时期治疗头痛的用药规律。

1）外感

①寒邪：对于寒邪致病，《黄帝内经》进行了较为全面的概括，如《素问·五脏生成》说：“青脉之至也……名曰肝痹，得之寒湿，与疝同法，腰痛足清，头痛。”《素问·热论》云：“其不两感于寒者，七日巨阳病衰，头痛少愈。”《素问·奇病论》云：“帝曰：人有病头痛以数岁不已，此安得之，名为何病？岐伯曰：当有所犯大寒，内至骨髓，髓者，以脑为主，脑逆，故令头痛，齿亦痛，病名曰厥逆。”指出外感寒邪，寒邪直中骨髓，是头痛的主要病机。

头痛部位不同，则归经不同，太阳经头痛，其头痛连及颈部及后背；伤寒袭表，首犯肺卫，故用麻黄、防风、细辛祛风寒；予以桔梗、白术、茯苓、干姜、附子、蜀椒以温肺化痰（附子无姜不热，故而附子与干姜为伍以期祛寒温肺；此处蜀椒不仅祛寒，与吴茱萸更有散寒之痛）；寒邪入里久而发热，予以黄芩清肺热；寒邪首犯肺卫，肺五行中属金，金伐于木，则易惹动肝阳上亢，出现头晕头痛等症状，故予以代赭石平肝息火治疗肝火上升所致的头晕头痛；肌表不固易被邪袭，故最后予以人参，以期扶正固表，鼓舞正气祛邪外出。如此，便可祛寒邪外出，温肺化痰，散寒止头痛，用黄芩防止寒入里郁而发热，最后鼓舞正气祛邪外出，方可将病邪除而无恙。

②风热：在《脉经·病不可发汗证》说明了易感风热病邪之人的发病原因与发病症状："伤寒有五，皆热病之类也……其人素伤于风，因复伤于热，风热相薄，则发风温，四肢不收，头痛身热，常汗出不解，治在少阴、厥阴，不可发汗。""太阳病，脉浮而动数，浮则为风，数则为热，动则为痛，数则为虚。头痛发热，微盗汗出，而反恶寒，其表未解。"

风热袭肺，子病犯母，胃火上扰发为头痛，石膏能清泻胃火，可治疗胃火头痛，常与川芎同用，如石膏川芎汤（《云岐子保命集论类要》）；川芎载于《本草汇言》，其能"上行头目"，长于祛风止痛，为治头痛之要药，其辛散温通，能"旁通络脉"，具有祛风通络止痛之功；菊花味辛疏散，微寒清热，常用于风热感冒，或温邪犯肺，有发热、头痛、咳嗽等症者。此处还需注意服用方法，"茶调下"，该方明确指出用时以清茶调服，正是取茶叶的苦寒之性味，既可上清头目，又可制约风药的过于辛散与温燥之性，使升中有降。

③风邪：头为人之颠顶，诸阳汇集之地，易受风邪，《素问·太阴阳明论》载："伤于风者，上先受之。"外感风邪侵袭于表，而引动内风，素体痰湿，风痰相搏，可见头晕欲仆、肢体颤摇等症状。本方以麻黄、前胡、防风解表以透达外邪，细辛、川芎作为引经药，引诸药直达病所，生姜、半夏燥湿化痰，枳实、杏仁加强降气之功，更加竹沥以化痰利窍，清利头窍，再加茯神以宁心安神，全方配伍精妙，透解表邪于外，清风化痰于内，更加强神志调护，邪祛而神安。

④湿热：在《伤寒论·辨痉湿暍脉证》中载以说明湿热头痛的症状特点，"湿家病，身上疼痛，发热面黄而喘，头痛鼻塞而烦，其脉大，自能饮食，腹中和无病，病在头中寒湿。故鼻塞，纳药鼻中则愈。"

羌活、川芎、防风相伍治疗风湿所致的头风痛具有奇功，如羌活芎藁汤（《审视瑶函》）、羌活胜湿汤（《内外伤辨惑论》）；外感湿热，身热增盛，予以柴胡、黄芩、连翘清里热；最后予以炙甘草调和诸药。由于湿为阴邪，其性黏滞重浊，往往感受湿邪后迁延难愈，故需药效持久，故此处用以"汤调如膏，抹在口内，少用白汤送下"，与汤剂相比，膏剂在服用后不是迅速释放，而是延缓释放，这样可以获得平稳持久的药效。

2）内伤头痛

①偏头痛：顾名思义指头痛偏于一侧者，《针灸甲乙经·六经受病发伤寒热病第一（中）》中载："热病偏头痛，引目外眦，悬厘主之"，说明了偏头痛由热致痛，《针灸甲乙经·足太阳阳明手少阳脉动发目病》"目眩无所见，偏头痛，引目外眦而急，颔厌主之"，生动描述了偏头痛的症状特点。治疗上可用川芎携朱砂、石膏、龙脑（冰片）上行头目，活血行气，清热止痛；细辛，《神农本草经》载其"味辛，温，主咳逆头痛，脑动，百节拘挛，风湿痹痛"，其五行之性以辛属木之补味，金之泻味，因四气属温，故具温木泻金双重作用，而温木可助脾土生火，伍以人参、茯苓、甘草助运脾土，宣金之气可助其行四肢百骸以散足巨阳之寒，从而治疗头痛不适；现犀角

由水牛角替换，水牛角透热散邪止痛，滋阴清热止痛；生栀子走气分而清热泻火，透热转阴；此处取阿胶补血滋阴之效，麦冬同。服药方法为“酒下一丸”，以求酒之发散之性，快速见效，其二则为引药上行。

②雷头风：因其病发作迅速，头痛伴脑鸣如雷声而得名，同时可见头面部起小结节状肿块，或伴有恶寒发热、恶心呕吐等症。雷头风最初是指一种眼科疾病，《秘传眼科龙木论》谓：“此眼初患之时，头面多受冷热，毒风冲上，头旋犹如热病相似，俗称雷头风……冲入眼内，致令失明……瞳人或大或小不定，后乃相损。眼前昏黑，不辨三光”。“雷头风”起病急骤，病邪属阳属热。轻者以清热开窍为主，以黄芩、山栀清上焦郁热，山栀既可清肺经之热，走气分，亦可利心经之火，走血分，行气血双解之妙；连翘性凉味苦，轻清上浮，可治上焦诸热；桔梗开宣肺气，李杲言其“利胸膈，咽喉气壅及痛，破滞气及积块，肺部风热，清利头目，利窍”；犀角息风镇肝；牛蒡子、薄荷清利头目。重者则以泄热通腑为主，以大黄、牵牛通腑泻下，黄芩、黄连泄利上中之火毒，滑石利水引热下出，川芎通利头目，薄荷开窍醒神。于食后服用，以饮食托药于上，作用于上焦火热。

③产后虚热头痛：产后发热一症，在中医学中有详细记载及论述，早在《素问·通评虚实论》中就有“乳子而病热”一说。《金匮要略·妇人产后病脉证治》中记载：“产后，中风发热，面正赤，喘而头痛，竹叶汤主之。”产后下元虚衰，虚阳上浮，扰动神明，从而出现眩晕头痛不适等，故而在止痛同时需补下元阴血，滋阴清热。陈自明在《妇人大全良方·产后伤寒方论》中云：“凡产后发热，头痛身疼，不可便作感冒治之。此等疾证，多是血虚或败血作梗。”治以白芍养血柔肝，平抑肝阳，缓急止痛；牡蛎咸寒质重，入肝经，可平肝潜阳并能益阴，与芍药相伍治水不涵木，阴虚阳亢，眩晕耳鸣之证；桂心，为肉桂的一种，一般而言，肉桂为桂树之皮，而桂心为去掉外皮的部分，可上除头风痛，能使产后下元虚衰所致上浮之虚阳回归故里，与牡蛎相伍则可治疗虚阳上浮所致的眩晕头痛不适；干地黄，此处干地黄为生地，产后血虚日久则郁，故郁而化热，干地黄长于治疗热入营血，热病伤阴，阴虚发热，从而身安。

综上不难看出，在秦汉时期虽然药材尚不完善，但是为之后的头痛治疗方案打下了坚固的基础，对于头痛的治疗分为外感与内伤，而在内伤部分创造性地提出了“雷头风”“偏头痛”“产后发热头痛”等具有里程碑意义的头痛病名，对后世的临床治疗具有一定的指导意义。

2. 魏晋南北朝

魏晋南北朝是中国历史上政权更迭最频繁的时期，仅三百余年就历经数十个国家政权。此时期的医学处于机遇与挑战并存的时代，伴随各方势力对生产与经济的重视，以及多民族间的交流、融合，社会政治、经济、文化、科技等方面都取得了长足进步，进而直接或间接推动了医学的发展。但由于长时期的战乱环境，带来更多的危险和疾病，外伤、饥荒、瘟疫的盛行迫使对医务人员的需求猛增，同时医著便丰富起来，可惜大多随战乱散佚，存世极少。其中有书名记载的医著共496种，但现存的仅35种，且大部分是经后世辑佚发掘出来的。

大量医书的丢失，给我们整理此时期头痛相关的方药造成了很大困扰。分析当时的历史背景及人文社会环境，对我们了解当时的用药思想很有帮助。由于连年战争，百姓难以安居乐业，多受战争外伤影响，民众头痛疾病以外伤性头痛及情志相关性头痛多见，通过查阅古籍发现，此时期治疗外伤及情志相关性头痛的医书、方书无一遗世，有待于进一步的考古挖掘及与海外医籍的发掘。另，战争的频发及政权的更迭使士族丧失了出仕的信心，于是他们便将注意力转移到养生与延年益寿上来。出于对成仙和长生的追求，很多士族及医家开始关注炼丹术。再加之此时期道教和玄学的风靡，使服石、炼丹术快速发展，成为这一时期的医学的特色，我们可以推论出此时期士族阶层及贵族头痛疾病多与服石头有关。故，此时期的头痛可以分为两大类，其一，外伤及情志相关性头痛（百姓）；其二，服石相关（士族）。

《医心方》虽为日本人所著，并成书于公元982年（大约北宋太平年间），但其书中内容对魏晋南北朝时期的医书所录颇多，故此，我们可以加以借鉴。《医心方》中有四卷提到治疗服石后头痛症状方药，以及《小品方》所示的一卷也是以治疗服石导致的头痛为主。由于时代的进步及人们养生与延年益寿的方式的改变，人们普遍认识到了服石带来的危害性，服石养生不再作为现如今的人们的追求目标，故此不做赘述。

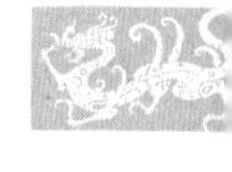

《医心方》中有两卷谈及治疗伤寒后头痛，且一卷以小儿伤寒头痛为例，这对于我们研究伤寒头痛有很大帮助，其中均谈及以葛根为君药或以生葛根汁为单方治疗伤寒头痛。对于葛根的认识我们仅且只能用魏晋南北朝之前的中药著作去认识其寒热温凉，方能对此阶段用葛根治疗伤寒头痛有更进一步的认识与了解。陶弘景在《本草经集注》中提到，“治伤寒中风头痛，解肌发表出汗，开腠理，治金疮，止痛，胁风痛。生根汁，大寒，治消渴，伤寒壮热”。另有一卷，以黄龙汤治疗伤寒瘥后更头痛壮热烦闷者，关于黄龙汤者，在《活人书·卷十九》《杏苑·卷八》均提及可用于治疗头痛（实则均为小柴胡汤化裁，可知头痛乃邪在少阳）。剩余各书对于所论及头痛方均为内伤头痛者，其遣方用药均以辨证治疗为主，在此不做多余赘述。另外对于研究此时期遣方用药思想，可借鉴《三国两晋南北朝医学总集》中所谈及的书目。

3. 隋唐

隋唐时期，无论是政治、经济还是文化都是我国古代历史发展的一个辉煌时期，中医药在此时期也得到了很大发展。此时期出现了卷帙浩大的综合性书籍，例如《千金翼方》《千金要方》《外台秘要》以及药物学专著《新修本草》。此时由于社会状况的安定，各医家有时间来对魏晋南北朝时期因战乱频繁，社会动荡，所产生的大量医学经验进行总结传承。《新修本草》所记载药物可治头风、头痛者，在卷第二诸病通用药之疗风通用药品目录中记载有防风、防己、秦艽、独活、芎䓖、羌活、麻黄可用于治疗头痛、头风，较《本草经集注》添加了羌活与麻黄两味药，羌活在魏晋南北朝头痛用药评述中已言之，故此处略而不解。麻黄者，《神农本草经》《本草经集注》均言其可用于治疗外感风寒头痛，后世医家未作他述，而又有医家用麻黄附子细辛汤治疗少阴寒厥头痛。《新修本草》卷第二诸病通用药之头面风药品目录中芎䓖、薯蓣、天雄、山茱萸、莽草、辛夷、牡荆实、蔓荆实、藁本、蘼芜、枲耳。与《本草经集注》所记载之药相同，用药评述可见于魏晋南北朝用药评述，故此不再赘言。

4. 宋金元

宋金元时期政府校勘出版了大量中医药书籍，学派涌现，中医学得到了很大发展。经初步统计，治疗头痛使用最为频繁的前10种中药为：川芎、石膏、甘草、防风、荆芥、生姜、细辛、薄荷、茶、天南星。

所收集到的方剂中，川芎统计出现次数最高，使用率最高，共计70次，川芎性辛，温，入肝、胆经，为治疗头痛的第一要药。头痛病因中，风为阳邪，其性开泄，易袭阳位，具有向上、向外、升发的特点，风为百病之长，风邪上犯颠顶，阻滞经络，致使经络不通，不通则痛，发为头痛。川芎味辛性温，常用于活血行气，祛风止痛。川芎辛温香燥，走而不守，既能行散，上行可达颠顶，祛除风邪，使得气血畅通，从而缓解头痛，又入血分，下行可达血海，为血中之气药，可破瘀行气散结，引药直达清窍。川芎活血祛瘀作用广泛，适宜瘀血阻滞各种病证，用治头风头痛、风湿痹痛等症。昔人谓川芎为血中之气药，殆言其寓辛散、解郁、通达、止痛等功能。

石膏为次，共计出现62次，石膏辛、甘、大寒，具有清热泻火、除烦止渴的作用，据明代李时珍《本草纲目》第九卷记载，石膏亦称细理石，又名“寒水石”，主治中风寒热，有解肌发汗，除口干舌焦、头痛牙疼等功能，用以解热镇痛。

甘草出现53次，味甘性平，具有补脾益气、清热解毒、祛痰止咳、缓急止痛、调和诸药的作用，有镇静作用，可治中枢性末梢性肌肉痉挛、紧张以及因痉挛引起的头痛。

防风出现46次，味辛甘性微温，具有祛风解表、胜湿止痛、止痉的作用，多用于风寒头痛。

荆芥出现39次，味辛，性微温。归肺、肝经。可解表散风，透疹，消疮。用于感冒，头痛，麻疹，风疹，疮疡初起。与防风配伍，二药合用，可增强解表之功。

生姜出现38次，味辛，性微温。归肺、脾、胃经。具有解表散寒、温中止呕、温肺止咳、解毒之功，可助解表散寒。

细辛出现37次，辛，温，有小毒。归心、肺、肾经。有祛风、散寒、行水、开窍等功效。常用于风冷头痛，鼻渊，齿痛，痰饮咳逆，风湿痹痛等。既能外散风寒，又能内祛阴寒，同时止痛、镇咳功效较佳。北细辛大辛纯阳，为药中猛悍之品，以温散燥烈为主，为治头痛之要药，多治疗少阴头痛。

薄荷出现32次，为辛凉性发汗解热药，用治流行性感冒、头痛、目赤、身热、咽喉、牙床肿痛等症。薄荷辛散，可助行气，疏肝解郁，气行则血行，有助活血化瘀。

菊花出现31次，味苦、甘，性微寒。归肺、肝经。有散风清热、平肝明目、清热解毒的功效，可疏散风热，平抑肝阳，与薄荷配伍，加强疏表之功用。

茶出现31次，为宋金元时期治疗头痛药物中重要的佐药，在其治疗头痛的方剂中占了重要地位，原文中有茶、细芽茶、茶青、腊茶等，出现方式如“清茶送下”“腊茶清调下”“温酒调下一茶匙”等，其中最为著名的治疗头痛的方剂“川芎茶调散”中就以茶为组成。茶具有清热解毒、收敛固涩的功效。此外，宋金元时期，成药居多，多为丸散剂型，用茶水调服使用方便，有助于药力的发挥。其次，也有一些以温酒调下助药力的挥发。

结合上述规律可以发现，在宋金元时期治疗头痛使用最为频繁前几种为解表药、清热药、补益药、化痰止咳药、活血化瘀药。

其中解表药使用最频繁。解表药一般为辛散之品，分为辛温解表药和辛凉解表药两类，其作用趋向以升浮为主，其中兼能平喘、止咳或清泄者，在升浮为主的同时又具有沉降之性。解表药具有发汗解肌、疏达腠理、透邪外出等作用，可使表邪由汗出而解，从而达到治愈表证、防治疾病传变的目的。在治疗头痛时使用解表药可起到祛风、疏肝、活血通络、止痛的作用，因此解表药为治疗头痛时最不可或缺的主体。李东垣在《兰室秘藏》中归纳说，“高巅之上，惟风可到”，认为治疗头痛不离风药，可谓经验之谈。

其次为清热药，宋代用药方面偏于寒凉，清热药使用较多，清热药多药性寒凉，味多苦、或甘、或辛、或咸，具有清热泻火、凉血解毒、清虚热、凉血解毒等作用，也可配伍解表药共同使用，以增强其清热之效，对于热性头痛应用尤为之多。

接下来为补益药，补益药具有补益人体气血阴阳、扶正祛邪的作用，可用于虚证所致的头痛。正所谓“不荣则痛”，对于虚证所致头痛加入补益药，可补益人体正气，达到扶正祛邪的作用，从而缓解头痛。

之后为化痰止咳药，具有化痰除湿的作用，可用于痰湿头痛。脾主运化水湿，脾失健运，湿聚为痰为饮，痰饮中阻，清阳不升，故清窍蒙蔽而致头痛；或肝失疏泄，诸气膹郁，可致痰饮上逆而致头痛，故化痰药可温化寒痰，健脾，使脾运化水湿，无生痰之源，故可用治痰湿头痛。李东垣据此创半夏白术天麻汤治疗痰厥头痛，为后世所尊崇。

最后为活血化瘀药，可活血通络止痛，用于瘀血所致的头痛。瘀血头痛是头痛证之一，症见头昏而胀，头刺痛剧烈，痛有定处，入夜尤甚，缠绵不愈，舌见瘀点或紫暗，脉涩。多因久病气滞血瘀或因外伤后遗所致。发病率高，约占头痛的一半，头昏而胀，一侧或两侧刺痛或跳痛，其痛有定处，按之不减，常因七情波动而发作或加剧，可伴有痛经或乳房胀痛刺痛，舌质暗或有瘀斑或瘀点，舌下脉络迂曲紫胀，脉弦缓，低头诱痛试验和压迫颈静脉试验多呈阳性反应。不通则痛，治宜活血祛瘀，使得血行，从而缓解头痛。

5. 明清

本次共收录明清时期古籍35本，收录方剂269首（包括重复方剂），其中单方9首，复方260首。

（1）单方分析　9首单方分别为：①治久患头痛，年久不愈者用川连一两，好黄酒三碗。②头痛而起核块，或头中如雷鸣者，山羊粪炒枯研。③石菖蒲根，治半边或两边俱痛；治妇人一切头目攻痛。④用天南星一个，治妇人偏头痛。⑤用香附子为末，每服三钱，腊茶调下。⑥治时气二三日，壮热头痛甚者，用不蛀皂荚一梃。⑦解伤寒头痛，以升麻一两，细剉，水一升，煎炼，取浓汁服之。⑧用干艾叶三升，以水一斗，煮取一升，去滓。⑨取生蘘荷根叶，合捣，绞汁，服三四升止。单方主要针对病因单一、病情简单的头痛，对于病因复杂、病情严重的头疼，多用复方治疗。

（2）复方分析

1）高频药物：本次共收录复方260首，其中以《普济方》收录方剂最多。在260首方剂中，川芎出现次数最多，防风次之，石膏、细辛、白芷、羌活、薄荷出现次数也比较多。下面对头痛的治疗中的部分常用药物分析如下：

川芎：川芎在临床中的运用十分广泛，其在头痛治疗中的应用尤为普遍。在本收录方剂中，川芎是使用频次最多的药物。川芎味辛，性温，归肝、胆、心包经，具有行气活血、祛风止痛之功效。本品性辛香走窜而功擅行气，且能够活血祛瘀而止痛，故其能上达颠顶而达祛风止痛之功效，下入于血海而解气滞血瘀诸疼痛，因此古代医家对其有"血中之气药"之称。川芎在临床各类头痛的治疗中均具有非常重要的地位，临床配伍广泛，在风寒、风热、血虚、瘀血等各种类型头痛的治疗中均可配伍使用。风寒头痛治疗中以本品辛温行散为主药，而风热头痛以本品为要药，阴虚头痛中以川芎作为引经药，瘀血头痛则以其走窜活血而达止痛之功。川芎在头痛辨证施治方面配伍使用的常用药对（队）颇多，如：川芎－细辛、川芎－白芷、川芎－羌活、川芎－细辛－白芷、川芎－白芷－石膏等。现代药理学研究发现，川芎中含有多种化学成分，如川芎嗪、阿魏酸、川芎内酯等，使其具有良好的扩张微血管、抑制血小板聚集、清除氧自由基、镇静止痛等功能。

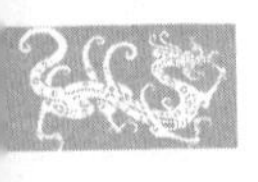

防风：《神农本草经》最早有防风的记载："主大风，头眩痛，恶风，风邪……骨节疼痹，烦满。"其辛温发散，祛风止痉之功显著，因此《本草纲目》有言，"其疗风最要，故名"。本品作为"治风之通用药"，除有祛风解表之功外，还具胜湿止痛的功效，可用于外感风湿，症见头痛、头重如裹、身重肢痛等的治疗，如羌活胜湿汤。但防风质润，具有祛风而不温燥的特点，故在临床中具有广泛的应用，且在头痛中的配伍也较常见。此外，防风、荆芥作为常用的祛风解表药，在临床中多以药对配伍出现，如治疗风寒表证，症见头痛身痛之荆防败毒散，《本草求真》亦云："宣散风邪，用以防风之必兼用荆芥者，以其能入肌肤宣散故耳。"现代药理学研究也发现，防风、荆芥具有相似的药理作用，均具有良好的镇静止痛、抗炎、增强机体免疫力等作用。

细辛：亦是临床头痛常用药，归肺、肾、心经，具解表散寒、祛风止痛、通窍、温肺化饮之功效。《神农本草经》首先出现与本品相关的记载，"细辛，味辛温，主咳逆，头痛脑动……久服明目，利九窍"。细辛辛香而功擅走窜，可上行于头目，祛风通窍而达止痛之功，因此本品在风寒头痛的治疗中尤为重要，并可作为少阴头痛的引经药。临床应用麻黄附子细辛汤加味在寒凝血瘀型偏头痛的治疗中具有显著疗效，方中细辛能够温经散寒，缓急止痛，与麻黄相配而奏解散表寒之功，与附子相合而温经散寒，行气通脉以达止痛之效。现代研究发现，细辛挥发油中含有甲基丁香油酚、柠檬稀、黄樟醚、蒎烯等成分，故本品具有良好的解热镇痛、镇静抗惊厥、抗过敏、强心等作用。此外，细辛有小毒，临床运用应慎重，谨慎把握其用法用量，宋代陈承在《本草别说》中记载细辛单用时的用量指出"不可过半钱匕"，首次提出"细辛不过钱"之说。

羌活：本品辛、苦，性温，归膀胱、肾经，尚能入肝经。功效为解表散寒，祛风胜湿，止痛，临床常用于风寒感冒、头痛、风寒湿痹等病证的治疗。在本次收录方剂中出现频率较高，说明羌活为明清头痛治疗的常用药。现代药理学研究亦发现，羌活中含有的挥发油具有解热镇痛功效。羌活在头痛治疗中的广泛应用，一方面取其祛风散寒止痛之功效，另一方面羌活归太阳经，可作为引经药，引药上行，直达病所。

薄荷：薄荷作为药食两用植物，在现代具有极为广泛的应用，其作为一种药用植物，味辛而性凉，具有疏风散热、清利头目、疏肝解郁之功。本品味辛而长于发散，质轻而善升浮，芳香而利通窍，故头痛眩晕属风热上攻者本品尤为适用。《用药法象》中言其可“清头风，除风热”；《本草求真》亦对其有“辛能发散，而于头痛、头风、发热恶寒则宜。辛能通气，而于心腹恶气痰结则治”的记述。现代药理学发现，薄荷中的挥发油能够刺激中枢神经但抑制感觉神经末梢，抑制平滑肌收缩等，因此具有消炎、镇痛、局部麻痹等作用。

2）头痛用药规律分析：对本次收录方剂中的药物分类总结，得到解表药、清热药、补虚药等共20类，其中解表药是使用频次最高的类型，补虚药、清热药、活血化瘀药、化痰药、理气药、利水渗湿药、祛风湿药、平肝息风药、化湿药也具有较高的使用频次，因此这些药物是明清时期临床治疗头痛的主要药物。

①风药在临床治疗头痛中最常用：古代医家认为“风”是导致头痛的主要因素，头痛多从风邪论治，风性轻扬而开泄，易扰于头部，即所谓“高巅之上，惟风可到”。风邪致病有内风、外风之分，历代医家多从外风论治风邪所致头痛。风邪作为外感头痛的主要病因，兼夹寒、热、湿邪而为病。明清对外感头痛的治疗亦多以风药为主，外风致病者，治疗以祛风为要，常选用防风、羌活、独活、荆芥等味薄气轻之属。内风“乃身中阳气之变动”，治疗以息风为主。“风气通于肝”，治疗内风常从肝论治，选用天麻、钩藤、羚羊角等平肝息风药。解表药能行、能散，能行则调畅气机，通达血脉；能散则发散表邪，祛散内寒，通散瘀滞。

②补虚药在头痛治疗中广泛应用：肾藏精，为先天之本，主骨生髓，而脑为髓海，《素问·五脏生成》即有“诸髓者，皆属于脑”之说。故肾精足则髓海充，若先天禀赋不足，或久病体虚，耗损肾精，导致肾精不足，髓海空虚，无以濡养脑窍，则发头痛。脾胃为后天之本，是气血生化之源，故脾胃虚则气血不足，气不足则鼓动无力，血不足则脑窍失养，不荣则痛。肝肾阴虚，肝阳上亢亦可导致头痛。故补虚药在头痛的治疗中占有重要地位，孙一奎及龚廷贤均指出黄芪、人参为治疗气虚头痛的主药；龚廷贤在《古今医鉴》中还提出当归、川芎为治疗血虚头痛的主药，并在《寿世保元》中记有加味四物汤加减治疗血虚头痛。张景岳亦倡导“疾病之实，固为可虑，而元气之虚，应尤甚焉”的补虚理论。补虚药常与风药配伍应用，尤以补气药的使用最多，如甘草、黄芪、人参、白术；其次，补血药中的白芍、当归等亦常与风药相配伍组合。

③善用活血化瘀药：头部外伤，或者久病入络，或者气虚血行不畅，导致气血凝滞，络脉不通，发为瘀血头痛。在95首清代方剂中川芎的使用频次最多，其辛温升散，“上行头目，下行血海，行血中之气，祛血中之风，走而不守”，其特点一方面是作为引经药物，一方面是其活血疏风止痛的作用较强。现代药理研究认为，川芎中所含的生物碱川芎嗪能扩张脑血管，降低血管

阻力，显著增加脑的血流量，故川芎实为治疗头痛之要药。清末《医学传心录》曰："头痛必须用川芎。"《临证指南医案》曰："大凡经主气，络主血，久病血瘀。"故头痛日久入络必用活血。

④重视六经辨证，结合脏腑辨证，多用引经药物：六经辨证，即以经络论治脏腑病证，其源于《黄帝内经》，张仲景将其发展并著述《伤寒论》，在现代仍有较高的指导意义。头痛的六经辨证即从太阳经、阳明经、少阳经、太阴经、少阴经及厥阴经辨证施治，金元张元素、李东垣、王好古、朱丹溪提出引经药在头痛治疗中的应用。明代开始将药物"归经"作为药性理论确定了下来，并以此指导临床遣方用药的配伍组合，故这一时期治疗头痛方剂中引经药的应用已非常广泛。明代医家龚廷贤在《古今医鉴》中指出：太阳头痛，以川芎、羌活、独活、麻黄之类主之；阳明头痛多以升麻、葛根、白芷、石膏为主；少阳头痛以柴胡为主；太阴头痛以苍术、半夏、南星为主；少阴头痛以麻黄、细辛、附子为主药；厥阴头痛以吴茱萸汤主之，本次收录方剂大多可见引经药的使用。

明清时期，各医家继续总结前人的经验，对头痛认识不断提高。在经络辨证和脏腑辨证体系的基础上，认为外感、内伤等致病因素上扰清阳可导致头痛，临床以外感内伤分类，细分为风寒头痛、风热头痛、痰厥头痛、湿热头痛、气虚头痛、血虚头痛、气血两虚头痛、肾虚头痛、瘀血头痛等多种分类方法。多以祛风、补虚、活血或数法联用为主。久病多虚，善用补虚法或补虚法与他法的配合。总之明清时期治疗头痛方剂，多以使用风药为主，广泛应用补法，善用活血活血化瘀药物，并且重视经络辨证，组方中多擅用引经药。

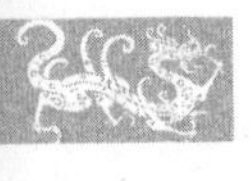

第六章

针灸外治

第一节
针刺

原文精选

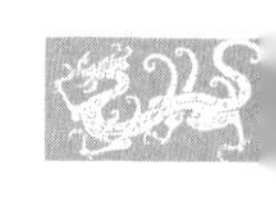

一、秦汉

《灵枢·厥病》

头痛不可取于腧者，有所击堕，恶血在于内，若肉伤，痛未已，可则刺，不可远取也。

头半寒痛，先取手少阳、阳明，后取足少阳、阳明。

厥头痛，项先痛，腰脊为应。先取天柱，后取足太阳。

厥头痛，面若肿起而烦心，取之足阳明、太阴。

厥头痛，头痛甚，耳前后脉涌有热。泻出其血，后取足少阳。

厥头痛，意善忘，按之不得。取头面左右动脉，后取足太阴。

厥头痛，贞贞头重而痛，泻头上五行，行五，先取手少阴，后取足少阴。

厥头痛，头脉痛，心悲善泣，视头动脉反盛者，刺尽去血，后调足厥阴。

《素问·脏气法时论》

肝病者，两胁下痛引少腹，令人善怒，虚则目䀮䀮无所见，耳无所闻，善恐，如人将捕之，取其经，厥阴与少阳。气逆，则头痛，耳聋不聪，颊肿，取血者。

二、晋隋唐

《针灸甲乙经·卷之七·六经受病发伤寒热病第一（中）》

头痛身热，鼻窒，喘息不利，烦满汗不出，曲差主之。

头痛目眩，颈项强急，胸胁相引，不得倾侧，本神主之。

头项痛重，暂起僵仆，鼻窒鼽衄，喘息不得通，通天主之。

脑风头痛，恶见风寒，鼽衄鼻窒，喘息不通，承灵主之。

头痛身热，引两颔急（一作痛），脑空主之。

身热头痛，进退往来，神道主之。

头痛如破，身热如火，汗不出，瘛疭里急，腰腹相引痛，命门主之。

风眩头痛，鼻不利，时嚏，清涕自出，风门主之。

善嚏，头痛身热，颔厌主之。热病头痛，引目外眦而急，烦满汗不出，引颔齿，面赤皮痛，悬颅主之。热病偏头痛，引目外眦，悬厘主之。头目瞳子痛，不可以视，挟项强急不可以顾，阳白主之。头风痛，鼻鼽衄，眉头痛，善嚏，目如饮脱，汗出寒热，面赤颊中痛，项椎不可左右顾，目系急，瘛疭，攒竹主之。

《针灸甲乙经·卷之七·六经受病发伤寒热病第一（下）》

身热如火，头痛如破，短气胸痛，大陵主之。

伤寒，寒热头痛，哕衄，肩不举，温留主之。

头痛振寒，清冷渊主之。

头痛，项背急，消泺主之。

风眩头痛，小海主之。

头痛，龋齿痛，合谷主之。

厥逆头痛，胸满不得息，阳溪主之。

厥头痛，面浮肿，烦心，狂见鬼，善笑不休，发于外有所大喜，喉痹不能言，丰隆主之。

《针灸甲乙经·卷之九·大寒内薄骨髓阳逆发头痛第一》

阳逆头痛，胸满不得息，取人迎。

厥头痛，面若肿起而烦心，取足阳明、太阳（一作阴）。

厥头痛，脉痛，心悲喜泣，视头动脉反盛者乃刺之，尽去血，后调足厥阴。

厥头痛，噫（《九墟》作意），善忘，按之不得，取头面左右动脉，后取足太阳（一作阴），厥头痛，员员而痛（《灵枢》作贞贞头痛），泻头上五行，行五，先取手少阴，后取足少阴。

头痛，项先痛，腰脊为应，先取天柱，后取足太阳。

厥头痛，痛甚，耳前后脉骨（一本作涌）热，先泻其血，后取足太阳、少阴（一本亦作阳）。

厥头痛，痛甚，耳前后脉涌有热，泻其血，后取足少阳。

头痛不可取于俞，有所击坠，恶血在内，若内伤痛，痛未已，可即刺之，不可远取。

头痛不可刺者，大痹为恶风日作者，可令少愈，不可已。

头寒痛，先取手少阳、阳明，后取足少阳、阳明。

颔痛，刺手阳明与颔之盛脉出血。

头项不可俯仰，刺足太阳；不可顾，刺手太阳（一云手阳明）。

颔痛刺足阳明曲周动脉见血，立已；不已，按经刺人迎，立已。

头痛，目窗及天冲、风池主之。

厥头痛，孔最主之。

厥头痛，面肿起，商丘主之。

《针灸甲乙经·卷之十·阳受病发风第二（下）》

头痛颜青者，囟会主之。

顶上痛，风头重，目如脱，不可左右顾，百会主之。风眩目眩，颅上痛，后顶主之。头重顶痛，目不明，风到脑中寒，重衣不热，汗出，头中恶风，刺脑户主之。头痛项急，不得倾倒，目眩，鼻不得喘息，舌急难言，刺风府主之。头眩目痛，头半寒（《千金》下有痛字），玉枕主之。脑风目瞑，头痛，风眩目痛，脑空主之。颈颔榰满，痛引牙齿，口噤不开，急痛不能言，曲鬓主之。头痛引颈，窍阴主之。风头，耳后痛，烦心，及足不收失履，口㖞僻，头项摇瘛，牙车急，完骨主之。眩，头痛重，目如脱，项似拔，狂见鬼，目上反，项直不可以顾，暴挛，足不任身，痛欲折，天柱主之。

眩，头痛互引，目中赤䀮䀮，刺丝竹空。

《黄帝内经太素·卷第二十六·寒热·厥头痛》

厥头痛，面若肿起而烦心，取足阳明、太阳。（应有问答，传之日久，脱略故也。手足阳明及手足太阳皆在头在面，手太阳络心属小肠，此等四脉失逆头痛，面胕起若肿及心烦，故各取此四脉输穴疗主病者。平按：《灵枢》太阳作太阴。又按：足阳明、太阳，据本注应作手足阳明、太阳。）厥头痛，头脉痛，心悲善泣，视头动，脉反盛者，刺尽去血后，调足厥阴。（足厥阴脉属肝络胆，上连目系，上出额，与肾脉会于巅，故气失逆头痛，头脉痛，心悲善泣，视头动。厥阴主悲泣。视头动者，视之时头战动也。脉反盛者，络脉盛，可先刺去取血，后取厥阴输穴疗主病者也。平按：《甲乙》头脉痛，无头字。善泣作喜泣。注肾脉恐系督脉之误。）厥头痛，贞贞头重而痛，泻头上五行，行五，先取手少阴，后取足少阴。（贞，竹耕反。贞贞，头痛甚儿。手少阴心脉起心中，从心系目系；足少阴肾脉贯脊属肾，上贯肝入肺，从肺出络心，故心气失逆，上冲于头，痛贞贞。头是心神所居，故先取心脉输穴，后取肾脉输穴，疗主病者。平按：贞贞《甲乙》作员员，下无头重二字，注："《灵枢》作贞贞。"又注：贯肝入肺，袁刻肺误作脉。）厥头痛，意善忘，按之不得，取头面左右动脉，后取足太阴。（足太阴脉与足阳明合也，足阳明循头面左右，动在客主人及太迎，皆脾气所至。脾神是意，其脉足太阴，所以太阴气之失逆，意多善忘，所痛在神，按之难得。可取头面左右足阳明动脉，后取足太阴输穴，疗主病者。平按：《甲乙》此段在厥头痛贞贞之上，太阴作太阳，注云：亦作阴。）厥头痛，头痛甚，耳前后脉涌有热，写出其血，后取足少阳。（足少阳胆脉起目锐眦，上抵角，下耳后，其支从耳后入耳中，出走耳前，故足少阳气之失逆，头痛甚，耳前后脉涌动者，有热也。可刺去热血，后取足少阳疗主病者。平按：《甲乙》头痛甚作痛甚，脉涌有热作脉骨热，写出作先写，足少阳作足太阳少阴。）厥头痛，项腰脊为应，取天柱，后取足太阳。（足太阳脉起目内眦，上额交巅入络脑，还出下项挟脊抵腰中，入循膂络肾属膀胱，故足太阳气之失逆，头痛，项先痛，腰脊相应，先取足太阳上天柱之穴，后取足太阳下输穴，疗主病者。平按:《灵枢》《甲乙》此段在厥头痛头痛甚之上，项作先项痛三字，应下有先字。）真头痛，头痛甚，脑尽痛，手足寒至节，死不治。（头痛脑痛既甚，气逆，故手足冷至节，极则死也。）头痛不可取于输者，有所击坠，血在于内，若内伤，痛未已，可即刺，不可远取也。（取输难愈，故曰不可。又有击坠留血，可以近疗，可即刺之，不可取其远输者也。平按：输《灵枢》作腧，《甲乙》作俞。血上《灵枢》《甲乙》有恶字。内伤《灵枢》作肉伤。可即刺，《灵枢》即作则，《甲乙》刺下有之字。）头痛不可刺者大痹，为恶日作者，可令少愈，不可除也。（头痛有不可刺者，此为大痹在头，恶其日作。作，发也。刺之可令少愈，不可除也，谓寒湿之气入脑以为大痹故也。平按:《甲乙》恶下有风字。除《灵枢》《甲乙》作已。）头半寒痛，先取手少阳、阳明，后取足少阳、阳明。（手足少阳阳明在头面左右箱，故手脉行近头，足脉行远头。所以头之左箱半痛者，可刺左箱手之少阳阳明，然后刺右箱足之少阳阳明。右亦如之也。平按:《甲乙》无半字。）

《备急千金要方·针灸下·头面第一·头病》

神庭、水沟主寒热头痛，喘渴，目不可视。头维、大陵主头痛如破，目痛如脱。

昆仑、曲泉、飞扬、前谷、少泽、通里主头眩痛。窍阴、强间主头痛如锥刺，不可以动。脑户、通天、脑空主头重痛。消泺主寒热痹头痛。攒竹、承光、肾俞、丝竹空、瘈脉、和窌主风头痛。（又云：瘈脉主风头耳后痛。）上星主风头眩颜清。（又云：上星主风头引颔痛。）囟会主风头眩，头痛，颜清。天牖、风门、昆仑、关元、关冲主风眩头痛。合谷、五处主风头热。前顶、后顶、颔厌主风眩偏头痛。玉枕主头半寒痛（《甲乙》云：头眩目痛，头半寒。）天柱、陶道、大杼（一作本神）、孔最、后溪主头痛。目窗、中渚、完骨、命门、丰隆、太白、外丘、通谷、京骨、临泣、小海、承筋、阳陵泉主头痛寒热，汗出不恶寒。

三、宋（北宋、南宋）

《针灸资生经·第六·头风》

头风（头眩，又见头旋）

五处疗头眩风闷（《明》）。百会（见痫）、脑空（见目眩）、天柱（见脑痛）疗头风。神聪疗头风目眩，狂乱风痫。左主如花，右主如果。前顶疗头风热痛，头肿，风痫。后顶疗风眩目䀮䀮，额颅上痛。上星疗头风目眩（《下》）。

前顶治头风目眩，面赤（《明》下作皮）肿（《铜》）。下廉、五处（见目眩）、神庭（见鼻涕）治头风。

神庭主风头眩，善呕烦满（《千》）。天牖、风门（《明》下同）、昆仑、关元、关冲主风眩头痛。前顶、后顶、颔厌主风眩偏头痛。上星主风头眩颜清。囟会主风头眩，头痛颜清。完骨主风头耳后痛瘈（《脉》同），烦心（《铜》同）。付阳主痿厥，风头重痛。侠溪主胸中寒如风状，头眩，两颊痛。肾俞、攒竹、承光、丝竹空、瘛脉、和髎主风头痛。上星主风头引颔痛。合谷、五处主风头热。

天牖、疗头风面肿（下作目眩），项强不得转（《明》）。

囟会治头风生白屑，多睡（《明》同）。针佳，以油盐揩发根，头风永除（《铜》）。

头风肿痒，针眉冲（许）。

通里、百会疗头目眩痛（《明》）。

阳谷疗头眩见狂。

《针灸资生经·第六·头痛》

偏头痛（余见伤寒头痛）

解溪（见中风）、承光（《明》同）治风眩头痛，呕吐心烦（《铜》）。胆俞治头痛振寒，汗不止。大杼治头痛振寒（见疟）。哑门治头痛风汗不出。合谷、天池（见膈）、丝竹空（见目眩）、鱼际（见寒热）、四白（见目眩）、天冲、三焦俞（见腹胀）、风池（见伤寒）无汗治头痛。神道治寒（《明》下）作身热头痛，进退痎疟，恍惚悲愁（《明》同），健忘惊悸。阳溪治厥逆头痛，胸满不得息。丰隆治厥头痛，面浮肿，风逆，四肢肿，身湿。至阴治鼻塞头重，风寒从足小指起，脉痹上下带胸胁痛无常，转筋，寒热汗不出，烦心。青灵治头痛振寒，目黄胁痛。强间治脑旋目运，头痛不可忍，烦心，呕吐涎沫，发无时，头项不可顾。昆仑治头痛，肩背急。风府治头痛，颈项急不得顾目眩。曲差治头项痛。

颅息疗身热头痛，不可反侧（《明》）。鱼际疗头痛甚，汗不出。脑户（见面肿）疗头痛。百会、通理疗头目眩痛（《明》下）。中冲（见伤寒）、命门（上同）疗身热如火，头痛如破（《明》下）。温溜疗寒热头痛，善哕，衄，肩不举。率谷疗醉后酒风发，头重，皮肤肿，两角眩痛。小儿食时头痛（《千》同），及五心热，灸譩譆各一壮。

天柱、陶道、大杼（一作本神）、孔最、后溪主头痛（《千》）。脑户、脑空、通天主头重痛。头维、大陵主头痛如破，目痛如脱。（《甲》云：喘逆烦痛，呕吐，汗流。）窍阴、强间（《明》同）主头痛如椎刺，不可动。目窗、中渚、完骨、命门、丰隆、太白、外丘、通谷、京骨、临泣、小海、承筋、阳陵泉主头痛寒热，汗出不恶寒。神庭、水沟主寒热头痛，喘渴，目不可视。消泺主寒热痹头痛。五处等主头痛（见瘛疭）。昆仑、解溪、曲泉、飞扬、前谷、少泽、通理主头眩痛。

若头痛，筋挛骨重，少气，哕噫，满，时惊，不嗜卧，咳嗽烦冤，其脉举之则弦，按之石坚，由肾气不足而内著，其气逆而上行，谓之肾厥。宜灸关元百壮，服玉真丸（指）。若头痛连齿时发时止，连年不已，此由风寒留于骨髓，髓以脑为主，脑逆故头痛，齿亦痛。宜白附子散，灸曲鬓七壮，左痛灸左，右痛灸右。

少海（见齿龋）、完骨治头痛（《铜》，见心烦）。《千》云：主风头耳后痛。

脑空等、天冲主癫疾头痛（《千》，见癫）。

前顶等主风眩偏头痛（《千》，见头风）。悬厘治偏头痛（见伤寒寒热）。

悬厘主偏头痛，引目外眦（见伤寒头痛）。

颔厌疗风（《铜》云头风）眩目无见，偏头痛引目外眦急，耳鸣，好嚏，颈痛（《明》）。岐伯灸偏头痛（见目眩）。

后顶治头偏痛（《铜》）。

玉枕主头半寒痛（《千》）。《甲》云：头眩目痛，头半寒。

正营治头项偏痛。悬颅治热病烦满，汗不出，头偏痛，引目外眦赤，身热齿痛（《明》同）。悬厘治头偏痛，烦心不欲食（并《铜》）。

《针灸资生经·第七·伤寒头痛》

伤寒头痛（余见头痛）

温溜主伤寒，寒热头痛，哕，衄，肩不举（《千》）。悬颅主热病，头痛身热。悬厘、鸠尾主热病，偏头痛，引目外眦。少泽主振寒，小指不用，头痛。神道、关元主身热头痛，进退往来。三焦俞主头痛，食不下。太白主热病，先头重颜痛，烦闷，心身热，热争则腰痛不可俯仰。又热病满闷不得卧，身重骨痛不相知。

温溜治伤寒，身热头痛，哕逆，肩不得举（《铜》）。风池治头痛。

鱼际、液门、中渚、通里主头痛（《千》）。

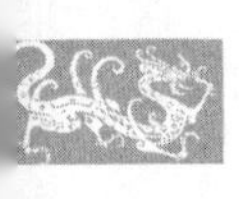

天池疗头痛（此见寒热）。

支正等主头眩痛（见伤寒寒热），头痛颠颠然，先取涌泉云云（见伤寒）。

鱼际疗头痛汗不出（见寒热）。

《针灸神书·卷二·琼瑶神书地部》

男女偏正头风一百六十二法

偏正头风取左右，百会□[①]加在指中，风池升阳上下法，束骨二次在针通。

男女偏正头风加一百六十三法

偏正头风有两般，中脘下痰按盘盘，膻中哮喘专要泻，印堂头疼出血安，口眼㖞斜气使下，地仓加搓要升阳，左㖞升阳加搓右，右㖞升阴搓指详。

治偏正头风二百四十七法

偏正头风左右攻，加搓百会指中穷，风池上下升阳取，束骨双行针使通。

四、金元

《扁鹊神应针灸玉龙经·一百二十穴玉龙歌》

偏正头风

头风偏正最难医，丝竹金针亦可施；

更要沿皮透率谷，一针两穴世间稀。

原注：丝竹，在眉后，入发际，陷中，沿皮向后透。率谷，在耳尖上一寸，针三分，灸七壮，开口刺。痛则泻，眩晕则补。

① 原书缺，据下文“治偏正头风二百四十七法”，疑为“搓”。

头风痰饮（宜泻风池穴）

偏正头风有两般，风池穴内泻因痰；

若还此病非痰饮，合谷之中仔细看。

原注：风池，在耳后颞颥骨筋下入发际，横针一寸半入风府。先补后泻，可灸七壮、二七壮。合谷，一名虎口。在手大指次指岐骨缝中，脉应手。直刺入一寸半，看虚实补泻。

五、明

《类经·二十一卷·针刺类·四十三 刺头痛〈灵枢·厥病〉》

厥头痛，面若肿起而烦心，取之足阳明、太阴。厥，逆也。邪逆于经，上干头脑而为痛者，曰厥头痛也。下仿此。足阳明之脉上行于面，其悍气上冲头者，循眼系入络脑，足太阴支者注心中，故以头痛而兼面肿烦心者，当取足之阳明、太阴也。厥头痛，头脉痛，心悲善泣，视头动脉反盛者，刺尽去血，后调足厥阴。头脉痛者，痛在皮肉血脉之间也。心悲善泣者，气逆在肝也。故当先视头脉之动而盛者，刺去其血以泄其邪，然后取足厥阴肝经而调补之，以肝脉会于巅也。厥头痛，贞贞头重而痛，泻头上五行、行五，先取手少阴，后取足少阴。贞贞，坚固貌，其痛不移也。头上五行、行五，即前篇热病五十九俞之穴，所以散诸阳之热逆也。先取手少阴心经，泻南方以去火也。后取足少阴肾经，补北方以壮水也。厥头痛，意善忘，按之不得，取头面左右动脉，后取足太阴。脾藏意，意伤则善忘。阳邪在头而无定所，则按之不得。故当先取头面左右动脉以泄其邪，后取足太阴经以补脾气也。厥头痛，项先痛，腰脊为应，先取天柱，后取足太阳。项先痛，腰脊为应，皆足太阳经也。故当先取天柱，后及本经之下腧。厥头痛，头痛甚，耳前后脉涌有热，泻出其血，后取足少阳。耳之前后，足少阳经也。其脉涌而热者，当泻出热血，仍取本经之穴。有热，一本云有动脉。真头痛，头痛甚，脑尽痛，手足寒至节，死不治。头痛有二：上文言厥头痛者可治，此言真头痛者不可治。盖头为诸阳之会，四肢为诸阳之本，若头痛甚而遍尽于脑、手足寒至节者，以元阳败竭，阴邪直中髓海，故最为凶兆。头痛不可取于腧者，有所击堕，恶血在于内，若肉伤痛未已，可则刺，不可远取也。头痛因于击堕者，多以恶血在脉络之内，故伤痛未已，若可刺者，但当刺去其痛处之血，不可远取荥腧，徒伤正气，盖此非大经之病也。头痛不可刺者，大痹为恶，日作者，可令少愈，不可已。痹之甚者，谓之大痹。其证则风寒湿三气杂至，合成恶患，令人头痛，不可刺也。若日作者，则犹有间止，故刺之可令少愈，终亦不能全已也。头半寒痛，先取手少阳、阳明，后取足少阳、阳明。头半寒痛者，偏头冷痛也。手足少阳阳明之脉，皆循耳上行头角，故当先取手经以去其标，后取足经以去其本也。

《普济方·针灸·卷十·针灸门·伤寒头痛》

治伤寒寒热头痛，哕衄肩不举，穴温溜。

治热病头痛，身热引目外眦而急，烦满汗不出，引颔齿面赤皮痛，穴悬颅。

治热病偏头痛，引目外眦，穴悬厘。

治振寒，小指不用，头痛，穴少泽。

治身热头痛，进退往来，穴神道、关元。

治头痛食不下，穴三焦俞。

治热病先头重项痛，烦闷，心身热，热争则腰痛不可俯仰，又热病满闷不得卧，身重骨痛不相知，穴太白。

治伤寒身热头痛哕逆，肩不得举，穴温溜。

治痛头，穴鱼际、液门、中渚、通里。

治头痛，穴天池。

治头眩痛，穴支正。

治头痛颠颠然，穴通里。

治头痛汗不出，穴鱼际。

《资生经》云：治伤寒头痛药多矣，惟浓煎五苓散服，必效，不必针灸予屡与人。皆效故也。

治头痛，穴风池。

《普济方·针灸·卷十一·针灸门·头痛》

治风眩头痛，呕吐心烦，穴解溪、承光。

治头痛振寒，汗不出，穴胆俞。

治头痛振寒，穴大杼。

治头痛风寒汗不出，穴哑门。

治头痛，穴合谷、天池、丝竹空、鱼际、四白、天冲、三焦俞、风池。

治寒热头痛，进退痎疟，恍惚悲愁，健忘惊悸，穴神道。

治厥逆头痛，胸满不得息，穴阳溪。

治厥头痛面浮肿，风逆四肢肿，身湿，穴丰隆。

治头重鼻塞，风寒从足小指起，脾上下带胸胁痛无常，转筋寒热，汗不出，烦心，穴至阴。

治头痛振寒，目黄胁痛，穴青灵。

治脑旋目运，头痛不可忍，烦心，呕吐涎沫，发无时，项强不可顾，穴强间。

治头痛肩背急，穴昆仑。

治头痛颈项急，不得顾，目眩，穴风府。

治头痛项痛，穴曲池。

疗身热头痛，不可反侧，穴颅息。

疗头痛甚，汗不出，穴鱼际。

疗头痛，穴脑户。

疗头目眩痛，穴百会、通里。

疗头痛如破，身热如火，穴命门、中冲。

疗寒热头痛，善哕衄血，肩不举，穴温溜。

疗醉后酒风发，头重皮肤肿，两角眩痛，穴率谷。

治头痛，穴天柱、陶道、大杼、孔最、后溪（一作“本神”）。

治头肿痛，穴脑户、脑空、通天。

治头痛如破，目痛如脱，喘逆烦满，呕吐汗出，穴大陵、头维。

治头痛如锥刺，不可动摇，穴窍阴、强间。

治头痛寒热，汗不出，恶寒，穴目窗、中渚、完骨、命门、丰隆、太白、外丘、通谷、京骨、临泣、小海、承筋、阳陵泉。

治寒热头痛，喘渴，目不可视，穴神庭、水沟。

治寒热痹头痛，穴消泺。

治头痛，穴五处。

治头痛筋挛，骨重少气，哕噫满，时惊，不嗜卧，咳嗽烦冤，其脉举之则弦，按之石坚，由肾气不足而内著，其气逆而上行，谓之肾厥。宜灸关元百壮，服玉真丸。

治头痛连齿，时发时止，连年不已，此由风寒留于骨髓，髓以脑为主，脑逆故头痛，齿亦痛。穴曲鬓七壮，左痛灸左，右痛灸右，宜白附子散。

治头痛头风，耳后痛，脑空等，穴小海、完骨。

治癫疾头痛，穴天冲。

《素问》尝论：有数岁头痛不已者，大寒内至骨髓。髓以脑为主，脑逆故头痛，齿亦痛，名曰厥逆头痛。亦有肾厥、肝厥头痛者，如《本事方》所谓下虚者，肾虚也，肾厥则头痛；上虚者，肝虚也，肝厥则头晕是也，皆可随证治之。若真头痛，则朝发夕死，夕发朝死矣。人而患此亦末如之何？要之亦有所自，其在根本不固耶？若欲着艾，须先百会、囟会等穴，而丹田、气海等穴尤所当灸，以补养之，毋使至于此极也。

治风眩偏头痛，穴前顶。

治风痰头痛，穴丰隆。

治头偏痛，引目外眦，穴悬厘。

治头风目眩无所见，偏头痛引目外眦急，耳鸣好嚏，颈痛，穴颔厌。

治头偏痛，穴后顶。

治头半寒痛，头眩目痛，穴玉枕。

治头项偏痛，穴正营。

治热病头痛汗不出，头偏痛，引目外眦赤，身热齿痛，穴悬颅。

治头偏痛，烦心不欲食，穴悬厘。

治偏正头痛，穴丝竹空、风池、合谷。

治眉攒头痛不可忍者，穴解溪。

治头眩痛，穴昆仑、解溪、曲泉、飞扬、前谷、少泽、通里。

《普济方·针灸·卷十一·针灸门·头风》

疗头风，穴百会、脑空、天柱。

疗头风目眩，狂乱风痫，左主如花，右主如果，穴神聪。

疗头风热痛，头肿风痫，穴前顶。

疗风眩目䀮䀮，额颅上痛，穴后顶。

疗头风目眩，穴上星。

治头风目眩，面赤肿，穴前顶。

治头风，穴下廉、五处、神庭。

治风头眩，善呕烦满，穴神庭。

治风头眩头痛，穴天牖、风门、昆仑、关元、关冲。

治风眩偏头痛，穴前顶、后顶、颔厌。

治风头眩颜清，引颔痛，穴上星。

治风头眩，头痛颜清，穴囟会。

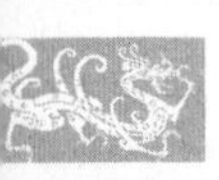

治风头耳后痛，烦心，穴完骨。

治痿厥风，头重痛，穴跗阳。

治胸中寒如风状，头眩两颊痛，穴侠溪。

治风头痛，穴肾俞、攒竹、承光、丝竹空、瘈脉、和窌。

治头眩风闷，穴五处。

治风头热，穴合谷、五处。

疗头风面肿，目眩，项强不得转，穴天牖。

治头风生白屑，多睡，穴囟会，针佳。以油盐揩发根，头风永除。

治头风肿痒，穴眉冲。针。

疗头目眩痛，穴通理、百会。

疗头眩，穴阳谷。

王氏云：论头痛本于大寒，内至骨髓则头风者，亦本于风寒入脑也。《本氏方》论：妇人患头风者，十居其半，或者妇人无巾以御风寒焉耳。男子间有患之者，非头上少发，必其囟会、前顶之发秃也。欲灸头风，先宜囟会、百会、前顶等穴，其头风连目痛者，当灸上星、神聪、后顶等穴。予尝自灸，验效，教人灸亦验云。

治头风，灸后顶穴，在百会后一寸五分，强间穴前一寸五分，灸五壮。兼治癫疾，并摇头口者，风瘙身体瘾疹，灸曲池二穴。《甲乙经》云：穴在肘外辅骨，屈肘曲骨之中，手阳明脉之所入也，各灸三壮。

治头风面肿，项强不得回顾，刺手少阳经天牖二穴，在颈筋缺盆上，天容后，天柱前，完骨下，发际上，针入五分，留七呼，不宜补，亦不宜灸。若灸之，面肿眼合，取足太阳经譩譆二穴，在背俞部第三行，肩膊内廉，侠第六椎下，两旁相去各三寸，正坐取之，足太阳脉之所发也。针入六分，留三呼，泻五吸，后针天牖、风池，其病即瘥。若不先针譩譆，即难瘳其疾也。此皆久病流注之法，今举此为例，学者宜须审详。

治头风面虚肿，穴上星。

治目黄头肿，穴脑户。

《针灸聚英·卷二·治例·杂病·头痛》

有风、风热、痰湿、寒、真头痛，手足青至节，死不治。

灸，疏散寒。

针：脉浮，刺腕骨、京骨；脉长，合骨、冲阳。脉弦，阳池、风府、风池。

《针灸大成·卷八·头面门》

头痛：百会、上星、风府、风池、攒竹、丝竹空、小海、阳溪、大陵、后溪、合谷、腕骨、中冲、中渚、昆仑、阳陵。

头强痛：颊车、风池、肩井、少海、后溪、前谷。

头偏痛：头维。

脑泻：囟会、通谷。

头风：上星、前顶、百会、阳谷、合谷、关冲、昆仑、侠溪。

脑痛：上星、风池、脑空、天柱、少海。

头风，面目赤：通里、解溪。

头风牵引脑顶痛：上星、百会、合谷。

偏正头风：百会、前顶、神庭、上星、丝竹空、风池、合谷、攒竹、头维。

醉后头风：印堂、攒竹、三里。

头风眩晕：合谷、丰隆、解溪、风池，垂手着两腿，灸虎口内。

面肿：水沟、上星、攒竹、支沟、间使、中渚、液门、解溪、行间、厉兑、譩譆、天牖、风池。

面痒肿：迎香、合谷。

头项俱痛：百会、后顶、合谷。

头风冷泪出：攒竹、合谷。

头痛项强，重不能举，脊反折，不能回顾：承浆（先泻后补）、风府。

脑昏目赤：攒竹。

《伤寒证治准绳·卷二·太阳病·头痛》

云：如脉浮而头痛，过在手足太阳，刺完骨、京骨。如脉浮而长，过在手足阳明，刺合谷、冲阳。如脉浮而弦，过在手足少阳，刺阳池、丘墟、风府、风池，此刺头痛之法也。

《集》伤寒头痛，刺合谷、攒竹。

《针方六集·卷之三·尊经集·刺头痛方八十七》

病在头，头疾痛，为针之，刺至骨，病已止，无伤骨肉及皮。皮者道也。阴刺，入一旁四处，治寒热。

《针方六集·卷之六·兼罗集·头风呕吐眼昏四》

头风呕吐眼昏花，神庭一穴刺无差。

孩子惊风俱可治，印堂针入艾交加。

神庭：穴当鼻直上，入发际五分。刺入三分，先补后泻，泻多补少，可灸二七壮。看虚实补泻。

印堂：穴当两眉中间宛宛中是穴。刺入一分，先沿皮针透左攒竹，补泻后转归原穴，退右攒竹，依上补泻，可灸七壮。亦治小儿惊风，灸七壮，大哭为效，不哭者难治。随症补泻，急泻慢补。

《症因脉治·卷一·头痛论·外感头痛》

【外感头痛之治】又少阳头痛，耳前后脉涌有热，刺出其血，故余家秘治头痛，不按经穴，随其所痛之处而刺之，则不必出血而痛即减。此宗《内经》缪刺之法也。

《医学纲目·卷之十五·肝胆部·头风痛》

〔《摘》〕偏正头风：丝竹空（沿皮向外透率谷） 风池（横针入寸半，透风府） 合谷（半寸以上穴未愈，再取） 解溪 三里 中脘（中脘一穴，灸五十壮）

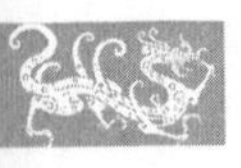

〔《集》〕正头风：百会（一分，灸七壮） 上星（二分，灸七壮，三棱针出血亦得） 合谷（不愈，再取） 神庭（灸七壮） 太阳（在两额角眉后紫脉上，三棱针出血亦得）

醉头风（内攒竹一穴，《通玄》同）：印堂（一分，灸五壮） 攒竹（一分，沿皮横透鱼腰）三里 膻中（灸） 风门（沿皮向外一寸）

〔《摘》〕头风面肿，项强不得回顾：天牖（五分，留七呼，不宜补，亦不宜灸，若灸之则面肿胀，合当取下穴。（六分，留三呼，泻五吸，后取天牖、风池即瘥，此古流注之法。）

〔洁〕头风：后溪 京骨

上手足太阳。

〔《玉》〕头痛呕吐：神庭（一分） 印堂（在两眉中，沿皮透左攒竹，补三吸，转归元穴，退针沿皮透右攒竹，补三吸）

〔《摘》〕风痰头痛：丰隆（五分，灸亦得）

肾厥头痛：涌泉（三分，弹针出血）

尝治一老妇人头痛，久岁不已，因视其手足有血络，皆紫黑，遂用三棱针尽刺出其血，如墨汁者数盏，后视其受病之经灸刺之，而得全愈。即经所谓大痹为恶，及头痛，久痹不去身，视其血络，尽出其血是也。

〔《甲》〕脑风头痛，恶见风寒，鼽衄鼻窒，喘息不通，承灵主之。头痛身热，引两颔急（一作痛），脑空主之。头痛，目窗、天冲、风池主之。以上诸穴在头部第三行也。善嚏头痛，身热，颔厌主之。热病头痛，引目外眦而急，烦满汗不出，引颔齿面赤皮疼，悬厘主之。热病，偏头痛，引目外眦，悬厘主之。醉酒风热，发两角眩（一云两目痛），不能饮食，烦满呕吐，率谷主之。《千金》云：此条在风篇。颈额榰满，引牙齿口噤不开，急痛不能言，曲鬓主之。以上诸穴皆在耳前也。头痛引颈，窍阴主之。头风耳后痛，烦心及足不收，失履，口㖞僻，颈项摇瘛，牙车急，完骨主之。以上诸穴皆在耳后也。头目瞳子痛，不可以视，侠项强急，不可以顾，阳白主之。头痛目眩，颈项强急，胸胁相引，不得倾侧，本神主之。以上诸穴皆在面部也。头痛振寒，清冷渊主之。头痛项背急，消泺主之。头风痛，鼻鼽衄，眉头痛，善嚏，目如欲脱，汗出寒热，面赤颊中痛，项强不可左右顾，目系急，瘛疭，攒竹主之。头眩痛重，目如脱，项似拔，狂见鬼，目上反，项直不可顾，暴挛，足不任身，痛欲折，天柱主之。风眩头痛，鼻不利，时嚏，清涕自出，风门主之。暴病头痛，身热痛，肌肉动，耳聋恶风，目眦烂赤，项不可以顾，髀枢痛，泄肠澼，束骨主之。风眩头痛，少海主之。厥头痛，面浮肿，烦心，狂见鬼，喜笑不休，发于外，有所大喜，喉痹不能言，丰隆主之。阳厥凄凄而寒，少腹坚，头痛，胫股腹痛，消中，小便不利，善呕，三里主之。厥头痛，面肿起，商丘主之。厥头痛，孔最主之。头重顶痛目不明，风到脑中寒，重衣不热，汗出，头中，恶风，刺脑户主之。头重目瞑，厥，寒热，项强难以顾，汗不出，陶道主之。头痛如破，身热如火，汗不出，瘛疭，里急，腰股相引痛，命门主之。

〔子和〕雷头风者，是头上有赤肿结核，或如酸枣状，可用针出血则愈矣。

〔《素》〕雷头风：上囟　百会　风池

《医学纲目·卷之三十·伤寒部·太阳病·头痛续法》

〔云〕如脉浮而头痛，过在手足太阳，刺完骨、京骨。如脉浮而长，过在手足阳明，刺合谷、冲阳。如脉浮而弦，过在手足少阳，刺阳池、丘墟、风府、风池，此刺头痛之法也。【批】针灸。

〔《集》〕伤寒头痛，刺合谷、攒竹。

《病机沙篆·卷下·头痛》

偏正头痛，刺丝竹空二穴，风池二穴，合谷二穴，内捻针吸气三口，又内捻针吸气五口，患人自觉针下有痛，一道如线，上至头为度，长呼气一口出针，立愈。

六、清

《伤寒论纲目·卷二·头痛项强》

张云岐曰：如脉浮而头痛，过在手足太阳，刺完骨、京骨；脉浮而长，过在手足阳明，刺合谷、冲阳；脉浮而弦，过在手足少阳，刺阳池、丘墟、风府、风池。此刺头痛之法也。

《伤寒大白·卷一·头痛》

太阳病头痛，至七日以上自愈者，以行其经尽故也。若欲再传经者，针足阳明，使经不传。

针阳明，刺腕骨、余骨、合谷三穴也。言太阳病头痛发热之症，若七日以上行其经尽，自愈者则已。若不愈，针此三穴，使不传经。

《痧胀玉衡·卷之下·头痛痧》

痧毒中于脏腑之气闭塞不通，上攻三阳颠顶，故痛入脑髓，发晕沉重，不省人事，名真头痛。朝发夕死，夕发旦死，急刺破巅顶，出毒血以泄其气，药惟破其毒气，清其脏腑为主。痧毒中于脏腑之血，壅瘀不流，上冲三阳头面肌肉，故肌肉肿胀，目闭耳塞，心胸烦闷。急刺破巅顶及诸青筋，出毒血。药宜清其血分，破其壅阻为要。

汪路真内室，头面红肿，发热头痛，心胸迷闷。诊脉，芤而疾。刺左腿弯三针，血流如注。冷服红花膏子半杯，用蒲黄饮三剂而痊。

《兰台轨范·卷六·头痛·头痛方》

头风摩散（方见风门）

头风有偏正之殊，其病皆在少阳阳明之络，以毫针刺痛处数穴立效。其外有疮毒入头，名杨梅头痛。此乃外科之症，另有治法。

《针灸学纲要·统治一切头痛症类》

针：百会　风池　阿是　头维　三里

灸：列缺　关元　哑门

出血：头维　百会

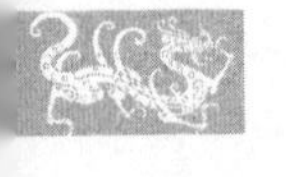

评述

针即针刺，以针刺入人体穴位治病。中医针灸依据的是“虚则补之，实则泻之”的治疗原则，进针后通过补、泻、平补平泻等手法的配合运用，以取得人体本身的调节反应；灸即艾灸，以火点燃艾炷或艾条，烧灼穴位，将热力透入肌肤，以温通气血。针灸就是以这种方式刺激体表穴位，并通过全身经络的传导，来调整气血和脏腑的功能，从而达到扶正祛邪、治病保健的目的。针灸因为易学易用，已经在现代家庭医疗中发挥越来越重要的作用。

头痛是临床上常见的自觉症状，可见于多种急慢性疾病。针灸治病主要是通过针刺或艾灸一定的腧穴达到治疗目的，取穴组方是辨证论治过程中不可缺少的重要环节。作为针灸临床治疗的实施方案，处方的恰当与否，直接关系到治疗效果的好坏。因此，适当地选择腧穴并加以配伍，采用正确的刺灸方法，是配穴处方的主要内容，也是取得临床效果的关键。

头痛的辨证治疗处方如下：

主穴：百会、风池、太阳。

配穴：

1. 肝阳上亢

【诊断要点】头痛目眩，心烦易怒，夜寐不宁，面赤口苦；舌红苔黄，脉弦数。

【处方】太冲、阳陵泉。

2. 痰浊上扰

【诊断要点】头痛昏蒙，胸脘满闷，呕吐痰涎；舌苔白腻，脉滑。

【处方】头维、中脘、丰隆。

3. 肾精亏损

【诊断要点】头痛且空，兼眩晕，腰痛酸软，神疲乏力，耳鸣少寐；舌红少苔，脉细无力。

【处方】脑空、肾俞、悬钟、太溪。

4. 气血亏虚

【诊断要点】头痛绵绵，遇劳则甚；兼见心悸怔忡，神疲乏力，面色不华，食欲不振；舌淡苔白，脉细无力。

【处方】心俞、脾俞、足三里、三阴交。

5. 瘀阻脑络

【诊断要点】头痛经久不愈，痛处固定不移，痛如锥刺；舌紫暗或有瘀斑，脉细涩或细弦。

【处方】阿是穴、合谷、三阴交、血海、委中。

头痛是一种常见的临床症状，可以出现于现代医学内科、外科、神经科、五官科等各科的多种急慢性疾患中。凡是头部对疼痛敏感的组织如头皮，颜面，骨膜，硬脑膜，血管，神经，其本身的炎症、损伤或受到牵拉、挤压，都将发生头痛。头痛的病因有很多。①颅内疾病：如脑肿瘤，脑膜炎，颅内压增高，高血压，脑血管病，颅脑外伤。②颅外疾病：如颈椎病，颈肌纤维炎，三叉神经痛，青光眼，鼻炎，颞下颌关节病。③心因性疾病：如神经官能症，癔病。④全身性疾病：如金属及药物中毒，高血压，急慢性肾炎。⑤颅外动脉性头痛：如血管性头痛，动脉炎。⑥局限性头痛：如颅骨肿瘤，头皮炎症。但最常见的头痛要数血管神经性头痛。头痛的诱发因素常与疲劳、月经期、天气变化、精神刺激、失眠等因素有关；疼痛的发作时间为数秒至数日不等，或呈周期性；疼痛常表现为压迫感、搏动感、紧束感、闪电感、烦乱感；疼痛的部位可为深部、浅部、全头、偏头、眼周、后枕等部位；疼痛时伴随有恶心、呕吐、视觉改变、流泪、流涕，甚至发热等症；病程可为数日至数十年不等。根据症状，头痛又有急性、急性反复发作性与慢性之分。

中医学将头痛分为外感和内伤两大类。所谓外感头痛就是指由风、寒、暑、湿之邪侵袭而致的头痛。内伤头痛则包括肝阳头痛，痰浊头痛，瘀血头痛，血虚头痛，肾虚头痛等。根据针灸学的经络循行以及疼痛的部位又可分为太阳经头痛，阳明经头痛，少阳经头痛，厥阴经头痛。太阳经头痛，痛于后脑，连及项背；阳明经头痛，痛于前额，下连面颊；少阳经头痛，痛于头侧，上及头角；厥阴经头痛，痛在颠顶，连于目系。针灸学的理论认为头痛是因为局部经络闭塞，经气不通则痛。疏通局部经络与气血是总的治疗原则，将辨证取穴与辨经取穴相结合。外感头痛施以疏风解表化湿；内伤头痛治以滋肾平肝，补气活血化痰。

辨证取穴：风寒头痛取风府、风池、风门；风湿头痛取风府、风门、阴陵泉；肝阳头痛取风池、行间、太阳；痰浊头痛取列缺、丰隆、中脘；瘀血头痛取血海、地机、三阴交；肾虚头痛取肾俞、命门、关元、太溪。

辨经取穴：痛在太阳取束骨、后溪；病在少阳配中渚、地五会；病在阳明加合谷、解溪；

病在厥阴用太冲、内关。发作期以每日或隔日针刺一次为宜。如果辨证准确，针刺到位，确可起到针入痛止的效果。对慢性头痛伴有固定周期的患者应每周治疗一到两次，如配合火针疗法效果更为理想。

针刺治疗头痛在《黄帝内经》中已经有了较为详细的论述。《素问·调经论》指出："病在脉，调之血；病在血，调之络；病在气，调之卫；病在肉，调之分肉；病在筋，调之筋；病在骨，调之骨。"《灵枢·厥病》则对厥头痛提出了分经论治、结合局部刺络放血的治疗思路。以经络辨证、循经取穴为主，头半寒痛，先取手少阳、阳明，后取足少阳、阳明。厥头痛，项先痛，腰脊为应。先取天柱，后取足太阳。厥头痛，面若肿起而烦心，取之足阳明、太阴。厥头痛，贞贞头重而痛，泻头上五行，行五，先取手少阴，后取足少阴。因外伤瘀血阻络的头痛，可以就近局部刺络放血；因热郁、气滞等致经络不畅者，亦可先刺络放血疏通经络，然后循经取穴治疗。对于"有所击堕，恶血在于内"，指出"头痛不可取于腧""可则刺，不可远取也""厥头痛，头痛甚，耳前后脉涌有热。泻出其血，后取足少阳""厥头痛，意善忘，按之不得。取头面左右动脉，后取足太阴""厥头痛，头脉痛，心悲善泣，视头动脉反盛者，刺尽去血，后调足厥阴"。这为后世针刺治疗头痛奠定了基础，《针灸甲乙经》《黄帝内经太素》《类经》等均依此论治厥头痛，并有所补充发展。

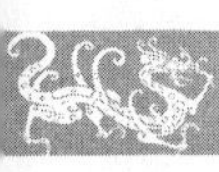

《针灸甲乙经》云："头寒痛，先取手少阳、阳明，后取足少阳、阳明。颔痛，刺手阳明与颔之盛脉出血。头项不可俯仰，刺足太阳；不可顾，刺手太阳（一云手阳明）。颔痛刺足阳明曲周动脉见血，立已；不已，按经刺人迎立已。头痛，目窗及天冲、风池主之。厥头痛，孔最主之。厥头痛，面肿起，商丘主之。"补充了各种头痛的主治穴位。

《千金要方》在前人基础上，于"头痛"篇进一步完善了头痛的针刺主穴。神庭、水沟主寒热头痛，喘渴，目不可视。头维、大陵主头痛如破，目痛如脱。昆仑、曲泉、飞扬、前谷、少泽、通里主头眩痛。窍阴、强间主头痛如锥刺，不可以动。脑户、通天、脑空主头重痛。消泺主寒热痹头痛。攒竹、承光、肾俞、丝竹空、瘈脉、和窌主风头痛。上星主风头眩颜清（又云：上星主风头引颔痛）。囟会主风头眩，头痛，颜清。天牖、风门、昆仑、关元、关冲主风眩头痛。合谷、五处主风头热。前顶、后顶、颔厌主风眩偏头痛。玉枕主头半寒痛（《针灸甲乙经》云：头眩目痛，头半寒）。天柱、陶道、大杼（一作本神）、孔最、后溪主头痛。目窗、中渚、完骨、命门、丰隆、太白、外丘、通谷、京骨、临泣、小海、承筋、阳陵泉主头痛寒热，汗出不恶寒。

《针灸资生经》提出头风主治腧穴，辨证取穴。神庭主风头眩，善呕烦满。天牖、风门、昆仑、关元、关冲主风眩头痛。前顶、后顶、颔厌主风眩偏头痛。上星主风头眩，颜清。囟会主风头眩，头痛，颜清。完骨主风头耳后痛，烦心。跗阳主痿厥，风头重痛。侠溪主胸中寒如风状，头眩两颊痛。肾俞、攒竹、承光、丝竹空、瘛脉、和髎主风头痛。上星主风头引颔痛。合谷、五处主风头热。天牖疗头风面肿。对于偏头痛、伤寒头痛针刺也采用了辨证论治。解溪、承光治风眩头痛，呕吐心烦。胆俞治头痛振寒，汗不止。大杼治头痛振寒。哑门治头痛风汗不出。合谷、天池、丝竹空、鱼际、四白、天冲、三焦俞、风池治头痛。神道治寒（《明下》作身）热头痛，进退痎疟，恍惚悲愁，健忘惊悸。阳溪治厥逆头痛，胸满不得息。丰隆治厥头痛，面浮肿，风逆，四肢肿，身湿。至阴治鼻塞头重，风寒从足小指起，脉痹上下带胸胁痛无常，转筋，寒热汗不出，烦心。青灵治头痛振寒，目黄胁痛。强间治脑旋目运，头痛不可忍，烦心，呕吐涎沫，发无时，头项不可顾。昆仑治头痛，肩背急。风府治头痛，颈项急不得顾，目眩。曲差治头项痛。并指出各种头痛的主治腧穴：颅息疗身热头痛，不可反侧。鱼际疗头痛甚，汗不出。脑户疗头痛。百会、通理疗头目眩痛。中冲疗身热如火，头痛如破。温溜疗寒热头痛，善哕，衄，肩不举。率谷疗醉后酒风发，头重，皮肤肿，两角眩痛。天柱、陶道、大杼（一作本神）、孔最、后溪主头痛。脑户、脑空、通天主头重痛。头维、大陵主头痛如破，目痛如脱。窍阴、强间主头痛如椎刺不可动。目窗、中渚、完骨、命门、丰隆、太白、外丘、通谷、京骨、临泣、小海、承筋、阳陵泉主头痛寒热，汗出不恶寒。神庭、水沟主寒热头痛，喘渴，目不可视。消泺主寒热痹头痛。五处等主头痛。昆仑、解溪、曲泉、飞扬、前谷、少泽、通理主头眩痛。

《扁鹊神应针灸玉龙经》针对偏正头风，采用丝竹透率谷，头风痰饮者，宜泻风池，无痰则刺合谷，随证虚实补泻。

《普济方》分为伤寒头痛、头痛、头风三篇总结了明以前的针刺治法。

（1）伤寒头痛　治伤寒寒热头痛，哕衄肩不举，温溜。治热病头痛，身热引目外眦而急，烦满汗不出，引颔齿面赤皮痛，悬颅。治热病偏头痛，引目外眦，悬厘。治振寒，小指不用，头痛，少泽。治身热头痛，进退往来，神道、关元。治头痛食不下，三焦俞。治热病先头重项痛，烦闷，心身热，热争则腰痛不可俯仰，又热病满闷不得卧，身重骨痛不相知，太白。治伤寒身热头痛哕逆，肩不得举，温溜。治痛头，鱼际、液门、中渚、通里。治头痛，天池。治头眩痛，支正。治头痛颠颠然，通里。治头痛汗不出，鱼际。治头痛，风池。

（2）头痛　治风眩头痛，呕吐心烦，解溪、承光。治头痛振寒，汗不出，胆俞。治头痛振寒，大杼。治头痛风寒汗不出，哑门。治头痛，合谷、天池、丝竹空、鱼际、四白、天冲、三焦俞、风池。治寒热头痛，进退痎疟，恍惚悲愁，健忘惊悸，神道。治厥逆头痛，胸满不得息，阳溪。治厥头痛面浮肿，风逆四肢肿，身湿，丰隆。治头重鼻塞，风寒从足小指起，脾上下带胸胁痛无常，转筋寒热，汗不出，烦心，至阴。治头痛振寒，目黄胁痛，青灵。治脑旋目运，头痛不可忍，烦心，呕吐涎沫，发无时，项强不可顾，强间。治头痛肩背急，昆仑。治头痛颈项急，不得顾，目眩，风府。治头痛项痛，曲池。疗身热头痛，不可反侧，颅息。疗头痛甚，汗不出，鱼际。疗头痛，脑户。疗头目眩痛，百会、通里。疗头痛如破，身热如火，命门、中冲。疗寒热头痛，善哕衄血，肩不举，温溜。疗醉后酒风发，头重皮肤肿，两角眩痛，率谷。治头痛，天柱、陶道、大杼、孔最、后溪（一作“本神”）。治头肿痛，脑户、脑空、通天。治头痛如破，目痛如脱，喘逆烦满，呕吐汗出，大陵、头维。治头痛如锥刺，不可动摇，窍阴、强间。治头痛寒热，汗不出，恶寒，目窗、中渚、完骨、命门、丰隆、太白、外丘、通谷、京骨、临泣、小海、承筋、阳陵泉。治寒热头痛，喘渴，目不可视，神庭、水沟。治寒热痹头痛，消泺。治头痛，五处。治头痛头风，耳后痛，脑空等，小海、完骨。治癫疾头痛，天冲。治风眩偏头痛，前顶。治风痰头痛，丰隆。治头偏痛，引目外眦，悬厘。治头风目眩无所见，偏头痛引目外眦急，耳鸣好嚏，颈痛，颔厌。治头偏痛，后顶。治头半寒痛，头眩目痛，玉枕。治头项偏痛，正营。治热病头痛汗不出，头偏痛，引目外眦赤，身热齿痛，悬颅。治头偏痛，烦心不欲食，悬厘。治偏正头痛，丝竹空、风池、合谷。治眉攒头痛不可忍者，解溪。治头眩痛，昆仑、解溪、曲泉、飞扬、前谷、少泽、通里。

（3）头风　疗头风，百会、脑空、天柱。疗头风目眩，狂乱风痫，左主如花，右主如果，神聪。疗头风热痛，头肿风痫，前顶。疗风眩目䀮䀮，额颅上痛，后顶。疗头风目眩，上星。治头风目眩，面赤肿，前顶。治头风，下廉、五处、神庭。治风头眩，善呕烦满，神庭。治风头眩头痛，天牖、风门、昆仑、关元、关冲。治风眩偏头痛，前顶、后顶、颔厌。治风头眩颜清，引颔痛，上星。治风头眩，头痛颜清，囟会。治风头耳后痛，烦心，完骨。治痿厥风，头重痛，跗阳。治胸中寒如风状，头眩两颊痛，侠溪。治风头痛，肾俞、攒竹、承光、丝竹空、瘈脉、和窌。治头眩风闷，五处。治风头热，合谷、五处。疗头风面肿，目眩，项强不得转，天牖。治头风生白屑，多睡，囟会，针佳。以油盐揩发根，头风永除。治头风肿痒，眉冲，针。疗头目眩痛，通理、百会。疗头眩，阳谷。并指出“治头风面肿，项强不得回顾，刺手少阳经天牖”“针入五分，留七呼，不宜补，亦不宜灸”。若灸，则“面肿眼合”，应先取足太阳经譩譆，针入六分，留三呼，泻五吸，后针天牖、风池，其病即瘥。“若不先针譩譆，即难瘳其疾也”。强调“此皆久病流注之法，今举此为例，学者宜须审详”。

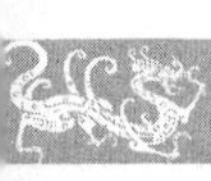

《针灸聚英》则结合脉象用针：“有风、风热、痰湿、寒、真头痛，手足青至节，死不治。灸，疏散寒。针：脉浮，刺腕骨、京骨；脉长，合骨、冲阳。脉弦，阳池、风府、风池。”可资参考。

《医学纲目》荟萃了历代针灸文献，如《医学纲目·卷之十五·肝胆部·头风痛》云，(《摘》) 偏正头风：丝竹空（沿皮向外透率谷），风池（横针入寸半，透风府），合谷（半寸以上穴未愈，再取），解溪，三里，中脘（中脘一穴，灸五十壮）。(《集》) 正头风：百会（一分，灸七壮），上星（二分，灸七壮，三棱针出血亦得），合谷（不愈，再取），神庭（灸七壮），太阳（在两额角眉后紫脉上，三棱针出血亦得）。醉头风（内攒竹一穴，《通玄》同）：印堂（一分，灸五壮），攒竹（一分，沿皮横透鱼腰），三里，膻中（灸），风门（沿皮向外一寸）。(《摘》) 头风面肿，项强不得回顾：天牖（五分，留七呼，不宜补，亦不宜灸，若灸之则面肿胀，合当取下穴。先取譩譆（六分，留三呼，泻五吸，后取天牖、风池即瘥，此古流注之法）。（洁）头风：后溪、京骨，上手足太阳。(《玉》) 头痛呕吐：神庭（一分），印堂（在两眉中，沿皮透左攒竹，补三吸，转归元穴，退针沿皮透右攒竹，补三吸）。(《摘》) 风痰头痛：丰隆（五分，灸亦得）。肾厥头痛：涌泉（三分，弹针出血）。（子和）雷头风者，是头上有赤肿结核，或如酸枣状，可用针出血则愈矣。(《素》) 雷头风：上囟，百会，风池。《医学纲目·卷之三十·伤寒部·太阳病·头痛续法》载，(《集》) 伤寒头痛，刺合谷、攒竹。

《病机沙篆》针刺捻转结合呼吸取效迅速：“偏正头痛，刺丝竹空二穴，风池二穴，合谷二穴，内捻针吸气三口，又内捻针吸气五口，患人自觉针下有痛，一道如线，上至头为度，长呼气一口出针，立愈。”

《针灸学纲要》提出“统治一切头痛症类”，针刺百会、风池、阿是、头维、三里；灸列缺、关元、哑门；头维、百会刺络放血。可谓化繁为简。

有学者[①]全面性地搜集从先秦时期到清末现存的针灸专著及综合性医籍中的针灸专卷，从上述古籍文献筛选出针对头痛的选经、选穴与针灸疗法文献。经统计分析发现，头部局部腧穴频次最高的前五个腧穴依次为风池、百会、丝竹空、攒竹、上星；四肢远端腧穴频次最高的前五个腧穴分别是合谷、解溪、列缺、后溪、丰隆；主要选用十二经脉及任督两条奇经，频次最高的经脉主要为少阳经，其次为阳明经，再次为太阳经、督脉、太阴经、少阴经、任脉；历代治疗头痛各种特定穴使用频次依次为五输穴、原穴、络穴、郄穴、背俞穴、募穴、下合穴、八会穴和八脉交会穴。综之，历代医家治疗头痛具有循经取穴、分部取穴与广泛运用特定穴的特点。

① 余毓茹. 头痛的古代文献整理与研究[D]. 成都：成都中医药大学，2008.

第二节
灸法

原文精选

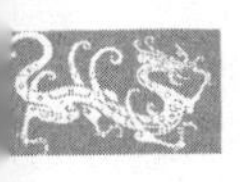

《银海精微·卷下·患眼头痛》

灸穴

百会一穴，神聪四穴，临泣二穴，听会二穴，耳尖二穴，风池二穴，光明二穴，太阳二穴，率骨二穴。

定发际并点各穴法则（南筠参入。偏则，灸一边痛处）：前眉心平以墨点记；以草比同身寸三寸，自眉心比至草尽处是前发际，亦以墨点记；又大杼骨上一点，以前草三寸尽处，亦点记，是后发际；又将草自前发际比至后发际，平折摘去一节，又将草均分作六折，摘一折止存五折，以此草，自前发际比至草尽处，是百会穴；又以百会穴为中，四边各开二寸半，乃神聪穴也。

灸耳尖穴（即率骨穴）将耳折转，尖上比寸半，尽处是率骨穴（考过同）。

临泣穴以瞳人对眉尖上点为记，以草自点，比上三寸半是临泣穴。

光明穴对瞳人上眉中，是光明穴。

攒竹穴眉头两陷中，是攒竹穴。

睛明穴在目内大眦外畔肉上，陷宛中。

颊车穴在耳下曲颊端，陷中。

风池穴在后发际，陷中。

肝俞穴在第九骨下，各开寸半。

天府穴在胸两腋下，三寸宛宛中。

听会穴在耳下前陷中，开口取之。

耳门穴在上耳前起肉，当耳缺。

鱼尾穴在眦横纹尽处。

太阳穴在外眦五分，是。

《普济本事方·卷第二·头痛头晕方》

玉真丸

治肾气不足，气逆上行，头痛不可忍，谓之肾厥，其脉举之则弦，按之石坚。硫黄（二两），石膏（硬者不煅，研），半夏（汤浸洗七次，各一两），硝石（一分，研），上为细末，研匀，生姜汁糊丸如梧子大，阴干。每服三十丸，姜汤或米饮下，更灸关元穴百壮，良方中硫黄丸亦佳。关元穴，在脐下三寸，小肠之募，脾经、肝经、肾经三阴之会，又名下纪。治脐下疞痛，小便赤涩，不觉遗沥，或小便处痛如散火状，或溺血暴疝痛，脐下结血，状如覆杯，转胞不得尿，妇人带下瘕聚，因产恶露不止，月脉断绝，下胫冷，可灸三百壮。

《妇人大全良方·卷之四·妇人血风头痛方论第五》

若头痛连齿，时发时止，连年不已，此由风寒中于骨髓，留而不去。脑为髓海，故头痛、齿亦痛，谓之厥逆头痛，宜白附子散，灸曲鬓穴。此穴在耳上，将耳掩前正尖上，可灸七壮，左痛灸左，右痛灸右。

《针灸资生经·第六·头痛》

《素问》尝论有数岁头痛不已者，大寒内至骨髓，髓以脑为主，脑逆故头痛，齿亦痛，名曰厥逆头痛。亦有肾厥、肝厥头痛者，如《本事方》所谓下虚者，肾虚也，肾厥则头痛；上虚者，肝虚也，肝厥则头晕是也，皆可随证治之。若真头疼，则朝发夕死，夕发朝死矣，详见《难经疏》。人而患此，亦末如之何。要之，亦有所自，其在根本不固耶。若欲着艾，须先百会、囟会等穴，而丹田、气海等穴尤所当灸，以补养之，毋使至于此极可也。

小儿食时头痛，及五心热，灸譩譆各一壮。

《兰室秘藏·卷中·头痛门》

半夏白术天麻汤，治痰厥头痛药也。青空膏，乃风湿热头痛药也。羌活附子汤，治厥阴头痛药也。如湿气在头者，以苦吐之，不可执方而治。先师尝病头痛，发时两颊青黄，晕眩，目不欲开，懒言，身体沉重，兀兀欲吐。洁古曰：此厥阴、太阴合病，名曰风痰，以《局方》玉壶丸治之，更灸侠溪穴即愈。是知方者，体也，法者，用也，徒执体而不知用者弊，体用不失，可谓上工矣。

《普济方·针灸·卷十一·针灸门·头痛》

治头痛连齿，时发时止，连年不已，此由风寒留于骨髓，髓以脑为主，脑逆故头痛，齿亦痛。穴曲鬓七壮，左痛灸左，右痛灸右，宜白附子散。

《素问》尝论：有数岁头痛不已者，大寒内至骨髓。髓以脑为主，脑逆故头痛，齿亦痛，名曰厥逆头痛。亦有肾厥、肝厥头痛者，如《本事方》所谓下虚者，肾虚也，肾厥则头痛；上虚者，肝虚也，肝厥则头晕是也，皆可随证治之。若真头痛，则朝发夕死，夕发朝死矣。人而患此亦末如之何？要之亦有所自，其在根本不固耶？若欲着艾，须先百会、囟会等穴，而丹田、气海等穴尤所当灸，以补养之，毋使至于此极也。

《普济方·针灸·卷十一·针灸门·头风》

王氏云：论头痛本于大寒，内至骨髓则头风者，亦本于风寒入脑也。《本氏方》论：妇人患头风者，十居其半，或者妇人无巾以御风寒焉耳。男子间有患之者，非头上少发，必其囟会、前顶之发秃也。欲灸头风，先宜囟会、百会、前顶等穴，其头风连目痛者，当灸上星、神聪、后顶等穴。予尝自灸，验效，教人灸亦验云。

治头风，灸后顶穴，在百会后一寸五分，强间穴前一寸五分，灸五壮。兼治癫疾，并摇头口者，风瘙身体瘾疹，灸曲池二穴。《甲乙经》云：穴在肘外辅骨，屈肘曲骨之中，手阳明脉之所入也，各灸三壮。

《奇效良方·卷之二十四·头痛头风大头风门（附论）》

头痛头风大头风通治方

中书左丞姚公茂，年六十七，宿有时毒，至元戊辰春，因酒再发，头面赤肿而痛，耳前后尤甚，胸中烦闷，咽嗌不利，身半以下恶寒，足尤甚，由是以床炕相接，身半以上卧于床，身半之下卧于炕，饮食减少，精神困弱，脉得浮数，按之弦细，上热下寒明矣。《内经》云：热胜则肿。春气者病在头。《难经》云：热在头身宜砭刺之，取其易散故也。遂于肿上约五十余刺，其血紫黑，如露珠之状，顷时肿痛消散。又于气海穴中，大艾炷灸百壮，乃助下焦阳虚，退其阴寒，次于三里二穴中，各灸三七壮，治足冷，亦引导热气下行故也。遂处方云：热者寒之。然病有高下，治有远近，无越度其制度，君以黄芩黄连，苦寒酒炒，亦为因用以泻其上热，桔梗甘草辛甘温上升，佐诸苦药以治其热，柴胡升麻苦平，味之薄者，阴中之阳，发散上热以为臣，连翘苦辛平，以散结消肿，当归身辛温和血止痛，大黄苦寒，酒煨，引苦性上行至巅，驱热而下，以为使也，投剂之后，肿痛全减，大便利，再服减大黄，慎言语，节饮食，不旬日良愈。

《古今医统大全·卷之五十三·头痛门》

灸法：神庭（穴在发际前上五分，灸三壮） 上星（穴在发际上一寸半，灸三壮） 后顶 百会 风池（以上诸穴，随灸一处，可愈）

《松崖医径·卷下·头痛（二十）》

头痛者。非止一端，大概多由风寒所袭。故经曰：风从上受之。然亦有热，有气虚，有血虚，有胸膈停痰。厥气壅逆而痛者，须先调治痰厥。又有肾虚气厥而巅顶痛者，谓之肾虚头痛，或发时左右颈后筋紧掣痛，应于巅顶，甚不可忍。治法：用艾灸百会、囟会、风池等穴，效应尤速。或用灯芯草寻刺脑后，动跳脉，按法随用。

《景岳全书·卷之二十六必集·杂证谟·头痛·头痛论列方》

灸法：神庭、上星、后顶、百会、风池。

以上诸穴，随灸一处可愈。

《医宗必读·卷之八·头痛·真头痛》

手足青至节，旦发夕死，夕发旦死。

脑为髓海，受邪则死。灸百会穴，猛进大剂参、附，亦有生者。

《证治准绳·杂病·第四册·诸痛门·头痛》

真头痛

天门真痛，上引泥丸，夕发旦死，旦发夕死。为脑为髓海，真气之所聚，卒不受邪，受邪则死，不可治。古方云与黑锡丹，灸百会，猛进参、沉、乌、附，或可生，然天柱折者，亦难为力矣。

《病机沙篆·卷下·头痛》

针灸经云：头痛，头风、头运，皆有风、有火、有痰，亦多属虚。如《本事方》曰：肾虚则头痛下虚也，肝虚则头运上虚也，均宜补之。若灸百会、囟会，而丹田、气海必不可缺。而痛脑顶陷至泥丸者，此真头痛，旦发夕死，夕发旦死。

头痛筋挛，惊不嗜卧，谓之肾厥头痛，宜灸关元百壮，服用玉真丸。

《万氏秘传外科心法·卷之十二·妇人四症·头风症》

头风症惟妇人最多，盖由产后败血过甚而伤风受冷，或月水来多而受湿感寒，血气虚弱，风寒来顶，致头松弛而畏冷怕风，脑如空筒而髓枯血干，炎天裹包怕寒目如瞑，胀酸痛不止。宜人参四物汤、黄芪补虚汤、防风胜湿汤，更灸风池穴、巅顶穴可愈。

《医宗说约·卷之二·头痛》

又隔盐灸法，用一厚纸为圈，约一分厚，填盐其中，放大阳穴上，用艾火置盐上，灸七炷，艾炷始黄豆大，圈约钱大可也。

《验方新编·卷十七·头面部》

偏正头风外治法

又方：上白面一杯，用水调匀作一圈，敷痛处，以食盐填满圈内，上加艾绒一丸，燃香火灸之，徐灸痛徐止，痛止勿灸。

《灸法秘传·应灸七十症·头痛》

头痛者，有外感、内伤之分。如痛无休息者，为外感；时痛时止者，属内伤。若因头风而痛，宜灸百会，并灸神庭，合谷、胆俞皆可灸之。若头痛如破，或因内伤，宜灸命门自痊。

《医心方·卷第三·治头风方第七》

灸头风方

《千金方》云：灸天窗穴，在上星后一寸。灸后顶穴，在百会后一寸半。

《百病针灸》云：灸百会穴，在顶上旋毛中。又灸前顶穴，在囟会后一寸五分。又灸五处穴，在当两眼入发际一寸。

评述

灸法治病古称灸焫，始自《黄帝内经》，《灵枢·官能》中有“针所不为，灸之所宜”的记载，《素问·异法方宜论》提出：“脏寒生满病，其治宜灸焫。”长沙马王堆出土的《五十二病方》也记载了许多灸法，其中有“以艾裹，以灸癞者中颠，令烂而已”的记述。灸法有温经通络、升阳举陷、行气活血、祛寒逐湿、消肿散结、回阳救逆等作用，并可用于保健。对慢性虚弱性疾病和风、寒、湿邪为患的疾病尤为适宜。下面将历代文献中灸法治疗头痛的资料做一梳理。

《银海精微》对患眼头痛者，应用灸法，取穴百会、神聪四穴、临泣、听会、耳尖、风池、光明、太阳、率骨、攒竹、睛明、颊车、肝俞、天府、耳门、鱼尾。既有就近的局部取穴，也有应用藏象经络理论的循经取穴。

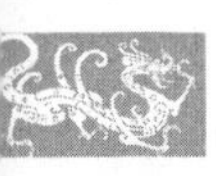

《普济本事方》针对肾厥头痛，采用药灸结合的方法，内服玉真丸，外灸关元百壮。此法为后世遵循。

《妇人大全良方》针对风寒久留入髓的厥逆头痛，内服白附子散，外灸曲鬓，与《普济本事方》治疗肾厥头痛有异曲同工之妙，可以互参。

《针灸资生经》指出，厥逆头痛，或由肾虚，或由肝虚，“其在根本不固耶”，其治疗应补养固本，须灸百会、囟会等穴，而丹田、气海等穴尤所当灸。

《兰室秘藏》对于风痰头痛亦采用药灸结合的方法，内服《太平惠民和剂局方》玉壶丸，外灸侠溪穴即愈。

《奇效良方》对于时毒酒发，上热下寒的头面肿痛患者，采用苦寒升散之剂（芩、连、升、柴、翘等）清上热，灸气海百壮助下焦虚阳，灸足三里三七壮以引热下行疗足冷，取效甚捷。

《景岳全书》列出神庭、上星、后顶、百会、风池五穴治疗头痛，认为“以上诸穴，随灸一处可愈”。

针对真头痛，《医宗必读》采用灸百会，配合大剂参附进行救治。《证治准绳》亦采用灸百会，配合黑锡丹，猛进参附乌沉之剂，药力更峻猛。

《万氏秘传外科心法》针对妇人头风症，内服补益气血的人参四物汤、黄芪补虚汤等，外灸风池、巅顶穴，针药结合，提高疗效。

《医宗说约》和《验方新编》均提出隔盐灸太阳穴（或患处）治疗头痛的方法。《针灸学纲要》提出统治一切头痛症类的针灸方：针百会、风池、阿是、头维、三里，灸列缺、关元、哑门，出血（刺络放血）头维、百会。均可供参考。

雷丰在《灸法秘传》中治疗头痛，根据外感内伤不同应用灸法：若因头风而痛，宜灸百会，并灸神庭，合谷、胆俞皆可灸之；若头痛如破，或因内伤，宜灸命门自痉。可谓执简驭繁。

第三节
嗃（吹）鼻法

原文精选

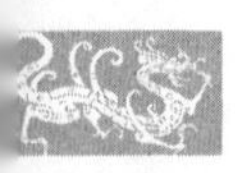

《银海精微·卷下·患眼头痛》

通顶散治一切头风。

川芎　白芷　谷精草　藜芦　防风　薄荷　牙皂　蔓荆子　细辛　蒲黄

上为末，口含水嗃之，吹入鼻内亦可。

雄黄丸治偏正头痛。

全蝎　雄黄（各二钱）　盆硝（一钱五分）　乳香　没药（各二钱）　薄荷　川芎（各一钱）冰片（一分）

上为末，口噙水搐，吹鼻内，日二次。

《太平圣惠方·卷第十一·治伤寒头痛诸方》

治伤寒头痛不止，通顶吹鼻散方。

藜芦（一分，去芦头）　瓜蒂（三分）　马牙硝（三分）　龙脑（半钱，研）　麝香（半钱，研）

上件药，捣细罗为散，研入龙脑麝香令匀，用少许吹入鼻中，得嚏即瘥。

治伤寒头痛，至甚不解方。

藜芦（一分）　栝蒌皮（一分）

上件药，捣细罗为散，吹少许入鼻中，滴少黄水即瘥。

《太平圣惠方·卷第十七·治热病头痛诸方》

治热病头痛，宜服吹鼻瓜蒂散方。

瓜蒂（一分）　赤小豆（一分，微炒）　麝香（一钱，细研）　丁香（一分）　马牙消（半两）

上件药，捣细罗为散，入麝香，都研令匀。以少许吹入鼻中，当下黄水，即瘥。

治热病头疼不可忍，灌顶散方。

马牙硝（一分） 苦葫芦子（一分） 地龙（一分，干者） 瓜蒂（一分） 麝香（半钱，细研）

上件药，捣细罗为散，入麝香同研令匀。吹一字于鼻中，当下脑中恶滞水，便瘥。

《太平圣惠方·卷第二十·治风头痛诸方》

治风头痛，及偏头疼，宜用吹鼻散方。

瓜蒂末（一钱） 地龙末（一钱） 苦瓠末（一钱） 硝石末（一钱） 麝香末（半钱）

上件药末，都研令匀。先含水满口，后搐药末半字，深入鼻中。当取下恶物，神效。

又方。

苦葫芦子

上捣细罗，吹半字于鼻中，其痛立止，随左右用之。

《太平圣惠方·卷第四十·治头痛诸方》

治头痛鼻塞，头目不利，宜用此方。

牛酥（三分） 川朴硝（一两，细研）

上件药，同研令匀，频用少许点鼻内，瘥。

又方。

丁香（一分） 白芷（半两） 瓜蒂（一两）

上件药，捣细罗为散，每用半字以来，吹入鼻内即瘥。

治头痛不可忍方。

右用蒜一颗，去皮，研取自然汁。令病人仰卧垂头，以铜箸点少许，沥入鼻中。急令搐入脑，眼中泪出瘥。

《太平圣惠方·卷第四十·治头偏痛诸方》

又方。

硇砂（一分，细研） 豉心（一分，入汤少许，浸令软）

上件药，都捣和为丸，如皂荚子大，以绵裹，露出一头。头左边痛，将药纳左边鼻中。如右边痛，即纳右边鼻中。瘥。

治夹脑风，及头偏痛方。

芸苔子（一分） 川大黄（三分）

上件药，捣细罗为散。每取少许吹鼻中，后有黄水出，其病永瘥。如有顽麻，以酽醋调涂之，亦效。

治头偏痛不可忍方。

蓖麻子（半两，去皮） 枣（十五枚，去核）

上件药，都捣令熟，涂在纸上，用箸一只卷之，去箸，纳在鼻中，良久取下清涕。

治偏头疼方。

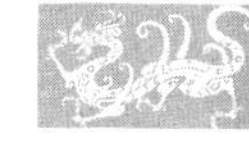

苦葫芦子（一合） 郁金（一颗）

上件药，捣罗为末，用白绢子裹药末一钱，于新汲水内浸过，滴向患处鼻中，得黄水出瘥。

治头偏痛方。

蚱蝉（二枚，生用） 乳香（半两，细研） 朱砂（半分，细研）

上件药，以蝉研取汁，都和丸如小豆大。头痛发时，左边痛纳在左鼻中，右边痛纳在右鼻中，出黄青水为效。

又方。

生姜汁（二合，于瓷器中晒令干，为末） 桂心末（一字） 麝香末（一字）

上件药，同研令细，每用少许，吹于鼻中，即瘥。

治头偏痛通顶散方。

硝石（一分） 滑石（一分）

上件药，于铫子内同炒令黄色，候冷，细研为末，每用少许，吹入鼻中瘥。

《苏沈良方·卷第七》

偏头痛方

裕陵传王荆公偏头痛方云，是禁中秘方。用生萝菔汁一蚬壳，仰卧注鼻中，左痛注右，右痛注左，或两鼻皆注亦可。数十年患，皆一注而愈。荆公与仆言，已愈数人。

《圣济总录·卷第一百八·眼眉骨及头痛》

治风头目痛，及偏头痛，通顶散方：

地龙（去土） 龙脑（研） 瓜蒂 赤小豆 马牙硝（各等分）

右五味捣研为细散，每用一小豆许，吹入鼻内，偏头痛随左右用，含水搐尤佳。

治头目偏痛，时多晕眩，鼻中壅塞，不闻香臭，芎辛散方：

芎䓖 白附子（各三钱） 细辛（去苗叶，一钱） 滑石 槐芽（各三钱）

右五味捣罗为细散，入生龙脑半钱匕，同研极细，每用一字，搐入鼻中。

《圣济总录·卷第一百六十二·产后头痛》

治产后头痛，吹鼻方：

地龙（炒，一钱） 麝香（半钱）

上二味合研细，每用小豆许，吹两鼻中。

又方：

苦葫芦子

右一味捣罗为末，吹半字入鼻中，其痛立止，偏痛者，随左右用之。

《洪氏集验方·卷第四》

治头风头痛

人中白 焰硝（各一两）

上用水一碗，无灰皮纸滤下，研细，重汤煮过，再研，入少脑子。每用少许，以斡耳子搐入鼻中即愈。襄阳府胡急脚，专货此药，积钱至数万缗。秘惜不传，上官医以计得之。

《妇人大全良方·卷之四·妇人血风头痛方论第五》

治裕陵传王荆公偏头疼方，云是禁中秘方。用生芦菔（即萝卜汁）一蚬壳，仰卧注鼻中，左痛注左，右痛注右，或两鼻皆注。亦可数十年患，皆一注而愈。东坡云：荆公与仆言已愈数人。此方自后晁将仕明甫云：是有效。

头风痛不可忍者。

硝石　人中白　脑子（等分）

上研令极细，用一字搐入鼻中。

《三因极一病证方论·卷之十六·头痛证治》

雄黄丸

治八般头风，及眩晕恶心吐逆，诸药不治。

通明雄黄（一两）　川乌头（生，去皮尖，一两半）

上二味为末，滴水丸，如梧子大。每服十丸，煨葱白茶清下。即用后药搐鼻。

搐鼻药

荜茇　良姜（各一分）　白芷（一钱）　细辛（半钱）

上为末。每服一小字，先含水一口，分搐鼻内，吐水即止。

《黄帝素问宣明论方·卷二·诸证门》

脑风证（主风气）

又方，治脑风，邪气留饮，头疼不可忍者，用远志末不以多少，于鼻中嗃，于痛处揉之，相兼前药可用也。

《儒门事亲·卷十五·头面风疾第四》

治头风

苦丁香　川芎　藜芦（各等分）

上为细末。噙水，鼻内嗅之。

《丹溪心法·卷四·头痛六十八》

不卧散，治头痛。

猪牙皂角（一钱）　玄胡　青黛（些少）

上为末，吹鼻中取涎。

《丹溪心法·卷四·头风六十六》

瘦人搐药

软石膏　朴硝（各五钱）　脑子　荆芥　檀香皮　薄荷（各一钱）　白芷　细辛（各二钱）

上为末，搐鼻内。

一粒金搐鼻方，治偏头风。

荜茇（不以多少，研细，用獖猪胆汁拌匀，再入胆内，悬阴干）藁本，玄胡索　白芷　川

芎（各一两） 青黛（二两）

上为末，入制荜茇末一两半，用无根水丸。每用一粒，长流水化开，搐鼻，以铜钱二三文口咬定，出涎。

《急救良方·卷之一·头痛第七》

治头痛，用皂荚为末，吹入鼻中，得嚏则止。

又方：治远年近日，一切偏正头疼，用萝卜取汁一蚬壳，令病人仰卧，右疼注入左鼻，左疼注入右鼻，左右皆疼，两鼻并注之。

又方：用荜茇为末，令患者含水，左边疼，左鼻吸一字，右边疼，令右边吸一字，即效。

又方：用大蒜一枚，去皮研取汁。令病人仰卧垂头，以箸蘸点入鼻中，急入脑眼中泪出。

又方：用蓖麻子一两，去皮研烂，贴痛处。

《普济方·卷四十五·头门·偏正头痛》

通天散

治偏正头疼，并夹脑风壅滞，明目。

赤芍药 川芎 黄连 玄胡索 黄芩 草乌头 当归 雄黄（别研，各等分）

上为细末，每服少许。纸捻子蘸药，纳之鼻中。

乳香散

治偏正头疼，损眼，目赤，眼睛痛。

乳香 盆硝 青黛（各半两，加脑子少许）

上研匀，痛边鼻内嗃一字。

真珠散

治偏正头风头疼。

盆硝（一钱半） 白滑石（一两） 乳香（一钱半） 片脑（少许）

上各研为细末，再同研细，每用一字，口噙水，鼻内嗃之。

又方

硝石（一两，研） 青黛（一钱） 地龙皮（一钱，炒）

上为末，嗃鼻内。一方名青龙散，每用半字以下，含水满口，嗃药鼻中即不痛，右痛右嗃，左痛左嗃，两边痛左右俱嗃，立止。

至灵散（一名细辛散，一名透顶散）

治偏正头痛。

雄黄（得深黄红而鸡冠色者佳，臭黄勿用） 细辛（真者，去芦，洗）

上等分为末，每用一字，左痛嗃左鼻，右痛嗃右鼻，口中噙水嗃之。一方治偏头疼，名透关散。一方如左痛嗃右鼻，右痛嗃左鼻，名透顶散。

治偏正头痛方（经验良方）

上用朴硝、荜薢，等分为末，嗃鼻中立醒。

太一散

治偏正头疼，发散风壅，上清头目甚妙。

川芎　石膏　藜芦　甘草（生，各等分）

上为细末，每服少许，鼻内嗜之，微嚏为妙。

通顶散

治风头痛，偏正头痛不可忍者。

龙脑（研）　地龙（去土，炒）　瓜蒂　赤小豆（炒）　马牙硝（研，各等分）

右为散，每用一小豆许，食后，含水嗜入两鼻内。

治头痛不可忍方

马牙硝（研，半两）　芦荟（研，少许）　瓜蒂（三枚，为末）　大羊胆［二（一）枚，腊月收］

右药入胆内线缚，暗处阴干，细研，磁盒盛。左痛吹右鼻，右痛吹左鼻，两度愈。

治风头痛，及偏头痛吹鼻方

莱菔子（半两）　生姜汁（半合）

右相和研极细，绞取汁，入麝香少许，滴鼻中嗜入立定。偏头痛随左右用之。

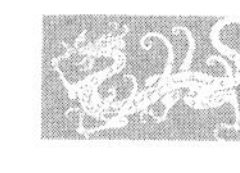

治一切风痰，及头疼不可忍方

藜芦（一两）　雄黄（一分，研）

右为散研匀，每服半钱至一钱，温水调服取吐。一方只单捣藜芦，取细末，每嗜少许，作嚏药亦妙。

二圣散（出御药院方）

治风头痛，上焦壅滞，心膈烦热，及治偏头痛。

硝石　细辛（华阴者去苗叶，各一分）

右研为细散，每服用半字，发时嗜入不痛边鼻内。如未已，方嗜痛边鼻内。或用纸捻子蘸药纴鼻中。如未已，方嗜痛边鼻内。

又方出经验良方

治头风脑骨痛。

右用水浸皂荚，春浸三日，夏秋五日，冬十日，就水洗净，新瓦焙干为末。每用一字，茶调服，又将少许吹入鼻中。

又方出千金方

右用羊胆，入玄精石末，阴干水调一字，吹鼻中立止。

大蒜嗜鼻法（一名嗜鼻法，出仁存方）

治头风头痛不可忍，亦可嗜小儿惊风。

右用蒜七个，先烧地通红，扫出火，将蒜去皮，逐个于红地上，磨成膏子在地上。却将僵蚕一两，去嘴足，安在蒜上。用碗覆定四边，勿透气。来日取出，只用僵蚕为末。先含水一口，将药末豆大，嗜于鼻内立效。

吹鼻散（出圣惠方）

治风头痛，及偏头疼。

瓜蒂（末） 地龙（末） 苦瓠（末） 硝石［末，各一两（钱）］ 麝香（末，半钱）

右药末，都研令匀。先含水满口后，嗃药末半字，深入鼻中。当取下恶物，神效。

通顶散（出济生拔萃）

嚏药。

石膏 川芎 赤小豆 瓜蒂（各一钱） 藜芦（少许）

右为细末，噙水嗃之。

《普济方·卷一百三十六·伤寒门·伤寒头痛（附论）》

涎病头疼，瓜蒂嗃鼻法。湿家鼻塞头疼，瓜蒂嗃鼻法。出鼻中黄水即愈。

通顶吹鼻散（出圣惠方）

治伤寒头痛不止。

藜芦（一分，去芦头） 瓜蒂 马牙硝［各二（三）分］ 龙脑（研） 麝香（研，各半钱）

右捣罗为细散，研龙脑、麝香令匀。用少许吹入鼻中，得嚏差。

瓜蒂散（出御药院方）

治太阳经头痛，寒热方。

瓜蒂（十枚） 穿山甲鳞（一片，瓦上焙焦）

右为细末，每用一剜耳许，右鼻内嗃，大有神效。

《普济方·卷一百五十二·热病门·热病头痛（附论）》

瓜蒂散（出圣惠方）

治热病头痛，宜用吹鼻。

瓜蒂 赤小豆（微炒） 麝香（细研） 丁香（各一分） 马牙硝（半两）

右为细散，入麝香，都研令匀。以少许吹入鼻中，当下黄水即瘥。

灌顶散（出圣惠方）

治热病，头疼不可忍。

马牙硝 苦葫芦子 地龙（干者） 瓜蒂（各一分） 麝香（半钱，细研）

右为细散，入麝香同研令匀，吹一字于鼻中，当下脑中恶滞水，便瘥。

《奇效良方·卷之二十四·头痛头风大头风门（附论）》

清火金针

治头风，牙痛赤眼，脑泻耳鸣。

焰硝（一两） 青黛 川芎 薄荷（各一钱）

上为细末，口噙水，用此药些少搐鼻。

赤火金针

治证同前。

盆硝（一两） 雄黄 乳香 没药 川芎 石膏（以上各一钱） 全蝎（一对）

上为细末，根据前法搐鼻，又治暴赤眼，及治蜈蚣蛇蝎伤。

神圣饼子

治证同前。

玄胡索 猪牙皂角（存性，取净末各一钱） 青黛（半钱）

上为细末，滴水和捻作小饼子，如前以水化开，用竹筒吹入鼻内，男左女右吹之。

上清散

治头痛，眉骨痛，眼痛不可忍者。

川芎 郁金 芍药 荆芥穗 芒硝（以上各半两） 薄荷叶 乳香 没药（以上各一钱） 片脑（半钱）

上为细末，每用一字，鼻内搐之。

一方治头痛，细辛二钱，川芎白芷减半为细末，搐鼻。

一方高良姜晒干，不见火，碾为细末，口含水少许，搐鼻中，如此数次即愈。久患头疼，尤能作效。

一方白芷四钱，生乌头一钱为末，每服一字，茶清调服。有人患眼疼，先令含水，以此药搐鼻，其效尤验。

又方，治头痛不止。丁香一钱，白芷半两，瓜蒂一两，上为细末，每服半字吹入鼻中，即瘥。

治头痛不可忍者。

上用蒜一颗，去皮研取自然汁，令病患仰卧垂头，以铜箸点少许，滴入鼻中，急令搐入脑，眼中泪出瘥。

龙珠丹

治头痛目晕，及喉痹缠喉风。

上于五月五日，取长蚯蚓不拘多少，以片脑麝香各少许，相和同研丸，如麻子大，每用一丸，以生姜汁涂鼻中，逐边各内一丸，立愈。

治头痛不可忍。

蓖麻子（半两，去皮） 大枣（十五枚，去核）

上共捣令熟，涂于纸上，用箸一只卷之，去箸，内在鼻中，良久取下，清涕即止。

治偏头疼方。

郁金（一颗） 苦葫芦子（一合）

上为细末，用白绢子裹药末一钱，于新汲水内浸过，滴向患处，鼻中得黄水出，即瘥。

神效方

治偏头风疼。

上用生萝卜汁，仰卧注鼻中，左痛注右，右痛注左，若头疼，两鼻皆注，数十年病者，用之皆效。

一字散

治偏头疼不可忍者。

乳香（别研） 延胡索 盆硝（研，以上各一分） 川芎（二钱） 雄黄（别研，三钱）

上为细末，每用一字，左疼搐左，右疼搐右。

大蒜搐鼻法

治头风，痛不可忍，亦可搐小儿惊风。

上用蒜七个，先烧地通红，扫出火，将蒜去皮，逐个于红地上磨成膏子，在地上却将僵蚕一两，炙去足，放在蒜上，用碗覆定，四边勿透气，来日取出，只用僵蚕为末，先含水一口，将药末一豆许，搐于鼻内，立效。

清神散

麝香 片脑 雄黄 青黛 全蝎 乳香 没药（各等分）

上为细末，每用少许，口含水，搐入鼻中。

一滴金丸

治首风及偏正头风。

人中白 地龙（炒，各一分）

上为细末，用羊胆汁和丸，如芥子大，每用一丸，用新汲水一滴化开，滴入两鼻中。

《证治准绳·类方·第四册·头痛》

透顶散（《本事》）

治偏正头风，夹脑风，并一切头风，不问年深日近。

细辛（表白者，三茎） 瓜蒂（七个） 丁香（三粒） 糯米（七粒） 脑子 麝香（各一黑豆大）

上将脑、麝，乳钵内研极细，却将前四味研匀，另自治为末，然后入乳钵内，荡起脑、麝令匀，用瓦罐子盛之，谨闭罐口。患人随左右搐之，一大豆许，良久出涎一升许则安。

《证治准绳·类方·第四册·头痛》

白芷散（东垣）

治风头痛，搐鼻。

石膏 芒硝（各二钱） 薄荷（三钱） 郁金 白芷（各二钱）

上为细末，口含水搐鼻。

若症在太阳，加羌活二钱，防风一钱，红豆二粒，为末搐之。

川芎散（东垣）搐鼻

青黛（一钱半） 蔓荆子 川芎（各一钱二分） 郁金 芒硝（各一钱） 石膏（一钱三分） 细辛根（一钱） 薄荷叶（二钱） 红豆（一粒）

上为末。

瘦人搐鼻药（丹溪）

软石膏　朴硝（半钱）　脑子　檀香皮　荆芥　薄荷叶（各一钱）　白芷　细辛（各三钱）

如圣散《宝鉴》

治眼目偏痛，头风。

麻黄（烧灰，半两）　盆硝（二钱半）　麝香　脑子（各少许）

上为细末，搐之。

又方

杨梅青　硝石　伏龙肝

各等分，为末搐鼻。

瓜蒂神妙散（河间）

治偏正头目昏眩，及偏正头痛。

焰硝　雄黄　川芎　薄荷叶　道人头（即苍耳子）　藜芦（各一分）　天竺黄（一钱半）

上为细末，含水，鼻中搐一字，神验。

火筒散初虞

治头风。

蚯蚓粪（四钱）　乳香（二钱）　麝香（少许）

上为末，用纸筒自下烧上，吸烟搐鼻内。

一滴金丸（《奇效》）

治首风，及偏正头风。

人中白　地龙（各一分）

上为细末，用羊胆汁和丸，如芥子大。每用一丸，新汲水一滴化开，滴入两鼻中。

治八般头风。（《本事》）

草乌尖　细辛（等分）　黄丹（少许）

上为细末，用苇管搐入鼻中。

《斗门方》治卒头上痛。皂荚末吹鼻，嚏即止。

治头痛不可忍方

上用蒜一颗，去皮，研取自然汁，令病人仰卧垂头，以铜筋点少许，滴入鼻中，急令搐入脑，眼中泪出，瘥。

一粒金（东垣）

治偏头风。

荜茇（以猪胆汁拌匀，入胆内悬待阴干用）　玄胡索　青黛　白芷　川芎（各一两）

上为细末，无根水为丸。每用一丸，以无根水化开，搐鼻内，外以铜钱咬口内出涎。

上清散（《奇效》）

治头痛、眉骨痛、眼痛不可忍者。

川芎　郁金　芍药　荆芥穗　芒硝（以上各半两）　薄荷叶　乳香　没药（以上各一钱）

片脑（半钱）

上为细末，每用一字，鼻内搐之。

《种杏仙方·卷二·头痛》

一方：用生萝卜汁一蚬壳，仰卧，注鼻中，左痛注左，右痛注右。

《本草单方·卷五·头痛》

风热头痛

又：龙脑末半两，南蓬砂末一两，频搐两鼻。(《御药院方》)

脑风头痛不可忍。

远志末，搐鼻。(《宣明方》)

风痰头痛不可忍。

又：苦瓠膜取汁，以苇管灌入鼻中，其气上冲脑门，须臾恶涎流下，其病立愈除根，勿以昏晕为疑，干者浸汁亦效，其子为末吹亦效。年久头风皆愈。(《普济方》)

湿热头痛

黑牵牛（七粒） 砂仁（一粒）

研末，井华水调汁，仰灌鼻中，待涎出即愈。(《圣济录》)

又：瓜蒂末一字，搐入鼻中，口含冷水，取出黄水，愈。(《活人书》)

头痛欲死。

硝石末吹鼻内，即愈。(《炮炙论》)

头痛不止。

杨梅为末，以少许搐鼻，取嚏。妙。

《刘纯医学全书·伤寒治例》

头痛

吹搐，汗后不解，用不卧散末吹之鼻内。

《古今医统大全·卷之五十三·头痛门·药方·风热头痛诸剂》

通天散

治偏正头痛，并夹脑风热壅滞。

赤芍药 川芎 黄连 黄芩 玄胡索 皂乌 当归 乳香（各等分）

上为末，用纸捻蘸药入鼻中，得嚏，神效。

青火金针

治头风，牙痛，赤眼，脑泻耳鸣。

火硝（一两） 青黛 薄荷 川芎（各等分）

上为末，口噙冷水勿咽，此药吹鼻。

赤火金针

治同前。

火硝（一两） 雄黄　乳香　没药　川芎　石膏（各一钱） 全蝎（一对）

用法如前。

《玉机微义·卷三十四·头痛治法》

搐药（本事方）

治八般头风。

草乌（尖） 细辛（等分） 黄丹（少许）

为末搐入鼻中，立效。

秘方

治头痛不可忍。

玄胡（七枚） 猪牙皂角（肥实者二个） 青黛（二钱）

上为末，水丸成小饼子如杏仁大，用时令病者仰卧以水化开，用竹管送入男左女右鼻中，觉药至喉少酸，令病者坐，却令咬定铜钱一个于当门齿，当见涎出成盆即愈。

三因搐鼻药

荜茇　良姜（各一分） 白芷（一钱） 细辛（半钱）

上为末，每服一小字，先含水一口，分搐鼻内，吐水即止。

秘藏搐鼻郁金散

治风热头痛。

石膏　芒硝　白芷（各二钱） 郁金（一钱） 薄荷（三分）

上为末极细，口含水鼻内搐之。

按：此阳明经药也。

太阳经嚏药

防风（二分） 羌活（二分） 红豆（二个）

上为末，鼻内搐之。

元戎搐药瓜蒂散

治偏头痛久不愈，服药及针灸不效者，以其湿气在头也。

瓜蒂一味为末少许吹鼻中，清水徐徐出，一昼夜湿尽病止为度。

按：此以上搐药，元戎云亦吐之义也。经云：湿气在上，以苦吐之。故邪在胸中服之，邪在头目搐之，皆吐之属也。张子和点目出泪，搐鼻流涕，口含漉涎，皆以同乎吐也。

《万病回春·卷之五·头痛》

六圣散

即是赤火金针，治头风牙痛、赤眼脑泻耳鸣、偏正头风头疼、鼻塞声重及蜈蚣蛇蝎所伤。用时口噙凉水，以药搐鼻。此药名为六圣。

乳香　没药　川芎　雄黄　白芷（各二钱半，一两盆硝共用）

上件，研为细末，专治眼泪头风、耳鸣鼻塞脑不宁，一搐牙痛便定。

《简明医彀·卷之五·头痛》

久痛，瓜蒂末吹鼻，清水出安。

痛不可忍：玄胡索七枚，猪牙皂角二条，青黛二钱，为末，水调数分，令患人卧。竹管送入男左女右鼻中，药至喉小酸，坐起，门牙咬一钱，涎出盛盆安。

《景岳全书·卷之二十六必集·杂证谟·头 痛·头痛论列方》

简易方

一方，用生萝卜汁，仰卧，注两鼻孔，数年之患，一注即愈。

论外备用方

上清散（散六九，吹鼻） 如圣散（散七二，搐鼻） 八般头风（散七六，搐鼻）

吹鼻六神散（因四二，风热） 硝石散（因九七，风热吹鼻）

《医学纲目·卷之十五·肝胆部·头风痛》

〔子和〕青黛散

治头风。

猪牙皂角 玄胡索（一分） 青黛（少许）

上为细末，水调豆许，鼻内灌之，其涎自出。先仰卧灌鼻，俟喉中酸味，即起身涎出，口咬铜钱一文，任流下。

〔丹〕头痛搐鼻取涎

荜茇 川芎 薄荷 白芷 细辛（各等分）

为末，入猪胆内，与汁拌匀，阴干，再为末。用无根水为丸，如绿豆大，青黛为衣。每一丸，茶清化灌鼻中，口噙铜钱三文，其涎来如泉。一方有玄胡索、藁本、青黛，无薄荷、细辛。

〔《本》〕治偏正头风，夹脑风，并一切头风，不问年深日近，克日取效，名透顶散。

细辛（表白者，三茎） 瓜蒂（七个） 丁香（三粒） 糯米（七粒） 脑子 麝香（各一，黑豆大）

上将脑麝，乳钵内研极细，却将前四味研匀，另自治为末，然后入乳钵内，荡起脑麝令匀，用瓦罐子盛之，谨闭罐口，患人随左右搐之，一大豆许，良久出涎一升许，则安。

东垣云：湿热在头而头痛者，必以苦吐之。若用上项搐鼻药而涎少者，必兼下项吐法治之。

〔垣〕白芷散

治风头痛，搐鼻。

石膏（二钱） 薄荷（三钱） 芒硝（二钱） 郁金（一钱） 香白芷（二钱）

上细末，口噙水搐鼻，若症在太阳加羌活二钱，防风一钱，红豆二粒，为末搐之。

川芎散

搐鼻。

青黛（二钱半） 蔓荆子 川芎（各一钱二分） 郁金 芒硝（各一钱） 石膏（一钱三分） 细辛根（一钱） 薄荷叶（二钱） 红豆（一粒）

上为末，搐鼻。

〔丹〕瘦人搐鼻药。

软石膏 朴硝（各半钱） 脑子 檀香皮 荆芥 薄荷叶（各一钱） 白芷 细辛（各三钱）

〔罗〕如圣散

治眼目偏痛头风。

麻黄（烧灰，半两） 盆硝（二钱半） 麝香 脑子（各少许）

上件为细末，搐之神效。

又方

杨梅青 硝石 伏龙肝（等分）

上为末，搐鼻立效。

〔河〕瓜蒂神妙散

治偏正头目昏眩，及偏正头痛。

焰硝 雄黄 川芎 薄荷叶 道人头（即苍耳子） 藜芦（各一分） 天竺黄（一钱半）

上为细末，含水，鼻中搐一字，神验。

上六方，搐鼻，治头痛属热者也。

〔《本》〕治八般头风。

草乌尖 细辛（等分） 黄丹（少许）

上为细末，苇管搐入鼻中，立效。

〔丹〕治卒头上痛。皂荚末吹鼻，嚏则止。(《斗门方》)

〔世〕火筒散

治头风应验方。

蚯蚓粪（四钱） 乳香（二钱） 麝香（少许）

上为末，用纸筒自下烧上，吸烟搐鼻内，神效。

又方，治脑风邪气留饮，头疼不可忍者。用远志末，不以多少，于鼻中搐，于痛处揉之，相兼前药可用也。

〔丹〕头内如虫蛀响，名天白蚁。用茶子细末吹鼻中。(《周氏方》)

〔丹〕偏头风，荜茇、猪胆搐鼻中。

〔《本》〕治偏头风，用好萝卜自然汁一蚬壳许，令患人仰卧，左疼注左，右疼注右，或两边皆疼皆注之，虽十年患者亦效。王荆公患十二年，用之立效。后医数人皆愈，此禁中秘方。

《医宗必读·卷之八·头痛·偏头痛》

半边头痛

左为血虚，右属气虚。蓖麻子五钱，去壳，大枣十五枚，去核，共捣研如泥，涂棉纸上，用箸一只卷之，去筋纳鼻中，良久取下，清涕即止。生萝卜汁仰卧注鼻中，左痛注右，右痛注左。

《云林神彀·卷三·头痛》

此药名为六圣，乳香没药川芎，雄黄白芷二钱停，半两盆硝共用。上件研为细末，专医眼疾头风，耳鸣鼻塞脑不宁，一搐牙痛便定。

《医学研悦·治杂症验方研阅卷之七·头痛》

又头风吹鼻法

雄黄、细辛为末。左边痛，嗅右边鼻。右边痛，嗅左边鼻。立效。

《医学正传·卷之四·头痛》

白芷散（一名郁金散）（东垣）

治诸热，苦头痛。

郁金（一钱） 白芷 石膏（各二钱） 雄黄 芒硝 薄荷叶（各三钱）

上为细末。口含水，鼻内搐之。

一粒金（东垣）

治偏头风。

荜茇一两半（以猪胆汁拌匀入胆内，悬挂阴干用） 玄胡索 青黛 白芷 川芎（各一两）

上为细末，无根水为丸，每用一丸，以无根水化开，搐鼻内，外以铜钱二、三文咬口内，出涎。

《病机沙篆·卷下·头痛》

偏正头痛，搐鼻瓜蒂散，藜芦、川芎、苍耳、薄荷、焰硝、雄黄各一钱，天竺黄一钱五分，上为末，含水口中，搐鼻一七立效。

治卒头痛方：皂荚末搐鼻取嚏；又鹅儿不食草阴干为末，取嚏亦妙。

头风塞鼻方：荜茇、细辛为末，以猪胆汁拌，纸条蘸于鼻内塞之。又方：胡椒为末，吹之。又法：蓖麻肉五钱，大枣十五枚，共打和，涂纸上，用竹筋卷上，去筋，将此入鼻孔良久，取下清涕，即止。又法：生莱菔汁，仰卧注鼻中，左注右，右注左。

《济阳纲目·卷七十·头痛·治风寒头痛方》

透顶散

治偏正头风，夹脑风，并一切头风，不问年深日久，克日取效。

细辛（表白者，三茎） 瓜蒂（七个） 丁香（三粒） 糯米（七粒） 脑子 麝香（各一，黑豆大）

上将脑、麝钵内研极细，却将前四味研匀为末，入脑麝内，用瓦瓶子盛之，谨闭瓶内，患人随左右搐鼻一大豆许，良久，出涎一升许则安。

一方，治头痛，搐鼻取涎。

荜茇 川芎 薄荷 白芷 细辛（各等分）

上为末，入猪胆内，与汁拌匀，阴干，再为末，用无根水为丸，如绿豆大，青黛为衣，每一丸茶清化，灌鼻中，口噙铜钱三文，其涎来如泉。一方有玄胡索、藁本、青黛，无薄荷、细辛。

青黛散

治头风。

猪牙皂角　玄胡索（一分）　青黛（少许）

上为细末，水调豆许，鼻内灌之，其涎自出，仰卧灌鼻，俟喉中酸味，即起身涎出，口咬铜钱一文，任流下。

《济阳纲目·卷七十·头痛·治风热头痛方》

白芷散（一名郁金散）

治诸热苦头痛。

郁金（一钱）　白芷　石膏（各二钱）　雄黄　芒硝　薄荷叶（各三钱）

上为细末，口含水，鼻内搐之。

真珍散

治偏正头痛，头风。

盆硝（七钱半）　白滑石（半两）　乳香（一钱半）　片脑（少许）

上研细，用一字，口噙水，搐鼻内。

碧云散

治头痛。

细辛　郁金　芒硝（各一钱）　蔓荆子　川芎（各一钱二分）　石膏（一钱三分）　青黛（一钱半）　薄荷（二钱）　红豆（一个）

上为极细末，口噙水，鼻内搐之。

上清散

治因风头痛，眉骨、眼眶俱痛不可忍者。

川芎　郁金　芍药　荆芥穗　薄荷叶　芒硝（各二钱半）　乳香　没药（各一钱半）　脑子（一分半）

上为末，每服一字，鼻内搐之。

丹溪搐鼻药

瘦人宜用。

软石膏　朴硝（各五分）　檀香皮　荆芥　薄荷叶（各一钱）　白芷　细辛（各三钱）

上为细末，搐鼻。

《保命歌括·卷之二十九·头痛头风头眩》

搐鼻瓜蒂散

治偏头痛久不愈，服药及灸针不效者，此湿气在头也。用瓜蒂一味，为末，少许吹鼻中，滴水徐徐出，一昼夜湿尽痛止为度。

上清散

治因风头痛，眉骨眼眶俱痛不可忍者。

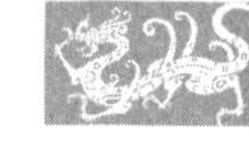

川芎　赤芍药　荆芥穗　郁金　芒硝　薄荷叶（各二钱半）　乳香　没药（各半钱）　脑子（二分半）

一方无脑子，加雄黄五分。

上为细末，每服一字，鼻内搐之，左搐左，右搐右，口中噙水。

救苦散

专治伤风伤寒，头目不清。

川芎　藿香叶　藜芦（各三钱）　玄胡索　朱砂（水飞）　牡丹皮（各二钱）　雄黄（水飞）　白芷　猪牙皂角（各四钱）

上为细末，每服一些，以竹筒吹入两鼻内，却饮生葱热茶取汗。

《医学原理·卷之七·头痛门·治头痛方》

紫金散

治诸鼻热头痛。用郁金、白芷、薄荷、雄黄等以散风，用石膏、芒硝下肠胃中之实热。

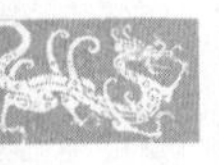

郁金（苦辛寒，五钱）　白芷（辛温）　薄荷（辛凉，三钱）　雄黄（苦甘凉，二钱）　石膏（辛寒，四钱）　芒硝（苦咸寒，五钱）

共为细末，每以二三钱口含，外以鼻搐之。

经验神方

威灵仙（铁脚者，四两）　洛阳花（根上皮，四两）

二味俱为片，用水四碗入礶，用纸封口二三层，煎至四五沸，将簪子瓶纸上透一孔，以鼻熏之，取两太阳汗出为度。

《本草单方·卷五·头风》

又：半夏末入百草霜少许，作纸捻烧烟，就鼻内搐之，口中含水，有涎吐去，再含三次见效（《卫生宝鉴》）。

又：和州藜芦一茎，日干研末，入麝香少许，吹鼻。

又方：通顶散，藜芦半两，黄连三分，搐鼻（《圣惠方》）。

头风疼痛，五月五日取蚯蚓和脑、麝，杵丸梧子大，每以一丸纳鼻中，随左右先涂姜汁在鼻，立愈（《总录》）。

又：用大蒜七个去皮，先烧红地，以蒜逐个于地上磨成膏子，却以僵蚕一两去头足，安蒜上，碗覆一夜，勿令透气，只取蚕研末，搐入鼻内，口中含水。甚效（《圣济录》）。

风气头痛不可忍，又方：蓖麻仁半两，枣肉十五枚，捣涂纸上，卷筒插入鼻中，下清涕即止。

头风脑痛，玄精石末入羊胆中，阴干，水调一字吹鼻中，立止（《千金方》）。

年久头风，莱菔子、生姜等分，捣取汁，入麝香少许，搐入鼻中，立止（《普济方》）。

偏正头风

又：萝卜汁一蚬壳，仰卧随左右注鼻中，神效（《如宜方》）。

又：人中白、地龙炒等分，为末，羊胆汁丸芥子大，每新汲水化一丸注鼻中搐之，名一滴金（《普济方》）。

又：用谷精草末、铜绿各一钱，硝石半分，随左右搐鼻（《圣济方》）。

又：醴肠草即旱莲草汁，滴鼻中（《圣济总录》）。

偏正头风，痛不可忍，龙香散：用地龙去土焙，乳香等分为末，每以一字，作纸捻灯上烧烟，以鼻搐之（《圣济总录》）。《澹寮方》加人指甲等分，每取一捻，香炉上慢火烧之，以纸筒引烟入鼻熏之，口噙冷水，有涎吐去，仍以好茶一盏点呷，即愈。

又：玄胡索七枚，青黛二钱，牙皂二个去皮，子为末，水和丸如杏仁大，每以水化一丸，灌入病人鼻内，随左右，口咬铜钱一个，当有涎出成盆而愈（《永类方》）。

偏头风痛

又：用雄黄、细辛等分为末。每以一字吹鼻，左痛吹右，右痛吹左，名“至灵散”（《博济方》）。

又：荜茇为末，令患者口含温水，随左右痛，以左右鼻吸一字，有效（《经验良方》）。

又：硇砂末一分，水润豉心一分，捣丸皂子大，绵包露出一头，随左右纳鼻中，立效（《圣惠方》）。

又：用鹅不食草一两，火硝四钱，雄黄三钱，黄丹二钱，各为细末秤准，和作散，如患在右吹右鼻；在左吹左鼻，吹时口内噙水，将指掩不吹鼻，药吹入时以意吸引入脑。如脑漏加石首鱼内石火煅存性二钱。忌鹅肉、猪头肉（《秘方》）。

《赤水玄珠·第三卷·头痛门·头风》

如圣散

眼目偏痛头风。

麻黄（烧灰，半两） 盆硝（二钱半） 麝香 脑子（各少许）

上为细末，搐之神效。

《赤水玄珠·第三卷·头痛门·雷头风》

红豆散

头重如山，此湿气在头也。

麻黄根（炒） 苦丁香（各五分） 红豆（十粒） 羌活（烧） 连翘（各二钱）

上五味，为细末，鼻内搐之。

《救生集·卷二·头痛门》

诸头痛

生萝卜汁，用蚬壳令人仰卧注鼻中，左痛注左，右痛注右，立愈，两边痛注两鼻中（此方系宋禁中方也，又或有加龙脑少许者）。

治偏正头风立刻止痛方

硫黄（一钱） 川椒（炒，去目取椒红，三分）

上二味拌匀，熔成小饼。左疼塞左鼻，涕从右孔出，右痛塞右鼻，正中痛左右俱塞，清涕流出即愈，神验。

《验方新编·卷一·头部·偏正头风》

又方：硫黄一钱，川椒取红色者去子为末三分，二味拌匀，镕成小饼。左痛塞左鼻，清涕从右鼻出。右痛塞右鼻，正痛左右俱塞。清涕流尽即愈，神验。

又方：荜茇末三钱，入猪胆内，候干取出，再用真川芎、白芷、藁本、真青黛、元胡索各二钱，为末，水和为丸如莲子大。令病人仰睡，用一丸水化，灌入鼻中，觉药味至喉，微有酸气，令病人坐起，口咬铜钱一个，口内有涎出盈盆即愈。或加皂角末一钱亦可。

又方：真蕲艾揉融为丸，时时向鼻嗅之，以黄水出尽为度。

《验方新编·卷十七·头面部》

头痛熏鼻法

又方：细辛去叶一钱，雄黄三分，研细末。左痛吹左鼻，右痛吹右鼻。

又方：牙皂、白芥子研细末，头痛时嗅少许入鼻内，并可除根，屡试屡验。

偏正头风外治法

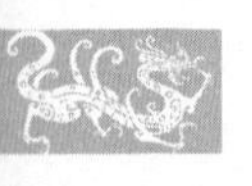

又方：萝卜捣汁，用一匙加麝香少许调匀，仰卧注鼻孔内，左痛注右，右痛注左，两边俱痛，两鼻俱注，均极神效。

头痛熏鼻法

又方：细辛去叶一钱，雄黄三分，研细末。左痛吹左鼻，右痛吹右鼻。

又方：牙皂、白芥子、研细末，头痛时嗅少许入鼻内，并可除根，屡试屡验。

《济世神验良方·头痛门》

单方

闹杨花、川芎各等分。为极细末，左痛吹左鼻，右痛吹右鼻，连打数嚏鼻清水，即愈。

《外治寿世方·卷二·头》

偏头痛

鲜萝卜捣烂，绞自然汁，加冰片少许调匀，昂头灌入鼻孔，左疼灌左，右疼灌右，少时即愈。

又，蕲艾一团如胡桃大，生半夏少许，研极细末。剪棉料纸一方，将艾铺纸上，半夏末放艾上，连纸药共卷如小指粗，塞鼻孔内。左痛塞右，右痛塞左。隔一宿，俟鼻内流出清涕为度。倘一次不愈，再塞一次，则无不除根矣。

又，白芷，细辛，石膏，乳香去油，没药去油，各等分为末，吹入鼻中，左痛吹右，右痛吹左。

头痛，远志末嗃鼻。

又，年久者，用萝卜子、生姜各四钱，捣取汁，入麝香末四厘，灌入鼻中立止。

湿气头痛

甜瓜蒂末嗃入鼻中，口含冷水，取出黄水愈。

湿热头痛

黑牵牛七粒，砂仁一粒，研末，井华水调汁，仰灌鼻中，待涎出即愈。

偏正头风

又硫黄一钱，川椒取红色者，去子为末，三分，二味拌匀，熔成小饼，左疼塞左鼻，清涕从右鼻出，右疼塞右鼻，正疼左右俱塞，清涕流尽即愈。

又，真蕲艾揉融为丸，时时向鼻嗅之，以黄水出尽为度。

又，谷精草末、铜绿各一钱，硝石五厘，随左右搐鼻。

风痰头疼

苦瓠膜取汁，以苇筒灌入鼻中，其气上达脑门，须臾恶涎流下，其病立愈。干者浸汁亦效，其子为末，吹入亦效，年久头风皆愈。

《文堂集验方·卷三·头痛》

伤风头痛

白芷切片，以萝卜汁浸透。搐入鼻中即止。

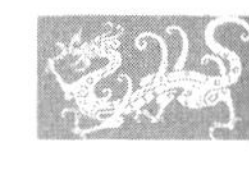

湿热头痛

痛时头重如山，脉细是也。

麻黄根（炒） 苦丁香（各五分） 红豆（十粒） 羌活（炒） 连翘（各二钱）

为细末，搐入鼻中效。

诸头痛

生萝卜汁一蚬壳，仰卧注鼻中。（左痛注左，右痛注右，即效。）

头风

或用羊粪为末，搐入鼻中亦效。

鹅儿不食草（牵藤丫枝有一粒，小子者真，阴干），研末吹入鼻中。连打数嚏即效。

头风年久不愈

痛甚者，用玄胡索七枚，青黛二钱，牙皂二个去皮子为末，俱研细，水和丸，如杏仁大，每用水化一丸。灌入病人鼻内，随左右咬钱一枚。当有涎出成盆而愈。

偏头风

蓖麻仁五钱，黑大枣十五枚去核，同捣烂涂纸上。用箸一只卷之。去箸纳鼻中，良久取下，清涕即止。

《益世经验良方·上焦·治头痛门》

治头风痛

又方

用油菜子一分，大黄三分，共为细末，搐鼻内即愈。

治湿家头痛

用甜瓜蒂炒末一匙，搐鼻内。即口含冷水涕出黄水即愈，此方兼治黄疸。

治偏正头风痛

用生萝卜汁一蚬壳，仰卧，随左右注鼻中，即止痛。

治一切头痛欲死者

用火硝研末，搐鼻内即止痛。一服除根。

《四科简效方·甲集·上部诸证·头痛》

藜芦一茎，研末，入麝香少许，吹鼻并服甘草汤。

《灵验良方汇编·卷之一·内科·治头痛》

上清散

治头痛、眉骨痛、眼痛不可忍者。

川芎　郁金　白芍　荆芥穗　芒硝（各五钱）　薄荷叶（一钱）　片脑（五分）

共为细末，每用三分，鼻内搐之。一方有乳香、没药。

硝石散

治风邪犯脑，患头痛不可忍。

硝石　人中白（等分）　冰片（少许）

共为末，用二三分吹入鼻中。

治半边头痛。

蓖麻子（五钱，去壳）　大枣（五枚，去核）

共捣如泥，绵裹塞鼻中，甚效。

又方，用生萝卜捣汁一蚬壳，仰卧注鼻孔，右痛注左，左痛注右，左右俱痛，两孔俱注。能使数年之患即愈（此方系宋神宗传与王荆公，甚效）。

《身经通考·卷四·方选·头痛门》

治头重，湿气在头。

羌活根三钱，连翘三钱，红豆半钱，末，搐鼻内。

又，新萝卜汁入生龙脑少许，调匀，昂头灌入鼻孔，左痛灌右，右痛灌左，俱痛并灌，目赤少时即愈。此方乃宋神宗授王文正公，其效如神。

吹鼻散，治伤心头风。

真川芎一钱（切片炒黄色），放地上去火存性。闹杨花一钱，照前炒存性研末和匀，将鹅毛管入药半匙。左痛吹右，右痛吹左，俱痛并吹即愈。

又煎方，真川芎三钱，何首乌三钱，白僵蚕三钱，麻黄二钱，石膏三钱，用水二钟，煎一钟，吹药后服之。盖暖取汗为妙，须避风，吹药以好为度。

《证治汇补·卷之四·上窍门·头痛》

捷径法

热郁脑中而痛者，以硝石为末，吹入鼻中。即止。

凡外感头目闷痛甚者，用葱叶插入鼻内一二寸，觉气通即减。

《张氏医通·卷五·诸痛门·头痛》

偏头风

又法，荜茇、细辛为末，猪胆汁调搐鼻中。

蓖麻子五钱去皮，大枣十五个擘，共捣烂，涂纸上，用箸卷之，去箸纳鼻中，良久取下清涕即止，或牙皂末吹鼻中取嚏。

程文彬治一妇患头风，虽盛暑必以帕蒙首，稍见风寒，痛不可忍，百药不效。盖因脑受风寒，气血两虚，气不能升，故药不效。令病人口含冷水仰卧，以姜汁灌入鼻中，痛立止，与补中益气加细辛、川芎、蔓荆、白芍，数服而愈。用姜汁滴鼻中，开久郁之风寒也；若寒湿郁痛，用独颗葱汁滴之；火郁头痛，以白莱菔汁滴之。左患滴右鼻，右患滴左鼻良。

《张氏医通·卷十四·头痛》

透顶散

治偏正夹脑风，一切头风远年近日者皆效，并治鼻塞不闻香臭。

细辛（三茎） 瓜蒂（七枚，熬） 丁香（七粒） 糯米（七粒，一作赤小豆） 龙脑（半分） 麝香（一分）

前四味杵为细末，入脑、麝同研，置小口罐中，紧塞罐口，令患人口含清水，随左右搐一豆大许于鼻中，良久涎出即安；不愈，三日后再搐。

一滴金

治首风偏正头风。

人中白（煅） 地龙（晒干，等分）

上为细末，羊胆汁为丸，芥子大，每用一丸，新汲水一滴化开滴鼻内。

《杂病源流犀烛·卷二十五 身形门·头痛源流》

治头痛方二十七

石膏散〔风热〕：石膏 麻黄 首乌 葛根

神芎散〔又〕：蔓荆子 青黛 川芎（各钱二分） 郁金 芒硝（各一钱） 石膏（一钱半） 细辛（一钱） 薄荷（二钱） 红豆（一粒）

为末，搐鼻。

《医宗说约·卷之二·头痛》

外用吹鼻法，一用闹羊花、川芎等分为末；一用火硝、川芎等分为末，俱妙。右痛吹左鼻，左痛吹右鼻。

《济世全书·巽集 卷五·头痛》

吹鼻散，治头疼。

焰硝 黄丹（少许）

上为细末，口噙水，男左女右吹鼻内。

治头痛不可忍者。

玄胡索（七枚） 青黛（二钱） 猪牙皂角（肥实者去皮，二两）

上为末，用水调，丸成小饼子，如杏仁大，用时令病者仰卧，以水化开，用竹管吹入男左女右鼻中。觉药味至喉少酸，令病者咬铜钱一个于当门齿上，当见涎出，盛盆而愈。

二黄散，治偏正头疼，头风眼痛，破伤风。

雄黄（三钱） 黄丹（三钱） 乳香（二钱） 没药（二钱） 焰硝（一钱）

上为细末，令患人含温水，竹筒吹药于鼻中。

治头风。

雄黄 细辛

上各等分，为细末，左痛搐右鼻，右痛搐左鼻。

治远年近日一切偏正头疼，用萝卜取汁一蚬壳，令病人仰卧，右痛注左鼻，左疼注右鼻，左右皆疼，两鼻并注之。

又云，头痛欲死，鼻吹硝末。又治头痛，用皂荚为末，吹入鼻中，得嚏则止。

按：上方，治偏正头风肿痛外治之剂。

赤火金针，治头风牙痛，赤眼，脑泻耳鸣，偏正头疼，鼻塞声重及蜈蚣、蛇、蝎伤。用时口噙凉水，以药搐鼻。

此药名为六圣，乳香没药川芎，雄黄白芷二钱停，半两盆硝共用。上件研为细末，专治眼泪头风，耳鸣鼻塞脑不清，一搐牙痛便定。

《兰台轨范·卷六·头痛·头痛方》

透顶散（《本事方》）

治偏正头风，夹脑风，并一切头风，不问远年近日。

细辛（三茎） 瓜蒂（七分） 丁香（三粒） 糯米（七粒） 脑子 麝香（各一黑豆大）

上将脑、麝研细，将前四味另研细，然后合研令匀，封好，患人在左右搐一大豆许，良久出涎一升许，即安。

治头痛方（《奇效》）

用大蒜一颗，去皮研取汁，令病人仰卧，以铜筯点少许滴鼻中，急令搐入脑，眼中泪出差。

治头内如虫蛀响，此名天白蚁。

用茶子末吹鼻中。此奇病，不可不知。

《金匮翼·卷五·头痛统论》

湿热头痛

搐鼻散

青黛 石膏 芒硝 郁金 薄荷 牙皂

上为末，搐鼻。东垣白芷散，有白芷，无牙皂、青黛。

又：头重如山者，湿气在头也。用红豆散。

红豆（十粒） 麻黄 瓜蒂（各五分） 连翘 羌活（各三钱，烧）

上为末，搐鼻。

透顶散（《本事》）

细辛（表白者，三茎） 瓜蒂（七个） 丁香（三粒） 糯米（七粒） 冰片 麝香（各一黑豆大）

上为极细末，每一大豆许，患人随左右搐之。良久，出涎一升许则安。此药性味，视前搐鼻散稍温也，当随证审而用之。

《伤寒杂病心法要诀·卷五·头痛眩晕死证》

荜茇散 芎芷石膏汤

要诀：头风嗜鼻热荜茇，湿盛瓜蒂入茶茗，风盛日久三圣散，内服芎芷石膏灵。芎芷石膏菊羌藁，苦加细辛风防荆，热加栀翘芩薄草，便秘尿红硝黄攻。

【解释】一切头风兼热者，以荜茇散嗜鼻。即荜茇一味为末，用猪胆汁拌过嗜之，作嚏立愈。一切头风兼湿者，以瓜蒂、松萝茶，二味为末，嗜之出黄水立愈。头风风盛时发，日久不愈，则多令人目昏，以三圣散嗜之，方在中风门内。用芎芷石膏汤，即芎、芷、石膏、菊花、羌活、藁本也。苦痛者加细辛，风盛目昏加防风、荆芥穗，热盛加栀子、连翘、黄芩、薄荷、甘草，大便秘小便赤加硝、黄，攻之自愈也。

评述

嗜鼻疗法，又称“吸药疗法”，是将药物研成极细末，吸入鼻内，使药末直接作用于鼻黏膜，而起到治疗作用的一种方法。与之相似，吹鼻疗法是将药物研为细末，以小竹管或小纸管、喷药器把药粉吹入鼻内，经鼻黏膜吸收而治疗疾病的一种方法。塞鼻疗法是将药物制成适宜剂型（如丸、散、膏等）塞入鼻内，通过鼻腔吸收以治疗疾病的一种外治方法。嗜鼻疗法与吹鼻疗法、塞鼻疗法等均由鼻黏膜吸收，故患有相同疾病者可参酌交替使用，对鼻病、牙疾及头痛等疾患，有确切疗效。

吹鼻疗法起源较早。早在汉代张仲景《伤寒杂病论》即载有吹鼻救猝死的案例。晋代葛洪《肘后备急方》已有吹鼻与吹鼻取嚏之分。明代李时珍《本草纲目》、清代吴尚先《理瀹骈文》、陆以湉《万病验方大全》等均收录了许多颇有疗效的吹鼻验方，至今仍为医家广泛应用。

嗜鼻疗法起源较早。唐代孙思邈《千金要方》中已有治黄疸，以“瓜蒂、秫米、赤小豆内着鼻中，痛缩鼻，须臾，当出黄汁，或从口中出汁升余，则愈”的记述。此后，《东垣试效方》《卫生宝鉴》《奇效良方》《本草纲目》《外治医说》《万病验方大全》等医籍均收录不少前人的嗜鼻验方，治疗范围也不断扩大。

塞鼻疗法在我国流传已久。据传扁鹊医治产晕，就曾使用过塞鼻疗法。东汉张仲景《伤寒杂病论》治疗寒湿证时，有“内药鼻中则愈”的记载。晋朝葛洪《肘后备急方》有“以绵渍好酒中须臾，置死人鼻中”的方法救治“卒死中恶”病证的治疗经验。唐代孙思邈《千金要方》《千金翼方》中，以药物末塞鼻，治疗鼻塞、脑冷、流清涕、小儿鼻息肉等。

孙思邈的《银海精微》载有通顶散治“一切头风”、雄黄丸治“偏正头痛”。这应是现存文献中最早应用嗃鼻法治疗头痛的著作。宋代《太平圣惠方》以通顶吹鼻散方治伤寒头痛不止、以吹鼻瓜蒂散方及灌顶散方治疗热病头痛等。此后，历代医籍多有所记载。至现代，仍广泛应用于临床。

综观历代嗃鼻法文献，用药以辛味风药为主，如羌活、独活、荆芥、防风、藁本、白芷、细辛、蔓荆子、薄荷、连翘、葛根等，取东垣“高颠之上，惟风可到”之意。根据病情又有不同的配伍，如风痰者则用地龙、牙皂等；风寒久著者，则用雄黄、草乌、川乌等；久病入络者，则用川芎、全蝎、乳香、没药、麝香等；湿热蕴结者，则用藜芦、瓜蒂、赤小豆等；热病头痛者，则用石膏、芒硝、猪胆汁等。嗃鼻法用药精简，往往数味，不足十味，甚则单味药，用之得当，取效甚捷。如《妇人大全良方》载：“治裕陵传王荆公偏头疼方，云是禁中秘方。用生芦菔（即萝卜汁）一蚬壳，仰卧注鼻中，左痛注左，右痛注右，或两鼻皆注。亦可数十年患，皆一注而愈。”

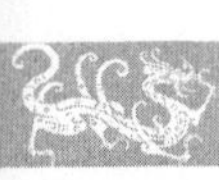

嗃鼻法使用包括通用方与辨证方两种。

1. 通用方

（1）头风头痛偏正头痛方

①《银海精微》之一：通顶散，治一切头风。川芎、白芷、谷精草、藜芦、防风、薄荷、牙皂、蔓荆子、细辛、蒲黄。上为末，口含水嗃之，吹入鼻内亦可。之二：雄黄丸，治偏正头痛。全蝎、雄黄各二钱，盆硝一钱五分，乳香、没药各二钱，薄荷、川芎各一钱，冰片一分。上为末，口噙水搐，吹鼻内，日二次。以下只列方药，均研末嗃鼻，用法同此。

②《太平圣惠方》之一：治头痛鼻塞，头目不利。牛酥三分，川朴硝一两细研。之二：丁香一分，白芷半两，瓜蒂一两。之三：治头痛不可忍方。用蒜一颗，去皮，研取自然汁。令病人仰卧垂头，以铜箸点少许，沥入鼻中，急令搐入脑，眼中泪出瘥。

③《三因极一病证方论》之一：雄黄丸，治八般头风，及眩晕恶心吐逆，诸药不治。通明雄黄一两，川乌头生去皮尖一两半。上二味为末，滴水丸，如梧子大。每服十丸，煨葱白茶清下。即用后药搐鼻。之二：搐鼻药，荜茇、良姜各一分，白芷一钱，细辛半钱。

④《丹溪心法》不卧散，治头痛。猪牙皂角一钱，玄胡、青黛些少。

⑤《急救良方》之一：治头痛，用皂荚为末。之二：用荜茇为末。

⑥《普济方》之一：通天散，治偏正头痛，并夹脑风壅滞，明目。赤芍药、川芎、黄连、延胡索、黄芩、草乌头、当归、雄黄别研各等分。上为细末，每服少许。纸捻子蘸药，纳之鼻中。之二：乳香散，治偏正头痛，损眼，目赤，眼睛痛。乳香、盆硝、青黛各半两，加脑子少许。之三：真珠散，治偏正头风头痛。盆硝一钱半，白滑石一两，乳香一钱半，片脑少许。之四：硝石一两研，青黛一钱，地龙皮一钱炒。一方名青龙散。之五：至灵散，一名细辛散，一名

透顶散，治偏正头痛。雄黄得深黄红而鸡冠色者佳臭黄勿用，细辛真者去芦洗。上等分为末。之六：治偏正头痛方经验良方，上用朴硝、萆薢，等分为末。之七：太一散，治偏正头痛，发散风壅，上清头目甚妙。川芎、石膏、藜芦、生甘草各等分。之八：通顶散，治风头痛。偏正头痛不可忍者。龙脑研、地龙去土炒、瓜蒂、赤小豆炒、马牙硝研各等分。之九：治头痛不可忍方。马牙硝研半两，芦荟研少许，瓜蒂三枚为末，大羊胆二枚腊月收。上药入胆内线缚，暗处阴干，细研，磁盒盛。左痛吹右鼻，右痛吹左鼻。

⑦《奇效良方》之一：清火金针。治头风，牙痛赤眼，脑泻耳鸣。焰硝一两，青黛、川芎、薄荷各一钱。之二：赤火金针。治证同前。盆硝一两，雄黄、乳香、没药、川芎、石膏，以上各一钱，全蝎一对。又治暴赤眼，及治蜈蚣蛇蝎伤。之三：神圣饼子，治证同前。延胡索、猪牙皂角存性，取净末各一钱，青黛半钱。之四：上清散，治头痛，眉骨痛，眼痛不可忍者。川芎、郁金、芍药、荆芥穗、芒硝，以上各半两，薄荷叶、乳香、没药，以上各一钱，片脑半钱。之五：细辛二钱，川芎白芷减半。之六：高良姜晒干，不见火，碾为细末。久患头痛，尤能作效。之七：白芷四钱，生乌头一钱。之八：治头痛不止。丁香一钱，白芷半两，瓜蒂一两。之九：龙珠丹，治头痛目晕，及喉痹缠喉风。上于五月五日，取长蚯蚓不拘多少，以片脑麝香各少许，相和同研丸，如麻子大，每用一丸，以生姜汁涂鼻中。之十：一滴金丸，治首风及偏正头风。人中白、地龙炒，各一分。上为细末，用羊胆汁和丸，如芥子大，每用一丸，用新汲水一滴化开，滴入两鼻中。

⑧《证治准绳》之一：瓜蒂神妙散河间，治偏正头目昏眩，及偏正头痛。焰硝、雄黄、川芎、薄荷叶、道人头（即苍耳子）、藜芦，各一分，天竺黄一钱半。之二：治八般头风（《本事》）。草乌尖、细辛等分，黄丹少许。

⑨《本草单方》之一：头痛欲死。硝石末吹鼻内，即愈。(《炮炙论》) 之二：头痛不止。杨梅为末。之三：用谷精草末、铜绿各一钱，硝石半分（《圣济方》）。之四：醴肠草即旱莲草汁，滴鼻中（《圣济总录》）。之五：龙香散，治偏正头风，痛不可忍。用地龙去土焙，乳香等分为末（《圣济总录》）。

⑩《玉机微义》：秘方治头痛不可忍。玄胡七枚，猪牙皂角肥实者二个，青黛二钱。上为末水丸成小饼子如杏仁大，用时令病者仰卧以水化开，用竹管送入男左女右鼻中，觉药至喉少酸，令病者坐，却令咬定铜钱一个于当门齿，当见涎出成盆即愈。

⑪《万病回春》六圣散，即是赤火金针，治头风牙痛、赤眼脑泻耳鸣、偏正头风头痛、鼻塞声重及蜈蚣蛇蝎所伤。乳香、没药、川芎、雄黄、白芷各二钱半，一两盆硝共用。

⑫《病机沙篆》之一：偏正头痛，搐鼻瓜蒂散，藜芦、川芎、苍耳、薄荷、焰硝、雄黄各一钱，天竺黄一钱五分。之二：治卒头痛方，皂荚末搐鼻取嚏。之三：鹅儿不食草阴干为末。

⑬《救生集》之一：治偏正头风立刻止痛方，硫黄一钱，川椒（炒，去目取椒红）三分。之二：荜茇末三钱，入猪胆内，候干取出，再用真川芎、白芷、藁本、真青黛、延胡索各二钱，为

末，水和为丸如莲子大。令病人仰睡，用一丸水化，灌入鼻中，觉药味至喉，微有酸气，令病人坐起，口咬铜钱一个，口内有涎出盈盆即愈。或加皂角末一钱亦可。之三：真蕲艾揉融为丸，时时向鼻嗅之，以黄水出尽为度。

⑭《验方新编》方，牙皂、白芥子研细末。

⑮《济世神验良方》，闹杨花、川芎各等分。

⑯《济世全书》之一：吹鼻散，治头痛。焰硝、黄丹少许。上为细末，口噙水，男左女右吹鼻内。之二：二黄散，治偏正头痛，头风眼痛，破伤风。雄黄三钱，黄丹三钱，乳香二钱，没药二钱，焰硝一钱。

（2）偏头痛方

①《太平圣惠方》之一：硇砂一分细研，豉心一分入汤少许浸令软。之二：治夹脑风及头偏痛方。芸苔子一分，川大黄三分。如有顽麻，以酽醋调涂。之三：治头偏痛不可忍方。蓖麻子半两去皮，枣十五枚去核。之四：苦葫芦子一合，郁金一颗。之五：蚱蝉二枚生用，乳香半两细研，朱砂半分细研。之六：生姜汁二合于瓷器中晒令干为末，桂心末一字，麝香末一字。之七：通顶散方。硝石、滑石各一分。

②《苏沈良方》，用生萝菔汁一蚬壳，仰卧注鼻中，左痛注右，右痛注左，或两鼻皆注亦可。

③《圣济总录》芎辛散方，治头目偏痛，时多晕眩，鼻中壅塞，不闻香臭。芎䓖、白附子各三钱，细辛去苗叶一钱，滑石、槐芽各三钱。右五味捣罗为细散，入生龙脑半钱匕。

④《奇效良方》之一：郁金（一颗），苦葫芦子（一合）。之二：一字散，治偏头痛不可忍者。乳香（别研）、延胡索、盆硝（研，以上各一分），川芎（二钱），雄黄（别研，三钱）。之三：大蒜搐鼻法，治头风，痛不可忍，亦可搐小儿惊风。上用蒜七个，先烧地通红，扫出火，将蒜去皮，逐个于红地上磨成膏子，在地上却将僵蚕一两，炙去足，放在蒜上，用碗覆定，四边勿透气，来日取出，只用僵蚕为末，先含水一口，将药末一豆许，搐于鼻内，立效。之四：清神散，麝香、片脑、雄黄、青黛、全蝎、乳香、没药各等分。

⑤《证治准绳》之一：如圣散（《宝鉴》），治眼目偏痛，头风。麻黄（烧灰，半两），盆硝（二钱半），麝香、脑子（各少许）。之二：杨梅青、硝石、伏龙肝各等分。之三：一粒金东垣治偏头风。荜茇（以猪胆汁拌匀，入胆内悬待阴干用）、延胡索、青黛、白芷、川芎（各一两）。

⑥《本草单方》，用鹅不食草一两，火硝四钱，雄黄三钱，黄丹二钱。如脑漏加石首鱼内石火煅存性二钱。忌鹅肉、猪头肉（《秘方》）。

⑦《外治寿世方》，白芷、细辛、石膏、乳香去油、没药去油，各等分为末。

（3）产后头痛 《圣济总录》吹鼻方，地龙炒一钱，麝香半钱。

（4）雷头风 《赤水玄珠》红豆散，头重如山，此湿气在头也。麻黄根炒、苦丁香各五分，红豆十粒，羌活烧、连翘各二钱。

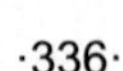

2. 辨证方

（1）伤寒头痛方

①《太平圣惠方》之一：通顶吹鼻散方。藜芦一分去芦头，瓜蒂三分，马牙硝三分，龙脑半钱研，麝香半钱研。上件药，捣细罗为散，研入龙脑麝香令匀。之二：至甚不解方。藜芦一分，瓜蒌皮一分。

②《玉机微义》太阳经嚏药，防风二分，羌活二分，红豆二个。

③《万氏家传保命歌括》救苦散，专治伤风伤寒，头目不清。川芎、藿香叶、藜芦各三钱，延胡索、朱砂水飞、牡丹皮各二钱，雄黄水飞、白芷、猪牙皂角各四钱。上为细末，每服一些，以竹筒吹入两鼻内，却饮生葱热茶取汗。

（2）热病头痛方

①《太平圣惠方》之一：吹鼻瓜蒂散方。瓜蒂一分，赤小豆一分微炒，麝香一钱细研，丁香一分，马牙硝半两。之二：灌顶散方，治热病头痛不可忍。马牙硝一分，苦葫芦子一分，地龙一分干者，瓜蒂一分，麝香半钱细研。

②《玉机微义》秘藏搐鼻郁金散，治风热头痛。石膏、芒硝、白芷各二钱，郁金一钱，薄荷三分。按：此阳明经药也。

③《济阳纲目》碧云散，治头痛。细辛、郁金、芒硝各一钱，蔓荆子、川芎各一钱二分，石膏一钱三分，青黛一钱半，薄荷二钱，红豆一个。

④《医学原理》之一：紫金散，治诸鼻热头痛。用郁金、白芷、薄荷、雄黄等以散风，用石膏、芒硝下肠胃中之实热。郁金（苦辛寒）五钱，白芷（辛温）、薄荷（辛凉）三钱，雄黄（苦甘凉）二钱，石膏（辛寒）四钱，芒硝（苦咸寒）五钱。之二：经验神方。威灵仙铁脚者四两，洛阳花根上皮，四两。二味俱为片，用水四碗入罐，用纸封口二三层，煎至四五沸，将簪子瓶纸上透一孔，以鼻熏之，取两太阳汗出为度。

（3）伤风头痛方

①《太平圣惠方》之一：吹鼻散方，治风头痛及偏头痛。瓜蒂末一钱，地龙末一钱，苦瓠末一钱，硝石末一钱，麝香末半钱。之二：苦葫芦子。

②《圣济总录》通顶散方，治风头目痛及偏头痛。地龙去土、龙脑研、瓜蒂、赤小豆、马牙硝各等分。

③《洪氏集验方》，人中白、焰硝各一两。上用水一碗，无灰皮纸滤下，研细，重汤[①]煮过，再研，入少脑子。每用少许，以干耳子搐入鼻中即愈。

④《黄帝素问宣明论方》，治脑风，邪气留饮，头痛不可忍者，用远志末不以多少，于鼻中嗃，于痛处揉之。

⑤《儒门事亲》，治头风。苦丁香、川芎、藜芦各等分。

① 读音是 zhòng tāng，是指隔水蒸煮。

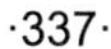

⑥《丹溪心法》之一：瘦人搐药，软石膏、朴硝各五钱，脑子、荆芥、檀香皮、薄荷各一钱，白芷、细辛各二钱。之二：一粒金搐鼻方，治偏头风。荜茇不以多少，研细，用獖猪胆汁拌匀，再入胆内，悬阴干，藁本、延胡索、白芷、川芎一两，青黛二两。上为末，入制荜茇末一两半，用无根水丸。每用一粒，长流水化开，搐鼻，以铜钱二三文口咬定，出涎。

⑦《普济方》之一：治风头痛。及偏头痛吹鼻方。莱菔子半两，生姜汁半合。相和研极细，绞取汁，入麝香少许，滴鼻中嗜入立定，偏头痛随左右用之。之二：治一切风痰及头痛不可忍方。藜芦一两，雄黄一分研。一方只单捣藜芦，取细末，每嗜少许，作嚏药亦妙。之三：二圣散，出《御药院方》。治风头痛，上焦壅滞，心膈烦热，以及治偏头痛。硝石、细辛华阴者去苗叶各一分。之四：方出《经验良方》，治头风脑骨痛。用水浸皂荚，春浸三日，夏秋五日，冬十日。就水洗净，新瓦焙干为末。每用一字，茶调服，又将少许吹入鼻中。之五：方出《千金方》，用羊胆。入玄精石末，阴干水调一字，吹鼻中立止。之六：通顶散，出《济生拔萃》，嚏药。石膏、川芎、赤小豆、瓜蒂各一钱，藜芦少许。

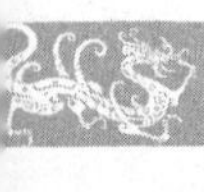

⑧《证治准绳》之一：白芷散（东垣）治风头痛，搐鼻。郁金、白芷、石膏、芒硝各二钱，薄荷三钱。上为细末，口含水搐鼻。若症在太阳，加羌活二钱，防风一钱，红豆二粒，为末搐之。之二：川芎散（东垣）搐鼻。青黛一钱半，蔓荆子、川芎各一钱二分，郁金、芒硝各一钱，石膏一钱三分，细辛根一钱，薄荷叶二钱，红豆一粒。之三：火筒散（初虞），治头风。蚯蚓粪四钱，乳香二钱，麝香少许。

⑨《本草单方》之一：风热头痛，龙脑末半两，南蓬砂末一两。频搐两鼻（《御药院方》）。之二：风痰头痛不可忍。苦瓠膜取汁，以苇管灌入鼻中，干者浸汁亦效，其子为末吹亦效。年久头风皆愈（《普济方》）。

⑩《医学纲目》之一：〔子和〕青黛散，治头风。猪牙皂角、延胡索一分，青黛少许。之二：〔丹〕头痛搐鼻取涎。荜茇、川芎、薄荷、白芷、细辛各等分。为末，入猪胆内，与汁拌匀，阴干，再为末。用无根水为丸，如绿豆大，青黛为衣。每一丸，茶清化灌鼻中，口噙铜钱三文，其涎来如泉。一方有延胡索、藁本、青黛，无薄荷、细辛。之三：〔《本》〕治偏正头风，夹脑风，并一切头风，不问年深日近，克日取效，名透顶散。细辛表白者，三茎，瓜蒂七个，丁香三粒，糯米七粒，脑子、麝香各一，黑豆大。之四：神圣散，治脑风，邪气留饮不散，项背怯寒，头痛不可忍者。麻黄去节，细辛去苗，干葛生一半，炒一半，藿香叶，各等分。上为末，每服二钱，煮荆芥、薄荷，酒调下，茶亦得。并治血风证。之五：〔丹〕偏头风，荜茇、猪胆搐鼻中。

⑪《医学研悦》头风吹鼻法，雄黄、细辛为末。

⑫《本草单方》之一：半夏末入百草霜少许，作纸捻烧烟，就鼻内搐之，口中含水，有涎吐去，再含三次见效（《卫生宝鉴》）。之二：和州藜芦一茎，日干研末，入麝香少许，吹鼻。之三：头风疼痛。五月五日取蚯蚓和脑、麝，杵丸梧子大，每以一丸纳鼻中，随左右先涂姜汁在鼻，立愈（《总录》）。

⑬《病机沙篆》之一：头风塞鼻方，荜茇、细辛为末，以猪胆汁拌，纸条蘸于鼻内塞之。之

二：胡椒为末，吹之。

⑭《文堂集验方》之一：伤风头痛，白芷切片，以萝卜汁浸透。搐入鼻中即止。之二：头风，鹅儿不食草。

⑮《益世经验良方》治头风痛。用油菜子一分，大黄三分。

⑯《杂病源流犀烛》之一：石膏散，治风热头痛，石膏、麻黄、首乌、葛根。之二：神芎散，蔓荆子、青黛、川芎各钱二分，郁金、芒硝各一钱，石膏一钱半，细辛一钱，薄荷二钱，红豆一粒。

（4）湿热头痛方

①《本草单方》之一：湿热头痛。黑牵牛七粒，砂仁一粒（《圣济录》）。之二：瓜蒂末一字，搐入鼻中，口含冷水，取出黄水，愈（《活人书》）。

②《文堂集验方》湿热头痛，痛时头重如山，脉细是也。麻黄根炒、苦丁香各五分，红豆十粒，羌活炒、连翘各二钱。

③《金匮翼》湿热头痛方，之一：头重如山者，湿气在头也，用红豆散。红豆十粒，麻黄、瓜蒂各五分，连翘、羌活各三钱，烧。之二：透顶散《本事》，细辛表白者三茎，瓜蒂七个，丁香三粒，糯米七粒，冰片、麝香各一黑豆大。

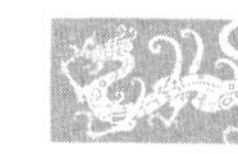

结合现代临床应用经验，使用嗃（吹）鼻法时应注意事项如下。①根据病情，辨证选取药物，并研为极细末，备用。②嗃鼻时用药量须适宜，太多易引起打喷嚏，影响疗效。此外也可口含茶水，以防药物误入气道。③一般左侧患病塞（吹）右侧鼻孔，右侧患病塞（吹）左侧鼻孔。④若吹鼻后鼻部感到严重不适应，应停用。若数次治疗而病情不减，或反而加重者，应停用。儿童慎用。

第四节
敷（摩）洗法

原文精选

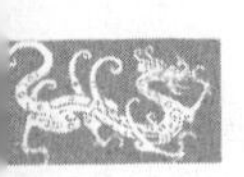

《金匮要略·卷上·中风历节病脉证并治》

头风摩散

大附子（一枚，炮） 盐（等分）

上二味为散，沐了，以方寸匕，已摩疾上，令药力行。

《华佗神方》

华佗治头风神方

附子（一枚，炮裂） 盐（一撮如附子大）

二味作散，沐头毕，以方寸匕摩顶，日三。

《集验方·卷第二·治头风、头痛及风痒诸方》

治头风头痛方

治偏正头痛，谷精草一两，为末，用白面调摊纸花子上，贴痛处，干又换。(《证类本草》卷十一）

治头风方

甘菊花 独活 茵芋 防风 细辛 蜀椒 皂夹 桂心 杜蘅 莽草

上十味，分等，水煮以沐头，必效。(《外台》卷三十二）

《备急千金要方·卷十三心脏方·头面风第八》

头风散方

附子（一枚，中形者） 盐（如附子大）

上二味，治下筛，沐头竟，以方寸匕摩顶上，日三。

治卒中恶风头痛方

捣生乌头，以大酢和涂故布上，薄痛处，须臾痛止，日夜五六薄，逐痛处敷之。去皮捣乌头。

又方，油二升，盐一升末，油煎一宿，令消尽，涂头。石盐尤良。

又方，芥子末，酢和敷头一周时。

《外台秘要·卷第八·痰厥头痛方八首》

苦参　桂心　半夏（洗）

右三味，等分，为末，苦酒和，以涂痛上，则瘥。忌生葱、羊肉、饧。《肘后》同。

《外台秘要·卷第十五·头风及头痛方一十首》

生油二升，盐一升末，油煎一宿，令消尽，涂头。石盐尤良。

《外台秘要·卷第三十二·沐头去风方五首》

《集验》疗头风方

甘菊花　独活　茵芋　防风　细辛　蜀椒　皂夹　桂心　杜蘅　莽草

上十味，分等，水煮以沐头，必效。

又，主风头沐汤方。

猪椒根（三两）麻黄根　茵芋　防风（各二两）细辛（一两）

上五味，切，以水二斗，煮取一斗，以沐头，甚妙。

《太平圣惠方·卷第十五治时气头痛诸方》

治时气头痛不可忍者，宜服淋顶汤方：

石膏（十两，捣碎）栀子仁（三两）竹叶（一握）甘菊花（三两）豉心（三合）葱白（十四茎，切）

上件药，以水六大碗，煮取三碗，去滓，内有嘴瓶中，稍热，淋注顶上。

治时气头痛不止方：

川朴硝（二两）

右捣细罗为散，用生油调涂于顶上。

又方：

右以冬瓜烂捣，拓于疼痛处，神效。

《太平圣惠方·卷第十七·治热病头痛诸方》

治热病头痛不可忍方：

生马齿苋（一握，切）川朴硝（一两）

上件药，相和细研，入清麻油，调令如膏，涂于头上，立差。

《太平圣惠方·卷第二十·治风头痛诸方》

治风头痛沐头方：

甘菊花（二两）独活（二两）莽草（一两）皂荚（一两）桂心（一两）杜蘅（半两）

防风（一两） 细辛（一两） 川椒（一两） 茵芋（一两） 白芷（一两） 石膏（四两）

上件药，捣筛为散，每用四两，以水一斗二升，煎取八升，去滓。于暖室中，稍热淋头，热擦之。如有汗出，切宜避风。

治风头痛，或头旋目眩，四肢烦疼，坐卧不安，宜用此沐头方：

蔓荆实（一两） 玄参（一两） 芎䓖（一两） 石膏（半斤） 葛根（三两，剉） 甘菊花（三两）

上件药，捣筛分为三度用。每度，以米泔汁一斗二升，煮取八升，去滓。于暖室中，稍热沐头。如汗出，宜避风。

治风头痛或偏攻一边，痛不可忍，宜用此方：

苦参（一分，剉） 半夏（一分） 桂心（一分）

上件药，捣细罗为散，以米醋调如糊，涂故帛上，当痛处贴之，神效。

治风头痛，及脑角牵痛，日夜不可忍者，宜用摩膏方：

牛蒡根（净洗，切，捣碎绞取汁，半升）

右将汁入无灰酒一小盏，盐花半匙，慢火煎如稠膏，少少用热摩痛处，宜避风。

治风头痛，百医不差，枕头方：

食茱萸叶

上件药，细剉，洒酒拌匀，以绢囊盛之。于甑上蒸热，乘热分两包子，更换枕之。取差为度。

治风头痛涂方：

川乌头（一两）

上捣细罗，以醋调如膏，涂于顶上、脑角、太阳穴、风府之上。须臾痛止。

治风头痛，每欲天阴先发者方：

桂心（一两，末）

上以酒调如膏，用敷顶上并额角。

又方：

甘菊花（一两） 芎䓖（一两）

上件药，捣细罗为散。每服，不计时候，以温酒调下二钱。

治风头痛，眼瞤鼻塞眼暗冷泪方：

杏仁（半升）

上捣碎，以水一斗，煮三二十沸，看冷热洗头。如汗出，避风。洗三度差。

又方：

右熟煮大豆，纳饭瓮中作浆。日日温洗头良。

又方：

右捣葶苈子末半升，以汤淋取汁。洗头良。

《太平圣惠方·卷第二十二·治头风目眩诸方》

治头风目眩，风毒冲脑户留热，及脑中诸疾，或脑脂流入目中，致令昏暗。往往头痛旋闷，脑痛兼眼诸疾，及发生白屑，目中风泪。宜用生发明目去诸疾，青莲摩顶膏方：

生油（一升） 真酥（三两） 莲子草（汁，一升） 吴蓝（一两） 大青（一两） 葳蕤（一两） 槐子仁（一两，微炒） 山栀子仁（一两） 淡竹叶（一握）

以上六味细锉绵裹。

长理石（一两） 盐花（二两） 曾青（一两） 川朴硝（二两）

上件药，先取油、酥、莲子草汁三味，于铜锅中，以慢火熬令如鱼眼沸，即入绵袋内药煎之半日，去药。别用绵滤过，又净拭铛，却入药油，煎令微沸，即下长理石等四味，以柳木篦轻搅十余沸，膏成。收于不津器中。每用涂顶及无发处，匀涂，以铁匙摩之，令膏入脑即止，亦不得频，每二三夜一度摩之。摩膏后，头稍垢腻，任依寻常洗之，用桑柴灰洗头。更益眼矣。

《太平圣惠方·卷第四十·治头痛诸方》

治风毒攻脑疼痛，摩顶散方：

兰茹（三分） 半夏（三分，生用） 川乌头（一两半，去皮脐） 莽草（半两） 川椒（三分，去目及闭口者） 桂心（三分） 附子（半两，生，去皮脐） 细辛（半两）

上件药，捣细罗为散，以醋调。旋取时时摩顶上，以差为度。

又方：

附子（一枚，生去皮脐） 地龙（一分）

上件药，捣罗为末，每用一字，以生姜汁调，涂两眼角及顶上。

《太平圣惠方·卷第四十·治头偏痛诸方》

治夹脑风，及头偏痛方：

芸苔子（一分） 川大黄（三分）

上件药，捣细罗为散，每取，少许吹鼻中。后有黄水出，其病永瘥。如有顽麻，以酽醋调涂。

又方：

蓖麻子（一两，去皮）

上烂研绞取汁，于头偏痛处涂之。

《太平圣惠方·卷第五十一·治痰厥头痛诸方》

又方：

苦参（半两，锉） 桂心（半两） 半夏（三分，生用）

上件药，捣罗为末，以醋调涂于痛上，即止。

又方：

附子（半两，生用） 半夏（半两，生用）

上件药，捣细罗为散，每用一钱，以水调如膏。用纸看大小涂药，贴在太阳穴上，药干疼止，立验。

《太平圣惠方·卷第三十二·治眼眉骨及头疼痛诸方》

治眼热毒所攻，眉骨及头疼，壮热不止，贴熁膏方：

田中鼢鼠土（三升） 木香（一两） 川大黄（五两） 白蔹（三分） 寒水石（六两）

上件药，捣细罗为散，用酒调如稠饧，匀摊于帛上，贴熁之。

又方：

川大黄 解毒子 木香（各三分）

上件药，捣细罗为散，以浆水调为膏，于生绢上匀摊贴熁，干即易之。

《普济方·卷四十五·头门·偏正头痛》

急风散

治男子妇人偏正头疼，夹脑风，太阳穴痛，坐卧不安。

生川乌（炮去皮脐） 辰砂（研飞，各二两） 生南星（洗去皮，四两）

上为细末，每用酒调涂痛处，兼治小儿伤风，鼻塞清涕，酒调涂囟门上，不可服。

风头痛附论

川芎茶调散

治诸风上攻，头目昏重，偏正头疼，鼻塞声重，伤风壮热，肢体疼烦，肌肉瞤动，膈热痰盛，妇人血气攻注太阳穴疼。但是感风，并宜服之。常服清头目。

川芎 荆芥穗（各二两） 白芷 羌活 甘草（各一两） 防风（七钱半） 细辛（去土，半两） 龙脑 薄荷 香附子（各四两）

右为细末，每服二钱，食后茶清调服。一方无香附子。用葱涎调贴两太阳穴。

治头风痛沐头方

甘菊花（二两） 独活（二两） 莽草（一两） 皂荚（二两） 桂心（一两） 杜衡（半两） 防风（一两） 细辛（二两） 川椒（一两） 茵芋（一两） 白芷（一两） 石膏（四两）

右捣筛为散，每用四两，以水一斗二升，煎取八升，去滓。于暖室中，稍热淋头，热擦之。如有汗出，切宜避风。

枕头方（出圣惠方）

治风头痛，百药不差。

右用食茱萸叶细锉，洒酒拌匀，以绢袋盛之，于甑中蒸熟，乘热分两包子，更换枕之。取差为度。

治卒中恶风头痛方（出千金方）

右捣生乌头，以大酢和涂故布上，薄痛处，须臾痛止。日夜五六薄，逐痛处薄之。捣乌头须去皮，一方涂于顶上、脑角、太阳穴、风府之上，须臾痛止。

治风头痛，每天欲阴雨，头风先发者（出圣惠方）

右用桂心一两为末，以油调如膏，以傅顶上并额角，一方用酒调下。

豉汤方（出肘后方）

治头风痛。

右用豉汤洗头，避风即差。

又方（出圣惠方）

右熟煮大豆，内饭瓮中作浆，日日温洗头良。

治卒中恶风头痛（出千金方）

用芥子为末，酢和傅头，一周时。

《普济方·卷四十七·头门·膈痰风厥头痛（附论）》

又方（出圣惠方）

附子半两生用，半夏半两生用，右为散，每用一钱，以水调如膏。用纸适大小涂药，贴在太阳穴上，药干疼止立验。

《普济方·卷八十四·眼目门·眼眉骨及头痛》

如圣膏（出德生堂方）

治风眼头痛。

寒水石　防风　细辛　薄荷　川芎　白芷　独活　黄芩　蓖麻子（去壳，别研）

右等分为末，冬月用蜜水调，春夏秋月用井华水和，涂太阳穴。

《普济方·卷一百四十八·时气门·时气头痛》

淋顶汤（出圣惠方）

治时气头痛不可忍者。

石膏（十两，捣碎）　栀子仁（三两）　竹叶（一握）　甘菊花（三两）　豉心（三合）　葱白（十四茎，切）

右以水六碗，煮取三盏，去滓，内有嘴瓶中，稍热淋注顶上。

治时气头痛不止，及治伤寒头痛（出圣惠方）

以川朴硝三两为散，用生油调涂顶上。

又方（出圣惠方）

以东瓜捣烂，拓于疼痛处，神效。

《普济方·卷三百十七·妇人诸疾门·风眩头痛》

急风散（出大全良方）

治年深日远，偏正头痛。又治肝脏久虚，血气衰弱，风毒之气上攻，头眩目晕，心忪烦热，百节酸痛，脑昏目痛，鼻塞身重，项背拘急，皮肤瘙痒，面上游风，状若虫行，及一切头风。兼治妇人血风攻疰，头目昏痛，并皆治之。

草乌头（三两，一半烧存性，于醋内蘸令冷，余一半生用）　丹砂（一两，研）　生黑豆（一分，与草乌一处为末）　麝香（一分，研）

上为细末，研令匀停，酒调一钱，涂有痛处。

《奇效良方·卷之二十四·头痛头风大头风门（附论）》

头痛头风大头风通治方

急风散

治男女偏正头疼，夹脑风，太阳穴痛，坐卧不安。

川乌（生，去皮脐） 辰砂（研，各一两） 南星（生用，二两）

上为细末，用酒调涂痛处，小儿贴囟门。

止痛太阳丹

天南星 川芎（各等分）

上为细末，用连须葱白同捣烂作饼，贴于太阳痛处。

治气攻头疼不可忍者。

蓖麻子 乳香（各等分）

上同捣烂作饼，贴太阳穴上，如痛定急去，顶上解开头发出气，即去药。一方无乳香。

治头痛

上用水调决明子末，贴太阳穴。一方作枕，去头风明目。

沐头方

治风头痛，或头旋目眩，四肢烦痛，坐卧不安。

蔓荆子 川芎 玄参（以上各一两） 石膏（半斤） 甘菊花 葛根（各三两）

上捣筛，分作三度用，每度以米泔水一斗二升煮取八升，去滓，于暖室中稍热沐头，如汗出，宜避风。

恶实入箧中方

治风头，及脑掣痛不可忍者，以此膏摩之。

上用牛蒡茎捣取浓汁二升，无灰酒一升，盐花一匙，慢火同令稠成膏，以摩痛处，其风毒自散。亦治时行头痛。摩时须极力令热，乃速效，冬月无苗，以根代之亦可。

枕头方

治风头痛，百药不瘥者。

上用食茱萸叶，细锉，洒酒拌匀，以绢袋盛之，于甑中蒸煮，乘热分作二包，更换枕之，取瘥为度。

湖南押衙颜思退，传头风掣疼。

黄蜡（二斤） 盐（半斤）

上二味相和，于锡罗中熔令相入，捏作一兜盔，势可合脑，大小搭头至额，头痛立止。

《证治准绳·类方·第四册·头痛》

头风摩散方（《金匮》）

大附子（一枚，炮） 食盐（等分）

上二味为末，以方寸匕摩疹上，令药力行。

《圣惠》治风头痛，每天欲阴风雨先发者。用桂心一两，为末，以酒调如膏，用敷顶上并额角。

治头风饼子（《圣惠》）

五倍子　全蝎　土狗（各七个）

上为末，醋糊作如钱大饼子，发时再用醋润透，贴太阳穴上，炙热贴之，仍用帕子缚之，啜浓茶，睡觉即愈。

冲和膏（《玄珠》）

治偏正头风肿痛，并眼痛者。

紫荆皮（炒，五两）　独活（去节，炒，三两）　赤芍药（炒，二两）　白芷　菖蒲（各一两）

上为末，葱头煎浓汤调涂。

秘方贴头风热痛

用大黄、朴硝各等分，为末，井底泥和捏作饼，贴两太阳穴。

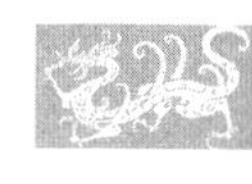

止痛太阳丹

天南星　川芎（各等分）

上为细末，用连须葱白，同捣烂作饼，贴于太阳痛处。

治气攻头疼不可忍者

蓖麻子　乳香（各等分）

上同捣烂作饼，贴太阳穴上。如痛定，急去顶上解开头发出气，即去药。一方，无乳香。

治头痛

上用水调决明子末，贴太阳穴。一方，作枕，去头风，明目。

急风散

治男女偏正头风，夹脑风，太阳穴痛，坐卧不安。

川乌（生，去皮脐）　辰砂（研，各一两）　南星（生，二两）

上为细末，用酒调涂痛处，小儿贴囟门。

《医方选要·卷之五·头痛门》

止痛太阳丹

天南星　川芎（各等分）

上为细末，用连须葱白同捣烂作饼，贴于太阳痛处。

治头痛方

上用水调草决明子末，贴两太阳穴，效。

《种杏仙方·卷二·头痛》

治一切头痛。用麦麸炒熟，入好醋拌匀再炒，乘热缝袋盛之，贴痛处，外以手帕包裹，被盖，出汗立止。

一方：治头疼，不论偏正。用南星、川芎等分，为细末，用连须葱捣成饼，贴太阳穴，手帕勒之。

《本草单方·卷五·头痛》

大寒犯脑头痛

以酒拌吴茱萸叶，袋盛蒸熟，更互枕熨之，痛止为度。(《时珍方》)

风痰头痛不可忍

又：栀子末和蜜，浓傅舌上，吐即止。(《李绛手集》)

气郁头痛

又：用蓖麻子同乳香、食盐捣，贴太阳穴，一夜痛止。(《时珍方》)

年久头痛

以乌头、天南星等分，为末，葱汁调，涂太阳穴。(《经验方》)

《刘纯医学全书·伤寒治例》

头痛

敷痟，汗后不解，用芷、辛、乌辈，同葱白捣膏贴于额角。

《寿世保元·卷六·头痛》

一论半边头痛。

祛痛膏

防风　羌活　藁本　细辛　菊花（各五分）　南星　草乌　白芷（各一钱）

上为细末，用连须葱一把，洗净，同前药捣成膏，铜锅顿热，量痛大小，以油纸摊药，贴痛处，周围以生面糊封之，再用干帕包定，其痛即止。一方加菊花、独活各一钱五分，草乌一钱，麝香一分。

《古今医统大全·卷之五十三·头痛门·药方》

敷贴头痛头风诸药

急风散

治男妇偏正头痛夹脑，头风，太阳穴痛，坐卧不安。

生川乌（去皮脐）　辰砂（研，各一两）　南星（洗，二两）

上为细末，酒调，涂贴痛处，小儿贴囟门。

(《良方》) 止痛太阳丹

大天南星　川芎（各等分）

上为细末，用连须葱白同捣烂作饼，贴于太阳痛处。

乳香饼

治气攻头痛不可忍者。

乳香（一钱）　蓖麻子（十四粒）

上同捣烂作饼，贴太阳穴上，如痛定，急去之，解开头发出气。

决明散

治头痛。

决明子为末，水调，贴太阳穴。一方，用决明筑枕，去头风，明目。

乌麦饼子

治久病头痛，诸药不效。

乌麦面（半斤） 吴茱萸（二两，为末）

和匀，净水调作饼子，入鏊上鏊熟，乘热分头发盖在头上，如帽子，外以厚帛包裹定，一时热气入脑而痛即止，冷则去之。未愈，更换热者，无不愈也。

枕头方

治头风、头痛，百药不效者。

食茱萸叶（细锉）

洒酒拌匀，以绢袋盛之于甑中蒸熟，乘热分作二包，更换枕头，以效为度。

颜思退方

治头风掣痛。

黄腊（二斤） 盐（半斤） 香油（二两）

上溶蜡，入油盐和匀，捏作一兜盔样，可合脑大小，盖至额，痛立止。

熨法

治风头痛，虽重绵厚帛不能御风寒者。

艾叶（揉如绵，用帛夹住包头上）

用熨斗熨艾，使热气入内，良久即愈。

（《正传》）经验方

贴头风热痛。

朴硝 大黄（各等分）

上为细末，用井底泥和作饼子，贴两太阳穴，神效。

《简明医彀·卷之五·头痛》

主方

川芎（一钱五分） 羌活 白芷 防风 藁本（各一钱） 升麻 细辛 甘草（各三分）

加细茶一撮，葱头三个，水二钟，煎时以复被覆头，通连药罐口，令热气熏头痛处汗出，煎至八分热服。再煎再熏，服完厚包头卧，汗出痛止。巅顶痛倍藁本，加酒炒升麻、柴胡。火加酒芩；痰加橘、半。冬加麻黄；夏加石膏。太阳，倍羌活，加苍术；恶风寒，麻黄、独活。阳明，倍白芷、升麻；自汗、发热恶寒，葛根、石膏。少阳加柴胡、酒芩。太阴加半夏、苍术、南星。

简便方：决明子为末，水调贴太阳穴，或作枕。血虚痛，当归二两，好酒煎服。

止痛太阳丹：大南星、川芎等分为末，连须葱白捣饼，贴太阳痛处。

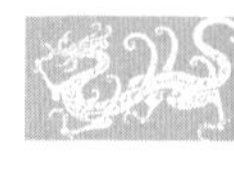

冷痛：艾叶揉软，用帛夹包痛处，以熨斗火熨暖热，痛止。

热痛：大黄末、朴硝等分研匀，井底泥和作饼，贴太阳及痛处。

《医学纲目·卷之十五·肝胆部·头风痛》

（仲）头痛摩散方

大附子（一枚，炮） 食盐（等分）

上二味，为末，以方寸匕，摩疹上，令药力行。

（《圣》）治风头痛，每天欲阴风雨先发者。用桂心一两为末，以酒调如膏，用敷顶上并额角。

治头风饼子

五倍子 全蝎 土狗（七个）

上为末，醋糊作如钱大饼子，发时再用醋润透，贴太阳穴上，炙热贴之验甚，仍用帕子缚之，啜浓茶，睡觉即愈。

（《圣》）治时气头痛不止。用朴硝二两为末，生油调涂于顶上。

（《经》）患头风，山豆根，捣末，油调涂之。

（《食》）治热风头痛，烧杏仁令烟尽，去皮尖，以乱发裹之，咬于所患处齿下，其痛便止。

（世）偏正头痛风，醉头风，以蓖麻子九粒，先用米调成膏，涂茶碗底，却用火烧蓖麻仁烟出，以茶碗覆熏烟上，候烟尽，用少汤冲开服之，觉额上痒是效。

《医学正传·卷之四·头痛》

又经验敷贴头风热痛。

朴硝 大黄（各等分）

上为细末，用深井底泥和，捏作饼子，帖两太阳穴，神验。

《病机沙篆·卷下·头痛》

秘方贴两太阳穴，治火热痛，大黄为末，加焰硝等分，以井泥和捏，作饼贴之。

《济阳纲目·卷七十·头痛·治风热头痛方》

经验方

敷贴头风热痛。

朴硝 大黄（各等分）

上为细末，用深井底泥和，捏作饼子，贴两太阳穴，神效。

止痛太阳丹

天南星 川芎

上为细末，用连须葱白，同捣烂作饼，贴于太阳痛处。

谢传点眼丹

治一切急头风，头痛，心腹绞痛。又治搅肠痧，闪气痛，盘肠气痛，小肠疝气及牙痛、猪风、羊风等证。

牙硝（一钱） 麝香 朱砂 雄黄（各五分）

上为细末，瓷罐收贮，临病用银簪蘸药点两眼角内，立时取效。

《本草单方·卷五·头风》

头项风强，八月后取荆芥穗作枕，及铺床下，立春日去之（《千金方》）。

偏正头风

又：用谷精草一两为末，以白面糊调，摊纸花上贴痛处，干换（《集验方》）。

偏正头风，气上攻不可忍。用全蝎二十一个，地龙六条，土狗二个，五倍子五钱，为末，酒调摊贴太阳穴上（《经验方》）。

《赤水玄珠·第三卷·头痛门·头风》

冲和膏

偏正头风肿痛，并眼痛者，涂上立止如神。

紫荆皮（炒，五两） 独活（去节炒，三两） 赤芍（炒，二两） 白芷（一两） 菖蒲（一两）

上为末，葱头煎浓汤调涂，药到痛止。

秘方

贴头风热痛。

大黄 朴硝（各等分）

上为末，井底泥和捏作饼，贴两太阳穴，神效。否则防坏目。

治头风饼子

五倍子 全蝎 土狗（七分）

上为末，醋糊，作如钱大饼子，发时再用醋润透，贴太阳穴上。炙热贴之，验甚。仍用帕子缚之，啜浓茶，睡觉则愈。

雷头风

头上白屑极多，山豆根油浸涂，或以乳汁调。

又方

白芷 零陵香（各等分）

为末，如前法用之，候三五日篦去，敷二三次，终始不生。

《审视瑶函·卷三·运气原证·头痛·大小雷头风症》

药枕方

治头风目眩。

通草 防风 石菖蒲 甘草 犀角（锉末） 羚羊角（锉末） 蔓荆子（各三钱） 细辛 白芷 藁本 真川芎 白术 黑豆（一斤半，拣择挼令净）

上为细末，相拌均匀，以生绢囊盛满实，置在盒子内，其盒形如枕，枕时揭去盒盖，令囊药透气入头，不枕即盖之，使药气不散。枕之日久渐低，再入前药，仍要满实，或添黑豆，三五日后药气微，则换之，枕旬日，或一月，耳中雷鸣，是药抽风之验也。

《救生集·卷二·头痛门》

治偏头风日久不愈者，用上白面一杯，以水和匀为一圈。敷患处，右敷右，左敷左，着盐于圈内，上安艾茸一丸燃香火灸之，徐灸痛止，痛止勿灸。

又方，蕲艾四两，白菊四两，用小袋盛放枕内，睡久不发。

头风，用陈荞麦面作饼。乘热贴于头上患处，外用绢扎好出汗，风毒尽收入饼内，两次即愈。

太阳痛，用生姜三片，皮纸包水湿入火灰煨热。贴太阳两边两片，贴印堂中一片，以带缠之立愈。

《验方新编·卷十七·头面部·寻常头痛奇方》

又方：生姜一大块，破开入雄黄末于内，用湿纸包煨，乘热贴两太阳，均奇效。

《济世神验良方·头痛门》

又方

头风偏正最堪怜，近日奇方治远年，可取黄牛脑一个，川芎白芷各三钱，共为细末擦于脑，瓷器盛末加酒煎，顿热食之酒尽量，醉目酒醒痛安然。（一方用猪脑）

《外治寿世方·卷二·头》

偏头痛

又，生姜三片，将桑皮纸包好，水湿，入灰火中煨熟，乘热将印堂，两太阳各贴一片，以带缠之，立愈。并治太阳风寒头痛。

又，大鲜红萝卜皮贴太阳穴。

又，吴茱萸煎浓汤，以绵染，频拭发根。

又，荞麦粉冷水调敷，痛去立愈。

又，柚叶同葱白捣烂，贴太阳穴。

头痛觉热

白蕃薯切片，随痛处贴之，干即易。

虚火头痛

用南枣切片，贴两太阳穴，效。

风气头痛甚者

乳香、蓖麻仁各等分，捣饼，随左右贴太阳穴，解发出气，甚效。

偏正头风

此症发时，虽盛暑亦觉畏风，痛不可忍。用荞麦粉炒热，加醋再炒，乘热敷上，用布包紧，勿令见风。冷则随换，日夜不断，自愈。愈后鼻流黄水数日，从此断根。此治头风第一验方。并治寻常伤风头痛，惟气虚及风火虫痛不效。

又，陈年黑鱼头煎汤，熏数次断根。

又斑蝥一个，去头足翅，隔纸研细为末，筛去衣壳。将末少许点膏药上，如患左痛贴右太阳，右痛贴左，隔足半日取下，永不再发。久贴恐起泡。

又，凤尾草捣融，加麝香一分，拌匀，敷囟门上，甚效。

又，天时阴雨即发，用桂心末一两，酒调涂额上，顶上。

又，决明子三钱研末，水调贴太阳穴，甚妙。

又谷精草一两为末，白面糊调摊纸上，贴痛处，干易。

又，川芎五钱，晚蚕砂二两，僵蚕如患者年岁之数，水五碗，就砂锅中，以厚纸糊满，中开钱大一孔，取药气熏蒸痛处，每日一次，虽年久者，三五次永不再发。

又，生牛蒡子梗叶，无梗叶用根。取自然汁两碗，陈酒一碗，食盐八分，共熬成膏，涂之，须极力搽热，乃效。凡头风抽掣作痛者，用此必愈。

头风沐方，葶苈子煮沐，不过三四度愈。

又川椒二升，以水煮取汁，沐发，良。

又，川芎、羌活各一两，薄荷、甘草各二两，僵蚕每岁一条，右药水煎，每日中早晚各洗一次，以三日为止。忌见风。

头风畏冷

桑木烧灰淋汁，乘热熏洗，效。

头风痛坏一月

川贝母一粒，白胡椒七粒，共研末，葱头汁为丸，如柏子大，用膏药贴太阳穴，目可重明。

《文堂集验方·卷三·头痛》

头风

羌活（一两半） 独活（炒，一两半） 赤芍（一两） 白芷 菖蒲（各六钱）

俱为末，葱头煎浓汤调涂，药到痛止。

石姜树叶煎汤频熏洗。

《益世经验良方·上焦·治头痛门》

治头风痛

用乳香、蓖麻仁各等分，捣作饼，随左右贴太阳穴，解发出气，甚验。

治年久头痛

用川乌头、天南星各等分，共为末，葱汁调涂太阳穴，止痛。

治偏正头风痛

又方，用天竺叶浓煎汤，熏洗二次即止痛。

《四科简效方·甲集·上部诸证·头痛》

蚕砂二两，川芎五钱，僵蚕如患者年岁之数，水五碗煎至三碗，就砂锅厚纸糊满，中间开钱大一孔，取药气熏痛处，每日一次，久痛者三、五次除根。

《身经通考·卷四·方选·头痛门》

治头重，湿气在头。谷精草为末，加白面少许。水和贴。

《证治汇补·卷之四·上窍门·头痛》

捷径法

治血气虚而头痛，憎风恶寒，用盐披草纸上，于痛处以热熨斗熨之，冷即再熨，以平为度。

气郁偏头痛，用蓖麻同乳香、食盐捣，贴太阳穴即止。

《医学刍言·第二十一章·头痛耳聋》

又熏法最效方：用川芎五钱，晚蚕沙二两，僵蚕如患者年岁之数，如人年三十岁，可用三十条，毋多用，以水五碗，煎至三碗，就砂锅上以厚纸糊满，中间开钱大一孔，取药气熏蒸痛处，每日一次，熏三五日见效。

《张氏医通·卷五·诸痛门·头痛》

偏头风

遇寒即痛者，属寒伏于脑，用金匮头风摩散。

一法，用川乌末，醋调涂痛处。

又法，以红娘子七枚，茴香七瓣，研为细末，同葱白头七个，连须研烂，涂痛处，痛止，永不再发，不拘偏正皆效。

又外用诸方，如搐鼻瓜蒂散、透顶散、蓖麻贴法、一字散、一滴金、火筒散等，皆应用之药，然不若用蒸法最效。方用川芎半两，晚蚕砂二两，僵蚕如患者年岁之数，以水五碗，煎至三碗，就砂锅中以厚纸糊满，中开钱大一孔，取药气熏蒸痛处，每日一次，虽年久者，不过三五次，永不再发。平时置新鲜木瓜于枕边，取香气透达，引散肝风，亦良法也。

《张氏医通·卷十四·头痛》

头风摩散

治大寒犯脑头痛。

大附子（一枚，炮） 盐（等分）

为散，沐后以方寸匕摩痛处。

蓖麻贴法

治气攻头痛不可忍。

蓖麻仁　乳香（等分）

上同捣烂作饼，贴太阳穴上。如痛定，急于顶上解开头发出气，即去药。一方，无乳香，多麝香一分。

《医宗说约·卷之二·头痛》

凡服头痛药，须乘热先熏后徐徐咽下，药力始到。

《济世全书·巽集 卷五·头痛》

治偏头风，刁齐泉传：

耳中或左或右如抽筋疼者，半边头疼是也。用黄蜡一二两，放铁勺内熔化，将白纸蜡面上拖过，如蜡纸样，每纸要阔二寸、长五寸，将蕲艾揉软，薄摊纸上，以箸卷为筒，一头插耳内，一头用火燃之，令烟熏入耳内，热气透入耳，痛即止，再不发。右边痛插右耳，左边痛插左耳，熏不过二次即愈。又治耳聋，加磁石、珍珠、麝香入艾内。

治头项强，不得顾视，蒸大黑豆一升，纳囊中枕之效。

治时气头疼不止，朴硝二两，研末，生油调涂顶上。

《兰台轨范·卷六·头痛·头痛方》

头痛方（《千金翼》）

葶苈子捣末，以汤淋取汁，洗头良。

又方（《千金翼》）

吴茱萸（三升）

以水五升，煮取三升，以绵拭发根良。

痛风饼子（《圣惠》）

五倍子　全蝎　土狗（各八分）

上为末，醋丸作如钱大饼子，发时再用醋润透，顶太阳穴上炙热贴之，仍用帕子缚之。啜浓茶睡觉自愈。

止痛太阳丹（《奇效》）

天南星　川芎（等分）

上为末，同莲须葱白捣烂作饼，贴太阳痛处。

气攻头痛方（《奇效》）

蓖麻子　乳香（等分）

上捣烂，作饼贴太阳穴上，如痛止急去，顶上解开头发出气，即去药。

秘方贴头风热病

大黄　朴硝（等分）

上为末，用井底泥捏作饼，贴两太阳穴。头风皆属寒，此独为热，不可不备。

《不知医必要·卷二·头风痛列方》

偏正头风熏蒸方

川芎（五钱）　僵蚕（因人年岁，一岁用一只，二岁二只，至五六十岁，亦递加之）　晚蚕沙（二两）

用水五六碗，煎至三碗，以厚纸封砂锅中，开一孔如钱大。病人就之，以熏蒸其痛处。

虽年久症，不过治五六次即愈，永不再发。

《金匮方歌括·卷二·中风历节方·头风摩散》

头风摩散

治头风。

大附子（一枚）　盐（各等分）

上二味为散，沐了，以方寸匕摩头上，令药力行。

歌曰：头风偏痛治如何？附子和盐等分摩；躯壳病生须外治，马膏桑引亦同科。

《灵枢》：马膏、白酒和桂，桑钩钩之。醇酒入椒、姜。绵絮熨之，三十遍而止，皆外法也。特于此推论之。

《奇方类编·卷上·风瘫门》

偏正头风

细辛、白芷等分为末，热痛水调，风痛酒浆调。笔涂痛处，立效。

《奇方类编·奇疾方》

头风畏冷

一人头风畏冷，首裹重绵三十年不愈。以荞麦粉二升，水调作二饼，更互合头上，微汗即愈。（李楼怪证奇方。）（按：此方先装溪伯治族祖经验。）

头风痛久瞽

又方，桑木烧灰淋汁熏洗。

《验方新编·卷一·头部》

偏正头风

此症发时，虽盛暑亦觉畏风，痛不可忍。用荞麦粉炒热，加醋再炒，乘热敷上，用布包紧，勿令见风，冷则随换，日夜不断。有人患头风，十年不愈，照此治之，其病若失，愈后鼻流黄水数日，从此断根。屡试神验，此治头风第一方也。并治寻常伤风头痛，惟气虚及风火、虫痛不效。

又方：用手揿按头上，有一处按着更酸痛者，可朱笔记之。用斑蝥一个，去头、翅、足，研末，安于所记痛处，以小黄蚬壳或核桃壳盖上，用布扎好，过夜，起一小泡，以针刺出黄水，其痛若失。曾治数人，愈后多年不发。

又方：凤尾草捣融，加麝香一分拌匀，敷囟门上，甚效。

又方：生牛蒡子梗叶，无梗叶用根亦可，取自然汁二碗，陈酒一碗，食盐八分，共熬成膏搽之。须极力搽热乃效。凡头风抽掣作痛者，用此必愈。

又方：到牛车处候牛下粪，即将热粪敷头上，用布包紧，快走十里，如头上痒更要快走，不可停步，亦不可擦动，候痒止，解下视之，有无数细白虫伏粪上，即愈。有人头痛，百药不效，后用此方断根。此陕西名医传出之方也。

《验方新编·卷十七·头面部》

偏正头风

又方：白槿树花子三钱，僵蚕、升麻、款冬花、天麻各钱半，葱头二个，姜皮三片，水煎，先熏鼻眼，待温即服。如头痛甚者须发汗，轻者不必发汗，四服即愈。

偏正头风外治法

用旧小衬帽极油者烧灰，入姜汁一两，煎水洗，极效。

又方：细辛、白芷各等分为末。如热痛用水，风痛用酒以笔调匀涂痛处，即愈。

又方：上白面一杯，用水调匀作一圈，敷痛处，以食盐填满圈内，上加艾绒一丸，燃香火灸之，徐灸痛徐止，痛止勿灸。

又方：陈荞麦面作饼，乘热贴于头上痛处，外用包头扎好，出汗，风毒尽收入饼内，两次即愈。

又方：生绿豆不去皮，装入枕内，常久枕之，能治风热头痛，并能明目。

又方：蕲艾叶四两，白菊花四两，用布袋盛之，加在枕上作枕睡，永久不头痛。

寻常头痛奇方

又方：生姜一大块，破开入雄黄末于内，用湿纸包煨，乘热贴两太阳，均奇效。

太阳痛方

生姜三片，皮纸包好，用水透湿，入灰火煨熟，以两片贴两太阳，以一片贴印堂中，用布缚之，即愈。

头风痛极急救方

乌梅一个去核，斑蝥二个去头足翅，僵蚕一个，桂心不拘多少，用烧酒共捶烂作丸如绿豆大，贴痛处，以万应膏盖之，立刻起泡止痛，三日再揭去膏药。如贴处肉烂，单用万应膏贴数日，自可收功。

又方：桑枝木烧灰，用开水淋汁，乘热熏洗，亦即神效。

《惠直堂经验方·卷二·诸风门》

半边头风方

金银花　桑叶　茄杆（俱要经霜雪者）　夏枯草（各八两）

煎汤一大锅，患人于不通风房内，浴盆盛洗，淋得爽快，冷则换汤自愈。

偏正头风方

白槿树花子（三钱）　僵蚕　升麻　款冬花　天麻（各一钱半）　葱头（三个）　姜皮（三片）

水二杯，煎八分，先薰鼻眼，待温即服。如头痛甚者，须发汗；轻者不必发汗，四服愈。

治偏正头风

老鼠洞口泥炒热，乘热绢帕包头上，即愈。

《经验奇方·卷下·头风》

或因风入眼窍，以致目瞳渐黄失明，如法治之，头风全愈，目亦复明。惟失明已久者，头风虽愈，目不能明。

盘蝥（俗名斑蝥），不拘多少，焙干研细末，筛去渣，储瓷瓶。用小黄蚬壳二个，各放药末大半壳，合两太阳穴，以膏药盖之，勿使出气。贴一周时，揭开起黄疱，针挑破出水即愈。如病较深，贴后见效。尚未全愈者，隔一二旬后，再贴一次必愈。若仅痛一边，只贴一边可也。他如胃气上冲头痛，应照胃气痛方治之。又或阴虚头痛，皆非此药所宜，俱不灵也。

《良朋汇集经验神方·卷之三·头疼门》

太阳痛方

生姜三片，桑皮纸包水湿，入灰水煨热，贴太阳两边，贴印堂中一片，以带缠之立愈。

又方（孙伟方）

用大萝卜皮贴太阳穴，痛即止。

《眼科阐微·卷之三·利集·头痛眼症》

熏头疼方

儿茶　川芎　菊花（各二钱，重者三钱）

水二大碗，煎数沸，趁热气熏头疼处。上用夹被盖头，药冷仍蒙头，睡避风。轻者熏一二次，重者熏三四次。

按：头疼，贼风乘虚入脑也，日久变为内障，人往往忽而受害，宜早治之。

《通俗内科学·神经系病》

偏头痛（半头风）

（原因）本病多发于十五岁以上之妇女，为神经衰弱，便秘，贫血，萎黄病，悲哀愤怒，脏躁，月经异常，疟疾等。

（症候）初觉不快，欠伸，恶心，眩晕，耳鸣，眼火闪发；次发偏侧头痛，或缓或急，起呕吐，及音响光线等知觉过敏，又有痉挛性与麻痹性偏头痛之二种。

（经过）迟缓数年。

（预后）概良，惟不易全治。

（治法）贫血，宜用铁剂，与砒石剂；便秘，宜下剂，施头部冷罨法，电气疗法，以薄荷油涂布前额。其他一般食物摄生，安息静养，禁酒制欲等。

（药方）

肉桂（一分）麝香（二厘）细辛　辛夷（各五厘）胡椒（十粒）

上为末，用枣肉为饼，贴两额。

《医心方·卷第三·治头风方第七》

《千金方》又云，治头风方：常以九月九日，取菊花作枕袋，枕头。

方：芥子末，醋和，敷头一周，时覆之。

又方：葶苈子煮，沐，不过三四度，愈。

又方：菊花、独活、莽草、防风、细辛、蜀椒、皂荚、桂心、杜蘅，可作汤沐及熨之。

《葛氏方》治患风头，每天阴辄发眩冒者方：取盐一升，以水半升和，涂头，絮巾裹一宿，当黄汁出，愈。附子屑一合，纳盐中，尤良。

又方：以桂屑和苦酒，涂顶上。

《僧深方》治头风方：吴茱萸三升，以水五升，煮取三升，以绵染汁，以拭发根，数用。

评述

敷贴疗法又称外敷疗法，是将药物研为细末，与各种不同的液体调制成糊状制剂，敷贴于所需的穴位或患部，以治疗疾病的方法，是中医常用的外治疗法之一。敷贴疗法除能使药力直达病灶所发挥作用外，还可使药性通过皮毛腠理而由表及里，循经络传至脏腑，以调节脏腑气血阴阳，扶正祛邪，从而治愈疾病。药枕法是将一定的药物装入布袋内作枕头以治疗疾病的方法，可视为敷贴法的延伸。

以手按摩并且配以药膏称为膏摩法，可以发挥手法和药物的协同治疗作用。在治疗头痛中应用颇多。《圣济总录》云："按止以手，摩或兼以药，曰按曰摩，适所用也。"

热敷疗法是用热的物体如热水袋或热毛巾置于痛处来消除或减轻疼痛，这是一种古老的热敷疗法。它能使局部的毛细血管扩张，血液循环加速，起到消炎、消肿、祛寒湿、减轻疼痛、消除疲劳的作用。

由于此法简便易行，收效迅速，不仅从古沿用至今，还成为人们的日常生活中自我防病治病的常用疗法之一。热敷疗法一般可分为药物热敷疗法、黄土热敷、水热敷疗法、盐热敷疗法、沙热敷疗法、砖热敷疗法、蒸饼热敷疗法等。中药热敷法结合药物与热敷的双重作用，疗效明显，是临床中常用的热疗方法。

熏洗疗法是利用药物煎汤的热蒸汽熏蒸患处，待温后以药液淋洗局部的一种治疗方法。它是借助药力和热力，通过皮肤黏膜作用于肌体，促使腠理疏通，脉络调和，气血流畅。药液的淋洗又能使疮口洁净，祛除毒邪，从而达到治疗疾病的目的。

熏洗法起源甚早，马王堆汉墓出土的《五十二病方》中已载有熏洗方8首。本疗法主要是通过温热药液熏蒸洗浴的方法来治疗疾病，有别于熏蒸疗法单纯以药液的热蒸汽熏蒸治疗疾病。

熏洗法可分成全身熏洗法和局部熏洗法。局部熏洗法又可细分为头部熏洗法、眼（鼻）熏洗法等。

按病证配制处方，经煎煮后，倒入容器，外罩布单，将患部与容器盖严，进行熏蒸，待药液不烫时再进行淋洗、浸渍。

现代医学研究证明，熏洗时湿润的药液，能加速皮肤对药物的吸收，同时皮肤温度升高，皮肤毛细血管扩张，促进血液和淋巴液的循环，有利于血肿和水肿消散。由于温热的刺激能促进活跃网状内皮系统的吞噬功能，提高新陈代谢等作用，所以对霉菌、细菌感染引起的疾病，药物熏洗能直接起到抑制与杀灭作用。

历代敷（摩）洗治疗头痛的文献众多，以下将膏摩法、敷贴法、熏蒸法、沐浴法做一梳理。

1. 膏摩法

膏摩法最早见于《金匮要略》，张仲景创制了以附子和盐为散治疗头痛的头风摩散。之后《太平圣惠方》所载治疗头风疼痛目眩的牛蒡根摩膏方、青莲摩顶膏方，均为后世常用。

（1）《金匮要略》头风摩散，大附子一枚（炮）、盐等分。上二味为散，沐了，以方寸匕，已摩疾上，令药力行。

（2）《华佗神方》华佗治头风神方，附子一枚（炮裂），盐一撮如附子大。二味作散，沐头毕，以方寸匕摩顶，日三。

（3）《太平圣惠方》：①治风头痛及脑角牵痛，日夜不可忍者，宜用摩膏方。牛蒡根净洗切捣碎绞取汁半升。右将汁入无灰酒一小盏，盐花半匙。慢火煎如稠膏，少少用热摩痛处。宜避风。②治头风目眩，风毒冲脑户留热，及脑中诸疾，或脑脂流入目中，致令昏暗。往往头痛旋闷，脑痛兼眼诸疾，及发生白屑，目中风泪。宜用生发明目去诸疾，青莲摩顶膏方：生油一升，真酥三两，莲子草汁一升，吴蓝一两，大青一两，葳蕤一两，槐子仁一两微炒，山栀子仁一两，淡竹叶一握，以上六味细锉绵裹，长理石一两，盐花二两，曾青一两，川朴硝二两。上件药，先取油、酥、莲子草汁三味，于铜锅中，以慢火熬令如鱼眼沸，即入绵袋内药煎之半日，去药。别用绵滤过，又净拭铛，却入药油，煎令微沸，即下长理石等四味，以柳木篦轻搅十余沸，膏成。收于不津器中。每用涂顶及无发处，匀涂，以铁匙摩之，令膏入脑即止，亦不得频，每二三夜一度摩之。摩膏后，头稍垢腻，任依寻常洗之，用桑柴灰洗头。更益眼矣。③治风毒攻脑疼痛，摩顶散方。兰茹三分，半夏三分生用，川乌头一两半去皮脐，莽草半两，川椒三分去目及闭口者，桂心三分，附子半两生去皮脐，细辛半两。上件药，捣细罗为散，以醋调，旋取时时摩顶上，以瘥为度。

（4）《奇效良方》恶实[①]入篋中方，治风头，及脑掣痛不可忍者，以此膏摩之。上用牛蒡茎捣取浓汁二升，无灰酒一升，盐花一匙，慢火同令稠成膏，以摩痛处，其风毒自散。亦治时行头痛。摩时须极力令热，乃速效，冬月无苗，以根代之亦可。

（5）《济世神验良方》，头风偏正最堪怜，近日奇方治远年，可取黄牛脑一个，川芎白芷各三钱，共为细末擦于脑，瓷器盛末加酒煎，顿热食之酒尽量，醉目酒醒痛安然。（一方用猪脑）。

（6）《外治寿世方》治偏头痛，吴茱萸煎浓汤，以绵染，频拭发根。

2. 敷贴法

此为治疗头痛最常用的外治法，文献记载颇多。最早见于《集验方》所载谷精草、白面敷贴方。选药亦多辛味，如白芷、细辛、羌活、独活、川乌、草乌、附子、川芎等，研为细末，一般采用醋、清油、水、蜜等调和，敷贴于头部。《太平圣惠方》最具代表性，分7类载方12首，其中有治疗眼热毒所致头痛的贴熁膏方，就是后世的膏药。此后的《普济方》《证治准绳》《验方

① 恶实：即牛蒡子。

新编》对敷贴法治头痛均有所发展。

（1）《集验方》治头风头痛方：治偏正头痛，谷精草一两，为末，用白面调摊纸花子上，贴痛处，干又换。

（2）《备急千金要方》治卒中恶风头痛方。之一：捣生乌头，以大酢和涂故布上，薄痛处，须臾痛止，日夜五六薄，逐痛处敷之。去皮捣乌头。之二：油二升，盐一升末，油煎一宿，令消尽，涂头。石盐尤良。之三：芥子末，酢和敷头一周时。

（3）《外台秘要》痰厥头痛方：苦参、桂心、半夏洗。右三味等分，为末，苦酒和，以涂痛上，则瘥。忌生葱、羊肉、饧。《肘后备急方》同。

（4）《太平圣惠方》。①治时气头痛不止方。之一：川朴硝二两，捣细罗为散。用生油调涂于顶上。之二：以冬瓜烂捣。拓于疼痛处，神效。②治热病头痛不可忍方。生马齿苋一握切，川朴硝一两。上件药，相和细研，入清麻油，调令如膏，涂于头上，立瘥。③治风头痛涂方。之一：川乌头一两，上捣细罗，以醋调如膏，涂于顶上、脑角、太阳穴、风府之上。须臾痛止。之二：治风头痛，每欲天阴先发者方。桂心一两末，上以酒调如膏。用敷顶上并额角。④治风毒攻脑疼痛。附子一枚生去皮脐，地龙一分。上件药，捣罗为末。每用一字，以生姜汁调，涂两眼角及顶上。⑤治夹脑风，及头偏痛方。之一：芸苔子一分，川大黄三分。上件药，捣细罗为散，每取少许吹鼻中，后有黄水出，其病永瘥。如有顽麻，以酽醋调涂。之二：蓖麻子一两去皮，上烂研绞取汁。于头偏痛处涂之。⑥治痰厥头痛诸方。之一：苦参半两锉，桂心半两，半夏三分生用。上件药，捣罗为末，以醋调涂于痛上，即止。之二：附子半两生用，半夏半两生用。上件药，捣细罗为散，每用一钱，以水调如膏。用纸看大小涂药，贴在太阳穴上，药干疼止，立验。⑦治眼热毒所攻。之一：眉骨及头疼，壮热不止，贴熁膏方。田中鼢鼠土三升，木香一两，川大黄五两，白蔹三分，寒水石六两。上件药，捣细罗为散，用酒调如稠饧，匀摊于帛上，贴熁之。之二：川大黄、解毒子、木香各三分。上件药，捣细罗为散，以浆水调为膏，于生绢上匀摊贴熁，干即易之。

（5）《普济方》。①偏正头痛方：急风散，治男子妇人偏正头疼，夹脑风，太阳穴痛，坐卧不安。生川乌炮去皮脐，辰砂研飞各二两，生南星洗去皮四两。上为细末，每用酒调涂痛处，兼治小儿伤风，鼻塞清涕，酒调涂囟门上，不可服。②风头痛方：川芎茶调散，治诸风上攻，头目昏重，偏正头疼，鼻塞声重，伤风壮热，肢体疼烦，肌肉瞤动，膈热痰盛，妇人血气攻注太阳穴疼，但是感风，并宜服之，常服清头目。川芎、荆芥穗各二两，白芷、羌活、甘草各一两，防风七钱半，细辛去土半两，龙脑、薄荷、香附子各四两。右为细末，每服二钱，食后茶清调服。一方无香附子。用葱涎调贴两太阳穴。③风眼头痛方：如圣膏出德生堂方，治风眼头痛。寒水石、防风、细辛、薄荷、川芎、白芷、独活、黄芩、蓖麻子去壳别研。右等分为末，冬月用蜜水调，春夏秋月用井华水和，涂太阳穴。④风眩头痛方：急风散出大全良方，治年深日远偏正头痛，又治肝脏久虚，血气衰弱，风毒之气上攻，头眩目晕，心忪烦热，百节酸痛，脑昏目痛，鼻塞身重，项背拘急，皮肤瘙痒，面上游风，状若虫行，及一切头风，兼治妇人血风攻疰，头目昏痛，并皆治之。草乌头三两一半烧存性于醋内蘸令冷余一半生用，丹砂一两研，生黑豆一分与草乌一处为末，麝香一分研。上为细末，研令匀停，酒调一钱，涂有痛处。

（6）《刘纯医学全书》头痛方。敷痟，汗后不解，用芷、辛、乌辈，同葱白捣膏贴于额角。

（7）《奇效良方》头风头痛方。之一：止痛太阳丹，天南星、川芎各等分。上为细末，用连须葱白同捣烂作饼，贴于太阳痛处。之二：治气攻头疼不可忍者。蓖麻子、乳香各等分。上同捣烂作饼，贴太阳穴上，如痛定急去，顶上解开头发出气，即去药。一方无乳香。之三：治头痛，上用水调决明子末，贴太阳穴。一方作枕，去头风明目。之四：湖南押衙颜思退，传头风掣疼。黄蜡二斤，盐半斤。上二味相和，于锡罗中熔令相入，捏作一兜盔，势可合脑，大小搭头至额，头痛立止。

（8）《赤水玄珠》雷头风方。之一：头上白屑极多，山豆根油浸涂，或以乳汁调。之二：白芷、零陵香各等分。为末，如前法用之，候三五日篦去，敷二三次，终始不生。

（9）《证治准绳》治头痛方。之一：治头风饼子（《圣惠》），五倍子、全蝎、土狗各七个。上为末，醋糊作如钱大饼子，发时再用醋润透，贴太阳穴上，炙热贴之，仍用帕子缚之，啜浓茶，睡觉即愈。之二：冲和膏（《玄珠》），治偏正头风肿痛，并眼痛者。紫荆皮炒，五两，独活去节，炒，三两，赤芍药炒，二两，白芷、菖蒲各一两。上为末，葱头煎浓汤调涂。之三：秘方贴头风热痛，用大黄、朴硝各等分，为末，井底泥和捏作饼，贴两太阳穴。

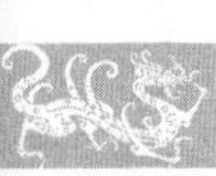

（10）《种杏仙方》治一切头痛。用麦麸炒熟，入好醋拌匀再炒，乘热缝袋盛之，贴痛处，外以手帕包裹，被盖，出汗立止。

（11）《本草单方》治头痛方。①大寒犯脑头痛。以酒拌吴茱萸叶，袋盛蒸熟，更互枕熨之，痛止为度（《时珍方》）。②风痰头痛不可忍。栀子末和蜜，浓傅舌上，吐即止（《李绛手集》）。③气郁头痛。用萆麻子同乳香、食盐捣，贴太阳穴，一夜痛止（《时珍方》）。④年久头痛。以乌头、天南星等分，为末，葱汁调，涂太阳穴（《经验方》）。⑤偏正头风。偏正头风，气上攻不可忍。用全蝎二十一个，地龙六条，土狗二个，五倍子五钱，为末，酒调摊贴太阳穴上（《经验方》）。

（12）《医学纲目》治头风方。之一：（《经》）患头风，山豆根，捣末，油调涂之。之二：治头风饼子。五倍子、全蝎、土狗七个，上为末，醋糊作如钱大饼子，发时再用醋润透，贴太阳穴上，炙热贴之验甚，仍用帕子缚之，啜浓茶，睡觉即愈。

（13）《寿世保元》治半边头痛。祛痛膏，防风、羌活、藁本、细辛、菊花各五分，南星、草乌、白芷各一钱。上为细末，用连须葱一把，洗净，同前药捣成膏，铜锅顿热，量痛大小，以油纸摊药，贴痛处，周围以生面糊封之，再用干帕包定，其痛即止。一方加菊花、独活各一钱五分，草乌一钱，麝香一分。

（14）《古今医统大全》之一：乌麦饼子，治久病头痛，诸药不效。乌麦面半斤，吴茱萸二两为末。和勾，净水调作饼子，入鏊上鏊熟，乘热分头发盖在头上，如帽子，外以厚帛包裹定，一时热气入脑而痛即止，冷则去之。未愈，更换热者，无不愈也。之二：颜思退方，治头风掣痛。黄腊二斤，盐半斤，香油二两。上溶蜡，入油盐和匀，捏作一兜盔样，可合脑大小，盖至额，痛立止。

(15)《济阳纲目》谢传点眼丹，治一切急头风，头痛，心腹绞痛。又治搅肠痧，闪气痛，盘肠气痛，小肠疝气及牙痛、猪风、羊风等证。牙硝一钱，麝香、朱砂、雄黄各五分。上为细末，瓷罐收贮，临病用银簪蘸药点两眼角内，立时取效。

(16)《审视瑶函》药枕方，治头风目眩。通草、防风、石菖蒲、甘草、犀角锉末、羚羊角锉末、蔓荆子各三钱，细辛、白芷、藁本、真川芎、白术、黑豆一斤半，拣择挼令净。上为细末，相拌均匀，以生绢囊盛满实，置在盒子内，其盒形如枕，枕时揭去盒盖，令囊药透气入头，不枕即盖之，使药气不散。枕之日久渐低，再入前药，仍要满实，或添黑豆，三五日后药气微，则换之，枕旬日，或一月，耳中雷鸣，是药抽风之验也。

(17)《张氏医通》治偏头风方。以红娘子七枚，茴香七瓣，研为细末，同葱白头七个，连须研烂，涂痛处，痛止，永不再发，不拘偏正皆效。

(18)《验方新编》治偏正头风方。之一：此症发时，虽盛暑亦觉畏风，痛不可忍。用荞麦粉炒热，加醋再炒，乘热敷上，用布包紧，勿令见风，冷则随换，日夜不断。有人患头风，十年不愈，照此治之，其病若失，愈后鼻流黄水数日，从此断根。屡试神验，此治头风第一方也。并治寻常伤风头痛，惟气虚及风火、虫痛不效。之二：用手揿按头上，有一处按着更酸痛者，可朱笔记之。用斑蝥一个，去头、翅、足，研末，安于所记痛处，以小黄蚬壳或核桃壳盖上，用布扎好，过夜，起一小泡，以针刺出黄水，其痛若失。曾治数人，愈后多年不发。之三：凤尾草捣融，加麝香一分拌匀，敷囟门上，甚效。之四：生牛蒡子梗叶，无梗叶用根亦可取自然汁二碗，陈酒一碗，食盐八分，共熬成膏搽之。须极力搽热乃效。凡头风抽掣作痛者，用此必愈。之五：到牛车处候牛下粪，即将热粪敷头上，用布包紧，快走十里，如头上痒更要快走，不可停步，亦不可擦动，候痒止，解下视之，有无数细白虫伏粪上，即愈。有人头痛，百药不效，后用此方断根。此陕西名医传出之方也。之六：细辛、白芷各等分为末。如热痛用水，风痛用酒以笔调匀涂痛处，即愈。之七：上白面一杯，用水调匀作一圈，敷痛处，以食盐填满圈内，上加艾绒一丸，燃香火灸之，徐灸痛徐止，痛止勿灸。之八：陈荞麦面作饼，乘热贴于头上痛处，外用包头扎好，出汗，风毒尽收入饼内，两次即愈。之九：生绿豆不去皮，装入枕内，常久枕之，能治风热头痛，并能明目。之十：蕲艾叶四两，白菊花四两，用布袋盛之，加在枕上作枕睡，永久不头痛。之十一：寻常头痛奇方。生姜一大块，破开入雄黄末于内，用湿纸包煨，乘热贴两太阳，均奇效。之十二：太阳痛方。生姜三片，皮纸包好，用水透湿，入灰火煨熟，以两片贴两太阳，以一片贴印堂中，用布缚之，即愈。

(19)《外治寿世方》。①偏头痛。之一：大鲜红萝卜皮贴太阳穴。之二：荞麦粉冷水调敷，痛去立愈。之四：柚叶同葱白捣烂，贴太阳穴。②头痛觉热。白蕃薯切片，随痛处贴之，干即易。③虚火头痛。用南枣切片，贴两太阳穴，效。④风气头痛甚者。乳香、蓖麻仁各等分，捣饼，随左右贴太阳穴，解发出气，甚效。⑤偏正头风。头风痛坏一月。川贝母一粒，白胡椒七粒，共研末，葱头汁为丸，如柏子大，用膏药贴太阳穴，目可重明。

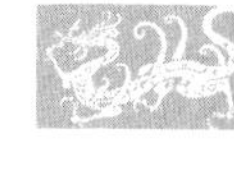

（20）《文堂集验方》头风方。羌活一两半，独活炒一两半，赤芍一两，白芷、菖蒲各六钱。俱为末，葱头煎浓汤调涂，药到痛止。

（21）《济世全书》治偏头风。治头项强，不得顾视，蒸大黑豆一升，纳囊中枕之效。

（22）《经验奇方》。或因风入眼窍，以致目瞳渐黄失明，如法治之，头风全愈，目亦复明。惟失明已久者，头风虽愈，目不能明。蝥蝥（俗名斑蝥），不拘多少，焙干研细末，筛去渣，储瓷瓶。用小黄蚬壳二个，各放药末大半壳，合两太阳穴，以膏药盖之，勿使出气。贴一周时，揭开起黄疱，针挑破出水即愈。如病较深，贴后见效。尚未全愈者，隔一二旬后，再贴一次必愈。若仅痛一边，只贴一边可也。

3. 熏蒸法

此法治疗头痛最早见于《太平圣惠方》食茱萸叶枕头方。而以明代孙志宏《简明医彀》最具代表性。其治疗头痛，以主方加减。先熏蒸再热服，汗出痛止。

（1）《太平圣惠方》治风头痛，百医不差。枕头方，食茱萸叶。上件药，细剉，酒洒拌匀，以绢囊盛之。于甑上蒸热，乘热分两包子，更换枕之。取差为度。

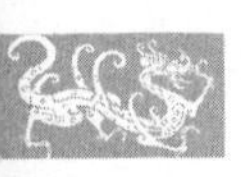

（2）《古今医统大全》熨法，治风头痛，虽重绵厚帛不能御风寒者。艾叶，揉如绵，用帛夹住包头上。用熨斗熨艾，使热气入内，良久即愈。

（3）《简明医彀》头痛方。主方，川芎一钱五分，羌活、白芷、防风、藁本各一钱，升麻、细辛、甘草各三分，加细茶一撮，葱头三个，水二盅，煎时以复被覆头，通连药罐口，令热气熏头痛处汗出，煎至八分热服。再煎再熏，服完厚包头卧，汗出痛止。巅顶痛倍藁本，加酒炒升麻、柴胡。火加酒芩；痰加橘、半。冬加麻黄；夏加石膏。太阳，倍羌活，加苍术；恶风寒，麻黄、独活。阳明，倍白芷、升麻；自汗、发热恶寒，葛根、石膏。少阳加柴胡、酒芩。太阴加半夏、苍术、南星。

（4）《惠直堂经验方》治偏正头风。白槿树花子三钱，僵蚕、升麻、款冬花、天麻各一钱半，葱头三个，姜皮三片。水二杯，煎八分，先薰鼻眼，待温即服。如头痛甚者，须发汗；轻者不必发汗，四服愈。

（5）《验方新编》治偏正头风。桑枝木烧灰，用开水淋汁，乘热熏洗，亦即神效。

（6）《外治寿世方》治偏正头风，之一：陈年黑鱼头煎汤，熏数次断根。之二：川芎五钱，晚蚕砂二两，僵蚕如患者年岁之数，水五碗，就砂锅中，以厚纸糊满，中开钱大一孔，取药气熏蒸痛处，每日一次，虽年久者，三五次永不再发。

（7）《文堂集验方》头风方。石姜树叶煎汤频熏洗。

（8）《益世经验良方》治偏正头痛。用天竺叶浓煎汤，熏洗二次即止痛。

（9）《济世全书》治偏头风，刁齐泉传。耳中或左或右如抽筋疼者，半边头疼是也。用黄蜡一二两，放铁勺内熔化，将白纸蜡面上拖过，如蜡纸样，每纸要阔二寸、长五寸，将蕲艾揉软，薄摊纸上，以箸卷为筒，一头插耳内，一头用火燃之，令烟熏入耳内，热气透入耳，痛即止，再不发。右边痛插右耳，左边痛插左耳，熏不过二次即愈。又治耳聋，加磁石、珍珠、麝香入艾内。

（10）《眼科阐微》熏头疼方。儿茶、川芎、菊花各二钱，重者三钱。水二大碗，煎数沸，趁热气熏头疼处。上用夹被盖头，药冷仍蒙头，睡避风。轻者熏一二次，重者熏三四次。按：头疼，贼风乘虚入脑也，日久变为内障，人往往忽而受害，宜早治之。

4. 沐浴法

早在《黄帝内经》中就已有“摩之浴之”“其有邪者，渍形以为汗”等有关水疗的记载。最早记载治疗头痛沐头方的是北周姚僧垣的《集验方》，由甘菊花、独活、茵芋等十味中药组成。之后北宋《太平圣惠方》分门别类地载有6首沐头方，清代《外治寿世方》载有4首头风沐方。选药以辛味风药为主，取其辛散之效用。煎药趁热洗头，注意保暖，切宜避风。

（1）《集验方》治头风方：甘菊花、独活、茵芋、防风、细辛、蜀椒、皂夹、桂心、杜蘅、莽草。上十味，分等，水煮以沐头，必效。

（2）《太平圣惠方》。①治时气头痛不可忍者，宜淋顶汤方。石膏十两捣碎，栀子仁三两，竹叶一握，甘菊花三两，豉心三合，葱白十四茎切。上件药，以水六大碗，煮取三碗，去滓，内有嘴瓶中，稍热，淋注顶上。②治风头痛沐头方。之一：甘菊花二两，独活二两，莽草一两，皂荚一两，桂心一两，杜蘅半两，防风一两，细辛一两，川椒一两，茵芋一两，白芷一两，石膏四两。上件药，捣筛为散，每用四两，以水一斗二升，煎取八升，去滓。于暖室中，稍热淋头，热擦之。如有汗出，切宜避风。之二：治风头痛，或头旋目眩，四肢烦疼，坐卧不安，宜用此沐头方。蔓荆实一两，玄参一两，芎䓖一两，石膏半斤，葛根三两剉，甘菊花三两。上件药，捣筛分为三度用，每度以米泔汁一斗二升煮取八升，去滓。于暖室中，稍热沐头。如汗出，宜避风。③治风头痛。眼瞤鼻塞眼暗冷泪方。之一：杏仁半升，上捣碎。以水一斗，煮三二十沸，看冷热洗头。如汗出，避风。洗三度差。之二：右熟煮大豆，纳饭瓮中作浆，日日温洗头良。之三：右捣葶苈子末半升，以汤淋取汁，洗头良。

（3）《普济方》豉汤方出肘后方，治头风痛。右用豉汤洗头，避风即差。

（4）《惠直堂经验方》治半边头风方。金银花、桑叶、茄杆俱要经霜雪者，夏枯草各八两。煎汤一大锅，患人于不通风房内，浴盆盛洗，淋得爽快，冷则换汤自愈。

（5）《验方新编》偏正头风外治法。用旧小衬帽极油者烧灰，入姜汁一两，煎水洗，极效。

（6）《外治寿世方》头风沐方。之一：葶苈子煮沐，不过三四度愈。之二：川椒二升，以水煮取汁，沐发，良。之三：川芎、羌活各一两，薄荷、甘草各二两，僵蚕每岁一条。右药水煎，每日中早晚各洗一次，以三日为止。忌见风。之四：头风畏冷，桑木烧灰淋汁，乘热熏洗，效。

结合现代临床应用经验，总结敷（摩）洗法的使用注意事项及禁忌如下。

（1）注意事项　切忌温度过热或躺于暖水袋上。患有心脏病及高血压者，如欲于左肩及颈的位置使用热敷，应先请教医生或物理治疗师。热敷期间，若病情加剧或有不适，应立即停止，并向医护人员咨询。

①药物煎煮加水要适量，太多则浓度降低。蒸煮时间据药物性质而定。芳香性药物一般煮

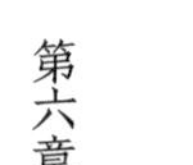

沸 10 ～ 15 分钟，块状和根茎类药物则须煮沸 30 分钟。

②应用时药液温度要适宜，防止烫伤皮肤。

③熏洗后要用干毛巾擦干患部，并注意避风和保暖。

④熏洗药一般不可内服。

（2）禁忌　患有急性炎症、皮肤炎、血栓性静脉炎、外周血管疾病，患处有伤口、刚愈合的皮肤、严重疼痛或肿胀、失去分辨冷热的能力者（例如部分糖尿病患者），不能明白指示者（例如患有严重阿尔茨海默症的人士或者婴幼儿），都不宜使用。

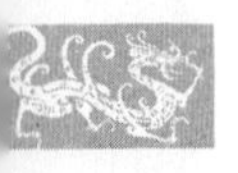

第五节
烟熏法

原文精选

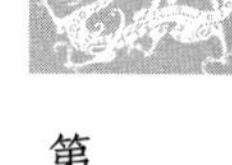

《圣济总录·卷第一百八·眼眉骨及头痛》

治眼眉骨，及头脑俱痛，地龙散方：

地龙（三钱，去土） 谷精草（二钱） 乳香（锉，一钱）

右三味捣研为细散，每用半钱，于烧香饼子上取烟，用纸筒子罩熏鼻中，偏痛随左右用之。

《苏沈良方·卷第二》

治诸风上攻头痛方

地龙、谷精草为末，同乳香火饼上燃，以纸筒笼烟。鼻闻之即瘥。

《普济方·卷四十五·头门·偏正头痛》

龙香散

治偏正头痛不可忍。

地龙（去土，微炒为末） 乳香（半两）

上为细末，每用一钱，掺在纸上，作纸捻子，灯上烧令烟出，鼻内闻烟气。

《奇效良方·卷之二十四·头痛头风大头风门（附论）》

头痛头风大头风通治方

通顶烟

治诸头风，如斧劈，痛不可忍者。

川乌（一两）

上为末，烧烟熏碗内，热茶清泡碗内烟气服之，大效。

《医学原理·卷之七·头痛门·治头痛方》

川乌（三钱） 藁本（三钱）

共为细末，将纸卷成捻子，分作三条，口噙清水，点火熏鼻，其捻用黄素纸，以一条捻尽为度。

《种杏仙方·卷二·头痛》

一方：治偏头痛，耳中或左或右如抽筋痛者，半边头疼是也。用黄蜡一二两，放铁勺内熔化，将白纸蜡面上拖过如蜡纸样，每纸要阔二寸，长五寸。将真蕲艾揉软，摊蜡上，以箸卷为筒，插耳孔内，一头用火燃之，令烟气入耳内，热气入脑内，其痛即止，再不发矣。右边疼插耳左边，左边疼插耳右边，熏不过二次而已。

《云林神彀·卷三·头痛》

诸般头痛不堪言，花粉胡椒各一钱，新艾不拘多与少，研末纸卷火烧烟，熏入男左女右鼻，口噙凉水立安然。

《寿世保元·卷六·头痛》

一治头风肿痛，偏正不拘。

用艾捶烂，铺纸上，将筷卷成筒，次将黄蜡熔化，灌入筒内，以满为度，如左边疼，将药烧烟入右耳，右熏左，即安。

《张氏医通·卷十四·头痛》

火筒散

治头风鼻塞不利。

蚯蚓粪（四钱） 乳香（二钱） 麝香（二分）

为散，用纸筒自下烧上，吸烟搐鼻内。

《经验单方汇编·头痛诸症》

熏头风

天南星一个，艾五钱熏之。（抄本）

《奇方类编·卷上·头面门·头痛》

藁本（一个） 牙皂（一个）

共为末，绢卷烧烟附鼻孔闻之，效。

《验方新编·卷十七·头面部》

头痛熏鼻法

藁本、细辛、香白芷、辛夷，共研细末，分为四份。用纸四条卷筒，将火点着以烟熏鼻，日熏二次，即愈。

又方：天南星一个，艾叶五钱，烧烟熏之。

又方：鲞鱼头从中分破，左痛用右边鱼头，右痛用左，炭火上烧烟熏鼻，其痛即止。

又方：藁本、牙皂，共为末，纸卷烧烟附鼻熏之。

偏正头疼眼花生翳

鹅儿不食草二钱，川芎一钱五分，青黛五分，冰片五厘，共研极细末，代作鼻烟。

《救生集·卷二·头痛门》

又方，用鲞鱼头中分。左痛用右边鱼头，右痛用左，炭火上烧酒熏鼻，其痛即止。

偏正头风熏鼻方，藁本五分，细辛五分，白芷一钱，辛夷八分。共研末，分为四分，用纸四条卷实，将火点着。以烟熏鼻，日熏二次即愈。

《外治寿世方·卷二·头》

偏正头风

又，木槿子烧烟熏患处。

又，藁本、细辛各五分，白芷一钱，辛夷八分，共研细末，用纸条四条卷实，将火点着，以烟熏鼻，日熏二次，即效。

评述

烟熏疗法，是利用药物燃烧的烟气来治疗疾病的方法。其通过热力与药力联合作用，利用药物的温热性能，可起到温通经络，行气活血，祛湿散寒的功效。通过对经络的调整，达到补虚泻实、促进阴阳平衡、防病保健的作用。其中烟熏疗法中的药烟法可以用于头痛和牙痛，会有缓解疼痛的效果。

烟熏法治疗头痛最早见于北宋的《圣济总录》，用地龙散（地龙、谷精草、乳香）熏鼻治疗眼眉骨及头痛。此后，明《普济方》的龙香散、《奇效良方》的通顶烟，清《张氏医通》的火筒散、《验方新编》的头痛熏鼻法等，均对烟熏法治疗疼痛有所发展。烟熏法用药精简，少则一二味，多则四五味，一般选择藁本、白芷、川乌、谷精草、细辛、辛夷、鹅不食草、花椒、艾叶、乳香、川芎等辛香走窜之品，多配以地龙息风通络，共为细末，点燃，或熏鼻，或熏耳，以右治左，以左治右，往往取效迅速。

（1）《圣济总录》治眼眉骨及头脑俱痛。地龙散方：地龙三钱去土，谷精草二钱，乳香铿一钱。右三味捣研为细散，每用半钱，于烧香饼子上取烟，用纸筒子罩熏鼻中，偏痛随左右用之。

（2）《苏沈良方》治诸风上攻。地龙、谷精草为末，同乳香火饼上燃，以纸筒笼烟。鼻闻之即瘥。

（3）《普济方》龙香散，治偏正头痛不可忍。地龙去土微炒为末，乳香半两。上为细末，每用一钱，掺在纸上，作纸捻子，灯上烧令烟出，鼻内闻烟气。

（4）《奇效良方》通顶烟。治诸头风，如斧劈，痛不可忍者。川乌一两，上为末，烧烟熏碗内，热茶清泡碗内烟气服之，大效。

（5）《医学原理》用川乌三钱，藁本三钱，共为细末，将纸卷成捻子，分作三条，口噙清水，点火熏鼻，其捻用黄素纸，以一条捻尽为度。

(6)《种杏仙方》治偏头痛，耳中或左或右如抽筋痛者，半边头疼是也。用黄蜡一二两，放铁勺内熔化，将白纸蜡面上拖过如蜡纸样，每纸要阔二寸，长五寸。将真蕲艾揉软，摊蜡上，以箸卷为筒，插耳孔内，一头用火燃之，令烟气入耳内，热气入脑内，其痛即止，再不发矣。右边痛插耳左边，左边痛插耳右边，熏不过二次而已。

(7)《云林神彀》熏鼻方。诸般头痛不堪言，花粉胡椒各一钱，新艾不拘多与少，研末纸卷火烧烟，熏入男左女右鼻，口噙凉水立安然。

(8)《寿世保元》治头风肿痛，偏正不拘。用艾捶烂，铺纸上，将筷卷成筒，次将黄蜡熔化，灌入筒内，以满为度，如左边疼，将药烧烟入右耳，右熏左，即安。

(9)《张氏医通》火筒散，治头风鼻塞不利。蚯蚓粪四钱，乳香二钱，麝香二分，为散，用纸筒自下烧上，吸烟搐鼻内。

(10)《经验单方汇编》熏头风。天南星一个，艾五钱熏之。

(11)《奇方类编》头痛方。藁本一个，牙皂一个，共为末。绢卷烧烟附鼻孔闻之，效。

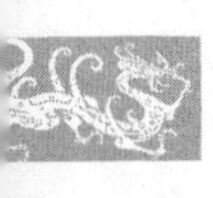

(12)《验方新编》。①头痛熏鼻法。藁本、细辛、香白芷、辛夷，共研细末，分为四份。用纸四条卷筒，将火点着以烟熏鼻，日熏二次，即愈。②鲞鱼头从中分破，左痛用右边鱼头，右痛用左，炭火上烧烟熏鼻，其痛即止。③藁本、牙皂，共为末，纸卷烧烟附鼻熏之。④偏正头疼眼花生翳。鹅儿不食草二钱，川芎一钱五分，青黛五分，冰片五厘，共研极细末，代作鼻烟。

(13)《救生集》偏正头风熏鼻方。藁本五分，细辛五分，白芷一钱，辛夷八分。共研末，分为四分，用纸四条卷实，将火点着。以烟熏鼻，日熏二次即愈。

(14)《外治寿世方》治偏正头风，木槿子烧烟熏患处。

结合现代临床经验，使用熏鼻法时应注意事项与禁忌总结如下。

(1) 注意事项　①一切非吸入治疗的药烟要避免吸入，患者及操作者可戴上口罩。②掌握好烟源和皮肤的距离，不要灼伤皮肤，温度以患者能耐受为适宜。

(2) 禁忌证　①对药烟过敏者或热毒患者。②严重高血压患者、孕妇和体质较弱者慎用或禁用。③急性皮肤病一般禁用。

第七章

医案医话

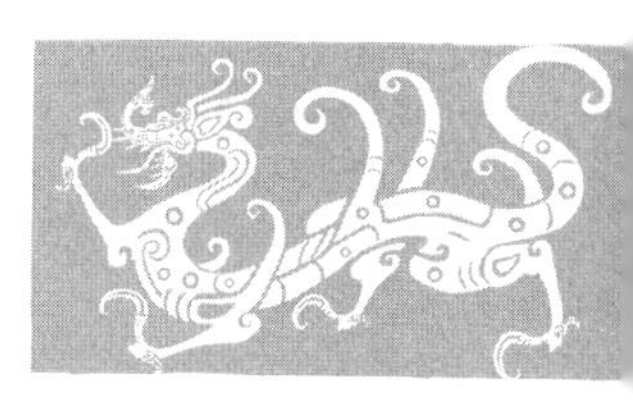

第一节 医案

一、宋金元

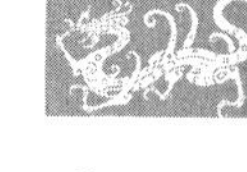

《普济本事方·卷第二·头痛头晕方》

硫黄丸

治头痛。（沈存中方）

硫黄（二两，研细） 硝石（一两）

上水丸如指头大，空心腊茶嚼下。

予中表兄，病头风二十余年，每发头痛如破，数日不食，百方不能疗，医田滋见之，曰：老母病此数十年，得一药遂愈。就求之，得十丸，日服一枚。十余日，滋复来，云：头痛平日食何物即发？答云：最苦饮酒食鱼。滋取鱼酒令恣食。云：服此药十枚，岂复有头痛耶？如其言食之，竟不发，自此遂瘥。予与滋相识数岁，临别以此方见遗。陈州怀医有此药丸，如梧桐子大，每服十五丸，着腊懵冒者冰冷水服，下咽即豁然清爽，伤冷即以沸艾汤下。

《医说·卷四·头风》

有一妇人患偏头痛，一边鼻塞，不闻香臭，常流清涕或作臭气一阵。服遍治头痛药如芎蝎皆不效，人无识此病者，或曰脑痈。偶有善医云，但服局方芎犀丸，不十数服忽作嚏涕突出一铤稠脓，其疾遂愈。

《儒门事亲·卷六·热形·头热痛四十》

丹霞僧，病头痛，常居暗室，不敢见明。其头热痛，以布环其头上，置冰于其中，日易数次，热不能已。诸医莫识其证。求见戴人。戴人曰：此三阳蓄热故也。乃置炭火于暖室中，出汗涌吐，三法并行，七日方愈。僧顾从者曰：此神仙手也。

《儒门事亲·卷六·热形·热厥头痛五十六》

彭吴张叟，年六十余岁，病热厥头痛，以其用涌药，时已一月间矣。加之以火，其人先利脏腑，年高身困，出门见日而仆，不知人。家人惊惶，欲揉扑之。戴人曰：大不可扰。续与西瓜、凉水、蜜雪，少顷而苏。盖病人年老涌泄，目脉易乱，身体内有炎火，外有太阳，是以跌自。若是扰之，便不救矣。惟安定神思，以凉水投之，待之以静。静便属水，自然无事。若他医必惑，足以知戴人之谙练。

《儒门事亲·卷七·燥形·偏头痛九十二》

一妇人年四十余，病额角上耳上痛，俗呼为偏头痛。如此五七年，每痛大便燥结如弹丸，两目赤色，眩运昏涩，不能远视。世之所谓头风药、饼子风药、白龙丸、芎犀丸之类，连进数服。其痛虽稍愈，则大便稍秘，两目转昏涩。其头上针灸数千百矣。连年著灸，其两目且将失明，由病而无子。一日问戴人。戴人诊其两手脉，急数而有力，风热之甚也。余识此四五十年矣，遍察病目者，不问男子妇人，患偏正头痛，必大便涩滞结硬，此无他。头痛或额角，是三焦相火之经，及阳明燥金胜也。燥金胜，乘肝则肝气郁，肝气郁则气血壅，气血壅则上下不通，故燥结于里，寻至失明。治以大承气汤，令河水煎三两，加芒硝一两，煎残顿令温，合作三五服，连服尽。荡涤肠中垢滞结燥积热，下泄如汤，二十余行。次服七宣丸、神功丸以润之，菠菱葵菜猪羊血为羹以滑之。后五七日、十日，但遇天道晴明，用大承气汤，夜尽一剂，是痛随利减也，三剂之外，目豁首轻，燥泽结释，得三子而终。

《卫生宝鉴·卷九·诸风门·气虚头痛治验》

杨参谋名德，字仲实。年六十一岁。壬子年二月间，患头痛不可忍，昼夜不得眠，郎中曹通甫邀予视之。其人云：近在燕京，初患头昏闷微痛，医作伤寒解之。汗出后，痛转加，复汗解，病转加而头愈痛，遂归。每过郡邑，召医用药一同，到今痛甚不得安卧，恶风寒而不喜饮食。诊其六脉弦细而微，气短而促，语言而懒。《内经》云：春气者病在头。年高气弱，清气不能上升头面，故昏闷。此病本无表邪，因发汗过多，清阳之气愈亏损，不能上荣，亦不得外固，所以头苦痛而恶风寒，气短弱而不喜食，正宜用顺气和中汤。此药升阳而补气，头痛自愈。

顺气和中汤

黄芪（一钱半） 人参（一钱） 甘草（炙，七分） 白术 陈皮 当归 白芍（各五分） 升麻 柴胡（各三分） 细辛 蔓荆子 川芎（各二分）

上㕮咀，作一服，水二盏煎至一盏，去渣温服，食后服之。一服减半。再服全愈。

《内经》云：阳气者，卫外而为固也。今年高气弱，又加发汗，卫外之气愈损，故以黄芪甘温补卫实表为君，人参甘温，当归辛温，补血气。白芍酸寒，收卫气而为臣；白术、陈皮、炙甘草，苦甘温，养胃气，生发阳气，上实皮毛，肥腠理，为佐；柴胡、升麻，苦平，引少阳阳明之气上升，通百脉灌溉周身者也；川芎、蔓荆子、细辛辛温，体轻浮，清利空窍为使也。

评述：按照朝代划分，遴选宋金元时期头痛案例6则。其中丸药治疗2则，分别选用硫黄丸、局方芎犀丸；汤剂2则，分别是大承气汤、顺气和中汤；非药石而治2则。从医案管窥其治疗特点，可概括为以下几方面：一是喜用丸药，重视下法；二是细究病机，择法从善；三是遵从经典，善引善用。

其选用方剂，有大承气汤、顺气和中汤。其中应用大承气汤治疗头痛者，实属少见，可细细揣摩；应用顺气和中汤治疗头痛，乃辨证为气虚头痛者，且从脾胃论治；发汗涌吐并用，兼以静养，清热利窍，头痛自愈，值得效法。

二、明清

《普济方·卷四十七·头门·膈痰风厥头痛（附论）》

丁未十月中，范天騋之内，素有脾胃之证。时显烦躁，胸中不利，大便不通。因乘寒出外晚归，又为寒气怫郁，闷乱大作，气不能伸故也。疑其有热，服疏风丸，大便行，其病不减。恐其药少，再服七八十丸，大便复见两三行，原证不瘳，增添吐逆，食不能下，咳唾稠粘，涌出不止，眼涩头旋，恶心烦闷，气短促上喘，无力以言，心神颠倒，兀兀不止，目不敢开，如在风云中，头痛如裂，身重如山，四肢厥冷，不得安卧。先师料前证是胃气已损，复下两次，重虚脾胃，病名曰痰厥头痛，与半夏白术天麻汤治之，再服而愈。

天麻（半钱） 半夏（一钱半） 黄芪（半钱） 人参（半钱） 白术（一钱） 苍术 橘皮 泽泻 茯苓（各半钱） 炒曲（一钱） 麦蘖面（二钱） 干姜（二分） 黄柏（二分）

此头痛苦甚，为足太阴痰厥头痛，非半夏不能疗。眼黑头旋，风虚内作，非天麻不能除。其苗谓之定风草，独不为风所动也，亦治内风之神药也。内风者虚风是也，黄芪甘温，泻火补元气，实表虚，止自汗。人参甘温益气，泻火补中。二术俱苦甘温，除湿补中益气。泽泻、茯苓、利小便导湿。橘皮苦温，益气调中升阳。曲消食，荡胃中滞气。大麦蘖宽中，助胃气。干姜辛热，以涤中寒。黄柏苦寒，酒制，以疗冬天少火在泉发燥也。

评述：本案所载颇能启示后学，治病疗疾须深入了解病因，患者头痛如裂，乃是众多症状的一个缩影，其病因乃素有脾胃之证，又为寒气怫郁，治疗不当所致。作者深究病因，细查病机，辨证为痰厥头痛，而选用半夏白术天麻汤治疗。由此有几点启示：①接诊患者，务必寻根究底，找准病因；②重视治疗过程及患者反馈；③力求选方恰当，用药准确。

《万病回春·卷之五·头痛》

侍御西泉杜公，患头痛如刀劈，不敢动移，惧风，怕言语，耳鸣，目中溜火，六脉紧数有力。余以酒九蒸九晒大黄为末三钱，茶调服，一剂而愈。

刘毅斋，但怒则两太阳作痛，先用小柴胡汤（方见伤寒）加茯苓、山栀，后用六味丸（方见补益）以生肾水，而不再发。

商仪部劳则头痛，余作阳虚不能上升，以补中益气汤加蔓荆子而痊（方见补益。）

评述：此为《万病回春》中记载的三则医案。医案1提示剧烈头痛，多有瘀血存在，应用药物应当注意炮制的重要性，本例选用大黄酒制，旨在增强活血、推陈致新之力；医案2提示辨识疾病重视病变部位的重要性，作者抓住“但怒则两太阳作痛”，从肝论治，后以滋水涵木收功；医案3“劳则头痛”，提示阳气不足，故以补中益气汤加味取效。三则医案提示临证中须重视病因、病位、病性。

《医学纲目·卷之十五·肝胆部·头风痛》

东阳陈兄，露筋骨，体稍长，患体虚而劳，头痛甚，至有诀别之言。予察其脉，弦大而带数。以人参为君，川芎、陈皮为佐，至五六日未减，众皆讶之，以药之不对也。予曰：药力有次第，更少俟一二宿，当自安。忽其季来问曰：何不少加黄芪？予不答。又经一宿，忽自言病顿愈。予脉之，觉指下稍盛。又半日，病者言，胸上满，不觉饥。视其腹纹已隐矣。予曰：药中莫加黄芪否？曰：然。止与三帖。遂连与二陈汤，加浓朴、枳壳、黄连以泻其卫，三帖而安。

《医学纲目·卷之十五·肝胆部·头风痛》

东垣先生，壮岁病头痛，每发时两颊青黄，眩运目不欲开，懒于言语，身沉体重，兀兀欲吐，数日方过。洁古老人曰：此厥阴太阴合而为病，名曰风痰，宜以局方玉壶丸治之。少风湿药二味，可加雄黄、白术，以治风湿。更有水煮金花丸，更灸侠溪二穴，各二七壮，不旬日愈。是知方者体也，法者用也，徒知体而不知用者弊。体用不失，可谓上工，信矣哉。

评述：此为《医学纲目》的两则医案，两则医案各有特色。医案1岁患头痛，乃“露筋骨”“体虚而劳”所致，故以人参益气，川芎、陈皮理气活血；医案2治疗似乎平淡，然提示用方须了然于胸，灵活化裁，方为上工。

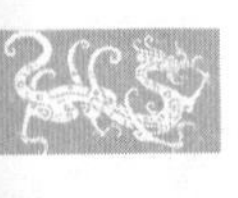

《慎柔五书·卷五·医案第五·头痛例》

一老妇，患头痛二月，诸治罔效。余治以通经络和气血之剂十余帖。晚上吐血二碗许，其家惶急奔告。余谓其症明日当愈，已而果然。

评述：此为《慎柔五书》记载的医案。旨在提示邪有出路，头痛将愈，这种判断预后的治疗方法在《伤寒论》就有相应记载，不加赘述。

《济阴纲目·卷之七·前阴诸疾门·治伤丈夫头痛》

一产妇患头痛，日用补中益气汤不缺，已三年矣。稍劳则恶寒内热，为阳气虚，以前汤加附子一钱，数剂不发。

一妇人产后头痛面青二年矣，日服四物等药。余谓肾水不能生肝木而血虚，用六味丸加五味子，两月而瘥。

评述：此为《济阴纲目》记载的二则医案，均非常简短。医案1应用补中益气汤无效，后加附子即头痛不发，结合起于产妇之时，《黄帝内经》有言“阳气者，若天与日，失其所则折寿而不彰，故天运当以日光明”，提示阳气的重要性。本案加附子有效，乃为久病阳气耗损，温煦推动无力所致，故增加即效。医案2产后头痛而且面青，青属于肝，考虑肝血不足，但是应用四物无效，后从滋水涵木角度治愈，提示常法无效可更换思路，提示治疗疾病要思路开阔，即须“知常达变”。

《孙文垣医案·卷一·三吴治验·蔡乐川令眷头痛如破》

蔡乐川令眷，患头痛，痛如物破，发根稍动，则痛延满头，晕倒不省人事，逾半时乃苏。遍身亦作疼，胸膈饱闷，饮汤水停膈间不下。先一日吐清水数次，蛔虫三条。原为怒起，今或恶风，或恶热，口或渴，或不渴，大便秘，脉则六部皆滑大有力。予曰：此痰厥头痛症也。先以藿香正气散止其吐，继以牛黄丸、黑虎丹清其人事。头仍疼甚，又以天麻、藁本各三钱，半夏二钱，陈皮、白芷、薄荷、麻黄、生姜、葱白煎服，得少汗而头痛少止。至晚再服之，五更痛止大半，而人事未全清。予谓此中焦痰盛，非下不可。乃用半夏五钱，巴霜一分，面糊为丸，每服三十丸，生姜汤送下。下午大便行三次。皆稠粘痰积也。由此饮食少进，余症瘥可，惟遍身仍略疼。改用二陈汤，加前胡、石膏、藁本、薄荷、枳壳、黄芩、石菖蒲，调理而安。

《孙文垣医案·卷二·三吴治验·八娘子头痛咳嗽痰多有血》

又八娘子，头痛咳嗽，痰多有血，夜分发热，喉中常作血腥。每经水行，必腹中先痛二日。用香附、牡丹皮、滑石、甘草、桃仁、川芎、当归、柴胡、白芍、山栀子、茅根，八帖而瘳。

《孙文垣医案·卷二·三吴治验·郑春寰头痛内热》

大都谏郑春寰老先生，为春元时，头痛内热，入夜尤甚，汗出如流，通宵不止，小水短赤，舌上黄苔，右胁胀疼。先与桂枝白虎汤一帖，解其内热，敛去浮汗，再与白芥子一钱，栝蒌仁四钱，枳实、姜黄、黄连各八分，水煎服，外与当归龙荟丸一钱五分下之，而胁痛安。

《孙文垣医案·卷四·新都治验·孙君锡头痛胸背胀饮食作吐咳嗽》

族侄孙君锡，头痛，胸背胀，饮食下膈便吐，咳嗽不住口，痰浊如脓，大便结燥。脉之，独右寸洪大。以二陈汤加竹茹、滑石、石膏、酒连、麦冬，连进四剂，夜与益元丸兼服，而嗽吐俱止。惟痰浊如脓色，且腥气触人，此将欲作肺痈，改用牡丹皮、麦门冬、山栀子、甘草、贝母、枳壳、桑白皮、紫菀、知母、当归、生地黄、桔梗四帖，全安。

《孙文垣医案·卷四·新都治验·族文学内眷头痛玉户撮急肛门逼迫遍身皆痛》

亮卿文学内人，头痛，遍身痛，前后心两乳皆胀，玉户撮急。肛门逼迫，大便三日未行，口干。因大拂意事而起，下午发热似疟、恶心、烦躁不宁，而时当盛暑，乃怒气伤肝，挟暑热而然。以石膏三钱，青皮、柴胡、枳壳各一钱，半夏曲、黄芩各八分，甘草、桔梗各五分，夜与当归龙荟丸下之，大小便皆利，热退而诸症悉减，惟略恶心，与清脾饮两帖，全安。

《孙文垣医案·卷四·新都治验·仆子得贵春温头痛》

仆子得贵，春温头痛，体热，面赤，舌心焦燥。以石膏、柴胡、葛根、甘草、黄芩、知母、天花粉、白芍药服之，而舌不焦黑矣。进粥太早，半夜后又复发热，中脘硬痛，与大柴胡汤一帖，汗出津津，大便行二次，腹痛不止。乃以小承气汤调下玄明粉一钱，大便又行二次，热不退，而痛全减，旋作鼻衄。改以石膏、牡丹皮、生地黄、山栀子、甘草、升麻、黄芩、赤芍药，一帖而热散衄止。

《孙文垣医案·卷五·宜兴治验·吴鹤洲先生中焦有痰肺气不足发疟热多寒少口渴小水不利倦怠头疼》

吴鹤洲先生，中焦有痰，肺气不足，疟一日一发，热多寒少口渴，小水不利，倦怠，头疼，脉左弦大，右寸短弱，关尺滑大。以石膏、知母、黄芪同柴苓汤煎服。服后腹作泻，前方去石膏、知母，邪热减大半。唯仅潮热而口渴甚，改以人参、葛根、知母、麦门冬、柴胡、陈皮、甘草、白术、鳖甲，五更服之而愈。

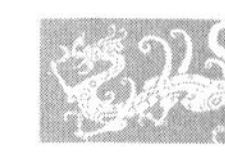

《孙文垣医案·卷四·新都治验·一仆妇头疼喉咙痛咳嗽呕恶吐痰胸膈作胀》

一仆妇，头疼喉咙痛，咳嗽呕恶吐痰，胸膈作胀，经水适来，身热口干，此少阳经痰火症也。用柴胡为君，半夏、白芍药、竹茹为臣，葛根、天花粉、橘红、桑白皮、黄芩、知母为佐，甘草、桔梗为使，一帖微汗而热散痛除。惟痰嗽不转，小水短涩。柴胡、知母、麦冬、竹茹各八分，白芍药一钱，滑石三钱，黄芩、贝母、桔梗各七分，五味子十二粒，甘草三分，一帖而瘳。

《孙文垣医案·卷四·新都治验·朱氏子天送时疾头疼身若燔炭》

朱氏子天送，时疾头疼，身若燔炭，口渴气促，申酉刻热潮更甚，舌心焦黑，遍体紫斑，语言含舌不清，时多发呃，耳聋。先治者误进藿香正气散而加呕逆水泻；又医以柴苓汤，呕益甚，热转增剧。迎予为诊，六脉俱洪数，此少阳阳明合病之疫，以石膏五钱，知母、柴胡各三钱，黄芩一钱五分，半夏曲、麦门冬、竹茹、橘红、葛根各一钱，粉草、枳实各五分，服下热退其七，舌不燥矣。再以柴胡、半夏曲、白芍药、竹茹各一钱，石膏三钱，麦门冬、知母各一钱五分，黄连、甘草、人参各五分，水煎饮之而斑退，诸症悉平。

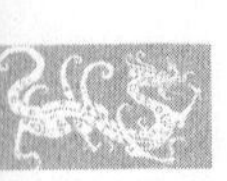

《孙文垣医案·卷四·新都治验·嫂汪氏头疼遍身痛》

族嫂汪氏，发寒发热，头疼遍身痛，眼珠疼，小腹痛，里急后重，赤白脓血日夜三十余度，口渴，此疟痢并作也。以柴胡、葛根、甘草、青蒿、枳壳、酒芩、酒连、当归、白芍、桂枝、防风、羌活、川芎水煎服之，外与神授香连丸。其夜痢减十之九，但遍身尚疼，略恶寒，不发热，头略晕而已，改以川芎、川归、白芍、木香、桂皮、陈皮、酒连、酒芩，调理三日全安。

评述：此为《孙文垣医案》记载的10个涉及头痛的医案，这些医案能较全面反映孙氏治疗思想，总结概括为以下几点：①论述详尽，思路清晰。如蔡乐川令眷头痛如破案，详细记载辨证用药思路，启发后学。②重视脾胃，培补气血。孙君锡头痛胸背胀饮食作吐咳嗽案、嫂汪氏头痛遍身痛痢下赤白案均有从脾胃角度考虑，健脾以培补后天，旺盛气血，头痛自然向愈。③明辨方义，善用成方。孙氏所选方药，涉及大小柴胡汤、平胃散、二陈汤、四物汤、四君子汤、六君子汤、竹叶石膏汤、桂枝白虎汤等，据其论述，可见其善用成方。④主次兼顾，综合取效。孙氏记载的这10个涉及头痛的医案中，除包含头痛外，还兼顾有其他诸多症状，更符合临床实际，更具有借鉴价值。

《张爱庐临证经验方·肝厥头痛》

沈（右）巅顶头痛，左目失明，痛甚则厥，经事频冲，症患五六载，春季特甚焉。迩发正值春分，其势更剧，脉虚弦数，胃纳不思，左胁下痞癖攻逆，下体畏冷异常，脏阴大伤，虚阳无制，倘厥逆再勤，必至脱也。拟柔肝法，即参补纳意。

肉桂（五分） 炒乌梅肉（三分） 煅磁石（四钱） 青铅（一个） 熟地（一两） 龙胆草（三分） 炙鳖甲（七钱）

复诊 症情俱减，胃纳稍进，脉犹虚弦，癖犹攻逆，厥脱之险虽缓，补纳之法尚急。

前方去龙胆加淡吴萸三分。

评述：此案冠以“肝厥头痛”，其案内所载之症也处处与“肝”有关，故而选用柔肝法而愈。

《凌临灵方·半爿头痛目翳》

王（潞村，年五十六岁，十一月二十六日） 血虚生风，半爿头痛，痛甚损目，目起翳障，潮热口苦，心悸眩晕，眠食欠安，脉小弦数，治宜育阴潜阳。

西洋参 甘菊蕊 丹皮 玫瑰花 制首乌 归身 石决明 冬桑叶（炒） 蔓荆 东白芍 朱茯神

外风宜从后川芎茶调散法。

诸风掉眩，痰多宜痫，厥方治之。

评述：此案出自《凌临灵方》，其案字里行间均提示与“肝”的功能失常有关，而又有“血虚生风”之基础，故而须育肝阴，潜肝阳。《黄帝内经》有言“诸风掉眩，皆属于肝”，此处提出“诸风掉眩，痰多宜痫”的观点，值得借鉴。

《医学举要·卷六·玉台新案·头痛医案》

嘉定陈妪年五十有七，病头痛数年，额上为甚，额属阳明部分，久痛必虚，须填补阳明，兼鼓舞胃中清阳之气，用玉屏风散加炙草葛根，二剂全愈。推此而太阳头顶痛，少阳头角痛，厥阴头巅痛，皆可按法而治矣。

评述：此案提示临证须重视头痛部位，不同的头痛部位，反映的是归经问题，所载医案中患者“头痛数年，额上为甚”，提示阳明受邪，又“久痛必虚”，故拟填补阳明法而治。

《金匮翼·卷五·头痛统论·气虚头痛》

罗太无云：参谋柏仲实年六十余，二月间患头痛不可忍，邀往视之。其人云，近在燕京，患头昏闷微痛，医作伤寒治之，汗出后，痛转加。复汗解，痛益甚，遂归。每召医，用药雷同。到今痛甚不得安卧，恶风寒而不喜食饮，诊其脉，弦微而细，气短而促，懒言语。《内经》曰：春气者病在头。今年高气弱，清气不能上升头面，故昏闷。此病本无表邪，因发汗数四，清阳之气愈亏，不能上荣，亦不能外固，所以头苦痛，而恶风寒，不喜饮食，气弱而短，宜升阳补气，头痛自愈。

黄芪（一钱半） 人参（一钱） 白术 当归 白芍（各五分） 陈皮 炙草 升麻 柴胡 蔓荆（各三分） 川芎 细辛（各二分）

上㕮咀，作一服，水煎食后温服，减半，再服愈。

评述：此案起病表现为“头昏闷微痛”，连用“汗”法，以致于头痛不可忍。后作者改弦易辙，脉症合参，选用升阳补气之法而病愈。

《张聿青医案·卷九·头痛》

某左 头痛止而复发。肝肾阴亏，虚风上僭。补其不足，泻其有余，理所当然也。

生地炭 滁菊花 粉归身 川芎 煨决明 东白芍 白僵蚕 藁本 粉丹皮 黑山栀

某右 头痛不止，甚则心胸懊侬。肝火风壅于阳络。恐致失明。

桑叶 黑山栀 防风 淡子芩 羌活 丹皮 甘菊花 藁本 石决明 僵蚕

某右　头痛甚剧，右目翳障。肝火风上旋，势必损明。

川芎　白僵蚕　连翘　羚羊片　干荷边　白芷　甘菊花　丹皮　松萝茶　焦山栀

某右　头痛偏右，痰时带红。二者今虽暂安，然眩晕心悸，火从上逆，脉弦带滑。无非肝肾之阴精不足，而脾胃之痰湿有余，胆胃之气，不克下降，则肝脏之阳，上升太过。拟熄肝和阳。

白蒺藜　黄芩　青防风　炒枣仁　石决明　朱茯神　羌活　白归身　稆豆衣　制半夏

刘右　经云：真头痛，头痛甚，脑尽痛，手足寒至节，不治。头痛连脑一症，从来殊少专方。前诊脉象细沉，久按带弦。据述病剧之时，头脑苦痛，痛则遍身经络抽掣，数日渐退。夫脑为髓之海，病入骨髓，已属不可救药，何况乎苦痛之地，而在于髓之海乎。病及髓海，则虽疗治，尚苦无方，安有数日而能渐退之理乎。其所以如此者，必有至理存乎其中，在临症者未之深思耳。考十二经中，维太阳膀胱经为水府，其脉络脑。又痰与湿皆水类也，痰湿遏伏，则水寒而脉道不行，脑痛之由，实出于此。刻下头痛虽不甚发，而每晨辄心中泛泛漾漾，至午才得如常。盖卧则气闭，气闭则痰湿不行，清晨初起之时，正是痰湿欲行未行之际，阳气浮越于上，故体为之疲软，心胸为之不舒。夫营出于中焦。又中焦受气，取汁变化而赤，是为血。今中焦所受水谷之气，不化为血，而酿为痰，故未至七七之年，而经水断绝。拟药如下，即希高正。

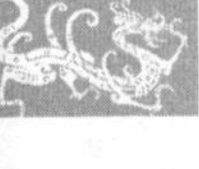

盐水炒潼沙苑（二两）　橘红（八钱）　泽泻（一两）　炙黄芪（二两）　茯苓（二两）　制半夏（二两）　炒于术（二两五钱）　盐水炒黄柏（一两）　焦茅术（一两五钱）　炒杞子（三两）　煨天麻（一两）　杜仲（三两）　范志曲（一两五钱）　当归炭（二两）　川断肉（二两，炒）　白芍（一两）　炒酸枣仁（二两）　炒麦芽（二两）　炒干姜（七钱）

上药如法研为细末，水泛为丸，如绿豆大，每晨服三钱，开水送下。另研参须一两五钱和入。

孙右　头痛减而复盛。昨进清震汤以泄木火之势，痛势随退，大便亦行。无如脚膝腿股之间，随处刺痛。脉缓而关部仍弦。还是火风未熄，流窜经络犹恐上腾致变。拟清泄以挫其锋。

黑山栀　淡子芩　鲜竹茹　苦丁茶　连翘壳　夏枯草　碧玉散　鲜菊叶　粉丹皮　代赭石　鲜荷边

王左　始由太阳内伏寒邪，乘阳气发泄而动，头痛如破，甚至神情迷乱。幸松云先生随症施治，大势得平，经月以来，独胃气未能稍苏，浆粒全不入口。历投和中化湿、温理中阳、导浊下行诸法，于胃纳一边，无微不至，独胃气仍然不醒。今细察病情，除不食之外，惟苦头晕不能左转，吞酸恶心，中脘有气攻撑，腹中疞痛。脉微数，右关带弦，尺中较柔略大，舌苔黄浊。此盖由头痛之余，肝木未平，胃土为之所侮，致阳明失通降之权。兹与松云先生议定，依前法参入理气平肝。当否即请正之。

制半夏　云茯苓　川雅连　制香附　新会皮　金铃子　炒枳壳　土炒白芍　磨沉香　白蒺藜（去刺炒）　竹二青（盐水炒）

某右　头痛如破，一转机于消风，再转机于升发。发者何，发其火之郁也。风以何据，龃肿是也。岂以消风之剂，始效而终不效，乃度其为火乎，非也。初次头痛，神识清灵，继而痛甚，时兼谵语。惟火足以乱我神明，风虽甚，不能扰我之方寸，经谓火郁者发之，升柴之所以敢于尝试也。幸皆应手。实堪相庆。特头痛虽定，而遍体游行作痛，若系血不濡经，则痛有定，痛势亦略缓，今游行甚速，还是风火之余威，窜入于络隧之间。脉数，重按细弦，轻取微浮，与所审证据，亦属相符。拟泄热祛风，以消余烬。

秦艽　僵蚕　桑寄生　独活　青防风　丹皮　淡芩　黑山栀　连翘　青果　芦根

张左　土郁稍舒，头痛时作时止。土位之下，燥气承之也。

郁金　羌活　白术　泽泻　制半夏　上广皮　炒米仁　赤猪苓　晚蚕砂（包）范志曲　白蒺藜

右，导火下行。寐得略安，而头痛仍盛，呕吐咳逆。脉细涩，左部带弦，无非阳气未能下潜。再反佐以进。

羚羊片（一钱，先煎）广橘红（一钱）煅白石英（三钱）陈胆星（五分）左牡蛎（盐水炒，八钱）茯苓神（各三钱）炒栝蒌皮（三钱）石决明（五钱）竹沥（一两）姜汁（少许）

某右　老年偏左头疼。产育过多，血亏则肝乏营养，阳气僭上也。

酒炒当归　蜜炙白芷　池菊花　白僵蚕　蜜炙川芎　酒炒白芍　蔓荆子　龟甲心　生地炭

孙左　头痛在额为甚，鼻窍不利。右脉弦大。阴分素亏，外风引动内风。用选奇汤进退。

淡豆豉（三钱）淡芩（一钱五分）黑豆衣（三钱）川石斛（四钱）青防风（一钱）池菊（二钱）藁本（一钱）水炒竹茹（一钱）干荷叶边（三钱）葱白头（二枚）

评述：张氏记载的头痛医案颇多，阅读可见引起头痛的原因繁杂。《张聿青医案》记载了较多案语较长的医案，字斟句酌，反复推敲，意在指出疾病关键之所在；临证思辨时，重视肝肾；先生治肝之法颇多，如疏肝理气、养肝血、养肝阴、息风、潜镇、泻火多种方法，用处广泛，加减变化亦多，对于肝气夹痰则另辟新法。

《临证指南医案·卷八·头痛》

风火

胡六三　脉左弦数。右偏头痛，左齿痛。

连翘　薄荷　羚羊角　夏枯草花　黑栀皮　鲜菊叶　苦丁茶　干荷叶边

郁五十　风郁头疼。

鲜荷叶　苦丁茶　淡黄芩　黑山栀　连翘　蔓荆子　木通　白芷

肝风

某四七　内风头痛泪冷。

炒杞子　制首乌　柏子仁　茯神　炒菊花炭　小黑稆豆皮

沈氏　痛在头左脑后，厥阳风木上触。

细生地　生白芍　柏子仁　炒杞子　菊花　茯神

伏暑

孙二四　暑伏，寒热头痛。

鲜荷叶边　连翘　苦丁茶　夏枯草　山栀　蔓荆子　厚朴　木通

某　暑风湿热，混于上窍，津液无以运行，凝滞遂偏头痛，舌强干涸。治宜清散。

连翘　石膏　生甘草　滑石　蔓荆子　羚羊角　荷梗　桑叶

血虚阳浮

程，既知去血过多，为阴虚阳实之头痛，再加发散，与前意相反矣。

复脉去参、姜、桂，加左牡蛎。

又，脉数虚而动，足征阴气大伤，阳气浮越。头痛筋惕，仍与镇摄之法。

牡蛎　阿胶　人参　生地　炙草　白芍　天冬

肝阳犯胃上逆

朱　据说就凉则安，遇暖必头痛筋掣，外以摩掐可缓。大凡肝风阳扰，胃络必虚。食进不甘，是中焦气馁。虽咸润介属潜阳获效，说来依稀想象，谅非入理深谈。聊以代煎，酸甘是商。且五旬又四，中年后矣。沉阴久进，亦有斫伐生气之弊。半月来，乏少诊之功。姑为认慎，用固本膏。

叶妪　临晚头痛，火升心嘈。风阳上冒，防厥。

细生地　阿胶　牡蛎　茯神　麦冬　生白芍

厥阴气血邪痹

史　头形象天，义不受浊。今久痛有高突之状，似属客邪蒙闭清华气血。然常饵桂、附、河车，亦未见其害。思身半以上属阳，而元首更为阳中之阳。大凡阳气先虚，清邪上入，气血瘀痹，其痛流连不息。法当宣通清阳，勿事表散。以艾焫按法灸治，是一理也。

熟半夏　北细辛　炮川乌　炙全蝎　姜汁

又，阳气为邪阻，清空机窍不宣。考《周礼》采毒药以攻病，藉虫蚁血中搜逐，以攻通邪结，乃古法而医人忽略者。今痛滋脑后，心下呕逆，厥阴见症。久病延虚，攻邪须兼养正。

川芎　当归　半夏　姜汁　炙全蝎　蜂房

胆胃伏邪

张二二　太阳痛连颧骨、耳后、牙龈，夏令至霜降不痊，伏邪未解。治阳明少阳。

连翘　羚羊角　牛蒡子　葛根　赤芍　白芷　鲜菊叶

头为诸阳之会，与厥阴肝脉会于巅。诸阴寒邪不能上逆为阳气窒塞，浊邪得以上据，厥阴风火，乃能逆上作痛。故头痛一症，皆由清阳不升，火风乘虚上入所致。观先生于头痛治法，亦不外此。如阳虚浊邪阻塞，气血瘀痹而为头痛者，用虫蚁搜逐血络，宣通阳气为主。如火风变动，与暑风邪气上郁而为头痛者，用鲜荷叶、苦丁茶、蔓荆、山栀等，辛散轻清为主。如阴虚阳越而为头痛者，用仲景复脉汤，甘麦大枣法，加胶芍牡蛎，镇摄益虚，和阳熄风为主。如厥阳风木上触，兼内风而为头痛者，用首乌、柏仁、穞豆、甘菊、生芍、杞子辈，熄肝风，滋肾液为

主。一症而条分缕析，如此详明，可谓手法兼到者矣。（邹时乘）

评述：叶天士辨证论治别具特色，治疗头痛各案治法多变，用药精简，切中病机。阅读叶天士著作，概括其头痛治法，具体包括轻清辛泄法、凉润柔肝法、滋阴养血潜阳法、温阳祛浊通络法、清热祛暑利湿法、温中健脾止风法，细品医案，多有感悟。

《续名医类案·卷二十五·产后·头痛》

缪仲淳治黄桂峰乃正，产后头痛，大便秘，用生料五积散一剂，不效。令加归身一两，一服大便通，头疼立止。

薛立斋治一膏粱之妇，产后月经不调，唇裂内热，每燃作服寒凉之剂，后不时出水。薛用加味清胃散而愈。后值春令兼怒，唇口肿胀，寒热作呕，痰盛少食，用小柴胡加山栀、茯苓、桔梗，诸症顿退。但内热仍作，乃以加味逍遥散，调理而安。

评述：魏之琇编撰的《续名医类案》，记载历代名医典型案例，细细品读，多有感悟。遴选的医案中，医案1除头痛外，尚有便秘，且为产后发病，提示血虚，选用当归身调治而愈。医案2记述颇详，动态反映治疗过程，启示后学动态观察病情，灵活组方用药。

《柳选四家医案·评选静香楼医案两卷·下卷·头痛门》

火升，头痛，耳鸣，心下痞满，饭后即发。此阳明、少阳、二经痰火交郁，得食气而滋甚，与阴虚火炎不同。先与清理，继以补降。

竹茹　茯苓　橘红　炙草　半夏　羚羊角　石斛　嫩钩藤钩

诒按：案语分析病机，极其圆到。惟立方似未恰合，阳明药少，宜加知母、枳实。

头疼偏左，耳重听，目不明，脉寸大尺小。风火在上，姑为清解。

羚羊角　生地　甘草　菊花　丹皮　石决明　连翘　薄荷

诒按：此内风而兼外感者，故清散兼施。

风热上甚，头痛不已。如鸟巢高巅，宜射而去之。

制军　犀角　川芎　细茶

诒按：此虽前人成法，而选药颇精简。据此则大黄当用酒炒，以使之上行。

《柳选四家医案·评选继志堂医案两卷·下卷·头痛门》

头痛，取少阳阳明主治，是为正法。即有前后之别，不过分手足而已。

石膏　竹叶　生地　知母　甘菊　丹皮　黑栀　橘红　赤苓　桑叶　蔓荆子　天麻

诒按：此头痛之偏于风火者，故用药专重清泄一面。

脉弦数大，苔厚中黄，头痛及旁。阳明湿热，挟胆经风阳上逆也。

大川芎汤（川芎、天麻）合茶酒调散（芷、草、羌、荆、芎、辛、防、薄）。

二陈汤加首乌、归身、白芍。

诒按：此亦少阳、阳明两经之病。但风阳既以上逆，似当参用清熄之意，乃合芎、辛、羌、芷，未免偏于升动矣。

高巅之上，惟风可到，到则百会肿疼且热。良以阴虚之体，阴中阳气。每易随之上越耳。

生地　归身　白芍　羚羊角　石决明　煨天麻　甘菊　黑栀　丹皮　刺蒺藜

诒按：此阴虚而风阳上越者，故用药以滋熄为主。

评述：《柳选四家医案》是清代著名医家柳宝诒的代表著作。该书系柳氏选取清代四位著名医家的医案，包括尤在泾《静香楼医案》二卷、曹仁伯《继志堂医案》二卷、王旭高《环溪草堂医案》三卷、张仲华《爱庐医案》二十四则等。结合上述遴选的头痛医案，有以下感悟。第一，医家不同，医案有异，上述头痛案例，治法用药不尽相同，很难用某一法一方加以概括，但各具特色；第二，记述简要，点评精当，纵观各个“诒按”，均非常简要，但是细品均觉精当，各具来历；第三，以按补案，加深理解，柳氏在点评中加入自己的理解，如“案语分析病机，极其圆到。惟立方似未恰合，阳明药少，宜加知母、枳实”。通过揣摩柳氏案后的按语，可以弥补原案的不足，加深对原案的理解。

《也是山人医案·头痛》

徐三四　暑风热头痛，宜清散。

鲜荷叶边（三钱）　鲜菊叶（一钱）　木通（八分）　羚羊角（一钱）　连翘壳（一钱五分）　黑山栀（一钱五分）　蔓荆子（一钱）

杨三三　阳浮头痛，暮热早凉，脉小音嘶，面赤肉瞤，此属谋虑伤肝，肝阳挟内风上冒，致有巅顶之疾，是内伤之症，非清散所能治之。复脉去参、姜、桂，加鸡子黄、白芍。

生鸡子黄（一枚）　细生地（三钱）　炙甘草（三分）　清阿胶（三钱）　麦冬（一钱五分）　南枣（三钱）　生白芍（一钱五分）　大麻仁（一钱五分）

戴五九　左偏头痛，目眶浮肿，肝阳挟内风，上冒所致。

桑叶（一钱五分）　粉丹皮（一钱五分）　羚羊角（八分）　稆豆皮（一钱五分）　白甘菊（一钱）　连翘（一钱五分）　大生地（三钱）　赤芍（一钱）　加九孔石决明（煅研，三钱）

评述：本书不分卷，以病统案，理法方药简洁明了。三则案例，各具特点，一为暑风热头痛，一为阳浮头痛，一为左偏头痛，其所用药物剂量，整体均偏轻。

《江泽之医案·头痛（附眩晕）》

外风内火交集，头眩致颠顶痹痛，乍寒乍热，天庭痛甚起瘤，胸次气机不利，谷食懒进，大便秘结，解如弹。

青黛　桑叶　黄芩　雅连　羚羊角　山栀　丹皮　川芎　甘草　露蜂房

评述：江氏医案，整体上简洁精要，论述直奔主题，整本书均以病因病机为主导，足见作者重视病因病机。此处择录的头痛医案也不例外，开端即概括患者的病因病机。医案记述颇短，症状与病因病机交织，夹叙夹议，反映出作者重视病因病机。

《邵氏方案·卷之乐·头痛》

（案1）左偏头痛移右，牙关紧结。外风引动内风也。

防风（钱半）　丹皮（钱半）　黄菊（三钱）　石决明（一两）　羌活（一钱）　连翘（三钱）　蒺藜（三钱）　羚羊角（钱半）　桑叶（钱半）

（案 2）寒热得止，而颈项尚掣痛。太阳风邪未尽也。

代针法：藁本（钱半） 羌（一钱） 防（钱半） 前胡（钱半） 二陈汤 枳壳（钱半） 冬桑叶（钱半）

（案 3）久疟营卫失调，风邪袭于太阳，为颈项掣。

代针法：青皮 枳壳 桂枝（五分） 陈皮 建曲 紫苏（钱半）

（案 4）太阳经受风为头痛。

代针法：紫苏（钱半） 黄菊 独活（一钱） 桑叶（钱半） 蒺藜 荆芥（钱半）

（案 5）肝阴虚，肝阳升，为左偏头痛。久恐伤目。

清阿胶 石决明 连翘 黄菊 龙胆草（七分） 蔓荆子（三钱） 茯神 蒺藜 羚羊角

（案 6）肝阴内亏，为巅顶头痛。久恐伤目。

阿胶 白芍 青皮 石决明 首乌 黄菊 陈皮 生龙齿 女贞 蒺藜 枣仁

（案 7）肝阴虚，肝阳升，肝风流络，致左偏头痛，左足不仁。

羚角 女贞 石决明 半夏 首乌 黄菊 生龙齿 陈皮 白芍 蒺藜 煨天麻（钱半）

（案 8）咳动肝阳，外风引动内风，所以头痛引耳。

羚角 料豆衣（三钱） 桑叶 川贝 黄菊 石决明 杏仁 橘红 蒺藜 马兜铃

（案 9）投泄肝方，而头痛偏左，亦时偏右。此阳明亦有风也。

羚角 花粉（三钱） 黄菊 桑（钱半） 丹（钱半） 连翘心（三钱） 芦根 知母 蒺藜 天麻 石决明

（案 10）右偏头痛得已，但阳明受热。

竹叶（三钱） 连翘 蒺藜 桑叶 石膏（六钱） 黄菊 滑石（四钱） 荷叶（三钱） 知母（钱半）

（案 11）阳明伏热，为右偏头痛。久恐伤目。

石膏 连翘 滑石 荷叶 知母 桑叶 通草（一钱） 藿香 薄荷（七分） 丹皮

（案 12）当额痛，泛呕。此厥阳头痛也。

左金丸（五分、七分） 嫩苏梗 蒺藜 半夏 石决明 生香附 枳壳 陈皮 冬桑叶

（案 13）头痛当额，泛呕。此厥阳头痛也。

左金丸 生香附 枳壳 半夏 石决明 黄甘菊 建曲 陈皮 冬桑叶 白蒺藜

（案 14）因于湿，首如裹。

川朴（一钱） 丹皮（钱半） 半夏 赤苓（三钱） 佩兰（三钱） 米仁（四钱） 橘红 泽泻（钱半） 桑叶 木香

评述：邵氏为清咸丰、同治年间名医，世业医，曾祖邵登瀛，得薛雪嫡传。此处选录邵氏 14 则医案，涵盖外感内伤，阅其行文，叙述简洁，但是在病因病机描述之处，不惜笔墨，可知作者十分重视病因病机，从而顺势而治。

《贯唯集·二十九、头痛》

章，左。刻诊脉象转数带弦，舌苔白少津，头额偏左疼痛，鼻塞多泪，偶有赤泪从内眦溢出，午前转剧，近晚渐松。此阴虚挟痰阻于络中，风热乘机上扰。法当养阴疏络，清邪止痛为治。

首乌　羚羊角　天麻　川芎　石决明　甘菊　钩钩　薄荷　荆芥　归身　丹皮　延胡　贝母　元参　山栀　桑芽

评述：本案记述详尽，先述舌脉，后论症状，据此辨证、立法、组方，环环相扣，并立养阴疏络、清邪止痛之法而治。

《叶天士曹仁伯何元长医案·何元长医案·三十、头痛门（四方）》

（案1）头汗畏风，不时作痛。乃卫阳虚而营阴损也。表里兼顾。

生芪　白芍　茯神　首乌　女贞　甘菊　杞子　牡蛎　料豆衣

（案2）气血俱亏，畏风头痛。此疾根深，刻难取效。

生芪　白芍　甘菊　牡蛎　熟地　女贞　料豆衣　阿胶　杞子　茯神　归身

（案3）肝阳化风上冒，头巅作痛。宜以柔剂养之。

首乌　丹皮　牡蛎　生鳖甲　白芍　甘菊　归身　柏子仁　桑叶

（案4）头痛膈胀，少阳郁热也。治以清疏。

柴胡　赤芍　陈皮　黑栀　郁金　石决明　连翘　蒌皮　木通

评述：此处四则医案，均从病机入手，诸如“卫阳虚而营阴损”“气血俱亏”“肝阳化风上冒”“少阳郁热”，均为具体病机，并据此用药。足见何氏善抓病机，以此论治。

《王九峰医案·下卷头痛》

（案1）怒损肝阴，木郁化火，下耗肾水，上蒸巅顶。值有妊三月，奇脉亦受其戕。少阴虚，不能引巨阳腑气则巅疼，阳维为病，苦寒热。拟《医垒元戎》逍遥散加川芎、香附，以条达肝邪，治其寒热巅疼之本。

柴胡　白芍　归身　冬术　香附　生姜　川芎　云苓　炙草

（案2）头偏左痛，巅顶浮肿，痛甚流泪，身半顽麻。三阳行首面，厥少会巅顶。此属虚风上冒，真阴下亏。养肝肾之阴，开巨阳之表。

蒺藜　羌活　川芎　熟地　羚羊　天麻　防风　茯苓　黄菊　泽泻　丹皮

（案3）阳明胃火上炎，头中震痛如动脉之状，时作时止。脉洪而数，寒以取之。

熟地　麦冬　石膏　知母　粳米　木通　甘草　泽泻

（案4）素本阳虚，不时巅痛，脉来细数，容色萧然。阴翳上滞精明之府。法当益火之源。

附子　干姜　洋参　冬术　甘草

（案5）宿疾阴亏，巅顶时痛，面色戴阳，脉来软数，浮阳上扰清空。暂以壮水之主。

地黄汤去萸，加桂。

（案6）脉来沉滑，头痛如破，痛甚作呕，胸满肋胀。湿痰盘踞中州，清气无由上达清灵之所，名曰痰厥头痛。主以温中，佐以风药取之。

平胃散加蔓荆子、川芎、细辛。

（案7）头痛兼眩不寐，肢尖逆冷，心中愦愦如驾风云。此风痰上扰清灵，有痉厥之虑。拟半夏白术天麻汤去芪、加川芎。

蔓荆子　川芎　半夏　干姜　泽泻　黄柏　谷芽　苍白术　天麻　陈皮　洋参　茯苓　神曲

（案8）头为诸阳之会，病属上实下虚。上实为阳明有余，下虚乃少阴不足。拟玉女煎加味。

熟地　石膏　麦冬　知母　牛膝　开麻

评述：王九峰自少得家传医术，精于医药，学成行医。所选头痛医案，特色突出，阅后颇受启发。前几则案例提示头痛可从经络辨证，以执简御繁，提高疗效。案4、5提笔即明阴阳，提示治病疗疾重视阴阳辨识。案6、7提示组方用药，重视痰浊为患。

《静香楼医案·下卷·头痛门》

火升头痛耳鸣，心下痞满，饭后即发。此阳明少阳二经痰火交郁，得食气而滋甚，与阴虚火炎不同。先与清理，继以补降。

竹茹　茯苓　橘红　炙草　半夏　羚羊角　石斛　嫩钩藤钩

诒按：案语分析病机，极其圆到。惟立方似未恰合，阳明药少，宜加知母、枳实。

头疼偏左，耳重听，目不明，脉寸大尺小。风火在上，姑为清解。

羚羊角　生地　甘草　菊花　丹皮　石决明　连翘　薄荷

诒按：此内风而兼外感者，故清散兼施。

风热上甚，头痛不已。如鸟巢高巅，宜射而去之。

制军　犀角　川芎　细茶

诒按：此虽前人成法，而选药颇精简。据此则大黄当用酒炒，以使之上行。

《类证治裁·卷之五·头风论治·雷头风脉案》

薛　憎寒发热头痛，脑如雷鸣，一夕顶发块礌甚多，延及项后，都成疙瘩。俗医以为外症，用敷药罔效。诊其脉浮大，审知为雷头风，按东垣先生论此症状，类伤寒，病在三阳，不可过用寒凉重剂，诛伐无过，故刘河间立清震汤治之。用升麻三钱，苍术，米泔浸，炒，四钱，青荷叶一枚，薄荷三钱，如法，二服立消。此痰火上升，故成结核肿痛。用苍术除湿痰，薄荷散风火，升麻、荷叶引入巅顶，升发阳气，自得汗而肿消。

评述：此处选择的是《类证治裁》的一则误案。俗医根据症状分析，诊为外症所致，调治无效。更医再审，断为雷头风，并与清震汤而愈。并于文后分析成因及用药，可谓画龙点睛，清晰明了。

《临证指南医案·卷一·头风》

赵　右偏头痛，鼻窍流涕，仍不通爽，咽喉疳腐，寤醒肢冷汗出。外邪头风，已留数月，其邪混处，精华气血咸为蒙闭，岂是发散清寒可解？头巅药饵，务宜清扬，当刺风池、风府，投药仍以通法。苟非气血周行，焉望却除宿病？暑热上蒙清窍。

西瓜衣　鲜芦根　苡仁　通草（煎送腊矾丸）

何四一　右偏风头痛，从牙龈起，木火上炎。

炒生地（三钱）　蔓荆子（炒，一钱）　黄甘菊（一钱）　茯苓（一钱半）　炒杞子（二钱）　冬桑叶（一钱）　炒丹皮（一钱）　川斛（一钱半）

王五一　中年阴中之阳已虚，内风偏头痛，冷泪出，阴中阳虚。

还少丹。

徐四一　头风既愈，复发痛甚，呕吐不已。阳明胃虚，肝阳化风愈动，恐有失明之忧。胃虚风阳上逆。

炒半夏　茯苓　苦丁茶　菊花炭　炒杞子　柏子霜

朱五四　阳明脉弦大而坚，厥阴脉小弦数促，面赤，头痛绕及脑后，惊惕肉瞤，汗出早晨小安，入暮偏剧。此操持怫郁，肝阳挟持内风，直上巅顶，木火戕胃为呕逆，阳越为面赤汗淋。内因之病，加以司候春深，虑有暴厥瘼痉之幻。夫肝为刚脏，胃属阳土，姑议柔缓之法，冀有阳和风熄之理。

复脉去参、姜、桂，加鸡子黄、白芍。

王　始用茶调散得效，今宜养血和血。

川芎　归身　白芍（酒炒）　白蒺藜（炒）　桑枝

朱三四　头风目痛昏赤，火风上郁最多，及询病有三四年，遇风冷为甚。其卫阳清气久而损伤，非徒清散可愈，从治风先治血意。血虚。

杞子　归身　炒白芍　沙苑　菊花　钩藤

头风一症，有偏正之分。偏者主乎少阳，而风淫火郁为多。前人立法以柴胡为要药，其补泻之间不离于此，无如与之阴虚火浮，气升吸短者，则厥脱之萌由是而来矣。先生则另出心裁，以桑叶、丹皮、山栀、荷叶边轻清凉泄，使少阳郁遏之邪亦可倏然而解。倘久则伤及肝阴，参入咸凉柔镇可也。所云正者，病情不一，有气虚血虚、痰厥肾厥、阴伤阳浮、火亢邪风之不同，按经设治，自古分晰甚明，兹不再述。至于肝阴久耗，内风日旋，厥阳无一息之宁，痛掣之势已极，此时岂区区汤散可解？计惟与复脉之纯甘壮水，胶、黄之柔婉以熄风和阳，俾刚亢之威一时顿熄，予用之屡效如神，决不以虚谀为助。（邵新甫）

《临证指南医案·卷八·头痛》

徐六七　冬月呕吐之后，渐渐巅顶作痛。下焦久有积疝痔疡，厥阴阳明偏热。凡阳气过动，变化火风，迅速自为升降，致有此患。（风火）

连翘心　元参心　桑叶　丹皮　黑山栀皮　荷叶汁

胡六三　脉左弦数，右偏头痛左齿痛。

连翘　薄荷　羚羊角　夏枯草花　黑栀皮　鲜菊叶　苦丁茶　干荷叶边

某　高年气血皆虚，新凉上受，经脉不和，脑后筋掣牵痛，倏起倏静，乃阳风之邪，议用清散轻剂。

荷叶边　苦丁茶　蔓荆子　菊花　连翘

王六三　邪郁，偏头痛。

鲜荷叶边（三钱）苦丁茶（一钱半）连翘（一钱半）黑山栀（一钱）蔓荆子（一钱）杏仁（二钱）木通（八分）白芷（一分）

郁五十　风郁头疼。

鲜荷叶　苦丁茶　淡黄芩　黑山栀　连翘　蔓荆子　木通　白芷

某四七　内风头痛泪冷。（肝风）

炒杞子　制首乌　柏子仁　茯神　炒菊花炭　小黑豆皮

沈氏　痛在头左脑后，厥阳风木上触。

细生地　生白芍　柏子仁　炒杞子　菊花　茯神

孙二四　暑伏，寒热头痛。（伏暑）

鲜荷叶边　连翘　苦丁茶　夏枯草　山栀　蔓荆子　浓朴　木通

某　暑风湿热，混于上窍，津液无以营运，凝滞，遂偏头痛，舌强干涸，治宜清散。

连翘　石膏　生甘草　滑石　蔓荆子　羚羊角　荷梗　桑叶

程　既知去血过多，为阴虚阳实之头痛，再加发散，与前意相反矣。（血虚阳浮）

复脉去参姜桂，加左牡蛎。

又，脉数虚而动，足征阴气大伤，阳气浮越，头痛筋惕，仍与镇摄之法。

牡蛎　阿胶　人参　生地　炙草　白芍　天冬

朱　据说就凉则安，遇暖必头痛筋掣，外以摩掐可缓。大凡肝风阳扰，胃络必虚，食进不甘，是中焦气馁。虽咸润介属潜阳获效，说来依稀想像，谅非入理深谈。聊以代煎，酸甘是商。且五旬又四，中年后矣，沉阴久进，亦有斫伐生气之弊。半月来，乏少诊之功。姑为认慎，用固本膏。（肝阳犯胃上逆）

徐　当年下虚，曾以温肾凉肝获效。春季患目，是阳气骤升，乃冬失藏聚，水不生木之征也。频以苦辛治目，风阳上聚头巅，肝木横扰，胃受戕贼，至于呕吐矣。今心中干燥如焚，头中岑岑震痛，忽冷忽热，无非阴阳之逆。肝为刚脏，温燥决不相安，况辛升散越转凶，岂可再蹈前辙。

姑以镇肝益虚，冀有阳和风熄之理。

阿胶　小麦　麦冬　生白芍　北沙参　南枣

又，倏冷忽热，心烦巅痛，厥阳之逆，已属阴液之亏。前案申明刚药之非。代赭味酸气坠，乃强镇之品，亦刚药也。考七疝中，子和惯投辛香走泄，其中虎潜一法亦采。可见疝门亦有柔法。医者熟汇成法，苟不潜心体认，皆希图附会矣。今呕逆既止，其阴药亦有暂投，即水生涵木之法。议以固本成方，五更时从阳引导可也，加秋石。

叶（妪）临晚头痛，火升心嘈，风阳上冒，防厥。

细生地　阿胶　牡蛎　茯神　麦冬　生白芍

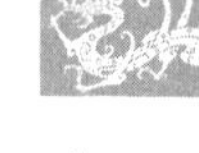

史　头形象天，义不受浊。今久痛有高突之状，似属客邪蒙闭清华气血。然常饵桂附河车，亦未见其害。思身半以上属阳，而元首更为阳中之阳。大凡阳气先虚，清邪上入。气血瘀痹，其痛流连不息。法当宣通清阳，勿事表散。以艾焫按法灸治，是一理也。（厥阴气血邪痹）

熟半夏　北细辛　炮川乌　炙全蝎　姜汁

又，阳气为邪阻，清空机窍不宣。考周礼采毒药以攻病，藉虫蚁血中搜逐，以攻通邪结，乃古法。而医人忽略者。今痛滋脑后，心下呕逆，厥阴见症。久病延虚，攻邪须兼养正。

川芎　当归　半夏　姜汁　炙全蝎　蜂房

张二二　太阳痛，连颧骨耳后牙龈，夏令至霜降不痊，伏邪未解，治阳明少阳。（胆胃伏邪）

连翘　羚羊角　牛蒡子　葛根　赤芍　白芷　鲜菊叶

头为诸阳之会，与厥阴肝脉会于巅。诸阴寒邪不能上逆为阳气窒塞，浊邪得以上据，厥阴风火，乃能逆上作痛。故头痛一症，皆由清阳不升，火风乘虚上入所致。观先生于头痛治法，亦不外此。如阳虚浊邪阻塞，气血瘀痹而为头痛者，用虫蚁搜逐血络，宣通阳气为主。如火风变动，与暑风邪气上郁而为头痛者，用鲜荷叶、苦丁茶、蔓荆、山栀等，辛散轻清为主。如阴虚阳越而为头痛者，用仲景复脉汤，甘麦大枣法，加胶芍牡蛎，镇摄益虚，和阳熄风为主。如厥阳风木上触，兼内风而为头痛者，用首乌、柏仁、穞豆、甘菊、生芍、杞子辈，熄肝风，滋肾液为主。一症而条分缕析，如此详明，可谓手法兼到者矣。（邹时乘）

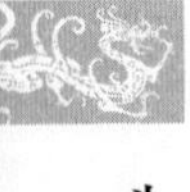

评述：此处选取的涉及叶天士的医案颇多。叶氏辨证论治别具特色，治法多变，用药精简，切中病机，对临床颇具指导。叶氏治疗头痛的医案较多，总结其法有以下：①轻清辛泄法：叶氏认为，头痛初起，正虚不甚者多见风火上郁之证，多由郁热所致，故用轻清辛泄法。②凉润柔肝法：叶天士所治头痛案中，木火上炎，肝阳上郁，肝风阻窍为最常见的病机。肝为风木，其体阴用阳，肝阴不足则肝阳易亢，上郁清窍而发为头痛之证，故用凉润柔肝法。③滋阴养血潜阳法：叶氏认为，阴虚无以制阳，则虚阳上越；血虚无以养肝，亦可肝阳化风上扰，故宜用镇摄益虚、滋补肝肾、和阳息风之品。④温阳祛浊通络法：阳虚浊邪阻塞，气血痹阻，久病入络头痛，叶氏认为非一般草木之品所能起效，常用“虫蚁搜逐血络，宣通阳气为主”。⑤清热祛暑利湿法：暑湿时令之邪，混于上窍，发为头痛者，叶氏认为常有津液凝滞之证，故除清热祛暑外，常合用通利之法。⑥温中健脾止风法：叶氏认为，中州脾胃为气机升降之枢机，中州健运则气运条畅，阳气封固，外可固表，内可护阴而使其内守。如中州阳气失固，则肝阳更易化风内动，常见肢麻、肉瞤、烦热、头痛等肝胆内风之证，叶氏常用温中健脾止风之法。

《也是山人医案·头风》

赵四五　右偏头风痛，目赤，少阳郁火未熄。

霜桑叶（一钱）　丹皮（一钱）　白蒺藜（炒，一钱五分）　穞豆皮（二钱）　黄甘菊（一钱）　云茯神（二钱）　制首乌（三钱）　杞子（二钱）

卫五二　头风痛，呕吐便秘，肝阳化风上冒，拟柔缓和阳。复脉去参、姜、桂，加牡蛎。

生左牡蛎（三钱）　细生地（三钱）　炙甘草（五分）　清阿胶（二钱）　麦冬（二钱）　南枣

（三钱） 大麻仁（一钱五分）

评述：所选两则“头风”医案，虽各有不同，但是内在均有相通之处，均与“风”有关。而肝的特性又与“风”关系密切，故而两者之间相互关联，或为经络关联，或为肝脏本身化风，而症状的细微之处，就是辨证着眼之处。

《陈莘田外科方案·卷五·雷头风》

俞，左。头为诸阳之首，风厉之邪袭郁三阳，大雷头风肿胀散蔓，形如巴斗，溃脓盈盆成碗。正气内亏，邪恋未尽，变险可虑也。拟清托化毒法。

羚羊角　川贝　丹皮　赤芍　鲜荷叶　生芪皮　防风　人中黄　天花粉　苦桔梗　制蚕

评述：本医案为雷头风重症，见肿胀散漫，形如巴斗，溃脓盈盆，提示邪气亢盛，虽有衰减而邪恋未尽，且已有正气内亏，故拟清托化毒法治疗。

《松心医案笔记·卷上·宋廷良母夫人头风治验案》

宋母患肝厥，延余诊。余始用煎剂治之，后定调理方，用六味全料，参用韩氏异类有情丸，加龙齿、牡蛎、龟板、阿胶、虎头骨，并为书案曰：头痛颈脉动，肝阳上冒至巅为厥，贼邪传子，舌生芒刺，脉之左寸关沉弦而横，水亏营弱，龙雷并发，非可以苦寒直折，宜以滋为伏，壮阴和阳。客有不达制方之意问于余者，余曰：六味丸乙癸同治之法也，然草根树皮，岂若异类有情之品其相入为尤速，夫天下之至变者，莫如龙，吾用龙齿先入肝以安其魂，从其类也，阿胶其佐也；牡蛎、龟板，一则顽钝无知，一则资性灵异，其质皆厚重，使就其窟穴而招之，导龙入海，即渐化其飞扬跋扈之性；虎为西方之兽，可以平木，用头骨者，取其象也。制即为生，引即为伏，龙蛰而不见，利其普哉。《经》曰：亢则害，承乃制，明乎此义，可以论方矣。

评述：此医案一则论述详尽，引经据典，思路清晰，颇启后学。

《医学衷中参西录·五 医案·（四）脑充血门》

1. 脑充血头疼

京都谈××，年五十二岁，得脑充血头疼证。

病因：因劳心过度，遂得脑充血头疼证。

证候：脏腑之间恒觉有气上冲，头即作疼，甚或至于眩晕，其夜间头疼益甚，恒至疼不能寐。医治二年无效，浸至言语謇涩，肢体渐觉不利，饮食停滞胃口不下行，心中时常发热，大便干燥。其脉左右皆弦硬，关前有力，两尺重按不实。

诊断：弦为肝脉，至弦硬有力无论见于何部，皆系有肝火过升之弊。因肝火过升，恒引动冲气胃气相并上升，是以其脏腑之间恒觉有气上冲也。人之血随气行，气上升不已，血即随之上升不已，以致脑中血管充血过甚，是以作疼。其夜间疼益剧者，因其脉上盛下虚，阴分原不充足，是以夜则加剧，其偶作眩晕亦职此也。至其心常发热，肝火炽其心火亦炽也。其饮食不下行，大便多干燥者，又皆因其冲气挟胃气上升，胃即不能传送饮食以速达于大肠也。其言语肢体蹇涩不利者，因脑中血管充血过甚，有妨碍于司运动之神经也。此宜治以镇肝、降胃、安冲之剂，而以引血下行兼清热滋阴之药辅之。又须知肝为将军之官，中藏相火，强镇之恒起其反动力，又宜兼用舒肝之药，将顺其性之作引也。

处方：生赭石（一两，轧细） 生怀地黄（一两） 怀牛膝（六钱） 大甘枸杞（六钱） 生龙骨（六钱，捣碎） 生牡蛎（六钱，捣碎） 净萸肉（五钱） 生杭芍（五钱） 茵陈（二钱） 甘草（二钱）

共煎汤一大盅，温服。

复诊：将药连服四剂，头疼已愈强半，夜间可睡四五点钟，诸病亦皆见愈，脉象之弦硬已减，两尺重诊有根，拟即原方略为加减俾再服之。

处方：生赭石（一两，轧细） 生怀地黄（一两） 生怀山药（八钱） 怀牛膝（六钱） 生龙骨（六钱，捣碎） 生牡蛎（六钱，捣碎） 净萸肉（五钱） 生杭芍（五钱） 生鸡内金（钱半，黄色的捣） 茵陈（钱半） 甘草（二钱）

共煎汤一大盅，温服。

三诊：将药连服五剂，头已不疼，能彻夜安睡，诸病皆愈。惟办事，略觉操劳过度，头仍作疼，脉象犹微有弦硬之意，其心中仍间有觉热之时，拟再治以滋阴清热之剂。

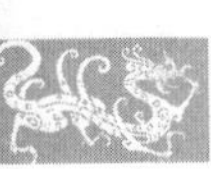

处方：生怀山药（一两） 生怀地黄（八钱） 玄参（四钱） 北沙参（四钱） 生杭芍（四钱） 净萸肉（四钱） 生珍珠母（四钱，捣碎） 生石决明（四钱，捣碎） 生赭石（四钱，轧细） 怀牛膝（三钱） 生鸡内金（钱半，黄色的捣） 甘草（二钱）

共煎汤一大盅，温饮下。

效果：将药连服六剂，至经理事务时，头亦不疼，脉象已和平如常。遂停服汤药，俾日用生山药细末，煮作茶汤调以白糖令适口，送服生赭石细末钱许，当点心服之以善其后。

2. 脑充血头疼

天津李氏妇，年过三旬，得脑充血头疼证。

病因：禀性褊急，家务劳心，常起暗火，因得斯证。

证候：其头疼或左或右，或左右皆疼，剧时至作呻吟。心中常常发热，时或烦躁，间有眩晕之时，其大便燥结非服通下药不行。其脉左右皆弦硬而长，重诊甚实，经中西医诊治二年，毫无功效。

诊断：其左脉弦硬而长者，肝胆之火上升也；其右脉弦硬而长者，胃气不降而逆行，又兼冲气上冲也。究之，左右脉皆弦硬，实亦阴分有亏损也。因其脏腑之气化有升无降，则血随气升者过多，遂至充塞于脑部，排挤其脑中之血管而作疼，此《内经》所谓血之与气，并走于上之厥证也。亦即西人所谓脑充血之证也。其大便燥结不行者，因胃气不降，失其传送之职也。其心中发烦躁者，因肝胃之火上升也。其头部间或眩晕者，因脑部充血过甚，有碍于神经也。此宜清其脏腑之热，滋其脏腑之阴，更降其脏腑之气，以引脑部所充之血下行，方能治愈。

处方：生赭石（两半，轧细） 怀牛膝（一两） 生怀山药（六钱） 生怀地黄（六钱） 天冬（六钱） 玄参（五钱） 生杭芍（五钱） 生龙齿（五钱，捣碎） 生石决明（五钱，捣碎） 茵陈（钱半） 甘草（钱半）

共煎汤一大盅，温服。

方解：赭石为铁氧化合，其质重坠下行，能降胃平肝，镇安冲气。其下行之力，又善通大便燥结而毫无开破之弊。方中重用两半者，因此证大便燥结过甚，非服药不能通下也。盖大便不通，是以胃气不下降，而肝火之上升冲气之上冲，又多因胃气不降而增剧。是治此证者，当以通其大便为要务，迨服药至大便自然通顺时，则病愈过半矣。牛膝为治腿疾要药，以其能引气血下行也。而《名医别录》及《千金翼方》，皆谓其除脑中痛，盖以其能引气血下行，即可轻减脑中之充血也。

愚生平治此等证必此二药并用，而又皆重用之。用玄参、天冬、芍药者，取其既善退热兼能滋阴也。用龙齿、石决明者，以其皆为肝家之药，其性皆能敛戢肝火，镇熄肝风，以缓其上升之势也。用山药、甘草者，以二药皆善和胃，能调和金石之药与胃相宜，犹白虎汤用甘草粳米之义，而山药且善滋阴，甘草亦善缓肝也。用茵陈者，因肝为将军之官，其性刚果，且中寄相火，若但用药平之镇之，恒至起反动之力，茵陈最能将顺肝木之性，且又善泻肝热，李氏《本草纲目》谓善治头痛，是不但将顺肝木之性使不至反动，且又为清凉脑部之要药也。诸药汇集为方，久服之自有殊效。

复诊：将药连服二十余剂（其中随时略有加减），头已不疼，惟夜失眠时则仍疼，心中发热、烦躁皆无，亦不复作眩晕，大便届时自行，无须再服通药，脉象较前和平而仍有弦硬之意，此宜注意滋其真阴以除病根。

处方：生赭石（一两，轧细） 怀牛膝（八钱） 生怀山药（八钱） 生怀地黄（八钱） 玄参（六钱） 大甘枸杞（六钱） 净萸肉（五钱） 生杭芍（四钱） 柏子仁（四钱） 生麦芽（三钱） 甘草（二钱）

共煎汤一大盅，温服。方中用麦芽者，借以宣通诸药之滞腻也。且麦芽生用原善调和肝气，亦犹前方用茵陈之义也。

效果：将药又连服二十余剂（亦随时略有加减），病遂全愈，脉象亦和平如常矣。

3. 脑充血头疼

天津于氏妇，年二十二岁，得脑充血头疼证。

病因：其月信素日短少，不调，大便燥结，非服降药不下行，浸至脏腑气化有升无降，因成斯证。

证候：头疼甚剧，恒至夜不能眠，心中常觉发热，偶动肝火即发眩晕，胃中饮食恒停滞不消，大便六七日不行，必须服通下药始行。其脉弦细有力而长，左右皆然，每分钟八十至，延医诊治历久无效。

诊断：此因阴分亏损，下焦气化不能固摄，冲气遂挟胃气上逆，而肝脏亦因阴分亏损水不滋木，致所寄之相火妄动，恒助肝气上冲。由斯脏腑之气化有升无降，而自心注脑之血为上升之气化所迫，遂至充塞于脑中血管而作疼作晕也。其饮食不消大便不行者，因冲胃之气皆逆也；其月信不调且短少者，因冲为血海，肝为冲任行气，脾胃又为生血之源，诸经皆失其常司，是以月信不调且少也;《内经》谓“血菀（同郁）于上，使人薄厥”，言为上升之气血逼薄而厥也。此证不急治则薄厥将成，宜急治以降胃、镇冲、平肝之剂，再以滋补真阴之药辅之，庶可转上升之气血下行不成薄厥也。

处方：生赭石（一两，轧细） 怀牛膝（一两） 生怀地黄（一两） 大甘枸杞（八钱） 生怀山药（六钱） 生杭芍（五钱） 生龙齿（五钱，捣碎） 生石决明（五钱，捣碎） 天冬（五钱） 生鸡内金（二钱，黄色的捣） 苏子（二钱，炒捣） 茵陈（钱半） 甘草（钱半）

共煎汤一大盅，温服。

复诊：将药连服四剂，诸病皆见轻，脉象亦稍见柔和。惟大便六日仍未通行，因思此证必先使其大便如常，则病始可愈，拟将赭石加重，再将余药略为加减以通其大便。

处方：生赭石（两半，轧细） 怀牛膝（一两） 天冬（一两） 黑芝麻（八钱，炒捣） 大甘枸杞（八钱） 生杭芍（五钱） 生龙齿（五钱，捣碎） 生石决明（五钱，捣碎） 苏子（三钱，炒捣） 生鸡内金（钱半，黄色的捣） 甘草（钱半） 净柿霜（五钱）

药共十二味，将前十一味煎汤一大盅，入柿霜融化温服。

三诊：将药连服五剂，大便间日一行，诸证皆愈十之八九，月信适来，仍不甚多，脉象仍有弦硬之意，知其真阴犹未充足也。当即原方略为加减，再加滋阴生血之品。

处方：生赭石（一两，轧细） 怀牛膝（八钱） 大甘枸杞（八钱） 龙眼肉（六钱） 生怀地黄（六钱） 当归（五钱） 玄参（四钱） 沙参（四钱） 生怀山药（四钱） 生杭芍（四钱） 生鸡内金（一钱，黄色的捣） 甘草（二钱） 生姜（三钱） 大枣（三枚，掰开）

共煎汤一大盅，温服。

效果：将药连服四剂后，心中已分毫不觉热，脉象亦大见和平，大便日行一次，遂去方中玄参、沙参，生赭石改用八钱，生怀山药改用六钱，俾多服数剂以善其后。

《医学衷中参西录·五 医案·（六）头部病门》

头疼

李姓，住天津一区，得头疼证，日久不愈。

病因：其人素羸弱，因商务操劳，遇事又多不顺，心肝之火常常妄动，遂致头疼。

证候：头疼不起床者已逾两月，每日头午犹轻，过午则浸加重，夜间疼不能寐，鸡鸣后疼又渐轻可以少睡，心中时或觉热，饮食懒进。脉搏五至，左部弦长，关脉犹弦而兼硬，右脉则稍和平。

诊断：即此脉象论之，显系肝胆之热上冲脑部作疼也。宜用药清肝火、养肝阴、镇肝逆，且兼用升清降浊之药理其脑部。

处方：生杭芍（八钱） 柏子仁（六钱） 玄参（六钱） 生龟板（六钱，轧细） 龙胆草（三钱） 川芎（钱半） 甘菊花（一钱） 甘草（三钱）

共煎汤一大盅，温服。

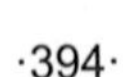

效果：服药一剂，病愈十之七八，脉象亦较前和平，遂将龙胆草减去一钱，又服两剂全愈。

或问：川芎为升提气分之品，今其头疼既因肝胆之热上冲，复用川芎以升提之，其热不益上冲乎？何以服之有效也？答曰：川芎升清气者也，清气即氢气也。按化学之理，无论何种气，若在氢气之中必然下降，人之脏腑原有氢气，川芎能升氢气上至脑中，则脑中热浊之气自然下降，是以其疼可愈也。

评述：张锡纯是中西医学汇通的代表人物，故而所选头痛医案中部分涉及现代医学病名。综合上述《医学衷中参西录》中关于头痛的论述内容，可知张锡纯认为头痛的主要病因病机为气机运行失常，具体可分为元气不敛、大气虚陷、二气上逆和脑气筋失用；而在治疗头痛时注重调气血，辨虚实，审脏腑；在用药方面，重视升降通利之品的应用，善用黄芪、金石重坠之品和虫类药，这些治疗头痛的学术经验为后世提供了新的诊疗思路。

三、民国

《丁甘仁医案·卷三·内伤杂病案·附：头痛眩晕案》

葛左　头为诸阳之会，惟风可到，风邪客于阳位，袭入太阳之经，头脉胀痛，痛引后脑，连及项背，恶风鼻流清涕，胸闷纳少，脉浮苔白。治以辛温解散。

荆芥穗（一钱）　青防风（一钱）　川桂枝（五分）　生甘草（五分）　江枳壳（一钱）　苦桔梗（一钱）　炒赤芍（一钱五分）　炒薄荷（八分）　广陈皮（一钱）　荷叶（一角）

何右　头痛且胀，痛引头额，畏风鼻塞，苔黄脉浮，风邪客于阳明之经也，风为阳邪。辛以散之，凉以清之。

荆芥穗（一钱五分）　薄荷炭（八分）　净蝉衣（八分）　蔓荆子（一钱五分）　冬桑叶（三钱）　甘菊花（三钱）　江枳壳（一钱）　苦桔梗（一钱）　粉葛根（一钱五分）　连翘壳（三钱）　苦丁茶（一钱五分）　荷叶边（一圈）

任左　头额掣痛，痛引左耳，夜半则痛尤甚，脉浮数，苔黄。阴分本亏，风邪化热。引动肝胆之火，上犯空窍。姑拟辛凉解散，清泄厥少。

冬桑叶（三钱）　甘菊花（三钱）　薄荷炭（八分）　羚羊片（先煎汁冲服，三分）　连翘壳（三钱）　黑山栀（二钱）　京赤芍（一钱五分）　生甘草（五分）　苍耳子（一钱五分）　夏枯花（一钱五分）　荷叶边（一圈）

居右　头痛如劈，筋脉掣起，痛连目珠，舌红绛，脉弦数。此肝阳化火，上扰清空，当壮水柔肝，以熄风火。勿可过用风药，风能助火，风药多，则火势有更烈之弊。

小生地（四钱）　生白芍（二钱）　粉丹皮（二钱）　生石决（八钱）　薄荷叶（八分）　甘菊花（三钱）　羚羊片（另煎汁冲服，四分）　夏枯花（一钱五分）　黑山栀（二钱）　黑芝麻（三钱）　嫩钩钩（后入，三钱）

詹右　产后血虚，厥阳上扰，头脑空痛，目花眩晕，脉弦细，舌光无苔。当养血柔肝，而潜厥阳。

大生地（四钱）　生白芍（二钱）　阿胶珠（二钱）　穞豆衣（三钱）　炒杭菊（一钱五分）

潼蒺藜（三钱） 熟女贞（二钱） 酸枣仁（三钱） 生石决（八钱） 生牡蛎（六钱） 黑芝麻（三钱） 嫩钩钩（后入，三钱）

黄左 肝为风木之脏，赖肾水以滋养，水亏不能涵木，肝阳上扰清空，头痛眩晕，心悸少寐，筋惕肉瞤，恙久根深，非易速痊。当宜滋肾水以柔肝木，潜浮阳而安心神。

阿胶珠（三钱） 生白芍（三钱） 左牡蛎（六钱） 青龙齿（三钱） 朱茯神（三钱） 酸枣仁（三钱） 穞豆衣（三钱） 炒杭菊（一钱五分） 潼蒺藜（三钱） 仙半夏（二钱） 北秫米（包，三钱） 嫩钩钩（后入，三钱） 黑芝麻（三钱） 琥珀多寐丸（吞服，一钱）

评述：上述六则医案，简洁明了，通读案例，既明晰病因病机，又知晓治则治法；整体而论，发现丁氏治疗头痛主要从风、从肝论治，强调分部论治、因人而异等；治疗以息内风、祛外风为主，颇启后学。

《全国名医验案类编·初集 四时六淫病案·第一卷 脑风头痛案（内科）》

王经邦（住天台栅门楼）

病者：郑姓，年五十二岁，业商，住象山石浦。

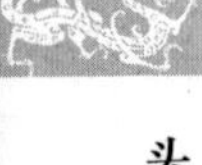

病名：脑风头痛。

原因：由于风邪入脑。

证候：头连巅痛，经十阅月，百方无效。

诊断：脉浮缓而大。脉证合参，断为脑风头痛。

疗法：苍耳治头风为君，佐藁本以治顶痛。

处方：苍耳子（二钱） 川藁本（一钱）

效果：服一剂，明日发厥，正不胜邪，人谓升散药之咎，殊不知苏后，其病遂失。

廉按：经谓“风气循风府而上，则为脑风。风从外入，令人振寒汗出头痛，治在风府”。此案头连巅痛，确是脑风头痛，方用苍耳能使清阳之气上升巅顶为君，藁本专治巅顶痛为佐，药虽简单，却合病机，宜其一击而中，病邪即退。

《全国名医验案类编·初集 四时六淫病案·第四卷 湿淫病案·湿热头痛案（内科）》

王经邦（住天台栅门楼）

病者：陈训臣，年六十余岁，前清库生，住天台城内。

病名：湿热头痛。

原因：由于湿热上盛，暴风袭脑。

证候：头重压下如山，痛不可忍。

诊断：脉浮紧数。浮紧虽属冷风，而数为湿热上蒸之候。

疗法：发汗透邪，用清空膏合川芎茶调散意。

处方：北柴胡（一钱） 淡枯芩（一钱） 小川连（七分） 川羌活（二钱） 北防风（一钱） 小川芎（二钱） 生甘草（七分） 雨前茶叶（二钱）

效果：煎服一剂，头痛如失，如脱重帽。

廉按：证属外风与湿热相合，故方用清散，从表里两解之法。

《全国名医验案类编·初集 四时六淫病案·第一卷 风淫病案·偏头风案（内科）》

熊鼎成（住樟树集善医院）

病者：杨鹤鸣，年四十二岁，教员，住湖北。

病名：偏头风。

原因：向无习惯性头痛，因染梅毒，曾注射新洒尔沸散（即新六零六），病愈后，偶以饮食不节，发生本病。

证候：未病前胃肠时患秘结。一日午席未终，头部左半边发生剧痛，牵及上下臼牙亦痛，面呈苍白色，夜间痛楚尤甚，不能片刻安神，呻吟不已，症状险恶。

诊断：脉浮弦而急数。弦为风，数为热，风热相搏，故疼痛剧烈。梅毒亦能发生偏头痛病者，虽曾用注射剂疗治，必系余毒未清。又凡西药之有毒者，疗病虽得奇功，每发生副作用，病者头痛，以注射洒尔沸散后而发，此亦一重大原因。总之病名偏头风，脉又弦数可征，无论其病因如何，必主肝经风火为殃无疑。肝属木，为风脏，位东方，故风病多发于左也。

疗法：天麻为头风圣药，寻常偏头痛，佐以白芷、川芎等味，治之立应。此症有上种种原因，加以胃肠秘结，益足以使头痛加剧，故虽用前药，而病仍不解。风火交煽，势将燎原莫制，非厉行平肝泻火，病必危殆。方宜加入蕲蛇、蚯蚓强有力之追风药，并重用硝黄，清其肠胃自愈。

处方：明天麻（三钱） 香白芷（四钱） 川芎（三钱） 蕲蛇（钱半） 白颈蚯蚓（钱半） 生锦纹（三钱） 芒硝（三钱）

效果：服药一剂，未十分钟头痛立止。二剂后痊愈，并未再发。凡遇此证病轻慢性者，去大黄、芒硝，新病用此，药到病除，真神方也。若缠绵日久，风毒深入脑髓神经，非多服不为功，患此者宜豫为之加意焉。

廉按：发明病理，衷中参西，方亦极有力量，宜乎两剂奏功也。

《全国名医验案类编·初集 四时六淫病案·第一卷 风淫病案·头风害目案（内科）》

张锡纯（住盐山西门内）

病者：王君，年近五旬，高等检察厅科员，住奉天。

病名：头风害目。

原因：处境不顺，兼办稿件劳碌，渐觉头疼，日浸加剧。服药无效，遂入西人医院，治旬日，头疼未减，转添目疼。

证候：越数日，两目生翳，视物不明，自言脑疼彻目，目疼彻脑，且时觉眩晕，难堪之情，莫可名状。

诊断：脉左部洪长有力。脉证合参，知系肝胆之火，挟气血上冲脑部，脑中血管因受冲激而膨胀，故作疼。目系连脑，脑中血管膨胀不已，故目疼生翳，且眩晕也。因晓之曰，此脑充血症也。深究病因，脑疼为目疼之根，而肝胆之火挟气血上冲，又为脑疼之根。

疗法：当清火平气，引血下行，头疼愈而目疼生翳及眩晕，自不难调治矣。其目翳原系外障，须兼用外治之法，用磨翳药水一瓶，日点眼上五六次，自能徐徐将翳尽消。

处方：怀牛膝（一两） 生杭芍（六钱） 生龙骨（六钱，打） 生牡蛎（六钱，打） 代赭石（六钱，生打） 乌玄参（四钱） 川楝子（四钱） 龙胆草（三钱） 生甘草（二钱）

磨取铁锈浓水煎药。

附磨翳药水方

生炉甘石（一两） 硼砂（八钱） 薄荷叶（三钱） 蝉蜕（三钱，带全足，去翅土）

上药四味，先将前二味药臼捣细，再将薄荷、蝉蜕煎水一大钟，用其水和所捣药末入药钵内，研至极细。将浮水者，随水飞出，连水别贮一器。待片时，将浮头清水，仍入钵中，和所余药渣研细，仍随水飞出。如此不计次数，以飞净为度。若飞过者还不甚细，可再研再飞，以极细为度。制好，连水贮瓶中，勿令透气。用时将瓶中水药调匀，点眼上日五六次。若目翳甚厚、已成肉螺者，加真藏硇砂二分另研，调和药水中。此方效力，全在甘石生用，然生用则质甚硬，又恐与眼不宜，故必如此研细水飞，然后可以之点眼。

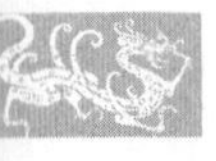

效果：服一剂，觉头目之疼顿减。又服两剂，其头疼目疼眩晕皆愈，视物亦较真。

廉按：头风害目，即西医所称之脑充血也。近世眼科专家虽不知脑充血之病理，然知其为肝热生风，逼血与气并走于上，轻则为头目痛，重则为晕厥。其方用羚角、石决明、珍珠母、生玳瑁、石蟹、桑叶、滁菊、谷精草等潜镇清熄，亦颇有效。外用切法，以极细毫针十数支扎成一把，于两太阳及脑后，轻轻刺切，先出黄水，继放瘀血。约两星期一切，辄多默收敏效，余见之屡矣。此案直断为脑充血，用降血下行之法，大致与眼科相同，而药价则便宜多多矣。经济困难者，不可不知有此法。惟重用牛膝一味，为降血导下之峻品，必先查问明白，男则有否遗精，女则有无血崩素因，如其有之，慎毋重用以招谤，后学宜注意之。

《全国名医验案类编·初集 四时六淫病案·第一卷 风淫病案·头风害目案（内科）》

何拯华（绍兴同善局）

病者：张谢氏，年三十六岁，住绍兴偏门外张家葑。

病名：头风害目。

原因：体素肝热，适感风温，头痛屡止屡发，酿变头风。医者不辨病源，误用头风套方，如荆、防、藁、芎等辛燥升散，遂巅痛而延累左目。

证候：时而头巅疼，时而左目痛，左目痛轻则巅疼甚，巅疼甚则眼痛轻，互相消长，累月不愈。甚至肝热冲动水轮，当瞳人处忽变白色，忽微蓝色，忽而缩小，忽而昏蒙。

诊断：脉左浮弦搏数，右浮洪或散大，沉按细涩，舌边紫赤。脉证合参，病之本在于肝，肝之脉络于巅，肝之窍开于目，而其所以互相消长者，病之标则在于脑。脑有十二对神经，其肝热冲激于头巅神经则头巅疼，冲激于左目神经则左目痛也。其冲动水轮，当瞳人处而形色乍变者，以目系入脑，脑之精为瞳人，全赖玻璃体中之水晶样液以保护之，今被肝热冲激，深恐明角罩中之水晶样液被蒸冲而浑，则瞳人生翳迷蒙，不能明辨三光五色矣。故世有一目失明而头风顿愈者，殆因脑中之血热，已从目窍排泄而出欤？

疗法：首当潜镇清熄，故以羚角、石决、珠母等具有灵动之性质，潜镇肝阳以熄内风为君，而羚角尤擅清肝明目、直达巅顶、善平脑热之长，入于咸平镇潜之中，奏功尤速。然诸痛皆属于心，心热则肝热，肝热则脑热，故又以童便、川连咸苦达下以泻心，白芍、胆草酸苦泄火以泻肝为臣。佐以酒炒生牛膝，取其上行入脑下行纳冲，善引头目之血热从速下降。使以青葙子，随羚角直清脑热，能散瞳人处昏蒙也。

处方：石决明（一两，生打） 珍珠母（一两，生打） 小川连（八分） 龙胆草（一钱） 生白芍（五钱） 生淮牛膝（五钱，酒炒） 青葙子（三钱） 羚角尖（一钱，磋研极细，药汤调下） 清童便（两钟，分冲）

次诊：前方连服四日，巅疼眼痛悉除，当瞳人处变像亦减十之六七，舌边紫转红色，脉搏浮洪弦数均已大减。惟视物不甚清爽者，以目得血而能视，目血为肝热消耗，精光不足故也，法当滋肝血以益肾阴。

次方：陈阿胶（钱半，烊冲） 生白芍（四钱） 大生地（四钱） 大熟地（四钱） 甘杞子（钱半） 黄甘菊（二钱） 沙苑子（三钱，盐水炒） 菟丝子（三钱，盐水炒） 谷精珠（钱半） 羊乌珠（一对）

效果：次方连服十剂，肝血充而肾阴复，目自还光而明矣。

廉按：头风害目，惟妇女为最多。皆因血郁生热，血热生风，风动而逼血上脑则脑充血，脑充血则神经被逼，著于头巅之知觉神经则痛在头巅，著于眼部之知觉神经则痛在眼，此新发明之病理也。此案论病探源，一眼觑定肝脑，则骊珠在握，而选药处方，自然精切。初方妙在羚角，羚之灵在角，角之灵在脑，其性凉而味咸，故善平脑热，其色白而气腥，故能消肝肺血热瘀积。凡内障之脑脂下注，瞳神变色，外障之黑珠白珠云翳遮厚等证，果能重用此药，奏效如神。其清肝明目、熄风镇痉，尤有特长。惜近时价值太昂，如欲代之，惟羖羊角一味，即俗称黑羚羊，性质功用与羚角大同小异，价又便宜大半也。接方妙在谷精珠、羊睛两味。凡眼病诸症悉退，滋养日久而视物尚不清爽者，其因有二：一由灵窍不通，一由睛光不复。谷精珠善通灵窍，羊睛善能还光，所以十剂即能回复原状者，此也。

评述：何氏所选医案，面面俱到，详尽而无瑕疵，值得借鉴。

《孤鹤医案·三十三 头痛》

（案1）头汗畏风，不时作痛。乃卫阳虚而营阴损也。宜表里兼顾。

生芪（二钱） 枸杞（三钱） 女贞子（二钱） 甘菊（一钱） 穞豆衣（一钱半） 首乌（三钱） 白芍（一钱半） 煅牡蛎（四钱） 茯神（三钱）

（案2）气血俱虚，畏风头汗。此痛根深也，刻难取效。

生地（二钱） 阿胶（二钱） 白芍（一钱半） 女贞子（三钱） 茯神（三钱） 熟地（四钱） 归身（二钱） 甘菊（一钱） 煅牡蛎（四钱）

（案3）肝阳化风上冒，头巅作痛。宜以柔剂养之。

制首乌（三钱） 归身（二钱） 白芍（一钱半） 甘菊（一钱） 生鳖甲（四钱） 丹皮（二钱） 柏子霜（一钱半） 牡蛎（四钱） 冬桑叶（一钱半）

（案4）腹痛膈胀，少腹瘀热也。治以清疏。

柴胡（六分） 山栀（一钱半） 赤芍（一钱半） 瓜蒌皮（三钱） 木通（一钱） 连翘（一钱半） 郁金（一钱） 陈皮（一钱） 石决明（四钱）

（案5）暑风蒸热，归于阳明少阳之部。头痛右偏，目赤而小，脉形浮濡。拟用轻剂凉泄。

薄荷（六分） 青蒿（一钱） 橘红（一钱） 赤芍（一钱半） 桑叶（一钱半） 白蒺藜（三钱） 羚角（一钱半） 山栀（一钱半） 生草（一钱半） 钩钩（四钱） 荷叶（一角）

（案6）头风时发，由偏及正。其发每在深秋，秋风多寒，由太阳外风引动内风。肝阳上越，风必兼火。此方专主清泄，发时服。

薄荷（六分） 川芎（一钱） 橘红（一钱） 生草（五分） 防风（一钱半） 酒当归（二钱） 生姜（二片） 羌活（一钱半） 柴胡（六分） 桂枝（四分） 枳壳（一钱半） 麦芽（三钱） 白蒺藜（二钱） 葱头（二枚）

又丸方：

肝主风，巽之象也。脾虚则土弱，营液少则失养。外风牵引内风随动，脉来濡涩。拟方培补，常服取效。

于术 归身 甘菊 羌活 新会 于肉[①] 川芎 熟地 首乌 牡蛎 茯神 香附 杜仲 山药 杞子 胡桃

（案7）肾为坎，肝为巽。坎水滋木，虚则木失养而风火妄动，外风引之，头风时发，连及脉络则肢节酸麻。左脉弦细，尺脉右浮大而濡。此方拟用宣泄。

羌活（一钱半） 薄荷（六分） 羚角（一钱半） 枳壳（一钱半） 川芎（一钱） 茯苓（三钱） 冬藤（五钱） 当归（二钱） 荆芥（一钱半） 橘红（一钱） 蒺藜（一钱半） 秦艽（二钱） 桂枝（四分） 生姜（二片）

（案8）血不养肝，邪亢侮中，脘次时发胀，现在平复，惟冲脉失调，时或衍期，风动头痛，脉来弦细而紧，营不贯于中也。拟用滋养。

人参（一钱） 茯神（三钱） 白芍（一钱半） 沉香炒生地（四钱） 甘菊（一钱） 当归（二钱） 枣仁（三钱） 杜仲（二钱） 郁金（一钱） 龙眼（五枚） 玫瑰（二朵）

评述：本书所遴选的8则头痛医案中，均论述简约，但是每案均明晰病机，抓住了关键，所用药物均详记剂量，供后学参考研习。

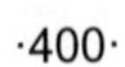

① 于肉，疑为“萸肉”，即山萸肉。

第二节 医话

一、隋唐

《外台秘要·卷第三十八·石发热风头痛心烦寒热方三首》

论曰：五行五脏，皆互相生，肝虽处中，而为脏首，位在甲乙，怀养怀仁，故应春而王也。为心之母，余脏循而次生焉。心为王，主身神毅而无纤不察。四脏为四鄙，四鄙有扰，王必怀忧；四脏和平，则王有悦。悦则营卫不错，忧则经络患生。心不受邪，所病者为忧乐能致也。肺为风府，施于太穹，为呼吸之门，气息之道也。诸脏紊乱，气息皆形，谁能出不由户耳？若热风盛，心忧即头痛，若过忧即心烦，热盛必寒，寒盛必热，倚伏之道，足可明焉。皆由风狂邪热之谓也。但平风热，抑狂邪，营卫自然通泰也。

评述：本篇论述疾病的发生往往与五脏密切相关，并侧重论述心、肺所致头痛的缘由，以启发后学，开阔思路。且文末寥寥数语，道出治疗要诀，即平风热，抑狂邪，营卫自然通泰。

二、宋金元

《太平圣惠方·卷第四十·治头痛诸方》

夫诸阳之脉，皆上行于头面。若人气血俱虚，风邪伤于阳经，入于脑中，则令头痛也。又有手三阳之脉受风寒，伏留而不去者，名厥头痛。厥者逆也，言其脉厥逆而不顺行，逆壅而冲于头故也。又有入连在脑，痛甚手足冷者，名真头痛。由风寒之气，循风府而入于脑，故云入连在脑，则痛不可忍。其真头痛不可疗也，余皆是风热痰厥头痛者矣。

评述：本篇论述诸阳之脉皆上行于头面，多种病因俱可上扰头窍，而出现头痛。

《圣济总录·卷第二十四·伤寒头痛》

论曰：伤寒头痛者，邪气循阳脉上攻于头也。是以伤寒、伤风、温病、热病、风温病，皆有头痛证者，盖头痛皆阳证也。故太阳头痛，必发热恶寒。阳明头痛，不恶寒，反恶热。少阳头痛，脉弦细而发热，至于三阴脉，从足至胸，皆不至头，惟厥阴脉挟胃，属肝，络胆，循喉咙，上颃颡，连目出额，故仲景止有厥阴头痛一证，治以吴茱萸汤者是也。

评述：本篇论述伤风头痛的原因，即邪气循阳脉上攻于头所致，并论述三阳头痛各自的症状特点；而又引三阴脉走向，论述厥阴头痛的缘由及治疗，可资临证参考。

《妇人大全良方·卷之二十二·产后头痛方论第二》

夫人头者，诸阳之会也。凡产后五脏皆虚。胃气亏弱，饮食不充，谷气尚乏，则令虚热；阳气不守，上凑于头，阳实阴虚，则令头痛也。又有产后败血头痛，不可不知。

评述：本篇论述产后头痛的病因病机及强调败血头痛的可能性，为产后头痛辨证提供思路。

《仁斋直指方论（附补遗）·卷之十九·头风》

附：东垣头痛论

《金匮真言论》云：东风生于春，病在肝，俞在颈项，故春气者，病在头。又诸阳会于头面，如足太阳膀胱之脉，起于目内眦，上额交巅，上入络脑，还出别下项，病冲头痛。又足少阳胆之脉，起于目锐眦，上抵头角，病则头角额痛。夫风从上受之，风寒伤上，邪从外入，客于经络，令人振寒头痛，身重恶寒，治在风池、风府，调其阴阳，不足则补，有余则泻，汗之则愈，此伤寒头痛也。头痛耳鸣，九窍不利者，肠胃之所生，乃气虚头痛也。心烦头痛者，病在膈中，过在手太阳少阴，乃湿热头痛也。如气上不下，头痛癫疾者，下虚上实也，过在足少阴太阳，甚则入肾，寒湿头痛也。如头半边痛者，先取手少阳阳明，后取足少阳阳明，此偏头痛也。有真头痛者，甚则脑尽痛，手足寒至节，死不治。有厥逆头痛者，所犯大寒，内至骨髓，髓者以脑为主，脑逆，故令头痛，齿亦痛。凡头痛皆以风药治之者，总其大体而言之也。高巅之上，惟风可到，故味之薄者，阴中之阳，乃自地升天者也。然亦有三阴三阳之异。故太阳头痛，恶风，脉浮紧，川芎、羌活、独活、麻黄之类为主；少阳经头痛，脉弦细，往来寒热，柴胡为主；阳明头痛，自汗，发热，恶寒，脉浮缓长实者，升麻、葛根、石膏、白芷为主；太阴头痛，必有痰，体重，或腹痛，为痰癖，其脉沉缓，苍术、半夏、南星为主；少阴经头痛，三阴三阳经不流行，而足寒气逆，为寒厥，其脉沉细，麻黄、附子、细辛为主；厥阴头痛，项痛，或痰吐涎沫，厥冷，其脉浮缓，吴茱萸汤主之；诸血虚头痛，当归、川芎为主；诸气虚头痛，人参、黄芪为主。为主者，主治也。兼见何证，以佐使药治之，此立方之大法也。气血俱虚头痛者，于调中益气汤中，少加川芎、蔓荆子、细辛，其效如神。半夏白术天麻汤，治痰厥头痛药也。青空膏，乃风湿热头痛药也。羌活附子汤，治厥阴头痛药也。如湿气在头者，以苦吐之，不可执方而治。

评述：本篇论述详尽。先是论述足太阳膀胱经与足少阳胆经的循行路线，随后笔锋一转，论述了伤寒头痛、气虚头痛、湿热头痛、偏头痛、真头痛、厥逆头痛的相应症状及预后，指出“凡头痛皆以风药治之”乃大要，而具体应用时，有三阴三阳之异，对后世颇有启发。

《严氏济生方·头面门·头痛论治》

论曰：夫头者，上配于天，诸阳脉之所聚。凡头痛者，血气俱虚，风、寒、暑、湿之邪伤于阳经，伏留不去者，名曰厥头痛。盖厥者，逆也，逆壅而冲于头也。痛引脑巅，甚而手足冷

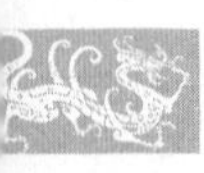

者，名曰真头痛，非药之能愈。又有风热痰厥，气虚肾厥。新沐之后，露卧当风，皆令人头痛。治法当推其所自而调之，无不切中者矣。

评述：本篇论述头痛病因，由此可知头为诸阳之所聚，而气血俱虚，诸邪伤于阳经，而见头痛。此篇论述“逆”的含义，并指出治法当适时而调。

《太平圣惠方·卷第二十二·治头风目眩诸方》

夫头风目眩者，由血气虚，风邪入脑，而牵引目系故也。五脏六腑之精气，皆上注于目。血气与脉并上为目系属于脑，后出于项中。血脉若虚，则为风邪所伤，入脑则转，而目系急。目系若急，故成眩也。诊其脉。洪大而长者，风眩也。风眩久不瘥，则变为痫也。

评述：本篇论述头风目眩的病因及脉象，为临证辨析提供思路。

《伤寒明理论·卷上·头痛》

伤寒头痛，何以明之？头痛谓邪气外在经络，上攻于头所致也。《难经》曰：三阳经受风寒，伏留而不去，则名厥头痛，言三阳之经上于头尔。然伤寒头痛者，太阳专主也，何者？以太阳之经起于目内眦，上额交巅，上入络脑，《经》所谓太阳受病者，头项痛，腰脊强；又曰七日病衰，头痛少愈。虽然，阳明少阳亦有头痛，不若太阳之专主也。盖太阳为病属表，而头痛专为主表证，虽有风寒之不同，必待发散而后已。太阳病，头痛发热，身疼腰痛，骨节疼痛，恶风无汗而喘者，伤寒也，麻黄汤主之；太阳病，头痛发热，汗出恶风者，中风也，桂枝汤主之。虽有伤寒六七日不大便，头痛有热者，而与调胃承气汤下之者。又云：若小便清者，知热不在里，仍在表也，当与桂枝汤。以头痛未去，虽不大便六七日，其小便清者，犹为在表，是知头痛属乎表者明矣。头痛一切属三阳经也，而阴病亦有头痛乎？太阴少阴二经之脉，皆上至颈胸中而还，不上循头，则多头痛之证。惟厥阴之脉，循喉咙之后，上入颃颡，连目系，上出额，与督脉会于巅，病亦有头痛。《经》曰：干呕吐涎沫者，吴茱萸汤主之者是矣。夫头者，精明之府也，神明居之，小小邪气作为头痛者，必曰发散而可也；其或痛甚，入连于脑，而手足寒者，又为真病，岂能发散而已哉？呜呼！头痛为外疾，犹有不可治者，又矧脏腑之疾乎！

评述：本篇论述了伤寒头痛的辨证。成氏引经据典，结合自身认识，又结合《伤寒论》条文，加以阐述，以明辨头痛证治。

《兰室秘藏·卷中·头痛门》

头痛论

金匮真言论云：东风生于春，病在肝，俞在颈项。故春气者病在头。又诸阳会于头面，如足太阳膀胱之脉，起于目内眦，上额交颠，上入络脑，还出别下项，病冲头痛。又足少阳胆之脉，起于目锐眦，上抵头角，病则头角额痛。夫风从上受之，风寒伤上，邪从外入，客于经络，令人振寒头痛，身重恶寒，治在风池、风府，调其阴阳，不足则补，有余则泻，汗之则愈，此伤寒头痛也。头痛耳鸣，九窍不利者，肠胃之所生，乃气虚头痛也。心烦头痛者，病在膈中，过在手巨阳、少阴，乃湿热头痛也。如气上不下，头痛癫疾者，下虚上实也，过在足少阴、巨阳，甚则入肾，寒湿头痛也。如头半边痛者，先取手少阳、阳明，后取足少阳、阳明，此偏头痛也。有真头痛者，甚则脑尽痛，手足寒至节，死不治。有厥逆头痛者，所犯大寒，内至骨髓，髓者，以脑为主，脑逆故令头痛，齿亦痛。

凡头痛皆以风药治之者，总其大体而言之也。高巅之上，惟风可到，故味之薄者，阴中之阳，乃自地升天者也。然亦有三阴三阳之异。故太阳头痛，恶风寒、脉浮紧，川芎、羌活、独活、麻黄之类为主。少阳经头痛，脉弦细，往来寒热，柴胡为主。阳明头痛，自汗，发热不恶寒，脉浮缓长实者，升麻、葛根、石膏、白芷为主。太阴头痛，必有痰，体重，或腹痛，为痰癖，其脉沉缓，苍术、半夏、南星为主。少阴经头痛，三阴三阳经不流行，而足寒气逆为寒厥，其脉沉细，麻黄附子细辛汤为主。厥阴头疼项痛，或吐痰沫，厥冷，其脉浮缓，吴茱萸汤主之。血虚头痛，当归、川芎为主。气虚头痛，人参、黄芪为主。气血俱虚头痛，调中益气汤少加川芎、蔓荆子、细辛，其效如神。

评述：本篇论述与头痛有关的经络及相应症状，并以三阴三阳阐述相应药物的选择，为临证提供思路，颇有临证指导意义。

三、明清

《普济方·卷一百三十六·伤寒门·伤寒头痛（附论）》

夫头者，精明之府也，神明居之，小小邪气，作为头痛者，必曰发散而可也。其或痛甚，入连于脑，而手足寒者，又为真痛，岂能发散而已哉？呜呼！头痛为外疾，犹有不可治者，又矧脏腑之疾乎。又伤寒头痛者，是外中风邪，上注脑中。三阳之脉受于风寒，伏留不去，则流传于心肺。故使上焦壅滞，心烦鼻塞，壮热头痛也。

《普济方·卷二百六十一·乳石门·乳石发寒热头痛（附论）》

夫五行五脏，皆互相主。肝虽处中，而为脏首，位在甲乙，惠养怀仁，故应春而王也，为心之母。余脏循而次生焉。心为王主身，神毅而无纤不察。四脏为四鄙，四鄙有扰，王必怀忧。四脏和平，则王有悦。悦则荣卫不错，忧则经络患生。心不受邪，所病者为忧药能致也。肺为风府，施于太穹，为呼吸之门，气息之道也。诸脏紊乱，气息皆形，谁能出不由户耳。若热风盛心忧则头痛，若过忧则心烦，热盛必寒，寒盛必热，倚伏之道，足可明焉。皆由风狂邪热之谓也。但平风热抑狂邪，荣卫自然通泰也。若乳石发动寒热头痛者，以石热壅积，将适失度，阴阳之气不得和平也。盖阳病发热，阴病发寒。一于热则偏于阳，一于寒则偏于阴。时寒时热，则荣卫交争，阴阳相胜。若伤寒诸疟之状是也。且服乳石之人，将息过温，荣卫壅滞，气血不和，阴阳二气，更相乘克。阳胜则热，阴胜则寒，阴阳不等，虚实相并，则生寒热疾。因其荣卫否塞，石气在于脏腑，不得宣通，致心肺有热毒之气，上攻于头，则令头痛也。

《普济方·卷三百十七·妇人诸疾门·风眩头痛》

夫妇人风眩是体虚受风，风入于脑也。诸脏腑之精，皆上注于目。其血气与脉并上属于脑，循脉引于目系。目系急，故令眩也。其眩不止，风邪甚者，变为癫疾也。凡妇人患头风者，十居其半每发必掉眩，如在车上。盖因血虚，肝有风邪袭之尔。素问云，徇蒙招尤，目冥耳聋，上虚下实，过在足少阳厥阴，甚则归肝，盖谓此也。

评述：此处选取三处涉及头痛的论述，包含伤寒头痛、乳石发寒热头痛、风眩头痛等内容，每部分引经据典，均有较为详尽的论述。

《奇效良方·卷之二十四·头痛头风大头风门（附论）》

头痛为病，《灵枢》云：厥头痛取足六经，手少阴真头痛，其脑尽痛，手足寒至节，死不治。《难经》曰：手三阳之脉，受风寒伏留而不去，则名厥头痛。入连在脑者，名真头痛。《内经》云：寸口脉中短者，曰头痛。《脉经》云：阳弦则头痛。又云：寸口脉浮，中风发热头痛，脉紧头痛，是伤寒。脉紧上寸口者，风头痛。《脉诀》云：头痛短涩应须死，浮滑风痰皆易除。《内经》云：东风生于春，病在肝俞，在头项，故春气者，病在头。又诸阳会于头面，如足太阳膀胱之脉，起于目内眦，上频交巅，上入络脑，还出别下项，病冲头痛。又足少阳胆之脉，起于目锐眦，上抵头角，病在头角额痛。夫风从上受之，风寒伤上，邪从外入，客于经络，令人振寒头痛，身重恶寒，治在风池风府，调其阴阳，不足则补，有余汗之则愈，此伤寒头痛也。头痛耳鸣，九窍不利者，肠胃之所生，乃气虚头痛也。心烦头痛者，病在膈中，过在手巨阳少阴，乃湿热头痛也。如气上而不下，头痛巅疾者，下虚上实也。过在足少阴巨阳，甚则入肾，寒湿头痛也。如头半寒痛者，先取手少阳阳明，后取足少阳阳明，此偏头痛也。有真头痛者，甚则入连于脑。手足寒至节者，旦发夕死，夕发旦死。有厥逆头痛者，所犯大寒，内至骨髓，髓者以脑为至，脑逆故令头痛，齿亦痛。东垣云：凡头痛皆以风药治之者，终其大体而言之也。高巅之上，惟风可用，缓药之薄者，阴中之阳，乃自地升天者也。然亦有三阴三阳病症者，太阳头痛，恶风脉浮紧，以芎羌活独活麻黄之类为多；少阳头痛，脉弦缓，往来寒热，柴胡为多；阳明头痛，自汗发热，恶寒，脉浮缓长实者，升麻葛根石膏白芷为多；太阴头痛必有痰，体重腹痛，为痰癖，其脉沉缓，苍术半夏南星为多；少阴头痛，三阴三阳，经不流行，两足寒，气逆为寒厥，其脉沉细，麻黄附子细辛为多；厥阴头痛项痛，或痰吐涎沫厥冷，其脉浮缓，吴茱萸汤主之。诸血虚头痛，当归川芎为多；诸气虚头痛，人参黄芪为多。为多者主治实药也，兼见何证以佐使药治之，此立方之大法也。气血俱虚头痛者，调中益气汤中少加川芎蔓荆子细辛，其效不可尽述。半夏白术天麻汤治痰厥头痛药也，清空膏乃风湿热头痛药也，羌活附子汤治厥逆头痛药也。如湿气在头者，以苦吐之，不可执方而治。所论头痛大法甚详著矣，世之方论，又言头风病名，何以此不见发明，请言其略。凡邪令人头痛者，其邪一也，但有新久去留之分耳。浅而近者名头痛，其痛卒然而至，易于解散速安也；深而远者为头风，其痛作止不常，愈后遇触复发也，皆当验其邪所从来而施治之。观于《试效方》载：洁古老人壮岁，时病头痛，每发时两颊青黄，晕眩，目不欲开，懒于言语，身体沉重，兀兀欲吐食，数日方过，乃曰此太阴厥阴合而为病，名曰风痰。以水煮金花丸，更灸侠溪二穴二七壮，不旬日愈。以是观之，岂非头风乎？于此不言风者，是言经之本也，世言风者，是言经之标乎，何不明少阳厥阴头痛者，令人偏头痛，其经肝胆风木为邪也，后人遂以此而名头风，可谓不求其本欤？

评述：此处选取头痛头风大头风门，涉及药物应用、方药选择，并举例佐证，颇具参考。

《医方选要·卷之五·头痛门》

夫头者，诸阳之会，其圆象天，故居人身之上。若头痛不止，乃三阳受病也。《难经》云：手三阳之脉，受风寒，伏留而不去，名厥头痛。如痛引脑巅，陷至泥丸宫者，名真头痛。其真头痛者，旦发夕死，夕发旦死，不可治也。盖头居其上，当风寒之冲，一有间隙，则若头、若脑、若耳、若鼻，风邪乘虚皆得而入之矣。体虚之人，或为风寒之气所侵，邪正相搏，伏而不散，发为偏正头疼，其脉多浮紧。又有胸膈停痰，厥而头痛。盖厥者，逆也，逆壅而冲于头也。痰厥之脉，时伏时见。亦有肾虚而气厥，并新沐之后，当风露卧，皆能令人头痛。当究其所因，因风邪则驱散之，痰厥则温利之，肾虚则补暖之。

又有头风之证与头痛无异，但有新久去留之分耳。浅而近者，名头痛，其痛卒然而至，易于解散速安也。深而远者，名头风，其痛作止不常，愈后触感复发也。此头痛、头风深浅之不同也。其脉短涩者，难治；浮滑者，易治。若细分六经用药之法，以明湿热、寒湿之证，东垣论之详矣，兹不复论。

评述：此处选取为头痛门。细读可知，其论病悉本于《黄帝内经》，吸取众长而不偏颇。

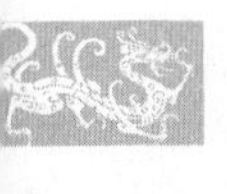

《症因脉治·卷一·头痛论·外感头痛》

【外感头痛之症】初起不因内伤，忽尔头额作痛，沿门多病，大小传染，此外感岁运之气，所谓天行症也。若起居不谨，睡卧当风，冲寒冒雪，不因传染而病头痛，此外感六淫之邪，所谓人自感冒症也。若恶寒发热，头项巅脑发际作痛，太阳症也。咳唠烦心痞满，额前作痛，阳明症也。时寒时热，鬓边作痛，少阳症也。心疼烦闷头痛，痛连胲骨，少阴症也。干呕吐涎沫，痛在巅顶，厥阴症也。若头旋发热，有汗者，风痛也。恶寒发热，无汗者，寒痛也。夏令头痛，发热汗多口渴者，暑痛也。头重而痛，天阴则发，湿痛也。口干唇裂，烦躁便闭，燥痛也。暴厥昏倒，烦热不卧，火邪痛也。

【外感头痛之因】少阳之政，风胜乃摇，候乃大温，病头痛。又云阳明之复，咳唠烦心，病在膈中，头乃痛。太阳之胜，热反上行，头项脑户中痛。太阳之复，心痛痞满，头痛。太阴之政，腰脊头顶痛。又云太阴在泉，湿淫所胜，病冲头痛，目似脱，项似拔，此皆岁运之加临，人在气交中，潜受其气，搏于经络之中，则成天行头痛之症矣。若不因天行司政之气，自觉起居不慎，坐卧当风，风寒暑湿，入于经络，则成自感六淫之头痛也。

【外感头痛之脉】脉必浮大。浮缓伤风；浮紧伤寒。虚数者暑；洪数者热。寸大易愈；尺实难脱。

【外感头痛之治】宜详天行、自感，属何经所主。若在太阳经者，选奇方。在阳明经，清震汤。在少阳经，清空膏。在少阴经，独活细辛汤。在太阴经，苍术除湿汤。在厥阴经，头痛吐涎沫者，吴茱萸汤主之。因于风者，加风药；因于寒者，加热药；因于暑湿者，加凉燥之药；因于燥热者，加清润之药。运气加临，须详运气用药。又少阳头痛，耳前后脉涌有热，刺出其血，故余家秘治头痛，不按经穴，随其所痛之处而刺之，则不必出血而痛即减。此宗《内经》缪刺之法也。

《症因脉治·卷一·头痛论·内伤头痛》

【内伤头痛之症】或在半边，或在两边；或痛二三日，或痛七八日，甚则数日之外；痛止仍如平人，偶一触犯，则痛立至。如气怯神衰，遇劳即痛，痛连鱼尾，此气虚痛也。五心烦热，时常牵引刺痛，此血虚痛也。口渴唇焦，二便赤涩，此积热痛也。恶心呕吐，此痰饮痛也。恼怒即发，痛引胁下，此肝火攻冲痛也。以上皆内伤之症也。

【内伤头痛之因】或元气虚寒，遇劳即发；或血分不足，阴火攻冲；或积热不得外泄；或积痰留饮；或食滞中焦；或七情恼怒，肝胆火郁，皆能上冲头痛，而成内伤头痛之症也。

【内伤头痛之脉】空大乏神，的是气虚；若见细涩，方是血亏。或见洪数，膏粱积热。或见滑大，痰饮内结。两寸洪大，上焦有火。左关弦数，肝胆郁结。

【内伤头痛之治】若气虚者，家秘和中汤。血亏者，家秘芎归汤。膏粱积热者，栀连平胃散。酒湿上冲，葛根解酲汤。积痰留饮者，半夏天麻汤、导痰汤。食积作痛者，平胃保和汤。肝胆有火者，清空膏、柴胡清肝饮、泻青汤。

评述：秦氏熟读医经，临证丰富，论治疾病注重以症为首，然后寻因之所起，脉之何象，治之何宜，以使病无遁情，药无误用，故撰写《症因脉治》以论其述。本处选取秦氏治疗头痛的部分内容，品读后可知其头痛论治思想为：头痛当分表里，分治有序；头痛当明病因，对因施策；头痛当辨虚实，扶正祛邪。将其头痛辨治经验探析为：外感六经头痛，分经论治祛邪；气血亏虚头痛，益气养血通络；痰湿食积头痛，祛痰化湿消积；肝火上冲头痛，清肝泻火疏风。其思路明了，条理清晰，参考价值颇大。

《寿世保元·卷六·头痛》

头痛短涩脉病乖，浮滑风痰必易解。寸口紧急或短或浮或弦，皆主头痛。

夫头者，诸阳所聚之处也，诸阴至颈而还，惟足厥阴有络，上头至颠顶。其脉浮紧弦长洪大者，属风热痰火而致也。其脉微弱虚濡者，属气血两虚。必丹田竭而髓海空虚，为难治也。其有真头痛者，脉无神而脑中劈痛，其心神烦乱，为真头痛也，旦发夕死，夕发旦死。盖头痛暴起者，如鼻塞发热恶寒，乃感冒所致也。其曰头痛者，有虚，有火，有痰厥。头痛者，有偏有正。其偏于左边头痛者，宜小柴胡汤加川芎、当归、防风、羌活。其偏于右边头痛者，补中益气汤加白芷、独活、蔓荆子、酒芩。其眉棱处痛者，二陈汤加酒炒片芩、羌活、薄荷。其脑顶痛者，宜人参败毒散加川芎、藁本、酒炒黄柏、木瓜、红花、酒炒大黄。

评述：此处选取的《寿世保元》头痛部分。由此可看出龚氏治疗头痛端倪，即重视脉诊；重视左右分治，且不离气血。在用药这方面，文中提到头痛偏于左边，可用小柴胡汤加减；偏于右边，可用补中益气汤加减，这奠定了偏头痛用药思路大方向。

《万病回春·卷之五·头痛》

头者，诸阳之首也。其痛有各经之不同，因而治法亦有异也。气虚头痛者，耳鸣、九窍不利也。湿热头痛者，头重如石，属湿也。风寒头痛者，身重恶寒，寒邪从外入，宜汗之也。偏头痛者，手少阳、阳明经受症；左半边属火、属风、属血虚；右半边属痰、属热也。真头痛者，脑尽而疼，手足冷至节者，不治也。少阳头痛者，往来寒热也；阳明头痛者，自汗、发热、恶寒也；太阳头痛者，有痰重或腹痛，为之痰癖也；少阴经痛者，三阴三阳经不流行而足寒，气逆为寒也；厥阴头痛者，或痰多厥冷也；血虚头痛者，夜作苦者是也。眉轮骨痛，痰火之征也；又云风热与痰也。有汗虚羞明眉眶痛者，亦痰火之征也。

评述：龚廷贤自幼承庭，随父习医，尽得其传。上文中龚氏重视分经论治，龚氏把偏头痛归经于手少阳经和阳明经。又把头痛偏左责之于火热之邪、风邪和血虚；头痛偏右责之于痰和热邪。少阳经头痛，有寒热往来征象；阳明经头痛会伴随自汗、发热、恶寒等症状。眉棱骨疼痛，是体内有痰火的征象，抑或是风热与痰并作所致，等等。从分经角度对头痛主症进行了概述。

《丹台玉案·卷之四·头痛门》

头居身体之上，为诸阳之会。其位至高，犹山之有巅，木之有杪也。风之起也，愈高而愈狂，山巅木杪先得之，故云行如飞、叶落如雨，皆风使之然也。头居上体，为风之所先及，然以其会乎诸阳而不畏寒，故人多忽之而不知所避，风邪一入，头即痛焉。是以头痛之症，风痛居多，夫风何以能痛也？盖风之为物也，善行而数变也。其性易入，其气易感，头之诸阳内聚而拒风，风之势内外攻以抗阳，风与阳相争，两不肯伏，交战至于高之分，而头之诸经始病矣。以诸阳之强，且不能以胜风，而况以诸阴乎？其有气虚、血虚而作痛者，虽系本原之不足，而实风之为病也。盖虚之所在，邪必犊之，使无风之人，惟觉眩运而已，何以作痛耶？但其气血已虚，无力拒风，风虽入而不与争，故其痛亦不甚也。其有饮食不消、痰涎涌上而作痛者，非风之罪也，宜审而治之。

评述：《丹台玉案》系明末新安医家孙文胤汇辑成编，为综合性的中医著作，所著涵盖内外妇儿之医理病理、理法方药、临床论治，理论见解精深，文笔简奥古朴，篇幅不长但却言之有物，语言简约而内涵深厚。此处选取的头痛部分，开始借助山、木来加以形象描述，随后依次展开，所述确为作者经验之谈。

《简明医彀·卷之五·头痛》

夫头痛之证，内成者因气血痰饮，七情抑郁；外感者因风寒暑湿，诸邪致伤，然属风火居多。以人之顶，惟风火二气易升故也。矧面为五脏精华，头为六阳会首。宜疏风散邪，兼清火养血，此其大略也。尤当分别六经及气血寒热、湿痰新久为要。凡太阳巅顶痛连额项，恶风；阳明头目痛连齿颊，身热；少阳头角偏痛连耳，寒热往来；太阴体重有痰，腹满；少阴足寒气逆为厥头痛；厥阴顶痛厥冷，或吐痰沫。有头痛耳鸣，九窍不利，气虚也；眼目昏花，昼宁夜剧，血虚也；痛而多痰，头目眩运，痰厥也；痛而心烦，体麻足热，湿热也。有犯大寒，内至骨髓，髓以脑为主，脑逆为痛，寒也；目颊浮肿，躁热大痛，热也。新发为实，经年为虚。如头痛恶寒身热属伤寒，从本门治。又头风之证，偏正皆属风热伏留，男子迎风露宿，妇人头不包裹者多患此。日久不愈，邪乘空窍，乃致丧明。偏左属风及血虚；偏右属痰与气虚。治疗方法，头痛同类。经曰：寸口脉中手短者，头痛。《脉经》曰：阳弦头痛。凡寸口紧急，或短或浮或弦，皆为头痛。脉浮滑，风痰易治，短涩难痊。

评述:《简明医彀》为明代孙志宏所撰，以介绍临床各科疾病证治为主，附有成方、验方并医论等。本处选取治疗头痛的医论部分。从行文来看，作者将头痛之因概括为外感、内伤两个方面，并分别从六经及气血寒热、湿痰新久角度概括其主症，很有指导意义。

《景岳全书·卷之二十六必集·杂证谟·头痛·头痛论列方》

凡诊头痛者，当先审久暂，次辨表里。盖暂痛者，必因邪气；久病者，必兼元气。以暂病言之，则有表邪者，此风寒外袭于经也，治宜疏散，最忌清降；有里邪者，此三阳之火炽于内也，治宜清降，最忌升散，此治邪之法也。其有久病者，则或发或愈，或以表虚者，微感则发，或以阳胜者，微热则发，或以水亏于下，而虚火乘之则发，或以阳虚于上，而阴寒胜之则发。所以暂病者当重邪气，久病者当重元气，此固其大纲也。然亦有暂病而虚者，久病而实者，又当因脉、因证而详辨之，不可执也。

头痛有各经之辨。凡外感头痛，当察三阳、厥阴。盖三阳之脉俱上头，厥阴之脉亦会于巅，故仲景《伤寒论》则惟三阳有头痛，厥阴亦有头痛，而太阴、少阴则无之。其于辨之之法，则头脑、额颅虽三阳俱有所会，无不可痛，然太阳在后，阳明在前，少阳在侧，此又各有所主，亦外感之所当辨也。至若内伤头痛，则不得以三阳为拘矣。如本经所言，下虚上实，过在足少阴、巨阳；若《厥病篇》所论，则足六经及手少阴、少阳皆有之矣。《奇病论》曰：脑者阴也，髓者骨之充也。凡痛在脑者，岂非少阴之病乎？此内证外证之异，所不可不察也。

《景岳全书·卷之二十六必集·杂证谟·头痛·头痛论列方》

外感头痛，自有表证可察，盖其身必寒热，脉必紧数，或多清涕，或兼咳嗽，或兼脊背酸痛，或兼项强不可以左右顾，是皆寒邪在经而然，散去寒邪，其痛自止，如川芎、细辛、蔓荆子、柴胡之类，皆最宜也。若寒之甚者，宜麻黄、桂枝、生姜、葱白、紫苏、白芷之类，随其虚实而加减用之。

火邪头痛者，虽各经皆有火证，而独惟阳明为最。正以阳明胃火，盛于头面而直达头维，故其痛必甚，其脉必洪，其证必多内热，其或头脑振振，痛而兼胀，而绝无表邪者，必火邪也。欲治阳明之火，无如白虎汤加泽泻、木通、生地、麦冬之类，以抑其至高之势，其效最速。至若他经之火，则芍药、天花、芩、连、知、柏、龙胆、栀子之类，无不可择而用之。但治火之法，不宜佐以升散，盖外邪之火，可散而去，内郁之火，得升而愈炽矣，此为忌也。

阴虚头痛，即血虚之属也，凡久病者多有之。其证多因水亏，所以虚火易动，火动则痛，必兼烦热、内热等证，治宜壮水为主，当用滋阴八味煎、加减一阴煎、玉女煎之类主之。火微者，宜六味地黄丸、四物汤、三阴煎、左归饮之类主之。

阳虚头痛，即气虚之属也，亦久病者有之。其证必戚戚悠悠，或羞明，或畏寒，或倦怠，或食饮不甘，脉必微细，头必沉沉，遇阴则痛，逢寒亦痛，是皆阳虚阴胜而然。治宜扶阳为主，如理阴煎、理中汤、十全大补汤、补中益气汤之类，皆可择用，或以五福饮，五君子煎加川芎、细辛、蔓荆子之类，以升达阳气，则最善之治也。

痰厥头痛，诸古方书皆有此名目，然以余论之，则必别有所因，但以头痛而兼痰者有之，未必因痰头痛也。故兼痰者必见呕恶、胸满、胁胀，或咳嗽气粗多痰，此则不得不兼痰治之，宜二陈汤、六安煎、和胃饮、平胃散加川芎、细辛、蔓荆子之类主之。如多痰兼火者，宜用清膈煎，或二陈汤、六安煎加黄芩、天花粉之类主之，火甚者加石膏亦可。如多痰兼虚而头痛者，宜金水六君煎，或六君子汤加芎、辛之类，酌而用之。东垣治痰厥头痛，恶心烦闷，头旋眼黑，气短促，上喘无力，懒言，心神颠倒，目不能开，如在风云中，头苦痛如裂，身重如山，四肢厥冷，不得安卧，如范天騋之妻，因两次下之而致头痛者，用半夏白术天麻汤。

评述：本处选取张景岳治疗头痛的部分论述。张氏首先提出，诊头痛当先审久暂，次辨表里，提出头痛有各经之辨。随后列举外感头痛、火邪头痛、阴（血）虚头痛、阳（气）虚头痛、痰厥头痛等，推药选方，颇具实用价值。

《医学正传·卷之四·头痛》

《内经》曰：新沐中风，则为首风。又曰：首风之状，头面多汗恶风，当先风一日则病甚，头痛不可以出内，至其风日则病少愈。东垣曰:《金匮真言论》曰，东风生于春，病在肝，腧在颈项，故春气者病在头。又诸阳会于头面，如足太阳之脉病冲头痛，足少阳之脉病头角颔痛。夫风从上受之，风寒伤上，邪从外入，客于经络，令人振寒，头痛身重恶寒，治在风池、风府，调其阴阳，不足则补，有余则泻，汗之则愈，此伤寒头痛也。头痛耳鸣、九窍不利者，肠胃之所生，乃气虚头痛也。心烦头痛者，病在膈中，过在手巨阳、少阴，乃湿热头痛也。如气上不下，头痛癫疾者，下虚上实也，过在足少阴、巨阳，甚则入肾，寒湿头痛也。如头半寒痛者，先取手少阳、阳明，后取足少阳、阳明，此偏头痛也。有真头痛者，甚则脑尽痛，手足寒至节者，死不治。有厥逆头痛者，所犯大寒内至骨髓，髓者以脑为主，脑逆故令头痛齿亦痛也。凡头痛皆以风药治之者，总其大体而言之也。高巅之上，惟风可到，故味之薄者，阴中之阳，乃自地升天者也。然亦有三阴三阳之异。故太阳头痛，恶风脉浮紧，川芎、羌活、独活、麻黄之类为主。少阳经头痛，脉弦细，往来寒热，柴胡为主。阳明头痛，自汗发热恶寒，脉浮缓长实者，升麻、葛根、石膏、白芷为主。太阴头痛，必有痰体重，或腹痛为痰癖，其脉沉缓，苍术、半夏、南星为主。少阴经头痛，三阴三阳经不流行，而足寒气逆为寒厥，其脉沉细，麻黄、细辛、附子为主。厥阴头顶痛，或吐涎沫厥冷，其脉浮缓，吴茱萸汤主之。血虚头痛，川归、川芎为主。气虚头痛，人参、黄芪为主。气血俱虚头痛，调中益气汤少加川芎、蔓荆子、细辛，其效如神。白术半夏天麻汤，治痰厥头痛药也。清空膏，乃风湿热头痛药也。羌活附子汤，治厥逆头痛药也。如湿气在头者，以苦药吐之，不可执方而治。先师尝病头痛，发时面颊青黄，晕眩目不欲开，懒言，身体沉重，兀兀欲吐。洁古曰：此厥阴、太阴合病，名曰风痰头痛，以《局方》玉壶丸治之，更灸侠溪穴即愈，是知方者体也，法者用也，徒执体而不知用者弊，体用不失，可谓上工矣。学者其可执一而不知变乎。

评述：本书为虞氏在研究《黄帝内经》《难经》的基础上，内伤宗东垣，杂病尊丹溪，并参以己见，收载近百种病证的治疗之法而成。本处选取虞氏论述头痛的部分原文。品读原文，可知作者论述详尽，有理有据，并推荐相应组方、药物，末尾提出“是知方者体也，法者用也，徒执体而不知用者弊，体用不失，可谓上工矣”，可谓经验之谈！

《孕育玄机·卷下·头痛》

头痛一症，产后患之，气血两虚、瘀血上冲者居多。但有治之而不效，其中未必无风寒暑湿之外侵，七情劳役之内伤，阴衰阳虚之上厥，痰火饮食之相犯也。治者只拘治例，不能一审辨而通变以治之，不几于刻舟求剑乎？

评述：《孕育玄机》为明代医家陶本学所撰，后经清代学者抄录而存世。本处摘取为头痛部分的论述，文字简约，但是颇具启发，“不几于刻舟求剑乎？”一句反问提示读者治疗头痛时不能思维局限。

《针灸逢源·卷六·论治补遗·头痛》

头为天象，六腑清阳之气，五脏精华之血，皆会于此。天气六淫之邪，人气五贼之逆，皆能相害，或蒙蔽其清明，或壅遏其经隧，与正气相搏，郁而成热，脉涩而痛。若邪气稽留，脉满而气血乱，则痛乃甚，此实痛也。寒湿所侵，真气虚弱，虽不相搏成热，然邪客于脉外，则血涩脉寒，卷缩紧急，引小络而痛，得温则痛减，此虚痛也。因风痛者，抽掣恶风；因热痛者，烦心恶热；因湿痛者，头重，天阴转甚；因痰痛者，昏重，愦愦欲吐；因寒痛者，细急而恶寒战栗；气虚痛者，恶劳动，其脉大；血虚痛者，善惊惕，其脉芤。头痛自有多因，而古方每用风药者，高巅之上，惟风可到，味之薄者，阴中之阳，自地升天者也。在风寒湿者，固为正用，即虚与热者，亦假引经。

医书多分头痛、头风为二门，然一病也。浅而暴者名头痛，深而久者名头风。头风必害眼者，经所谓东风生于春，病在肝，目者肝之窍，肝风动，则邪害空窍也。

久头痛而略感风寒便发，须重绵包裹者，此属郁热。盖本热而标寒也，因其本有郁热，毛窍常疏，故风寒易入。束其内热，闭逆为痛，惟泻火凉血，佐以辛温散表。

头痛虽各经皆有火证，阳明为最，正以阳明胃火盛于头面，而直达头维，故其痛必甚，脉必洪，多内热口渴，其或头脑振振痛，而兼脉绝，无表邪者，必火邪也。白虎汤加生地、麦冬、木通、泽泻，他经则芍药、花粉、芩、连、知、柏、龙胆、栀子择用之。但治火不宜佐以升散，盖外邪之火，可散而去，内郁之火，得升愈炽矣。

评述：《针灸逢源》由清代医家李学川所著，是一部内容广泛的综合性针灸著作。本处摘录的为其论治头痛的片段。文从“头为天象，六腑清阳之气，五脏精华之血，皆会于此”谈起，尔后次序展开，作者将头痛分为虚痛、实痛，并分别论述风痛、热痛、湿痛、痰痛、寒痛等各自的主症，颇具指导价值。文后提出头痛虽各经皆有火证，阳明为最，并以白虎汤为基础治疗。

《张氏医通·卷五·诸痛门·头痛》

头者，天之象，阳之分也。六腑清阳之气，五脏精华之血，皆朝会于高巅。天气所发，六淫之邪，人气所变，五贼之运，皆能犯上而为灾害。或蔽覆其清明，或坠遏其经隧，与正气相搏，郁而成热，则脉满而痛，若邪气稽留，亦脉满而痛，是皆为实也。若寒湿所侵，虽正气衰微，不与相搏而成热，然邪袭于外，则血凝而脉缩，收引小络而痛，得温则痛减，是为虚也。因风而痛者，抽掣恶风，或汗自出；因暑而痛者，或有汗，或无汗，皆恶热而耳前与额胀痛；因湿而痛者，头必重，遇阴天尤甚；因痰饮而痛者，亦昏重而痛，愦愦欲吐；因寒而痛者，绌急恶寒；因气虚而痛者，遇劳则甚，其脉大；因血虚而痛者，痛连鱼尾，善惊惕，其脉芤，或沉数。头痛自有多因，而古方每用风药者，盖高巅之上，惟风可到，味之薄者，阴中之阳，自地升天者也。在风、寒、湿者，固为正用，即虚与热者，亦假引经耳。

评述：此处摘取的是《张氏医通》头痛章节部分内容。开端即述“头者，天之象，阳之分也。六腑清阳之气，五脏精华之血，皆朝会于高巅”，从宏观角度阐述相关认识，随后笔锋一转，论述多种头痛病因，并列举对应主症，条分缕析，颇具指导。

《罗氏会约医镜·卷十五·妇科（下）·产后门·产后头痛》

气为阳，血为阴，平匀则无病。产后血去阴亏，阳气失守，头为诸阳之会，孤阳上凑，故为头痛。但补阴血，则阳气得从，而头痛自愈。或有身热恶寒之候，不可用羌独等药。此内起之邪，当滋阴以配阳，非外入之邪可表而散也。

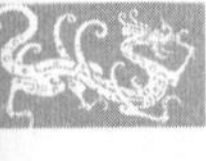

评述：《罗氏会约医镜》一书收集了《黄帝内经》及历代有关文献资料，并加以选择会要，使前人的经验由博返约。罗氏根据长期临床实践，在书中提出自己独特的学术见解。本节摘录头痛部分的原文。文述简约，但是确实为经验之谈，也从侧面反映作者治病疗疾，讲究一个“平”字，即《黄帝内经》所言“阴平阳秘”，治疗产后头痛强调滋阴养血以调理气血。

《顾松园医镜·卷十四·数集·头痛》

头为天象，六腑清阳之气，五脏精华之血，皆会于此。故外感六淫之邪，与脏腑上逆之气，或蔽复其清明，或瘀塞其经络，咸能作痛。昔人云：头者身之元首，一有痛楚，无论标本，宜先治焉。但致痛之因不一，宜各推类求之。如因外感六淫之邪而头痛者，当辨明何邪何经，而从本门以施治。有阴虚头痛者，必挟肾虚内热之症，六味汤加减；有血虚头痛者，痛在日晚，四物汤加减；有气虚头痛者，痛在清晨，补中益气加减；有挟邪热头痛者，宜辛寒解散；有挟痰头痛者，宜豁痰降气；饮食自倍，胃气不行，壅逆头痛者，宜消食下气；怒气伤肝，肝气暴逆上冲头痛者，宜平肝降气；眉棱骨痛，多属阴虚血亏，治宜补血益阴。然亦有挟外邪者，亦当审察。须知浅而暴者，但名头痛；深而远者，即为头风，作止不常，愈后复发。昔人分偏左痛者为血虚，偏右痛为气热。仲淳则俱责之血虚肝家有热，以养血清热为主。若治之不急，必致损目。经谓东风生于春，病在肝。目者，肝之窍，肝风动则邪害空窍矣。察内外之因，分虚实之症，胸中洞然，则手到病除矣。

评述：本处所摘录为《顾松园医镜》头痛的医论部分。段首即提出，头为天象，六腑清阳之气，五脏精华之血，皆会于此。尔后文笔一转，记述外感六淫、脏腑之气上逆、蔽其清明、瘀塞经络等均可导致头痛。强调辨痛求因，宜推类求治，并列举主方，颇具指导价值。

《金匮翼·卷五·头痛统论·偏头痛》

久病头风，略感风寒，便发寒热，头须重绵厚帕包裹者，此属本热而标寒，世人不识，悉用辛温散之。轻时得效，误认为寒，殊不知其本有郁热，毛窍常疏，故风易入，外寒束其内热，闭逆而为痛。辛热之药，虽能开通闭逆，散其表之寒邪，然以热济热，病本益深，恶寒愈盛矣。惟当泻火凉血，而佐以辛温散表之剂，以从法治之，则病可愈而根可除也。

评述：《金匮翼》为尤怡晚年著作，是其杂病证治思想之总成，本处摘取的部分文献虽然简略，但是也强调治病疗疾须分清标本虚实，从法治之，正确选药，以期根治。

《辨症玉函·卷之一·阴症阳症辨·头痛》

头痛之症，人以为阳之病也。然阳虚而头痛与阳实而头痛者有殊，盖阳虚之病，即阴虚之症也。阳气之虚，以致阳邪之旺，倘阴气不衰，则阳邪有制，何能作祟乎？然则头痛不可尽言阳症也，吾今辨明有阳虚之头痛，有阴虚之头痛。或曰头乃六阳之首，阴气不能到头，如何说是阴虚之故？不知阴气到头而还，而阳气既衰，不能接续阴气，以致头痛。虽是阳虚之故，而实亦阴气之衰，阴气苟旺，亦能上接夫阳气也。阴阳原两相根，亦两相接，原不可分为二也。惟其一偏之虚，遂至两相之隔矣。然则治之法，何可不辨阴症与阳症乎？阴症之痛也，颠顶若晕而头重似痛不痛，昏昏欲睡，头重而不可抬，非若阳症之痛之甚也。其症朝轻而晚重，身胝又不觉十分之重，此乃肾水之衰，而肝气克脾，虚火升上之故也。方用平颠化晕汤治之，自然平复，但非一二剂可以奏功。盖阴病多无近效，非药饵之不灵，万勿责之近功可也。此即四物汤之变方。妙在用桔梗、细辛于补阴之中，阴足而二味解其头之晕，是顾阴为本而散邪为末也。若阳虚之头疼，多是风邪侵袭而然，阳气不虚，邪何从入？于脾胃之阳虚，而气遂不能顾首，风邪因而相犯，然则祛风而可不补正乎？但其间阳气之虚，从何辨之？亦观之症以辨之。其症必鼻塞而多涕，口渴而多痰，其痛必走来走去不定于一方，而痛连齿牙，或痛连于项背，彻夜号呼，竟夜不寐者是也。吾有一方最佳，方名解痛神丹。一剂而痛如失。此方用川芎至一两，而又佐之天、麦二冬，纯是补阴之味，如何治之阳虚有邪之头痛也？不知阳邪之旺，终由于阴气之衰，补其阴而阳自旺，阳旺而邪自衰，况方中各有散邪之品，用之于阴药之中，愈足以见其功用之大。倘纯用风药，未尝无功，然真气散尽，头痛虽除而他病将见，又不可不知也。

《辨症玉函·卷之二·虚症实症辨·头痛》

头痛有虚有实，实痛易除而虚痛难愈。实痛如刀劈，箭伤而不可忍，或走来走去、穿脑连目、连鬓连齿而痛，风痰壅塞于两鼻之间，面目黎黑，胞膈饱胀，叫喊号呼皆实症也。倘以为虚而用补阳之药，转加苦楚，必以散邪去火为先，而病始可去。方名升散汤，此方全是发散之药，必须与前症相同者方可用。二剂而病去如失，否则未可轻投也。至于虚症头痛，有阳虚阴虚之分。阳虚者脾胃之气虚，阴虚者肝肾之气虚也。脾胃之气虚者，或泻后得病，或吐后成灾，因风变火，留恋脑心，以致经年累月而不效。方用补中益气汤加蔓荆子一钱、半夏三钱。一剂而痛如失。阴虚者肾肝之气不能上升于头目，而颠顶之气昏晕，而头岑岑欲卧，或痛，或不痛，两太阳恍若有祟凭之。此症若作阳虚治之，不特无效，而且更甚，往往有双目俱坏，而两耳俱聋者，可慨也。方用肝肾同资汤，一剂而晕少止，再剂而晕更轻，四剂全愈。此方妙在肝肾同治，少加入颠之药，阴水既足，肝气自平，肝气既平，火邪自降。设不如此治法，徒自于头痛救头，风邪未必散而正气消亡，必成废人，而不可救矣。

评述:《辨症玉函》系清代浙江名医陈士铎所撰，其书按症以阴阳、虚实、上下、真假为纲，各种病证为目，先辨证分析，后列处方用药。辨证分析扣住提纲，但在详细描述临床症状时，突出点明某症为鉴别要点，使学者一目了然。所列处方、用药多富新意，但细究之又出于《灵枢经》《黄帝内经素问》。此处摘取涉及头痛的两则医论。第一则提出头痛从阳证、阴证辨，并加以辨析，给予相应的组方，且加以分析用药。第二则提出头痛从虚从实论治，现列举相应的主症，然后给出相应的组方，颇有临床指导价值。

《妇科秘书八种·头痛论》

人身之中，气为阳，血为阴，阴阳和畅，斯无病矣。夫头者，诸阳之会也，产后去血过多，阴气已亏，而虚阳失守，上凑于头，则令头痛，但补其血，则阳气得纵，而头痛自止。间有败血停留子宫，厥阴之位，其脉上贯巅顶，作巅顶痛者，虽有身热恶寒之候，是宜生化汤加减，慎不可用羌、独等药，盖由正阳亏损，浊阴得以犯上，陷入髓海，为胀为痛，是非清阳升复，则浊阴不降，在里内起之邪为病，非若外入之邪可表而愈也。况生化汤中芎、姜亦能散表邪，桃仁亦能逐瘀血，是又可兼治。再少为因症加入，又何用另方施治乎?

评述:本段摘录于《妇科秘书八种》，该书中颇多实践经验，具有较高学术水平。本段为作者经验之谈，谈及阴阳和畅，方才无病。尔后论述产后失血过多，阴有不足，虚阳上扰而发头痛。此时宜生化汤加减，而谨慎使用羌、独等药。论述颇短，但很有借鉴价值。

《医医病书·三十五 头痛头晕论》

头痛一症，今人概用羌活、藁本、蔓荆子之通太阳者治之，此外绝无他法。不知有太阳头痛，有阳明头痛，有少阳头痛，此系外感，怒郁少阳偏头痛，此系内伤。厥阴头痛，阳虚头痛，阴虚头痛，胆移热于脑而成鼻渊，头亦晕痛，怒郁上冲满头痛，风袭太阳之络久头痛，各宜分别治之，稍不清楚，则不见效。若真头痛，一痛即死，无可治也，与真心痛同例。

评述:《医医病书》是集医论与医话之书。作者首先提出治疗头痛，多用羌活、藁本、蔓荆子等通太阳，而绝无他法，提示治法单一，思路局限。随后加以展开，以拓展思路，且强调虽同为头痛，但是要结合实际情况分别治之，如若稍有不清，则不见效，此即同病异治，启人深思。

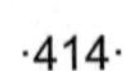

第八章

调摄养护

第一节
导引术

原文精选

《养性延命录·导引按摩篇第五》

摩手令热，以摩面，从上至下，去邪气，令人面上有光彩。又法摩手令热，摩身体，从上至下，名曰干浴，令人胜风寒、时气热、头痛、百病皆除。

晨夕梳头满一千梳，大去头风，令人发不白。

《诸病源候论·卷之二·风病诸候下·四十一·头面风候》

诊其脉，寸口阴阳表里互相乘。如风在首，久不瘥，则风入脑，变为头眩。

……

《养生方》云：饱食仰卧，久成气病头风。

又云：饱食沐发，作头风。

又云：夏不用露面卧，露下堕面上，令面皮厚，喜成癣。一云：作面风。

又云：人常须日已没食讫，食讫，即更不须饮酒，终天不干呕，诸热食腻物，不饮冷醋浆，喜失声失咽。热食枕手卧，久成头风目涩。

《养生方导引法》云：一手拓颐，向上极势，一手向后长舒急努，四方显手掌，一时俱极势，四七，左右换手皆然。拓颐，手两向，共头欹侧，转身二七，去臂膊风，头风，眠睡。

又云：解发，东向坐，握固，不息一通，举手左右导引，手掩两耳，治头风。令发不白，以手复捋头五，通脉也。

又云：端坐伸腰，左右倾侧，闭目以鼻内气，除头风，自极七息止。

又云：头痛，以鼻内气，徐吐出气，三十过休。

又云：抱两膝，自弃于地，不息八通。治胸中上至头诸病，耳目鼻喉痛。

又云：欲治头痛，偃卧闭气，令鼻极乃息，汗出乃止。

又云：叉两手头后，极势，振摇二七，手掌翻覆安之，二七。头欲得向后仰之，一时一势，欲得欹斜四角，急挽之，三七，去头腋膊肘风。

《外台秘要·卷第十五·头风及头痛方一十首》

《养生方》云：饱食仰卧，久成气病头风。

又云：饱食沐发，作头风。

又云：夏不用露面卧，露堕面上，令面皮厚，喜成癣。一云作面风。其汤熨针石，别有正方，补养宣导，今附于后。

《养生方导引法》云：一手拓颐，向上极势，一手向后长舒急弩，四方显手掌，一时俱极势，四七。左右换手皆然。拓颐，手两向共头欹侧，转身二七。去臂膊头风，眠睡。

又云：解发，东向坐，握固不息一通，举手左右导引，手掩两耳。治头风令发不白。以手复捋五通脉也。

又云：热食，枕手卧，久成头风，目涩。

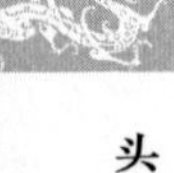

又云：端坐生腰，左右倾头，闭目，以鼻纳气，除头风，自极七息止。

又云：头痛，以鼻纳，徐吐出气，三十过休。

又云：欲治头痛，偃卧闭气，令鼻极乃息，汗出乃止。

又云：叉两手头后，极势，振摇二七，手掌翻覆安之二七，头欲得向后仰之，一时一势，欲得欹斜四角，急挽之，三七。去头腋膊肘风。出第二卷中。

《古今医统大全·齿候门》

凡人觉脊背皆崛强，不问时节，缩咽髆，仰面努髆，并向上头左右两向按之，左右二七一住，待血行气动定然，始更用。初缓后急，不得先急后缓。若无病患，常欲得旦起、午时、日没三辰用之三七遍。除寒热疾，脊腰头项痛，风痹，口内生疮，牙齿风，头眩，终尽除也。

《杂病源流犀烛·卷二十五 身形门·头痛源流》

【头痛导引法】《保生秘要》曰：用手法百会穴掐六十四度，擦亦如之，寻用后功。

【运功】《保生秘要》曰：左疼意想左乳下一大肋，扯过右乳下。右疼则扯过左乳，每行十二度。

【头重目花导引法】《保生秘要》曰：观空，坐定，闭气，以两手心掩耳击天鼓，次擦涌泉穴，次以手按膝端而坐，呵气九口，如法定神。

【运功】《保生秘要》曰：意定玄雍，舌顶上腭，俟液徐生，频咽丹田，复想归脐，双睛运转，目无花矣。

【日行头风导引法】《保生秘要》曰：此证定宜先导引，次行右法，握固搭膝而坐，以手扪两耳塞兑，闭目，用意躬身前努，使七窍之气上攻，邪气自然退散矣。

【运功】《保生秘要》曰：手脚屈拳，闭口，存想，自泥丸而起，渐想至涌泉，候汗出而自愈。盖从头汗上而下出，邪气净降矣。

《杂病源流犀烛·眩晕》

【头晕脑痛及痰滞导引法】《保生秘要》曰：单搭膝坐，二指点闭耳门，及口眼鼻七窍之处，躬身微力前努，使真气上升，脑邪自散矣。

《动功按摩秘诀·头疼症》

凡头昏痛，当端坐，闭气咬牙，双手掩耳，击天鼓三通（每通十二），叩齿三通（每通十二）。即行三通，次用两手双摩太阳七十度，每手摩昆仑一百二十度。如前再行三次，复叩齿而止（凡行此功，当于无风密室而行）。

凡混脑头风，背坐以双手抱两耳，指尖在脑后相接，闭气十二口，叩齿三通，拍项九下，日行三、五次。

凡头风流冷泪，闭气，用两手抱额脑，将头向前后摇五、七十次，待眼热泪止为度。如气急重闭，再行可也。

凡头脑痛，盘膝端坐，用两手大二指掐住两耳门，闭住眼耳口鼻，送丹田七孔之气上升顶门，日行数次，愈为度。

评述

导引术是一种呼吸运动、肢体运动、意念活动相结合的养生健身运动，此为古代的一种健身方法，由意念引导动作，配合呼吸，由上而下或由下而上地运气，相当于现在的气功或体育疗法，亦作“道引”。常与服气、存思、咽津、自我按摩等相配合进行。俗称医疗保健体操，又有俗称肢体导引为外导引、内气运行为内导引者。综观历代文献，导引术多散见于道藏文献，中医文献中的导引内容亦多引于此。传统导引术的最早专著当推1984年湖北江陵张家山出土的汉简《引书》。而以导引术治疗头痛的文献最早见于陶弘景的《养性延命录》。《诸病源候论》和《杂病源流犀烛》分别总结了《养生方》和《保生秘要》中的导引术，内容丰富。究其方式，导引术可分为以肢体运动为主的导引、以调整呼吸为主的吐纳、两者结合的导引吐纳及意念想象为主的存想法四种。

1. 导引法

（1）《养性延命录》 ①干浴祛风止痛法：摩手令热，以摩面，从上至下，祛邪气，令人面上有光彩。又法摩手令热，摩身体，从上至下，名曰干浴，令人胜风寒、时气热、头痛，百病皆除。②梳头祛风法：晨夕梳头满一千梳，大去头风，令人发不白。

（2）《诸病源候论》导引四法 ①《养生方导引法》云：一手拓颐，向上极势，一手向后长舒急努，四方显手掌，一时俱极势，四七，左右换手皆然。拓颐，手两向，共头欹侧，转身二七，去臂膊风，头风。②解发，东向坐，握固[①]，不息一通，举手左右导引，手掩两耳，治头

① 握固，《养生方》导引法云：拘魂门，制魄户，名曰握固。法屈大拇指，着小指内抱之。

风。令发不白，以手复捋头五，通脉也。③抱两膝，自弃于地，不息八通。治胸中上至头诸病，耳目鼻喉痛。④叉两手头后，极势，振摇二七，手掌翻覆安之，二七。头欲得向后仰之，一时一势，欲得欹斜四角，急挽之，三七，去头腋膊肘风。

（3）《古今医统大全》导引术　凡人觉脊背皆崛强，不问时节，缩咽髆，仰面努髆，并向上头左右两向按之，左右二七一住，待血行气动定然，始更用。初缓后急，不得先急后缓。若无病患，常欲得旦起、午时、日没三辰用之三七遍。除寒热疾，脊腰头项痛，风痹，口内生疮，牙齿风，头眩，终尽除也。

（4）《杂病源流犀烛》导引法　①头痛导引法。《保生秘要》曰：用手法百会穴掐六十四度，擦亦如之，寻用后功。②头晕脑痛及痰滞导引法。《保生秘要》曰：单搭膝坐，二指点闭耳门，及口眼鼻七窍之处，躬身微力前努，使真气上升，脑邪自散矣。

2. 吐纳法

《诸病源候论》吐纳三法。①端坐伸腰，左右倾头，闭目以鼻内气，除头风，自极七息止。②头痛，以鼻内气，徐吐出气，三十过休。③欲治头痛，偃卧闭气，令鼻极乃息，汗出乃止。

3. 导引吐纳法

（1）《杂病源流犀烛》①头重目花导引法。之一:《保生秘要》载，观空，坐定，闭气，以两手心掩耳击天鼓，次擦涌泉穴，次以手按膝端而坐，呵气九口，如法定神。之二:《保生秘要》载，意定玄雍，舌顶上腭，俟液徐生，频咽丹田，复想归脐，双睛运转，目无花矣。②日行头风导引法。《保生秘要》载，此证定宜先导引，次行右法，握固搭膝而坐，以手扪两耳塞兑，闭目，用意躬身前努，使七窍之气上攻，邪气自然退散矣。

（2）《动功按摩秘诀》①凡头昏痛，当端坐，闭气咬牙，双手掩耳，击天鼓三通（每通十二），叩齿三通（每通十二）。即行三通，次用两手双摩太阳七十度，每手摩昆仑一百二十度。如前再行三次，复叩齿而止（凡行此功，当于无风密室而行）。②凡混脑头风，背坐以双手抱两耳，指尖在脑后相接，闭气十二口，叩齿三通，拍项九下，日行三、五次。③凡头风流冷泪，闭气，用两手抱额脑，将头向前后摇五、七十次，待眼热泪止为度。如气急重闭，再行可也。④凡头脑痛，盘膝端坐，用两手大二指掐住两耳门，闭住眼耳口鼻，送丹田七孔之气上升顶门，日行数次，愈为度。

4. 存想法

《杂病源流犀烛》①治头痛。《保生秘要》曰：左疼意想左乳下一大肋，扯过右乳下。右疼则扯过左乳，每行十二度。②治头风。《保生秘要》曰：手脚屈拳，闭口，存想，自泥丸而起，渐想至涌泉，候汗出而自愈。盖从头汗上而下出，邪气净降矣。

总之，头痛无论见于何种病证，病机关键总与气机不通有关，因此但见一症可导引吐纳，使气机条畅，气血调和，通则不痛。

第二节
预防调护

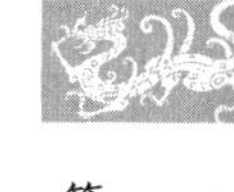

原文精选

《诸病源候论·卷之二·风病诸候下·四十一·头面风候》

诊其脉，寸口阴阳表里互相乘。如风在首，久不瘥，则风入脑，变为头眩。

……

《养生方》云：饱食仰卧，久成气病头风。

又云：饱食沐发，作头风。

又云：夏不用露面卧，露下堕面上，令面皮厚，喜成癣。一云：作面风。

又云：人常须日已没食讫，食讫，即更不须饮酒，终天不干呕，诸热食腻物，不饮冷醋浆，喜失声失咽。热食枕手卧，久成头风目涩。

《外台秘要·卷第三十四·女人伤丈夫头痛方二首》

《集验》疗女人伤于丈夫，四体沉重，嘘吸头痛方。

生地黄（八两） 芍药（五两） 香豉（一升） 葱白（切，一升） 生姜（四两） 甘草（二两，炙）

右六味，切，以水七升，煮取二升半，分三服，不得重作。慎房事。《千金》同。

《外台秘要·卷第三十八·石发热风头痛心烦寒热方三首》

论曰：五行五脏，皆互相生，肝虽处中，而为脏首，位在甲乙，怀养怀仁，故应春而王也。为心之母，余脏循而次生焉。心为王，主身神毅而无纤不察。四脏为四鄙，四鄙有扰，王必怀忧；四脏和平，则王有悦。悦则营卫不错，忧则经络患生。心不受邪，所病者为忧乐能致也。肺为风府，施于太穹，为呼吸之门，气息之道也。诸脏紊乱，气息皆形，谁能出不由户耳？若热风盛，心忧即头痛，若过忧即心烦，热盛必寒，寒盛必热，倚伏之道，足可明焉。皆由风狂邪热之谓也。但平风热，抑狂邪，营卫自然通泰也。

《儒门事亲·卷六·热形》

热厥头痛五十六

彭吴张叟，年六十余岁，病热厥头痛，以其用涌药，时已一月间矣。加之以火，其人先利脏腑，年高身困，出门见日而仆，不知人。家人惊惶，欲揉扑之。戴人曰：大不可扰。续与西瓜、凉水、蜜雪，少顷而苏。盖病人年老涌泄，目脉易乱，身体内有炎火，外有太阳，是以跌自。若是扰之，便不救矣。惟安定神思，以凉水投之，待之以静。静便属水，自然无事。若他医必惑，足以知戴人之谙练。

《饮膳正要·卷第一·养生避忌》

夫安乐之道，在乎保养，保养之道，莫若守中，守中则无过与不及之病。春秋冬夏，四时阴阳，生病起于过与，盖不适其性而强。故养生者，既无过耗之弊，又能保守真元，何患乎外邪所中也。故善服药者，不若善保养，不善保养，不若善服药。世有不善保养，又不能善服药，仓卒病生，而归咎于神天乎！善摄生者，薄滋味，省思虑，节嗜欲，戒喜怒，惜元气，简言语，轻得失，破忧阻，除妄想，远好恶，收视听，勤内固，不劳神，不劳形，神形既安，病患何由而致也。故善养性者，先饥而食，食勿令饱，先渴而饮，饮勿令过。食欲数而少，不欲顿而多。盖饱中饥，饥中饱，饱则伤肺，饥则伤气。若食饱，不得便卧，即生百病。

凡热食有汗，勿当风，发痉病，头痛，目涩，多睡。夜不可多食，卧不可有邪风。

凡食讫温水漱口，令人无齿疾、口臭。汗出时，不可扇，生偏枯。勿向西北大小便。勿忍大小便，令人成膝劳、冷痹痛。勿向星辰、日月、神堂、庙宇大小便。夜行，勿歌唱大叫。一日之忌，暮勿饱食；一月之忌，晦勿大醉；一岁之忌，暮勿远行；终身之忌，勿燃灯房事。服药千朝，不若独眠一宿。如本命日，及父母本命日，不食本命所属肉。

凡人坐，必要端坐，使正其心；凡人立，必要正立，使直其身；立不可久，立伤骨；坐不可久，坐伤血；行不可久，行伤筋；卧不可久，卧伤气；视不可久，视伤神。食饱勿洗头，生风疾。如患目赤病，切忌房事，不然令人生内障。沐浴勿当风，腠理百窍皆开，切忌邪风易入。不可登高履险，奔走车马，气乱神惊，魂魄飞散。

大风、大雨，大寒、大热，不可出入妄为。口勿吹灯火，损气。

凡日光射，勿凝视，损人目。勿望远，极目观，损眼力。坐卧勿当风、湿地。夜勿燃灯睡，魂魄不守。昼勿睡，损元气。食勿言，寝勿语，恐伤气。

凡遇神堂、庙宇，勿得辄入。

凡遇风雨雷电，必须闭门，端坐焚香，恐有诸神过。怒不可暴，怒生气疾、恶疮。远唾不如近唾，近唾不如不唾。虎豹皮不可近肉铺，损人目。

避色如避箭，避风如避仇，莫吃空心茶，少食申后粥。

古人有云：入广者，朝不可虚，暮不可实。然不独广，凡早皆忌空腹。古人云：烂煮面，软煮肉，少饮酒，独自宿。古人平日起居而摄养，今人待老而保生，盖无益。

凡夜卧，两手摩令热，揉眼，永无眼疾。凡夜卧，两手摩令热，摩面，不生疮鼾。一呵十搓，一搓十摩，久而行之，皱少颜多。凡清旦，以热水洗目，平日无眼疾。凡清旦刷牙，不如夜刷牙，齿疾不生。凡清旦盐刷牙，平日无齿疾。凡夜卧，被发梳百通，平日头风少。

凡夜卧，濯足而卧，四肢无冷疾。盛热来，不可冷水洗面，生目疾。

凡枯木大树下，久阴湿地，不可久坐，恐阴气触人。立秋日，不可澡浴，令人皮肤粗糙，因生白屑。常默，元气不伤；少思，慧烛内光；不怒，百神安畅；不恼，心地清凉；乐不可极，欲不可纵。

《叶选医衡·养身论》

猗欤哉，历代医书之盛，凡三百七十九家，五百九十六部，一万三千一百余卷，反复详其要主于却病而已。然《内经》有一言而可尽废诸书，则不治已病治未病是也。此说一出，而后多以修养为言，不知夫修养与保养，原自有异。修养则杂于方外元远，而非恒言恒道。保养则于日用饮食，而为可法可经。如运气之法，运任督者，久则生痈；运脾土者，久则腹胀；运丹田者，久则尿血运；顶门[1]者，久则脑泄。其余丹砂烹炼之说，遗祸累累。然则修养之与保养，不大相迳庭哉！请述保养之法。《上古天真论》曰：饮食有节，起居有常，不妄作劳，精神内守，病安从来？故形与神俱而尽终天年，度百岁乃去，此保养之正宗也。盖有节有常，则气血从轨，而无事于搬运之烦，精神内守，则身心宁定，而无事于制伏之强，形与神居，而神不离形。形不离神，而无损天年之虑。保养既若是之易且显，何今之夭者多而寿者少欤？盖香醪美酒陈于前，虽病所忌也而弗顾；情况意兴动于中，虽病所禁也而难遏；贪名竞利之心急，虽劳伤过度而不觉；何况心神百结，斫耗多端。刘孔昭曰：万人操弧而向一鹄，鹄能无中乎？万物炫耀以惑一生，生能无伤乎？即有少知收敛精神，安居静养者，又不知百年机括，希求不死。虽终日闭目，只是一团私意，静亦动也。若识透百年定分，而事事循理，不贪不躁不妄，可以却未病而尽天年矣。盖主乎私则生死念重，而昏昧错妄，愈求静而不静。主乎理则人欲消亡，而心清神悦，不求静而自静，此吾所以但言保养，而不言修养也。

然则保养之法，不亦尽废诸书乎。避风寒以保其皮肤六腑，则麻黄、桂枝、温中、四逆之剂，不必服矣；节劳逸以保其筋骨五脏，则补中益气、劫劳健步之剂，不必服矣；戒色欲以养精，正思虑以养神，则滋阴降火、养营凝神等汤，又何用哉？薄滋味以养血，寡言语以养气，则四物、四君、十全、三和等汤，又何用哉？要之血由气生，气由神全，神乎心乎，养心莫善于寡欲，吾闻是语，未见其人，不得已而仍从一万三千一百余卷中，更觅一治已病之法也。

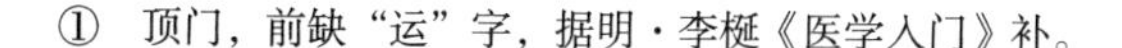

① 顶门，前缺“运”字，据明·李梴《医学入门》补。

评述

《素问·四气调神大论》指出，“圣人不治已病治未病”，强调平素应注意保养正气，避免邪气侵袭。历代文献中对于头痛的预防调护也遵循这一原则。《诸病源候论》认为“饱食仰卧久”“饱食沐发”“热食枕手卧”均可招致头风。《外台秘要》在讨论女人伤丈夫头痛方时，提出“慎房事”，论及石发热风头痛心烦寒热方时，提出“心为王，主身神毅而无纤不察”“心不受邪，所病者为忧乐能致也”“皆由风狂邪热之谓也”。故而，提示后人要注意调神，避免忧乐情绪过激及风热外邪的侵袭。《儒门事亲》记载了戴人治疗一老叟热厥头痛，突然昏仆，提出“大不可扰”，“续与西瓜、凉水、蜜雪，少顷而苏”，认为“惟安定神思，以凉水投之，待之以静。静便属水，自然无事”，再次彰显了调神的重要性。

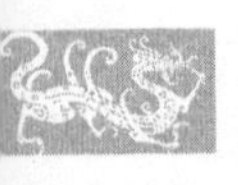

忽思慧在《饮膳正要》中强调了养生的重要性：“夫安乐之道，在乎保养，保养之道，莫若守中，守中则无过与不及之病。”认为“善摄生者，薄滋味，省思虑，节嗜欲，戒喜怒，惜元气，简言语，轻得失，破忧阻，除妄想，远好恶，收视听，勤内固，不劳神，不劳形，神形既安，病患何由而致也”，指出“食饱勿洗头，生风疾”“沐浴勿当风，腠理百窍皆开，切忌邪风易入”“夜不可多食，卧不可有邪风”，配合保健按摩以防病，“凡夜卧，被发梳百通，平日头风少”。

《叶选医衡·养身论》辨证地指出修养与保养有异，不可混为一谈，“修养则杂于方外元远，而非恒言恒道。保养则于日用饮食，而为可法可经”。指出：“主乎私则生死念重，而昏昧错妄，愈求静而不静。主乎理则人欲消亡，而心清神悦，不求静而自静，此吾所以但言保养，而不言修养也。”重视保养，避风寒以保其皮肤六腑，节劳逸以保其筋骨五脏，戒色欲以养精，正思虑以养神，薄滋味以养血，寡言语以养气。并总结，“要之血由气生，气由神全，神乎心乎，养心莫善于寡欲”。这对于养生防病以及头痛的防护调养很有指导意义。

第九章

其他杂录

原文精选

《医学纲目·卷之十五·肝胆部·头风痛》

运气　头痛有四：

一曰火郁于上而痛。经云：少阳司天之政，初之气，风胜乃摇，候乃大湿，其病气怫于上头痛；二之气，火反郁，白埃四起，其病热郁于上头痛。又云：少阳司天，火淫所胜，民病头痛，发热恶寒而疟，治以寒剂为君也。

二曰寒气逐热气上行而痛。经云：岁金不及，炎火乃行，复则阴厥且格，阳反上行，头脑户痛，延及脑顶发热。又云：太阳之胜，热反上行，头项顶巅脑户中痛，目如脱。又云：太阳之复，心痛痞满头痛，治以热剂为君也。

三曰湿邪伤肾膀胱而痛。经云：太阴司天，湿淫所胜，腰脊头项痛，时眩。又云：太阴在泉，湿淫所胜，病冲头痛，目似脱，项似拔。又云：太阴之复，头顶痛重而掉瘈尤甚，亦治以热剂为君也。

四曰阳明复气，兼非位之心病而痛。经曰：阳明之复，咳哕烦心，病在膈中，头痛，治以温剂也。

《动功按摩秘诀·头痛症》

设有头痛诸疾，可于百会穴掐五、七十度，擦五、七十度，兼静功。百会穴乃督脉经，在头正中间，先鼻中直上，分路正直，用草心前眉间量至后发际，除在耳尖量至右耳尖，当中折断，手摩容豆许是穴也。兼治脱肛。

设有诸颈风疼及脑泄鼻衄，可于上星穴掐五、七十度，擦五、七十度，兼静功。上星穴乃督脉经，在头，男左女右。用草心自手掌后横纹量至中指尽处，然后移至鼻尖上，牵至胸上尽处是穴。

设有头痛，可于囟会穴掐五、七十度，擦五、七十度，兼静功。囟会穴乃督脉，在上星穴一寸陷中，可容豆许是穴。

设有头风筋挛、衄血等症，可于风府穴掐五、七十度，擦五、七十度，兼用静功。其风府穴乃督脉之经，在项后两骨正中间，入发际内一寸，与风池相平是其穴也。

设有头风，可于风池穴掐五、七十度，擦五、七十度，兼静功。风池穴乃是足少阳胆经，在耳后大筋内，入发际五分，风府两旁各开二寸是穴也。或有偏正头风，用太阳、风池、合谷者，或有脑泄用上星者，皆宜查明穴法，如前参用，必细心按穴掐擦。

《存粹医话·答月波问头痛而重囟门高突治法》

问曰：鄙人现年五十有三，去岁患历节风，痛不可忍，后经医生疗治，果得病疗。今春忽患头痛如劈，囟门高突，按脉沉弱，而苔黄白，胃纳尚好，有时头重如压，则目不见，甚至彻夜不寐，种种苦状，笔楮难尽。至于治疗之法，育阴潜阳，以及攻风劫痰、针灸之属，遍尝之，后得单方，蓖麻与没药共研末贴痛处，则立止，逾日复发，而前药不效矣。知贵社同海内大医士研究良方，特述病状，俾鄙人苦海脱离，感甚。

答曰：此非小恙，乃肝肾下虚症。前患历节风，系风寒湿三气袭入筋骨所致。肝主筋，肾主骨，邪之所凑，其气必虚，是必肝肾先亏而邪得以凑之。病后邪除，则虚者更虚。囟门属肾，巅顶属肾，肾又属肝，前后相参，非肝肾病而何？但当有腰酸、腿软、足浮等下虚见证，问中未提及。再有真水虚而阳越，真火虚而水泛之分。水虚者脉数而无力，晚剧；火虚者脉大而无力，晨剧。如其面色皖白，或痿黄，唇淡或黑，舌质淡，舌形胖，舌苔薄，舌液多，扪之滑，大便溏薄，色淡黄，气不臭者，真火虚也。宜每剂用八味地黄丸二两。苟与以上见证多数不符者，则是真水虚也，宜用六味地黄丸二两，并以青铅半斤，烊开浇入凉水，捞出再烊再浇，如是三四度，乃用前丸研碎加入生黄芪、芎䓖，俾得引升病所，以此水煎药，俾先升而复降。再，惟动内风，所以至巅，水虚佐钩藤凉息之，火虚佐明天麻温息之。今所幸者，脉象沉弱，若至浮弦沉坚，则昏厥难治矣。又外用黄柏、吴茱萸、灵磁石研细末，好醋调涂两足底，再以生铁屑水调，薄薄满敷头上，药性已过换之，亦可以辅助内服之药力者也。倘以冷水手中试拭头，而觉安适，舌苔黄厚腻垢者，则是余邪上攻之实症。前方不可用，又宜以川萆薢为要药矣。而外治方则仍可用。再者，凡病于虚实疑似之间，或攻或补，用药最宜酌量先后。如前寒林残客问吐血，此症最惧留瘀，致贻巨患，是宜化瘀为先，即或有误，不致骤虚，补救甚易。若贵恙误用辛散，一旦骤脱，势将不及，误用补剂，可以改治，医究非仙，何能百无一误，但于此等处，利害相权，孰多孰少，斯能十全其八，称上工矣。

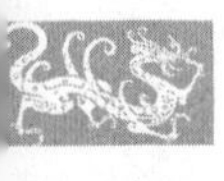

评述

关于头痛的其他论述，如与运气关系、按摩方法及一些特殊治法，这里做一简要介绍。

《医学纲目》提出运气头痛有四种：一是火郁于上而痛，乃少阳司天，火淫所胜，头痛，发热恶寒而疟，治以寒剂为君；二是寒气逐热气上行而痛，乃太阳之胜，热反上行，头项顶颠脑户中痛，目如脱，太阳之复，心痛痞满头痛，治以热剂为君；三是湿邪伤肾膀胱而痛，乃太阴司天在泉，湿淫所胜，腰脊头项痛，目似脱，项似拔，头顶痛重而掉瘈尤甚，治以热剂为君；四是阳明复气，兼非位之心病而痛，病在膈中，咳哕心烦，头痛，治以温剂。

《动功按摩秘诀》则提出头痛的动功和按摩方法。头痛诸疾，可于百会穴掐五、七十度，擦五、七十度，兼静功。诸颈风疼及脑泄鼻衄，可于上星穴掐五、七十度，擦五、七十度，兼静功。头痛，可于囟会穴掐五、七十度，擦五、七十度，兼静功。头风筋挛、衄血等症，可于风府穴掐五、七十度，擦五、七十度，兼用静功。头风，可于风池穴掐五、七十度，擦五、七十度，兼静功。或有偏正头风，用太阳、风池、合谷者，或有脑泄用上星者，皆宜查明穴法，如前参用，必细心按穴掐擦。

《存粹医话》在“答月波问头痛而重囟门高突治法”一节提出除了辨证施治，若真火虚用八味地黄丸加明天麻，真水虚用六味地黄丸加钩藤，又配以外治法，外用黄柏、吴茱萸、灵磁石研细末，好醋调涂两足底，再以生铁屑水调，薄薄满敷头上，药性已过换之，亦可以辅助内服之药力。

附 录

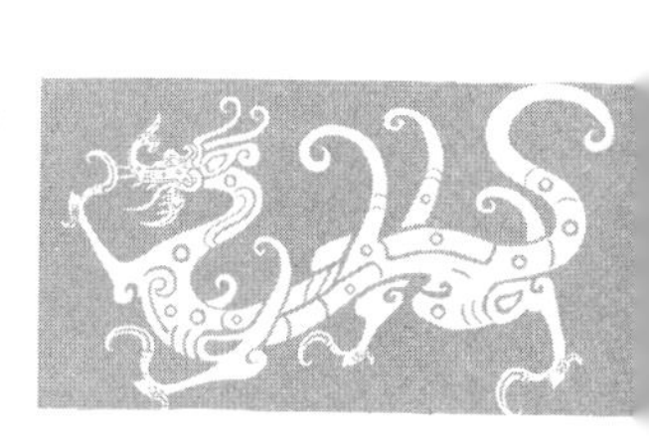

参考书目（按朝代顺序排列）

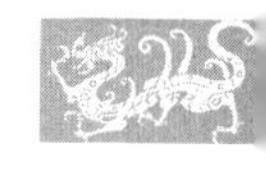

秦汉

1. 马王堆汉墓帛书整理小组编 . 五十二病方［M］. 北京：文物出版社，1979.

2.（汉）华佗撰，（唐）孙思邈编集，杨金生，赵美丽，段志贤点校 . 华佗神方［M］. 北京：中医古籍出版社，2002.

3. 张登本，孙理军点评 . 黄帝内经素问点评［M］. 北京：中国医药科技出版社，2020.

4. 孙理军，张登本点评 . 黄帝内经灵枢点评［M］. 北京：中国医药科技出版社，2020.

5. 黄帝内经素问影印本・上［M］. 北京：人民卫生出版社，2015.

6. 黄帝内经素问影印本・下［M］. 北京：人民卫生出版社，2015.

7. 黄帝内经灵枢影印本［M］. 北京：人民卫生出版社，2015.

8.（日）森立之辑，柳长华主编，罗琼，赵永亮点校 . 神农本草经［M］. 北京：北京科学技术出版社，2016.

两晋南北朝

1.（梁）陶弘景著，尚志钧，尚元胜辑校 . 本草经集注（辑校本）［M］. 北京：人民卫生出版社，1994.

2.（梁）陶弘景著，王雪苔校注 . 辅行诀脏腑用药法要校注考证［M］. 北京：人民军医出版社，2008.

3.（梁）陶弘景著，王家葵注 . 养性延命录校注［M］. 北京：中华书局，2014.

4.（北周）姚僧垣撰，范行準辑佚，梁俊整理 . 集验方［M］. 北京：中医古籍出版社，2019.

5.（晋）皇甫谧编集，黄龙祥整理 . 针灸甲乙经［M］. 北京：人民卫生出版社，2017.

6.（晋）葛洪著 . 葛洪肘后备急方［M］. 北京：人民卫生出版社，1983.

7.（南北朝）陈延之撰，高文铸辑校 . 小品方［M］. 北京：中国中医药出版社，1995.

隋唐

1.（唐）孙思邈著 . 备急千金要方［M］. 北京：中医古籍出版社，1991.

2.（隋）杨上善撰 . 黄帝内经太素［M］. 北京：中医古籍出版社，2016.

3.（唐）王焘撰，高文铸校注 . 外台秘要方［M］. 北京：华夏出版社，1993.

4.（唐）苏敬等撰，尚志钧辑校 . 新修本草（辑复本）［M］. 合肥：安徽科学技术出版社，1981.

5.（唐）孙思邈 . 银海精微［M］. 北京：人民卫生出版社，1964.

6.（隋）巢元方，孙理军，张登本点评 . 诸病源候论［M］. 北京：中国医药科技出版社，2018.

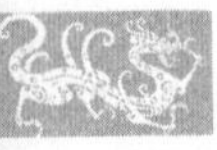

宋（北宋、南宋）

1.（宋）陈自明撰，王咪咪整理 . 妇人大全良方［M］. 北京：人民卫生出版社，2006.

2.（宋）陈文中撰，宋咏梅，林绍志点校 . 洪氏集验方［M］. 上海：上海科学技术出版社，2003.

3.（宋）朱佐著，郭瑞华等点校 . 类编朱氏集验医方［M］. 上海：上海科学技术出版社，2003.

4.（宋）许叔微 . 普济本事方［M］. 北京：中国中医药出版社，2016.

5.（宋）杨士瀛 . 仁斋直指方论［M］. 福建：福建科学技术出版社，1989.

6.（宋）陈无择著，侯如艳校注 . 中医非物质文化遗产临床经典读本 三因极一病证方论［M］. 北京：中国医药科技出版社，2011.

7.（宋）赵佶敕编 . 圣济总录［M］. 北京：人民卫生出版社，2013.

8.（宋）王璆原辑，刘耀，张世亮，刘磊点校 . 是斋百一选方［M］. 上海：上海科学技术出版社，2003.

9.（宋）沈括，苏轼著，成莉校注 . 苏沈良方［M］. 北京：中国医药科技出版社，2019.

10.（宋）王怀隐等编 . 太平圣惠方［M］. 北京：人民卫生出版社，1958.

11.（南宋）严用和 . 严氏济生方［M］. 北京：中国医药科技出版社，2012.

12.（南宋）张杲著，曹瑛注 . 医说 续医说（100 种珍本古医籍校注集成）［M］. 北京：中医古籍出版社，2013.

13.（宋）琼瑶真人撰，陆寿康校注，曹洪欣主编 . 针灸神书（100 种珍本古医籍校注集成）［M］. 北京：中医古籍出版社，2014.

14.（宋）王执中编著，（元）杜思敬辑 . 针灸资生经 针经摘英集［M］. 北京：人民卫生出版社，2007.

15.（宋）唐慎微著，郭君双，金秀梅，赵益梅校注．证类本草［M］．北京：中国医药科技出版社，2011.

16.（宋）朱肱著，唐迎雪，张成博，欧阳兵点校．类证活人书［M］．天津：天津科学技术出版社，2003.

金元

1.（金）成无已著．伤寒明理论［M］．北京：学苑出版社，2008.

2.（金）刘完素撰，孙洽熙，孙峰整理．素问病机气宜保命集［M］．北京：人民卫生出版社，2017.

3.（金）刘完素撰．伤寒标本心法类萃［M］．上海：上海科学技术出版社，2000.

4.（金）张从正撰，徐江雁，刘文礼校注，中原历代中医药名家文库编委会编，许敬生主编．儒门事亲校注［M］．郑州：河南科学技术出版社，2015.

5.（金）张元素．张元素医学全书［M］．太原：山西科学技术出版社，2012.

6.（元）李东垣．内外伤辨惑论［M］．北京：中国医药科技出版社，2011.

7.（元）李东垣撰，文魁，丁国华整理．兰室秘藏［M］．北京：人民卫生出版社，2017.

8.（元）王好古著．中医非物质文化遗产临床经典读本 此事难知［M］．北京：中国医药科技出版社，2011.

9.（元）王好古撰，陆拯，郭教礼，薛今俊校点．汤液本草［M］．北京：中国中医药出版社，2012.

10.（元）罗天益著，许敬生校注．卫生宝鉴［M］．北京：中国中医药出版社，2007.

11.（元）朱丹溪编．丹溪手镜［M］．北京：人民卫生出版社，1982.

12.（元）朱震亨撰，王英，竹剑平，江凌圳整理．丹溪心法［M］．北京：人民卫生出版社，2017.

13.（元）朱震亨撰，丹溪治法心要［M］．北京：人民卫生出版社，1983.

14. 刘河间，张子和，李东垣，朱丹溪著．金元四大家医学全书［M］．太原：山西科学技术出版社，2012（2020 重印）.

15.（元）忽思慧撰，刘玉书点校．饮膳正要［M］．北京：人民卫生出版社，1986.

16.（元）李鼎评注，王罗珍校勘．针灸玉龙经神应经合注［M］．上海：上海科学技术出版社，1995.

17.（元）无名氏撰．明目至宝［M］．北京：人民卫生出版社，1992.

明代

1.（明）万全（密斋）著．万氏家传保命歌括［M］．武汉：湖北科学技术出版社，1986.

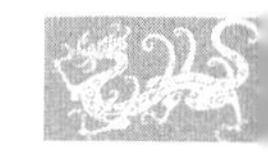

2.（明）缪仲淳编撰，李顺保校注．本草单方［M］．北京：学苑出版社，1999.

3. 李时珍著，王玉杰整理．本草纲目（金陵版排印本）：第 2 版［M］．北京：人民卫生出版社，2004.

4.（明）刘文泰等纂．本草品汇精要［M］．北京：人民卫生出版社，1982.

5.（明）李中梓撰，包来发校注．李中梓医学全书·病机沙篆［M］．北京：中国中医药出版社，1999.

6.（明）秦昌遇著，（清）秦之桢辑，郭霞珍等整理．症因脉治［M］．北京：中国中医药出版社，2006.

7.（明）虞抟撰，王道瑞，申好真校注．苍生司命［M］．北京：中国中医药出版社，2004.

8.（明）孙一奎著，周琦校注．中医非物质文化遗产临床经典名著 赤水玄珠［M］．北京：中国医药科技出版社，2011.

9.（明）孙文胤撰．丹台玉案［M］．北京：中国中医药出版社，2016.

10.（明）徐春甫编集．古今医统大全［M］．北京：科学出版社，1998.

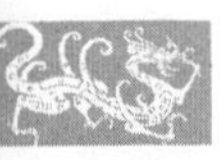

11.（明）喻政辑．虺后方［M］．北京：中医古籍出版社，2017.

12.（明）张时彻辑．急救良方［M］．北京：中医古籍出版社，1987.

13.（明）武之望撰，苏礼等校注．济阴济阳纲目［M］．北京：中国中医药出版社，1996.

14.（明）武之望．济阴纲目［M］．北京：中国医药科技出版社，2014.

15.（明）孙志宏撰，余瀛鳌等点校．简明医彀［M］．北京：人民卫生出版社，1984.

16.（明）赵贞观原著，陈伟然点校．绛雪丹书［M］．北京：人民军医出版社，2010.

17.（明）张介宾著；夏之秋等校注．景岳全书［M］．北京：中国中医药出版社，1994.

18.（明）刘全德（撰）；佚名著；（清）王乐亭撰；段逸山，吉文辉主编．中医古籍珍稀抄本精选 5 考证病源 儒医心镜 王乐亭指要［M］．上海：上海科学技术出版社，2004.

19.（明）张景岳．类经［M］．北京：中国中医药出版社，1997.

20. 姜典华主编．刘纯医学全书（编者注：伤寒治例）［M］．北京：中国中医药出版社，2015.

21. 葆光道人等编．秘传眼科龙木论校注［M］．北京：人民卫生出版社，1998.

22.（明）戴原礼撰；王英等点校．秘传证治要诀及类方［M］．北京：人民卫生出版社，2006.

23.（明）王纶撰；（明）薛己注，王振国，董少萍整理．明医杂著［M］．北京：人民卫生出版社，2007.

24.（明）皇甫中著，张印生校注．明医指掌［M］．北京：中国中医药出版社，1997.

25.（明）朱橚．普济方［M］．北京：科学出版社，1998.

26.（明）董宿辑录，方贤续补，田代华等点校．奇效良方［M］．北京：中医古籍出版社，2003.

27.（明）张洁撰，郭瑞华，王全利，史雪等校注．仁术便览［M］．北京：中国中医药出版社，2015.

28. 钟远洋，陆书诚．伤寒括要［M］．南宁：广西民族出版社，1990.

29.（明）陶华．伤寒六书［M］．北京：人民卫生出版社，1990.

30. 王肯堂，宋立人著．伤寒证治准绳［M］．北京：人民卫生出版社，2013.

31.（明）胡慎柔．慎柔五书［M］．北京：中国中医药出版社，2011.

32.（明）傅仁宇纂辑，傅维藩编集，郭君双，赵艳整理．审视瑶函［M］．北京：人民卫生出版社，2006.

33.（明）龚廷贤原著，王均宁等点校．寿世保元［M］．天津：天津科学技术出版社，1999.

34.（明）程玠著．松崖医径［M］．北京：中国医药科技出版社，2019.

35.（明）孙一奎撰，许霞，张玉才校注．新安医学孙文垣医案［M］．北京：中国中医药出版社，2009.

36.（明）龚居中．痰火点雪［M］．北京：人民卫生出版社，1996.

37.（明）龚廷贤撰，张效霞整理．万病回春［M］．北京：人民卫生出版社，2007.

38.（明）万全著，罗田县卫生局校注．万氏秘传外科心法［M］．武汉：湖北科学技术出版社，1984.

39.（明）万全撰．万氏女科［M］．上海：上海古籍出版社，1996.

40.（明）薛已著．中医女科十大名著 校注妇人良方 大字本［M］．太原：山西科学技术出版社，2012.

41.（明）俞弁续撰．续医说［M］．上海：上海科学技术出版社，1984.

42.（明）王肯堂．王肯堂医学全书［M］．北京：中国中医药出版社，2018.

43.（明）王绍隆辑著．医灯续焰［M］．北京：中国中医药出版社，2017.

44.（明）丁凤撰；魏民校注．医方集宜 100 种珍本古医籍校注集成［M］．北京：中医古籍出版社，2017.

45.（明）周文采，王道瑞等点校，医方选要［M］．北京：中国中医药出版社，1993.

46.（明）王肯堂著，丁兆平，王振国校注．医镜［M］．北京：中国中医药出版社，2015.

47.（明）楼英著，赵燕宜，于燕莉校注．医学纲目［M］．北京：中国医药科技出版社，2011.

48.（明）袁班，（明）何其伟等著．证治心传 医阶辨证 医学妙谛 评琴书屋医略合集［M］．太原：山西科学技术出版社，2012.

49.（明）李盛春等编辑；田思胜等校注．医学研悦［M］．北京：中国中医药出版社，1997.

50.（明）汪机撰，储全根，万四妹校注．医学原理：上、下［M］．北京：中国中医药出版社，2009.

51.（明）虞抟原著，郭瑞华等点校．医学正传［M］．北京：中医古籍出版社，2002.

52.（明）李中梓著，成莉校注 . 医宗必读［M］. 北京：中国医药科技出版社，2011.

53. 俞欣玮，马大正 . 中医古籍珍本集成 妇科卷 胤产全书［M］. 长沙：湖南科学技术出版社，2014.

54.（明）秦昌遇 . 幼科折衷［M］. 北京：中国中医药出版社，2016.

55.（明）王肯堂撰，陆拯主编 . 王肯堂医学全书（编者注：医辨）［M］. 北京：中国中医药出版社，1999.

56.（明）徐彦纯著 . 中医非物质文化遗产临床经典名著 玉机微义［M］. 北京：中国医药科技出版社，2011.

57.（明）陶本学 . 孕育玄机［M］. 北京：中国中医药出版社，2015.

58.（明）龚廷贤撰 . 云林神彀［M］. 上海：上海科学技术出版社，2000.

59.（明）刘纯著，（清）陈士铎著 . 杂病治例辨证玉函［M］. 北京：中医古籍出版社，2013.

60.（明）吴崑撰，陈艳明，郝海燕，杨光点校 . 针方六集［M］. 北京：北京科学技术出版社，2018.

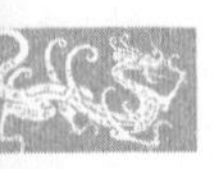

61.（明）高武纂集，黄龙祥整理，针灸聚英［M］. 北京：人民卫生出版社，2006.

62.（明）杨继洲著 . 针灸大成：第二版［M］. 北京：人民卫生出版社，1994.

63.（明）王肯堂 . 证治准绳［M］. 北京：人民卫生出版社，2014.

64.（明）龚廷贤撰，王志洁点校 . 种杏仙方 鲁府禁方［M］. 北京：中医古籍出版社，1991.

65.（明）罗浮山人原著，裘吉生辑，保惠川校注 . 珍本医书集成（十）文堂集验方［M］. 上海：上海科学技术出版社，1986.

66. 吴旻，王来贤等编著，邱金麟，王凤兰校注 . 明清验方三种（编者注：益世经验良方）［M］. 北京：中国中医药出版社，1995.

67.（明）万全撰，傅沛藩等主编 . 万密斋医学全书 明清名医全书大成［M］. 北京：中国中医药出版社，2020.

清代

1.（清）赵学敏辑 . 本草纲目拾遗［M］. 北京：人民卫生出版社，1983.

2.（清）陈士铎著；柳长华等校注 . 辨证奇闻［M］. 北京：中国医药科技出版社，2011.

3.（清）陈士铎 . 辨症玉函附脉诀阐微［M］. 北京：中国医药科技出版社，2011.

4.（清）梁廉夫撰，黄鑫点校 . 不知医必要［M］. 北京：中医古籍出版社，2012.

5.（清）陈莲舫著；肖梅华点校 . 陈莲舫医案集［M］. 福建：福建科学技术出版社，2008.

6.（清）郑梅涧撰 . 重楼玉钥［M］. 北京：中国医药科技出版社，2011.

7.（清）顾金寿著，裘庆元编 . 三三医书第一集 重订灵兰要览［M］. 北京：中国中医药出版社，2012.

8.（清）陈莘田撰；（清）王乐亭，李耀南合撰；（清）朱费元撰；段逸山，吉文辉主编．中医古籍珍稀抄本精选 6 陈莘田外科方案 疡科指南医案 临证一得方 爱月庐医案［M］．上海：上海科学技术出版社，2019.

9.（清）吴仪洛辑；李志庸，廖俊翔，支济靓注．成方切用［M］．北京：中医古籍出版社，2013.

10.（清）程文囿撰，沈庆法点评．程杏轩医案［M］．北京：中国医药科技出版社，2018.

11.（清）赵学敏编．串雅外编［M］．北京：人民卫生出版社，1960.

12.（清）周甄陶撰，刘炳凡，周绍明主编．湖湘名医典籍精华·妇科卷 儿科卷（编者注：痘疹精详）［M］．长沙：湖南科学技术出版社，2000.

13.（清）汪启贤，（清）汪启圣辑，傅景新点校．动功按摩秘诀［M］．北京：中医古籍出版社，1986.

14.（清）何梦瑶．三科辑要（编者注：痘科辑要）中医经典古籍集成 影印本［M］．广州：广东科技出版社，2018.

15. 钱伯煊主编．女科方萃 第 9 辑［M］．北京：人民卫生出版社，2012.

16.（清）佚名著．方症会要［M］．北京：中医古籍出版社，2015.

17.（清）冯兆张纂辑，田思胜等校注．冯氏锦囊秘录（编者注：女科精要）［M］．北京：中国中医药出版社，1996.

18.（清）江涵暾．奉时旨要［M］．北京：中国中医药出版社，1996.

19.（清）柴得华撰，王耀廷等点校．妇科冰鉴［M］．北京：中医古籍出版社，1995.

20.（清）陈佳园．妇科秘书八种［M］．北京：中医古籍出版社，2014.

21.（清）吴谦著，赵晓鱼整理．妇科心法要诀［M］．北京：中国医药科技出版社，2012.

22.（清）傅山著，卫云英点校．傅青主男女科［M］．北京：学苑出版社，2009.

23.（清）傅山著，何高民编考．傅青主男科重编考释［M］．太原：山西科学教育出版社，1987.

24.（清）吴贞著，何廉臣重订，张爱军点校．感症宝筏［M］．福州：福建科学技术出版社，2004.

25.（清）龚廷贤著，李世华，王育学主编．龚廷贤医学全书（编者注：济世全书）［M］．北京：中国中医药出版社，2015.

26.（清）罗美．古今名医汇粹［M］．北京：中医古籍出版社，1999.

27.（清）俞震著，袁久林校注．古今医案按［M］．北京：中国医药科技出版社，2014.

28.（清）怀远著，珍本医术集成 5 通治类 古今医彻［M］．上海：上海科学技术出版社，1985.

29.（清）顾靖远著；袁久林校注；吴少祯主编．顾松园医镜［M］．北京：中国医药科技出版社，2014.

30.（清）通意子撰，（清）叶天士，曹仁伯，何元长撰；段逸山，吉文辉主编．中医古籍珍稀抄本精选 18 贯唯集 叶天士曹仁伯何元长医案［M］．上海：上海科学技术出版社，2019.

31.（清）戴天章著．广瘟疫论［M］．北京：人民卫生出版社，1992.

32.（清）黄惺溪撰，刘炳凡，周绍明主编．湖湘名医典籍精华 外科卷，针灸卷，五官卷（编者注：集喉症诸方）［M］．长沙：湖南科学技术出版社，2000.

33.（清）黄元御著．黄元御医学全书（编者注：四圣悬枢）［M］．北京：中国医药科技出版社，2016.

34.（清）王孟英原著，周振鸿重按．回春录新诠［M］．长沙：湖南科学技术出版社，1982.

35.（清）陈杰辑，周霞，欧阳兵点校．回生集［M］．天津：天津科学技术出版社，2013.

36.（清）陶承熹辑，伊广谦，张慧芳点校．惠直堂经验方［M］．北京：中医古籍出版社，1994.

37.（清）程鹏程，赵建新，田元祥点校．急救广生集［M］．北京：人民军医出版社，2009.

38.（清）佚名撰．济世神验良方［M］．北京：中医古籍出版社，1993.

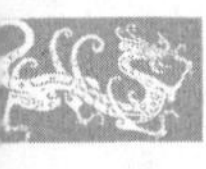

39.（清）赵履鳌，赵冠鳌撰；叶进点校；金芷君审订；（清）江泽之撰；张再良点校；张如青审订；（清）王应震撰；包来发点校；潘朝曦审订．中医古籍珍稀抄本精选 15 旌孝堂医案 江泽之医案 王应震要决 附：程绍南医案集［M］．上海：上海科学技术出版社，2004.

40.（清）云传道人著，裘吉生主编．珍本医书集成（九）（方书类甲）绛囊撮要［M］．上海：上海科学技术出版社，1985.

41.（清）陈修园撰．林明和校注．金匮方歌括［M］．北京：中国中医药出版社，2016.

42.（清）尤怡著，张印生校注．金匮翼［M］．北京：中国中医药出版社，2003.

43.（清）刘一明著，裘吉生主编．珍本医书集成（九）（方书类甲）经验奇方［M］．上海：上海科学技术出版社，1985.

44.（清）雷丰撰，俞晓旸，李勤璞标点．灸法秘传［M］．北京：中华书局，2018.

45.（清）虚白主人，救生集［M］．北京：中医古籍出版社，2004.

46.（明）刘全德撰；佚名著；（清）王乐亭撰；段逸山，吉文辉主编．中医古籍珍稀抄本精选 5 考证病源 儒医心镜 王乐亭指要［M］．上海：上海科学技术出版社，2004.

47.（清）徐大椿撰，王咪咪整理．兰台轨范［M］．北京：人民卫生出版社，2007.

48.（清）叶天士著，张丽娟，林晶点校．类证普济本事方释义［M］．北京：中国中医药出版社，2012.

49.（清）林珮琴撰，王雅丽校注．类证治裁［M］．北京：中国医药科技出版社，2011.

50.（清）孙伟撰，齐馨点校．良朋汇集经验神方［M］．北京：中医古籍出版社，2004.

51.（清）叶天士，苏礼等整理．临证指南医案［M］．北京：人民卫生出版社，2018.

52.（清）田间来是庵辑．灵验良方汇编［M］．北京：中医古籍出版社，2004.

53.（清）王孟英原著；周振鸿重按．回春录新诠［M］．长沙：湖南科学技术出版社，1982.

54.（清）凌晓五著，裘庆元编撰．三三医书第一集 凌临灵方［M］．北京：中国中医药出版社，2012.

55.（清）尤在泾等著，（清）柳宝诒评选，盛燕江校注．柳选四家医案（编者注：静香楼医案）［M］．北京：中国中医药出版社，1997.

56.（清）罗国纲撰，王树鹏，姜钧文，朱辉等校注．罗氏会约医镜［M］．北京：中国中医药出版社，2015.

57.（清）张志聪撰辑．陆健，邢玉瑞注释．侣山堂类辩［M］．上海：上海浦江教育出版社，2012.

58.（清）谢玉琼编撰，朱礼棠评注．麻科活人全书［M］．上海：上海卫生出版社，1957.

59.（清）周诒观．秘珍济阴［M］．北京：中国中医药出版社，2015.

60. 元伦维亨，村上图基编．名家方选［M］．北京：人民卫生出版社，1955.

61.（清）魏之琇编，焦振廉等校注．名医类案正续编［M］．北京：中国医药科技出版社，2011.

62.（清）黄庭镜著，卢丙辰，张邓民点校．目经大成［M］．北京：中医古籍出版社，1987.

63.（清）叶天士．南病别鉴［M］．上海：上海科学技术出版社，1959.

64. 王金亮编著；王坤敏，王乾宏整理．王氏妇科精要［M］．太原：山西科学技术出版社，2011.

65.（清）萧埙纂著，郭瑞华点校．女科经纶［M］．北京：中医古籍出版社，1999.

66.（清）吴本立撰，佘德友点校．女科切要［M］．北京：中医古籍出版社，1993.

67.（清）齐秉慧撰，姜兴俊，毕学琦校注．齐氏医案［M］．北京：中国中医药出版社，2008.

68.（清）吴世昌，王远辑；朱定华，曹秀芳点校．奇方类编［M］．北京：中医古籍出版社，1986.

69.（清）丁尧臣辑，庆诗，王力点校，奇效简便良方［M］．北京：中医古籍出版社，2004.

70.（清）王士雄著，王键、周仲瑛、于文明编．中医古籍珍本集成：方书卷洪氏集验方潜斋简效方［M］．长沙：湖南科学技术出版社，2014.

71.（清）杨渊等著，江一平，巫君玉等校注．清代秘本医书四种［M］．北京：中国中医药出版社，2002.

72.（清）何世仁著，何时希编校．清代名医何元长医案［M］．北京：学苑出版社，1984.

73.（清）秋田散人等著，裘吉生主编．临证综合秘本五种・三三医书［M］．北京：中国中医药出版社，2010.

74.（清）周学霆著，周乐道等点校．三指禅［M］．北京：中国中医药出版社，1992.

75.（清）郭志邃著，刘玉书点校．痧胀玉衡［M］．北京：人民卫生出版社，1995.

76.（清）秦之桢著．伤寒大白［M］．北京：中国中医药出版社，2015.

77.（清）张倬著，邹杰，赵会茹，左瑞庭注．中国古医籍整理丛书 伤寒金匮 37 伤寒兼证析义［M］．北京：中国中医药出版社，2016.

78. 严则庵辑．珍本医书集成 伤寒捷诀［M］．上海：上海科学技术出版社，1985.

79.（清）汪琥辨注．伤寒论辩证广注［M］．上海：上海卫生出版社，1958.

80.（清）沈金鳌撰．伤寒论纲目［M］．北京：中国中医药出版社，2015.

81.（清）张璐编著．伤寒绪论［M］．北京：中国中医药出版社，2015.

82.（清）吕震名撰，王琳等校注．中国古医籍整理丛书 伤寒寻源［M］．北京：中国中医药出版社，2015.

83.（清）吴谦著．医宗金鉴 伤寒杂病心法要诀［M］．北京：中国医药科技出版社，2017.

84.（清）中西惟忠著．伤寒之研究［M］．北京：人民卫生出版社，1957.

85.（清）吴贞著．伤寒指掌［M］．北京：中国中医药出版社，2016.

86.（清）邵杏泉撰，（清）刘金方撰；段逸山，吉文辉主编．中医古籍珍稀抄本精选 16 邵氏方案 临症轻应录［M］．上海：上海科学技术出版社，2019.

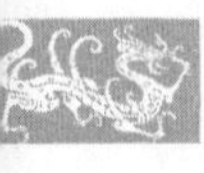

87.（清）李潆著，李生绍，赵昕，刘晓燕点校．身经通考［M］．北京：中医古籍出版社，1993.

88.（清）王金杰撰，孙劲松点校，段逸山审订；（清）李文荣撰；程磐基点校；金芷君，陆鸿元审订．中医古籍珍稀抄本精选 17 王仲奇医案 李冠仙医案 沈菊人医案［M］．上海：上海科学技术出版社，2004.

89.（清）沈又彭．沈氏女科辑要［M］．南京：江苏科学技术出版社，1985.

90.（清）沈又彭等编．沈氏女科辑要笺疏［M］．太原：山西科学技术出版社，2010.

91.（清）王士雄撰，杨杰英，陈振南点校，四科简效方［M］．北京：中医古籍出版社，1991.

92.（清）阎纯玺撰，胎产心法［M］．北京：人民卫生出版社，1988.

93.（清）单南山．胎产指南［M］．北京：人民军医出版社，2012.

94.（清）太医院编，伊广谦，张慧芳点校．太医院秘藏膏丹丸散方剂［M］．北京：中国中医药出版社，2005.

95.（清）郑玉坛撰；江凌圳校注．中国古医籍整理丛书 女科 彤园妇人科［M］．北京：中国中医药出版社，2015.

96.（清）祁坤编著．外科大成［M］．上海：上海科学技术出版社，1958.

97.（清）王洪绪原著，（清）马培之评．外科全生集［M］．上海：上海卫生出版社，1956.

98.（清）吴谦著，赵晓鱼整理．外科心法要诀［M］．北京：中国医药科技出版社，2012.

99.（清）邹存淦著，刘小平点校．外治寿世方［M］．北京：中国中医药出版社，1992.

100.（清）王九峰著．王九峰医案［M］．北京：中国中医药出版社，2007.

101.（清）周魁著．温证指归［M］．北京：中国中医药出版社，2015.

102.（清）何惠川辑，裘吉生主编．珍本医书集成方书类［M］．上海：上海科学技术出版社，1987.

103.（清）马云从著，陆绵绵点注．眼科阐微［M］．南京：江苏科学技术出版社，1984.

104.（清）鲍相璈纂辑，（清）梅启照增辑，苏礼等整理．中医临床必读丛书 验方新编（下册）［M］．北京：人民卫生出版社，2007.

105.（清）也是山人．也是山人医案［M］．北京：中医古籍出版社，1986.

106.（清）叶天士著，秦伯未编．清代名医医案精华·叶天士医案精华［M］．北京：人民卫生出版社，2006.

107.（清）心禅禅师著，裘吉生主编，王玉润，张伯讷，何传毅审订．珍本医书集成（14）一得集［M］．上海：上海科学技术出版社，1985.

108.（清）张若霞等著，裘吉生编．珍本医书集成 通治类（含通俗内科学）［M］．上海：上海科学技术出版社，1985.

109.（清）朱时进撰；陈熠，郑雪君点校；（明）王咏汇集，查炜，陈守鹏点校．一见能医［M］．上海：上海科学技术出版社，2004.

110.（清）何梦瑶撰；邓铁涛，刘纪莎，郑洪点校．医碥［M］．北京：人民卫生出版社，2014.

111.（清）郑钦安著．医法圆通［M］．北京：中国医药科技出版社，2016.

112.（清）张虚谷著．医门棒喝三集·灵素节注类编［M］．杭州：浙江科学技术出版社，1986.

113.（清）程杏轩撰．医述［M］．合肥：安徽科学技术出版社，1983.

114.（清）王旭高原著．医学刍言［M］．北京：人民卫生出版社，1960.

115.（清）徐镛著．医学举要［M］．上海：上海卫生出版社，1957.

116.（清）张锡纯著．医学衷中参西录［M］．北京：中医古籍出版社，2016.

117.（清）吴鞠通原著，卜开初点注．医医病书［M］．北京：中医古籍出版社，2007.

118.（清）吴谦等编．医宗金鉴［M］．太原：山西科学技术出版社，2011.

119.（清）蒋示吉撰，王道瑞，申好真校注．医宗说约［M］．北京：中国中医药出版社，2004.

120.（清）余霖著．疫疹一得［M］．北京：人民卫生出版社，1956.

121.（清）顾锡著，谭红兵，党思捷校注．银海指南［M］．北京：中国中医药出版社，2017.

122.（清）尤在泾著，孙中堂主编．尤在泾医学全书［M］．北京：中国中医药出版社，2015.

123.（清）周震著．幼科指南释义［M］．太原：山西科学技术出版社，2014.

124.（清）杨和订正，周铭心点校．幼科折衷秘传真本［M］．上海：上海科学技术出版社，2004.

125.（清）吴谦等编．御纂医宗金鉴［M］．太原：山西科学技术出版社，2011.

126.（清）沈金鳌撰，田思胜整理．杂病源流犀烛［M］．北京：人民卫生出版社，2006.

127.（清）汪文琦．杂症会心录［M］．北京：中国医药科技出版社，2011.

128.（清）张大曦著，江一平，邹兰谷校注．张爱庐临证经验方［M］．北京：中国中医药出版社，1994.

129.（清）张聿青著．张聿青医案［M］．北京：人民卫生出版社，2006.

130.（清）张璐著．张氏医通［M］．太原：山西科学技术出版社，2010.

131.（清）李学川著，汤晓龙校注，针灸逢源［M］．北京：中国医药科技出版社，2012.

132.（清）陈廷儒著，赵琳校注．诊余举隅录［M］．北京：中国中医药出版社，2015.

133.（清）李用粹编撰，竹剑平等整理．证治汇补［M］．北京：人民卫生出版社，2006.

134.（清）郭诚勋著，江一平等校注．证治针经［M］．北京：中国中医药出版社，1996.

135.（清）竹林寺僧编撰．竹林寺女科［M］．太原：山西科学技术出版社，2021.

136.（清）佚名撰，郭永洁点校．资生集［M］．上海：上海科学技术出版社，2004.

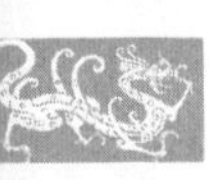

137.（清）陈宏晓撰，刘炳凡，周绍明主编．湖湘名医典籍精华·妇科卷 儿科卷（编者注：新订痘疹济世真诠）［M］．长沙：湖南科学技术出版社，2000.

138. 竹林寺僧著．中医古籍珍本集成·妇科卷·竹林女科证治［M］．长沙：湖南科技出版社，2015.

139.（清）黄朝坊撰，刘炳凡，周绍明主编．湖湘名医典籍精华·妇科卷儿科卷（编者注：金匮启钥）［M］．长沙：湖南科学技术出版社，2000.

140. 竹林寺僧著．中医古籍珍本集成·妇科卷·胎产新书（编者注：女科秘要）［M］．长沙：湖南科学技术出版社，2015.

141.（清）谢星焕著，任娟莉校注．得心集医案［M］．北京：中国中医药出版社，2016.

142.（清）郑玉坛撰，刘炳凡，周绍明主编．湖湘名医典籍精华·内科卷（编者注：大方脉）［M］．长沙：湖南科学技术出版社，1999.

143.（清）钱峻辑，赵宝明点校，经验单方汇编［M］．北京：中医古籍出版社，1988.

144.（清）叶天士著，张明锐，刘连续，德学慧等校注．叶选医衡［M］．北京：人民军医出版社，2012.

145.（清）无名氏，刘一仁著；钱乐天，郭中原，孙同轩编辑；杨鹏举，郝宪恩校订．医学传心录［M］．北京：学苑出版社，2014.

146. 张如青点校．孤鹤医案［M］．上海：上海科学技术出版社，2004.

中华民国

1. 丁甘仁著，苏礼，王怡，谢晓丽整理．丁甘仁医案［M］．北京：人民卫生出版社，2007.

2. 陈守真．儿科萃精［M］．武汉：汉口汉康印书局，1930.

3. 方慎庵编著 . 金针秘传［M］. 北京：人民卫生出版社，2008.

4. 何廉臣主编，唐文吉，唐文奇点校 . 全国名医验案类编［M］. 北京：学苑出版社，2018.

5. 何廉臣编著 . 增订通俗伤寒论［M］. 福州：福建科学技术出版社，2004.

6. 陆晋笙撰，沈洪瑞，梁秀清主编 . 中国历代名医医话大观（下册）［M］. 太原：山西科学技术出版社，1996.

日本

1.（日）田中荣信编 . 长沙证汇［M］. 北京：人民卫生出版社，1955.

2.（日）丹波康赖撰 . 医心方［M］. 北京：人民卫生出版社，1955.

3.（日）丹波康赖撰，高文柱校注 . 医心方［M］. 北京：华夏出版社，2011.

4.（日）摄都管周著 . 针灸学纲要［M］. 北京：人民卫生出版社，1955.

5.（日）中川成章编 . 证治摘要［M］. 北京：人民卫生出版社，1957.

6.（日）汤本求真阅，大塚敬节著 . 中国内科医鉴［M］. 北京：人民卫生出版社，1955.

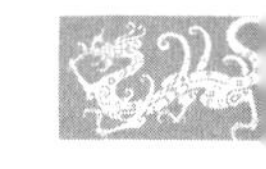

现代

1. 沈洪瑞，梁秀清 . 中国历代名医医话大观（下册）［M］. 太原：山西科学技术出版社，1996.

2. 陆拯 . 近代中医珍本集 医话分册［M］. 杭州：浙江科学技术出版社，2003.